Grundriß der speziellen
Pathologie und Therapie
der Haustiere

Grundriß der speziellen Pathologie und Therapie der Haustiere

Band 1: Infektionskrankheiten

11. Auflage, völlig neu bearbeitet
von Konrad Ullrich, Walter Jaksch und Erich Glawischnig

 Ferdinand Enke Verlag Stuttgart 1985

O. Univ.-Prof. Dr. Dr. h.c. Konrad Ullrich
emer. Vorstand der Medizinischen Tierklinik
der Universität München

O. Univ.-Prof. Dr. Walter Jaksch
Vorstand der I. Medizinischen Universitätsklinik
der Veterinärmedizinischen Universität Wien

O. Univ-Prof. Dr. Erich Glawischnig
Vorstand der II. Medizinischen Universitätsklinik
der Veterinärmedizinischen Universität Wien

CIP-Kurztitelaufnahme der Deutschen Bibliothek

Ullrich, Konrad:
Grundriß der speziellen Pathologie und Therapie
der Haustiere / von Konrad Ullrich, Walter Jaksch
u. Erich Glawischnig. – Stuttgart: Enke
NE: Jaksch, Walter:; Glawischnig, Erich:
Bd. 1. Infektionskrankheiten. – 11., völlig
neubearb. Aufl. – 1985.
    ISBN 3-432-85631-8

Die 1.–9. Auflage erschien unter dem Titel
„Kompendium der speziellen Pathologie und Therapie für Tierärzte"
1.–3. Auflage von Prof. E. Fröhner
4. Auflage von Prof. E. Fröhner und Prof. W. Zwick
5.–7. Auflage von Prof. D. Wirth und Prof. W. Zwick
8.–9. Auflage von Prof. D. Wirth

Die 10. Auflage erschien unter dem Titel
Grundriß der speziellen Pathologie und Therapie der Haustiere
bearbeitet von Prof. Dr. K. Ullrich

© 1985 Ferdinand Enke Verlag, P.O.Box 1304, 7000 Stuttgart 1 – Printed in Germany
Satz und Druck: betz-druck gmbh, 6100 Darmstadt 12
Schrift: 9/10 Times, CR-Tronic

Vorwort zur elften Auflage

Der Klassiker der tierärztlichen Kliniker, *Eugen Fröhner,* zu dessen direkten Schüler sich der eine der Autoren *(Ullrich)* zählen darf, hat der Tierärzteschaft eine Reihe wertvoller Werke hinterlassen, aus denen Generationen von Tierärzten das Rüstzeug für ihr praktisches Wirken geschöpft haben. Eines dieser Bücher war das Kompendium der speziellen Pathologie und Therapie, das zehn Auflagen erlebte und nach dem Ausscheiden *Fröhners* und dessen späteren Mitautors *Zwick* von *Wirth* verfaßt wurde, der in souveräner Weise die siebente bis neunte Auflage gestaltet hatte. Das Erscheinen der zehnten Auflage, die von *Ullrich* allein bearbeitet wurde, liegt 19 Jahre zurück, und eine Neubearbeitung erschien dringend notwendig, zumal insbesondere die Pharmakotherapie eine beispiellose Fortentwicklung genommen hat, aber auch Studierende und praktizierende Tierärzte diese komprimierte Darstellung der Internen Medizin vermißten.

Aus Gründen der Aktualität aber auch Praktikabilität erscheint der „Grundriß" erstmals in zwei Teilen, wobei im ersten Band die Infektionskrankheiten und im zweiten Band die Organkrankheiten behandelt werden. Ebenso wie in den vorhergehenden Auflagen wurde auf die Krankheiten des Geflügels und diesmal auch auf die der Kaninchen verzichtet. Auf diese Weise, sowie durch eine weitgehend vergleichend medizinische Darstellung, konnte trotz der Fülle des Stoffes der Umfang des Buches in vertretbarem Rahmen gehalten werden. Besonderes Gewicht wurde bei der Darstellung der einzelnen Krankheiten auf die Pathogenese und das klinische Bild bzw. den Verlauf gelegt und vielfach auch ausführlich auf praktische Bekämpfungsmaßnahmen eingegangen. Hier ist besonders die langjährige und persönliche Erfahrung der Autoren und ihrer Schulen eingeflossen. Wir haben uns auch nicht gescheut, fallweise auf verbreitete Irrtümer und Fehlmeinungen hinzuweisen oder vor bestimmten Therapieverfahren zu warnen. Ansonsten wurde vor allem das gebracht, was für das Verständnis der klinischen Vorgänge und für die Praxis von Bedeutung ist (z.B. ausführliche Angaben über die Tenazität der Krankheitserreger und die Ansteckungsmöglichkeiten), während wir die eingehendere differentialdiagnostische Besprechung dem klinischen Unterricht überlassen und auf genaue Dosierungsangaben meist dann verzichtet haben, wenn sie mit den allgemein vorhandenen Verzeichnissen übereinstimmen. Das Auswendiglernen von Dosen für eine Prüfung scheint uns – mit wenigen Ausnahmen – nicht sehr sinnvoll zu sein.

Somit glauben wir ein Buch vorgelegt zu haben, das sowohl dem Studierenden die Grundlagen der Inneren Medizin und Seuchenlehre bei den Haustieren vermittelt, als auch dem praktizierenden Tierarzt eine Hilfe bei seiner täglichen Arbeit ist, frei von unnötigem theoretischen Ballast und noch nicht genügend gesicherten Erkenntnissen der Wissenschaft. Wir sind nach wie vor mit *Wirth* – aus dessen Schule wir kommen – der Meinung, daß zunächst ein grundsätzliches und allgemeines Verständnis für das Fachgebiet im klinischen Unterricht geweckt und das „medizinische Denken" beherrscht werden muß, bevor sich auf diesem, den Gegebenheiten der weiteren Berufslaufbahn entsprechend, ein detailliertes Spezialwissen aufbaut. Gerade heute, wo sich viele Krankheiten nicht mehr „lehrbuchmäßig" präsentieren und nicht nur in der Intensivhaltung die multifaktoriellen Störungen und „Erkrankungen" zunehmen, hat dies besondere Bedeutung.

München und Wien im Mai 1985

K. Ullrich
W. Jaksch
E. Glawischnig

Inhalt

Picornavirosen

Die Familie der Piconarviridae umfaßt die Genera Enterovirus, Rhinovirus und Cardiovirus, während von einigen Autoren das Genus Aphthovirus (MKS) den Rhinoviren zugerechnet und das Genus Calicivirus als eigene Familie angesehen wird.

Enterovirosen

Enteroviren kommen bei Mensch, Affe, Rind und Schwein in vielen Serotypen vor und lassen sich in Zellkulturen homologer oder nahe verwandter Tierspezies züchten. Beim Schwein sind bisher 9 Serotypen nachgewiesen worden. Die Viren besitzen eine Affinität zum Darmtrakt, zum Teil auch zum Zentralnervensystem, und einige Serotypen des Schweines dringen auch in den trächtigen Uterus ein. Sie werden mit Kot, seltener Speichel, Nasen- und Augensekret ausgeschieden. Ihre Übertragung erfolgt direkt durch Kontakt und indirekt durch Vektoren wie verunreinigte Einstreu, Futter und Wasser.

Ansteckende Schweinelähmung

(Teschener Schweinelähmung, Teschen disease, Talfan disease, Poliomyelitis suum, Gutartige Enzootische Parese des Schweines)

Die ansteckende Schweinelähmung ist eine akut bis klinisch inapparent verlaufende, zyklische, nichteiterige Polioenzephalomyelitis mit schlaffer Lähmung der Muskulatur bei voll erhaltenem Sensorium.

Mildere Verlaufsformen wurden in England unter der Bezeichnung Talfan disease, in Dänemark unter der Bezeichnung Benigne Enzootische Parese der Schweine oder Infektiöse Gehirnrückenmarksentzündung und in Nordamerika unter der Bezeichnung Polioenzephalomyelitis der Schweine beschrieben.

Ätiologie. Erreger der Teschener Schweinelähmung ist der Serotyp 1 der Schweineenteroviren, von dem es sicher zwei, vielleicht auch drei Subtypen gibt. Das Virus ist gegenüber Umwelteinflüssen sehr widerstandsfähig. Bei Austrocknung und Fäulnis bleibt es 3 Wochen, in Jauche bei 9 °C 25 Tage und im gefrorenen Zustand monatelang infektiös; ebenso im geräucherten Speck. Als Desinfektionsmittel eignen sich 2%ige Natronlauge, 2%ige Formalinlösung, 2%iger Chlorkalk oder 2%iges Rohchloramin. Das Virus läßt sich in Schweinenierenzellen kultivieren.

Vorkommen und Epizootiologie. Der spezifische Wirt ist nur das Schwein. Als klinisch erfaßbare Krankheit tritt die Teschener Schweinelähmung nur sporadisch auf, da das Virus ubiquitär vorkommt und praktisch alle Schweinebestände inapparent infiziert sind und immun werden. Von kranken und inapparent infizierten Tieren wird das Virus mit dem Kot ausgeschieden, wobei die Ausscheidung schon im Inkubationsstadium beginnt und bis zu 8 Wochen anhalten kann. Die Infektion gesunder Tiere erfolgt peroral, durch infiziertes, mit Kot verschmutztes Futter oder Wasser. Eine Aufnahme des Virus über die Riechschleimhaut scheint möglich zu sein. Eine indirekte Virusübertragung erfolgt durch unbelebte Vektoren wie Schlacht- und Küchenabfälle, Wasser, Schlamm oder infiziertes Schuhwerk und Kleider.

Pathogenese. Die Schweinelähmung ist eine zyklische Infektionskrankheit. Während der enteralen und lymphatischen Phase vermehrt sich das Virus im Darmepithel und den dazugehörigen regionalen Lymphknoten und ist hier 24 Stunden nach der Aufnahme nachweisbar. In der virämischen Phase hat das Virus die Lymphbarriere übersprungen, ist über den ganzen Körper ausgebreitet und kann 3 bis 5 Tage lang aus allen Organen angezüchtet werden. Bei der neuralen Phase schließlich ist das Virus in das Zentralnervensystem eingedrungen und verursacht die klinischen Erscheinungen. Der pathogenetische Prozeß kann in jeder Phase zum Stillstand kommen, meist bleibt die Infektion auf den Darmkanal beschränkt, ohne daß es zu einer Generalisierung kommt. Auch nach einer Virämie kommt es nicht immer zu Paralyse. Wenn das Virus das Zentralnervensystem befällt, so hat die Virusvermehrung je nach Lokalisation Veränderungen in der grauen Substanz im Gehirn oder im Rückenmark oder in beiden zur Folge. Das Virus kann nach *Hecke* auch über den Riechnerv (Tractus olfactorius) in das Gehirn einwandern.

Symptome. Dort wo die Krankheit erstmalig auftritt, erkranken Schweine jeden Alters. In Gegenden, in denen die Seuche schon längere Zeit vorkommt, werden vorwiegend jüngere Tiere erfaßt.

Bei der Entwicklung des typischen Krankheitsablaufes können drei Stadien unterschieden werden:

Das Inkubationsstadium beträgt 7 bis 35 Tage. Das *Prodromalstadium* ist kurz und durch uncharakteristische Symptome wie mittel-, bis hochgradiges Fieber, Apathie, verminderte Freßlust, Obstipation und gelegentliches Erbrechen gekennzeichnet.

Das *paralytische Stadium* beginnt in den meisten Fällen mit motorischer Unruhe, Empfindlichkeit gegenüber Geräuschen und gesteigerter Berührungsempfindlichkeit der Haut. Hierauf treten die ersten Lähmungserscheinungen auf. Je nach Vorherrschen und zeitlichem Auftreten der Symptome ist dabei zwischen einer Gehirnrückenmarksform und einer myelitischen Form zu unterscheiden.

Bei der *Hirnrückenmarksform* kommt es zur Ausbildung von tonisch-klonischen Krämpfen im Bereich der Kau-, Schulter- und Lidmuskulatur. Daneben kommen Zähneknirschen, Nystagmus, Opisthotonus, Speichelfluß und Schreikrämpfe zur Beobachtung. Mit Fortschreiten der Krankheit treten immer mehr Lähmungserscheinungen dazu. Die *myelitische Form* ist durch unsicheren Gang, Schwanken in der Nachhand und in etwa 1 bis 3 Tagen später in schlaffer Lähmung der Muskulatur in der Vor- oder Nachhand oder an beiden Lokalisationen zugleich gekennzeichnet. Das Sensorium ist nicht gestört. Völlig gelähmte Tiere vermögen noch Futter und Wasser aufzunehmen. Der Tod tritt schließlich durch Lähmung des Atemzentrums ein.

Zu den *abortiven Formen* werden die Fälle gerechnet, bei denen die Krankheit in einem so leichten Grade verläuft, daß die Symptome übersehen oder nicht erkannt werden und rasch wieder verschwinden.

Bei der *Talfan disease* erkranken nicht nur junge Tiere, die Krankheitssymptome sind nicht so hochgradig ausgeprägt, und Morbidität und Mortalität sind wesentlich geringer.

Das Überstehen der Krankheit sowie inapparente Infektionen hinterlassen eine Immunität, die vorwiegend eine humorale ist. Neutralisierende Antikörper sind 6 bis 9 Tage nach der Infektion, also schon vor Einsetzen der Lähmungserscheinungen feststellbar, und 10 bis 11 Monate nachweisbar.

Verlauf und Prognose. Standen früher die meist tödlichen schlaffen Lähmungen im Vordergrund des Krankheitsgeschehens, so sind es heute vorwiegend die inapparenten Verlaufsfomen, die das Seuchengeschehen beherrschen. Die Ursache hierfür dürfte in der sehr weiten Verbreitung des Virus zu suchen sein (80% der Tiere weisen Antikörper auf), wodurch die Tiere nur mehr stumme Infektionen durchmachen.

Sektion. Die Teschener Krankheit kann zu den nichteiterigen Polioenzephalitiden gezählt werden. Prädilektionsstellen für die Läsionen sind das Mittel- und Kleinhirn, die Medulla oblongata sowie das Hals- und Lendenmark. Für die Talfan disease kennzeichnend sind das Fehlen oder die Seltenheit degenerativer Ganglienzellschäden und Neuronophagien sowie die rasche und gute Rückbildung der Prozesse ohne Hinterlassung besonderer Residuen.

Diagnose. Auf Grund der klinischen Erscheinungen kann nur eine Vermutungsdiagnose gestellt werden. Gesichert wird sie durch den positiven Virusnachweis und den histologischen Befund im Zentralnervensystem. Eine serologische Diagnose ist nicht möglich, da es Kreuzreaktionen mit anderen Serotypen gibt. Differentialdiagnostisch sind besonders die Europäische Schweinepest, der Rotlauf, die Afrikanische Schweinepest, die Myelomalazie, die Kolienterotoxämie, Vergiftungen und die Glässersche Krankheit auszuschließen.

Bekämpfung. Bei Auftreten klinischer Erscheinungen und gesicherter Diagnose sind alle Tiere des Bestandes zu töten, und das Fleisch muß zur Entseuchung gekocht werden. Die Ausrottung der Seuche durch die Keulung allein ist nicht möglich. Sie muß mit wiederholter aktiver Immunisierung der gefährdeten Bestände kombiniert werden. Gefährdet ist dabei meist eine ganze Region oder Talschaft. Zur aktiven parenteralen und peroralen Immunisierung werden in letzter Zeit Lebendvakzinen verwendet.

Vesikuläre Virusseuche des Schweines
(VVS, Swine vesicular disease, SVD)

Die Vesikuläre Virusseuche des Schweines ist eine meist akut verlaufende zyklische Viruskrankheit, die durch Blasenbildung im Bereich der Klauen, des Metacarpus und Metatarsus, des Euters und im Bereich des Gesichtsschädels gekennzeichnet und daher von der Maul- und Klauenseuche klinisch nicht unterscheidbar ist.

Ätiologie. Erreger ist ein Enterovirus, das in Stallmist und Jauche bis zu 12 Wochen überleben kann. In LKW, Waagons und Stallungen hält sich das Virus auch nach Reinigung noch einige Tage. In der Muskulatur, in den Lymphknoten und Knochen ist das Virus bei Kühlraumtemperaturen noch 3 Wochen aktiv; in gefrorenem Zustand hält es sich über mehrere Monate. In Salami, die aus infiziertem Schweinefleisch hergestellt wurde, war lebendes Virus bis zu 100 Tagen nachweisbar. Als Desinfektionsmittel eignen sich am besten Säuren oder 8%ige Formalinlösung, durch die das Virus in 2 Minuten inaktiviert wird. Das Virus ist außer für das Schwein und die Maus auch für den Menschen pathogen. Die Züchtung gelingt in Zellkulturen vom Schwein.

Epizootiologie. Die Übertragung der Krankheit erfolgt von Tier zu Tier durch Kontakt, wobei das Virus mit dem Kot und Nasensekret ausgeschieden wird. Die Aufnahme erfolgt oral, Infektionen über die Haut sollen möglich sein. Eine Virusverbreitung kann auch indirekt durch Transportfahrzeuge, menschliche Bekleidung, Fleischtransporte, Stallmist usw. erfolgen.

Pathogenese. Nach der peroralen Aufnahme vermehrt sich das Virus zuerst im Darmkanal, hierauf folgen die Ausbildung einer Primärblase, Virämie und Generalisation. Im Verlaufe dieser Generalisation siedelt sich der Erreger in allen Organen, aber auch in den Schleimhäuten und der Haut an, wo es zur Aphthenbildung kommt.

Symptome. Die Inkubationszeit beträgt 2 bis 7 Tage. Zum Zeitpunkt der Ausbildung der Blasen haben die Tiere hochgradiges Fieber bis 42 °C. Die an Klauensaum, Zwischenklauenspalt, Afterklauen, Klauenballen, Metatarsus, Metacarpus, Rüsselscheibe, Nasenrücken, Gesäuge und Zunge feststellbaren Blasen sind von der Maul- und Klauenseuche klinisch nicht zu unterscheiden. Bei Auftreten der Blasen an den Extremitäten setzt Lahmheit ein. Neben dieser typischen Verlaufsform sind perakute hochfieberhafte Fälle ohne Blasenbildung und Blasenbildung ohne Fieberreaktion möglich.

Infizierte Tiere bilden schon 5 Tage nach der Infektion Antikörper aus, die sehr bald eine sehr große Höhe erreichen, nach einiger Zeit aber auf Titer von 1:2000 abfallen, um auf dieser Höhe über Monate zu bleiben.

Sektion. Neben den Veränderungen auf der Haut sind gelegentlich Enzephalitiden feststellbar.

Diagnose. Sie wird durch den Eregernachweis, die Komplementbildungsreaktion und den Tierversuch gestellt. Differentialdiagnostisch sind Maul- und Klauenseuche, das Vesikuläre Exanthem und Stomatitis vesiculosa auszuschließen.

Bekämpfung. Erkrankte und infizierte Bestände sind zu keulen, die Gehöfte zu sperren und einer eingehenden Desinfektion zu unterziehen. Das Fleisch ist nur über Konserven verwertbar.

Erkrankungen des Menschen (Stallpersonal) wurden gelegentlich festgestellt.

Fruchttod durch Enteroviren beim Schwein (Smedi-Syndrom)

Enterovirusstämme des Schweines können bei trächtigen Erstlingssauen durch Passage der Plazenta das Smedi-Syndrom hervorrufen. Der Fruchttod kann sowohl im Embryonal- als auch Fetalstadium erfolgen.

Ätiologie. Von den 9 Enterovirusstämmen können Smedi C (Serogruppe I), Smedi B (Serogruppe III), Smedi E (Serogruppe VI) und Smedi A + D (Serogruppe VIII) das Smedi-Syndrom auslösen. Das Hauptansteckungsalter liegt zwischen dem 1. und 2. Lebensmonat. Jungsauen, die vor dem Deckakt noch nicht infiziert sind, können sich kurz vor oder während der ganzen Trächtigkeit infizieren und erkranken.

Epizootiologie. Das Smedi-Syndrom ist in den Schweinepopulationen weit verbreitet. Die Virusaufnahme erfolgt oral. Die Einschleppung in den Bestand geschieht durch infizierte Eber oder Jungsauen. Eine Übertragung mit dem Sperma ist möglich. Der Fruchttod kann über die ganze Trächtigkeitsperiode erfolgen, daher auch eine unterschiedliche Größe der abgestorbenen Früchte.

Pathogenese. Bei oraler Aufnahme folgt nach der Virusvermehrung im Darm eine Generalisation. Dabei kann das Virus die Plazenta passieren und Embryonen und Feten in jedem Trächtigkeitsstadium befallen. In der Folge, insbesondere vor dem 65. und 70. Trächtigkeitstag, stirbt ein hoher Prozentsatz an Früchten ab.

Symptome. Bei den Sauen sind Krankheitserscheinungen nicht feststellbar. Zum normalen Zeitpunkt werden nur mumifizierte Würfe, zum Teil mumifizierte und lebende Ferkel gleichzeitig geboren. Zum Teil kann die Geburt 2 bis 3 Wochen später erfolgen oder die Sau stößt die mumifizierten Früchte überhaupt nicht ab. Nach der Infektion entwickelt die Sau Immunkörper, die gegen Neuinfektionen mit demselben Typ schützen. Im Bestand tritt in Abhängigkeit von der Anzahl der jährlich gleichzeitig aufgestockten Jungsauen das Syndrom in Wellen auf.

Sektion. Gelegentlich kann bei den abgestorbenen Früchten Ödemisierung der Unterhaut und des Mesenteriums festgestellt werden.

Diagnose. Klinisch kann nur eine Vermutungsdiagnose gestellt werden. Der Virusnachweis ist schwierig und gelingt nur in etwa 10% der Fälle. Serologisch können im Nabelblut der Ferkel Antikörper nachgewiesen werden, die eine intrauterine Infektion beweisen. Differentialdiagnostisch abzuklären sind vor allem Parvo-, Adeno- und Reovirusinfektionen, Aujeszkysche Krankheit, Schweinepest, Schweineinfluenza, Brucellose und Leptospirose.

Bekämpfung. Eine erfolgreiche Bekämpfung beruht auf der Immunisierung der Jungsauen, daher Zusammenbringen von Jungsauen mit infizierten Altsauen 4 bis 6 Wochen vor dem Deckakt. Von Bedeutung ist auch der Aufbau in sich geschlossener Herden ohne Zukauf von Jungtieren. An der Entwicklung entsprechender Vakzinen wird gearbeitet.

Rhinovirosen

Die Rhinoviren unterscheiden sich von den Enteroviren durch ihre Empfindlichkeit gegenüber Säuren und ihre relativ starke Wärmeresistenz. Beim Menschen wurden bisher weit über 100 verschiedene Serotypen nachgewiesen. Der bei den Haustieren bedeutendste Vertreter ist das Virus der Maul- und Klauenseuche (auch einem eigenen Genus Aphthovirus zugeordnet). Weitere Rhinoviren wurden als Erreger von möglichen respiratorischen Erkrankungen bei Rind und Pferd nach-

gewiesen, und diese Viren werden auch zu den Erregern von Faktorenseuchen gezählt.

Maul- und Klauenseuche
(Foot and mouth disease)

Damit wird eine akute, fieberhafte und durch Blasen(Aphthen)-Bildung gekennzeichnete hoch kontagiöse Seuche der Klauentiere bezeichnet.

Ätiologie. Der Erreger, eines der kleinsten Viren (21–25 nm), ist immunologisch nicht einheitlich, sondern kommt in 7 Grundserotypen mit einer Reihe von Mutanten oder Varianten vor. Von diesen kennt man in Europa schon seit längerer Zeit die Typen O (Oise), A (Allemagne) und C, in Afrika die SAT-Typen (Southern African Territories) und im Nahen Osten die Asia-Typen. Für die Differenzierung werden die Komplementbindungsreaktion, der Neutralisationstest in der Zellkultur und Babymäusen sowie der Kreuzimmunitätstest bei Meerschweinchen und Rind herangezogen.

An Varianten sind vom Typ A 23 und vom Typ O über 10 bekannt. Der Typ C scheint immunologisch stabil zu sein. Die Subtypen besitzen neben den immunologischen und antigenen Eigenschaften ihres Typs noch ein subtypspezifisches Antigen. Die Bedeutung der einzelnen Varianten für die Epizootiologie und Immunisierung ist unterschiedlich. Über die Bildung der Subtypen ist noch wenig bekannt.

Für einen Seuchenzug ist meist nur ein einziger Typ oder Subtyp verantwortlich. Selbstverständlich können aber Tiere nacheinander durch verschiedene Typen oder Mutanten erkranken. Für den Erreger empfänglich sind Rind, Schwein, Schaf, Ziege, Rentier, Hirsch, Reh, Mufflon, Büffel, Lama, Kamel usw. Von Bedeutung ist, daß sich während eines Seuchenzuges gegenüber Rind und Schwein unterschiedliche Affinitäten zu einzelnen Virusstämmen ausbilden können.

Die Tenazität des Virus (bei pH-Werten über 6,5) ist beträchtlich. Die Überlebensdauer beträgt an Rinderhaaren 4 Wochen, an Säcken 1 bis 20 Wochen, an Kleie 8 bis 20 Wochen, an Glasscheiben 2 Wochen, im Sand 11 Tage, in Stallschmutz 7 Tage, in Gefrierfleisch (unmittelbar nach der Schlachtung gefroren) viele Monate, gereiftem Muskelfleisch (ohne Zunge, Knochenmark, Blutgefäße) bis 2 Tage,

Pöckelfleisch bis zu 2 Monate, vorschriftsmäßig gelagertem Mist bis zu 3 Wochen, Jauche (pH 9,0) bis zu einer Woche, Vollmilch (im Kühlschrank aufbewahrt) 12 Tage. Das Virus ist gegen Säuren und Laugen hochempfindlich. Als Desinfektionsmittel sind Natronlauge 2%ig, Formalin 10%ig, Jodophore (Jod + Säure) 3%ig und Lysovet J. forte 2%ig zu empfehlen.

Aus den angeführten Zeitspannen und der ungeheuren Virusvermehrung – eine Blasendecke und die dazugehörige Lymphe können bis zu einer Milliarde infektiöse Einheiten enthalten – erklärt sich die überaus starke Ansteckungsfähigkeit.

Vorkommen und Epizootiologie. Die Krankheit kommt mit Ausnahme von Nordamerika und Neuseeland auf allen anderen Kontinenten vor. Die Virusübertragung und Seuchenverschleppung kann direkt und indirekt erfolgen. Die direkte Virusübertragung erfolgt durch Kontakt im Stall, auf der Weide, auf Viehmärkten und Viehtransporten. Sie wird dadurch begünstigt, daß der Erreger von den infizierten und erkrankten Tieren in großen Mengen auf die vielfältigste Weise ausgeschieden wird: Speichel, Nasensekret, Milch, Harn, Kot, Blasendecke, Blasenlymphe sowie Ausatmungsluft. Der Ausatmungsluft kommt bei der Ausbreitung über größere Entfernungen erhebliche Bedeutung zu. Der Speichel enthält das Virus bereits während der Inkubationszeit. Beim Rind beginnt die Virusausscheidung im Speichel bereits 9 Stunden nach der Infektion. Beim Schwein sind bis zum 5. Krankheitstag Speichel und Nasensekret stets infektiös.

Zu einem der bedeutendsten epizootiologischen Faktoren ist die indirekte Virusübertragung durch leblose Vektoren geworden. Neben der Milch beherbergen vor allem Fleisch, Schlachtprodukte und Schlachtabfälle von Tieren, die sich zum Zeitpunkt der Schlachtung gerade im Stadium der Virämie befinden, den Erreger. Eine indirekte Virusverschleppung durch Wasser, Staub, Schlamm, Schmutz aller Art, Gemüse, Luft, Bekleidung, Geschirr sowie Gegenstände des täglichen Lebens, die Gelegenheit zur Virusverunreinigung hatten, ist ebenfalls möglich. Eine Verschleppung der Maul- und Klauenseuche mit virushältigem Staub durch den Wind über viele Kilometer ist eindeutig nachgewiesen worden.

Symptome. Die Inkubationszeit beträgt beim Rind 2 bis 7 Tage, beim Schwein 2 bis 12 Tage, beim Schaf 1 bis 6 Tage. Die ersten Krankheitszeichen sind Futterverweigerung und Fieber. Das Fieber fällt nach Ausbildung der Blasen ab. Dann folgen bei erwachsenen Tieren starker Speichelfluß und mittel- bis hochgradige Lahmheiten. Saugferkel, Saugkälber, Lämmer und Zicklein gehen in der Regel ohne die Ausbildung von Blasen in großer Zahl bereits beim Fieberschub durch die direkte Viruseinwirkung zugrunde. Die Aphthen sind bei den Wiederkäuern an der Innenfläche der Lippen, am Zahnfleisch, hauptsächlich am zahnlosen Teil des Oberkiefers sowie am Rücken und an den Rändern der Zunge als nuß- oder eigroße Blasen lokalisiert. Gleichzeitig entwickeln sich Blasen an den Klauen, besonders in den Klauenspalten und am Klauensaum sowie an den Zitzen. Nach dem Bersten der Blasen bleiben Erosionen zurück.

Auch bei Ziegen und Schafen platzen die Blasen im Munde rasch und werden deshalb selten festgestellt. Beim Schwein werden vorwiegend die Klauen befallen, aber auch auf der Haut des Mittelfußes und der Mittelhand sowie auf der Rüsselscheibe und Zunge sind Blasen feststellbar. Bei säugenden Tieren kommen Blasen an den Zitzen vor. Das auffallendste Symptom in einem Schweinebestand ist die plötzliche Hinfälligkeit und das hochgradige Lahmen aller Tiere.

Sektion. Man findet Aphthen auch auf der Schleimhaut des Ösophagus und an den Pansenpfeilern. Beim perakuten Verlauf kommt es bei Jungtieren auch zur Schädigung des Herzmuskels, was durch grauweiße oder graugelbe Flecken am Myokard erkennbar wird.

Diagnose. Der Seuchenverdacht wird aufgrund epizootiologischer Erhebungen und der klinischen Befunde ausgesprochen. Gesichert wird die Diagnose durch den Erregernachweis und serologische Methoden (s. Ätiologie). Hierzu benötigt man frisches Aphthenmaterial (Blasendecke und Blasenlymphe), die in Glyzerin eingelegt eingeschickt werden. Die Feststellung des Typs ist nicht nur aus epizootiologischen Gründen, sondern besonders wegen des Einsatzes gezielter Impfstoffe notwendig. Neben der serologischen Untersuchung wird auch der Tierversuch an Meerschweinchen, Schweinen und Rindern und jungen säugenden Mäusen herangezogen, um zu sehen, ob der nachgewiesene Erreger oder das Krankheitsgeschehen auf diese Tiere übertragbar ist. Beim Rind sind in Europa differentialdiagnostisch Stomatitis papulosa, Virusdiarrhöe,

Bösartiges Katarrhalfieber, Infektiöse Bovine Rhinotracheitis und Kuh- bzw. Euterpocken zu berücksichtigen. Die Stomatitis vesiculosa kommt bisher nur in der westlichen Hemisphäre vor. Beim Schwein kommen die Vesikuläre Stomatitis, das Vesikuläre Exanthem und die Vesikuläre Virusseuche in Frage.

Bekämpfung. Das betroffene Gehöft oder Dorf (ein Dorf ist in einem solchen Fall als ein Bestand zu betrachten) wird sofort für jeden Verkehr gesperrt. Alle Klauentiere sind seuchensicher abzutransportieren und in seuchensicheren Schlachthöfen zu keulen; das Fleisch ist am besten zu entseuchen. Unmittelbar nach der Verladung sind die Seuchenautos und nach dem Abtransport alle Stallungen, Geräte und Verkehrswege unter behördlicher Aufsicht großflächig zu desinfizieren. Der Mist ist vorschriftsmäßig zu packen, die Futtermittel sind zu vernichten. Die Sperre wird 2 Wochen aufrechterhalten.

Gleichzeitig sind *Ringimpfungen* vorzunehmen. Die Impfgürtel sind aber nicht vom Seuchenherd aus, sondern möglichst breit (50–100 km) von der Peripherie her anzulegen. Bei Rind und kleinen Wiederkäuern werden typen- oder mutantenspezifische Impfstoffe aus Gewebekulturen verwendet, die durch Formalin abgetötet und an Aluminiumhydroxyd adjuviert werden. Beim Rind sind auch bi- oder trivalente Vakzinen anwendbar, der Impfschutz ist in 14 Tagen ausgebildet.

Diese beim Rind verwendeten Impfstoffe sind beim Schwein unwirksam. Eine teilweise Immunisierung ist mit ihnen möglich bei Anwendung der zehnfachen Rinderdosis. Der Zusatz anderer Inaktivatoren (Azetyläthylenimin) und anderer Adjuvantien vom Freund-Typ oder das wasserlösliche Hydrochlorid des Polydiäthylaminoäthyläthers vom Dextran (DEAE-Dextran) brachten bereits die ersten Erfolge. Bisher war aber keine dieser Versuchsvakzinen beim Schwein so gut wirksam wie die klassische Vakzine beim Rind.

In jenen Ländern, in denen die Maul- und Klauenseuche-Schutzimpfung mit inaktivierten Vakzinen beim Rind jährlich durchgeführt wird, kommen immer wieder Impfschäden vor. Als solche können echte Allergien (Sofort- bzw. Spättyp; anaphylaktischer Schock bzw. Urtikaria), Störungen der Trächtigkeit und Lokalreaktionen an der Impfstelle auftreten. Auch Impfdurchbrüche gegen denselben Typ wurden festgestellt.

Equine Rhinovirose

Das Equine Rhinovirus ist unter den Pferdepopulationen weit verbreitet (90% der Tiere weisen Antikörper auf), klinische Erscheinungen werden aber kaum verursacht.

Ätiologie. Die bisher beim Pferd isolierten Rhinoviren gehören meist dem Serotyp 1 an und können auch in heterologen Zellkulturen gezüchtet werden. Menschen lassen sich künstlich infizieren und erkranken auch. Die Erreger werden mit dem Nasensekret über einen Monat lang ausgeschieden. Die Übertragung erfolgt durch direkten Kontakt von Tier zu Tier. Eintrittspforte sind die Schleimhäute des vorderen Respirationstraktes, wobei es nach 4 bis 7 Tagen zur Virämie kommt.

Symptome. Die Inkubationszeit liegt zwischen 4 und 7 Tagen. Die Erkrankung beginnt mit Fieber über 39 °C, Inappetenz und Apathie sowie reichlichem serösen, später schleimigen Nasenausfluß und feuchtem Husten, der etwa 2 bis 3 Wochen lang anhält, als Ausdruck einer Rachen- und Kehlkopfentzündung. Gelegentlich wird auch Bronchitis beobachtet. Die mandibularen Lymphknoten sind vergrößert und schmerzhaft bei erhaltener Lappung und Verschieblichkeit. In der Regel heilt die Erkrankung innerhalb von 7 bis 10 Tagen ab sofern nicht Komplikationen durch sekundäre bakterielle Erreger auftreten. Der Verlauf ist gutartig, es infiziert sich jeweils der ganze Bestand.

Diagnose. Klinisch ist eine ätiologische Diagnose nicht möglich, auch die virologischen bzw. virologisch-serologischen Untersuchungen sind infolge der weiten Verbreitung der Infektion problematisch. Zur sicheren Diagnose führt nur die Untersuchung von Serumpaaren (Virusneutralisationstest) im Abstand von 2 bis 3 Wochen. Differentialdiagnostisch auszuschließen sind Erkrankungen durch Influenzaviren, Parainfluenzaviren, Reoviren usw.

Therapie und Prophylaxe. Für die Therapie gelten die gleichen Prinzipien wie bei der Pferdeinfluenza. Vakzinen stehen derzeit noch nicht zur Verfügung, müßten jedoch mehrere Serotypen inkludieren. In gefährdeten Stallungen können wiederholte Desinfektionen mit sauren (unter pH 4) Desinfektionsmitteln das Virus vernichten.

Bovine Rhinovirosen

Beim Rind wurden zwar bei Erkrankungen des Respirationstraktes in vielen Ländern Rhinoviren isoliert. Ob diesen Viren größere Bedeutung zukommt, ist nicht geklärt, da bei experimentellen Infektionen die Versuchstiere nicht immer erkrankten. Sicher ist, daß Rhinoviren in den Rinderpopulationen weit verbreitet und bis zu 80 % der untersuchten Rinder und Bestände damit infiziert sind.

Die bovinen Rhinoviren sollen streng wirtspezifisch sein. Sie werden über die Schleimhäute des Respirationstrakts ausgeschieden, und zwar bis zu 4 Wochen nach der Infektion. Die Übertragung erfolgt durch Kontakt, wobei die Haupteintrittspforte die Schleimhäute der oberen Luftwege bilden. Die Erregerreservoire bilden inapparent infizierte Tiere. Erkrankungen treten vorwiegend bei jungen Tieren, bis zu einem Alter von 2 Jahren auf.

Über die Pathogenese, das Sektionsbild und das klinische Erscheinungsbild ist noch wenig bekannt.

Calicivirosen

Vesikuläres Exanthem des Schweines
(VES, Bläschenexanthem)

Das Vesikuläre Exanthem des Schweines ist eine hochkontagiöse, akute und fieberhafte Seuche, die durch Bläschenbildung auf Schleimhäuten und der Hautoberfläche gekennzeichnet ist. Die Bedeutung der Krankheit ist vor allem in der Differentialdiagnose gegenüber Maul- und Klauenseuche, der Vesikulären Virusseuche und der Stomatitis vesicularis zu sehen.

Die Seuche trat insbesondere in den USA auf. Von dort wurde sie mit Fleisch nach Hawaii und Island eingeschleppt. Das Wirtsspektrum ist auf das Schwein beschränkt, nur ganz selten können auch Pferde erkranken.

Virusschnupfen der Katze
(Coryza infectiosa der Katze, Katzenschnupfen, Katzeninfluenza)

Beim Virusschnupfen der Katze handelt es sich um ein mildes Schnupfensyndrom, das meist auf den vorderen Atmungstrakt beschränkt ist.

Ätiologie. Erreger sind feline Caliciviren mit einer Reihe von antigenetisch unterschiedlichen Virusstämmen, die sich aber serologisch nicht typisieren lassen. Sie sind sehr stabil, erst bei pH-Werten um 3 werden sie rasch inaktiviert. Als Desinfektionsmittel eignen sich 2%ige Natronlauge und 2%iges Formalin.

Die Züchtung gelingt in felinen Zellkulturen. Für das Virus empfänglich sind nur Feliden.

Vorkommen und Epizootiologie. Der Katzenschnupfen ist weltweit verbreitet und stellt insbesondere in Katzenzuchten ein großes Problem dar. Die Virusausscheidung erfolgt während der akuten Erkrankung über die Sekrete des Respirationstraktes, gelegentlich auch über den Kot. Das häufige Vorkommen wird mit einer langen Persistenz des Erregers bei klinisch gesunden Katzen erklärt. Katzen, die die Krankheit überstehen, werden zu Dauerausscheidern. Von Rachenabstrichen immuner Katzen ließ sich das Virus mindestens 11 Monate lang nachweisen.

Pathogenese. Nach oraler oder nasaler Infektion vermehrt sich das Virus in den Tonsillen, der Mundschleimhaut und den Konjunktiven. Zur Virämie kommt es 4 bis 7 Tage nach der Infektion. In höchster Konzentration ist das Virus in der Lunge anzutreffen. Durch Sekundärinfektionen kann es zur Ausbildung von eitrigen Rhinitiden und Pneumonien kommen.

Symptome. Die Inkubationszeit beträgt 1 bis 3 Tage. Die Krankheit kann klinisch inapparent verlaufen, ansonsten sieht man das Bild eines gutartigen Schnupfens (Rhinitis und Konjunktivitis): Niesen, geringgradiger seröser Nasen- und Augenausfluß, mäßige Rötung der Bindehaut. Die innere Körpertemperatur kann über einige Tage geringgradig erhöht sein. Selten sind die Augenveränderungen ausgeprägter (Epiphora, vermehrte Tränenbildung), und der Nasenausfluß wird nur bei Hinzutreten bakterieller Sekundärerreger eitrig. Manchmal findet man Bläschen bzw. Ulzera in der Umgebung der Nasenöffnungen mit Blutungen. An der Zunge treten häufig große Bläschen auf, die im Bereich des dorsalen Randes bald ulzerieren, seltener sind multiple Zungenulzera oder symmetrische Erosionen am harten Gaumen oder chronische Gingivitiden.

Gelegentlich können sich auch primäre Pneumonien entwickeln, die aber oft klinisch unerkannt bleiben, sofern nicht eine bakterielle Komplikation auftritt.

Bestimmte Calicivirusstämme sind für Jungkatzen hochpathogen und können ähnlich wie feline Herpesviren perinatale Erkrankungen, Pneumonien und Todesfälle auslösen.

In der Regel heilt der Schnupfen innerhalb von 1 bis 2 Wochen auch ohne Behandlung ab. Komplikationen durch Sekundärerreger sind möglich.

Diagnose. Eine ätiologische Diagnose ist durch Virusisolierung möglich. Der Antikörpernachweis gelingt mit dem Virusneutralisationstest. Differentialdiagnostisch kommen alle anderen Katzenseuchen dieser Art in Frage.

Therapie und Prophylaxe. Die symptomatische Behandlung ist die gleiche wie bei den anderen Krankheiten des Katzenschnupfensyndroms (S. 75). Ein *aktive Immunisierung* wird im Alter von 9 und 12 Wochen durchgeführt und ist dann mindestens jährlich zu wiederholen.

Enzephalomyokarditis des Schweines

Die Enzephalomyokarditis des Schweines ist eine virusbedingte Infektionskrankheit, die in den USA und Australien vorkommt. Der Erreger gehört zu den Cardiviren, als dessen natürliche Wirte Ratten und Mäuse angesehen werden. Die Inkubationszeit beträgt 2 bis 5 Tage. Das Virus hat eine starke Affinität zum Herzmuskel, und die Myokarditis bedingt eine ausgeprägte Herzinsuffizienz mit Stauungserscheinungen. Gleichzeitig entwickelt sich eine nichteitrige Enzephalitis.

Togavirosen

Togaviren vermehren sich im Zytoplasma und sind 40–70 nm groß. Die Familie besteht aus den Genera Alphavirus (frühere Arboviren der Untergruppe A), Flavivirus (früher Arboviren der Untergruppe B), Rubivirus und Pestivirus. Nur die Arboviren werden durch Arthropoden übertragen. Mit den herkömmlichen Desinfektionsmitteln lassen sich alle Viren dieser Familie inaktivieren.

Alphavirosen

Alphaviren sind untereinander antigenverwandt, besitzen aber keine serologischen Beziehungen zu anderen Togaviren.

Seuchenhafte Enzephalomyelitiden des Pferdes

(Östliche und Westliche Amerikanische Hirnrückenmarksentzündungen, Venezuelanische Hirnrückenmarksentzündung der Pferde; Eastern and western equine encephalomyelitis, EEE, WEE, Venezuelan equine encephalomyelitis, VEE)

Unter den Amerikanischen Pferdeenzephalomyelitiden sind epizootisch auftretende, in der Mehrzahl der Fälle mit Fieber einhergehende akut verlaufende Gehirn-Rückenmarksentzündungen der Pferde und Maultiere zu verstehen.

Ätiologie. Alle drei Erreger besitzen ein gruppenspezifisches Antigen und lassen sich immunologisch differenzieren. Die Züchtung gelingt im bebrüteten Hühnerei und Zellkulturen, als Versuchstier geeignet sind Babymäuse. Unter natürlichen Bedingungen sind neben Equiden, Menschen, Schweine, Eichhörnchen und Fasane empfänglich. Andere Vogelarten und Säuger lassen sich künstlich infizieren. Über Körpersekrete wird nur das VEE-Virus ausgeschieden.

Vorkommen und Epizootiologie. EEE, WEE und VEE kamen bisher ausschließlich auf dem amerikanischen Kontinent vor. Der Virusnachweis gelang allerdings auch in Ägypten, Syrien, Italien und in der Slowakei.

Vögel und Nagetiere bilden Virusreservoire, und die Viren werden durch stechende Insekten weitergetragen. Letztere sind echte biologische Vektoren, weil sich das Virus in ihnen vermehrt und durch die Speicheldrüsen ausgeschieden wird. Im allgemeinen gelten Equiden als biologische Sackgassen für EEE und WEE, d.h. sie verbreiten die Krankheit nicht weiter. Die Erkrankungen treten vorwiegend während der Sommer- und Herbstmonate sowohl in Seuchenzügen als auch sporadisch auf.

Pathogense. Nach der Infektion vermehren sich die Viren vorerst im regionalen Lymphknoten und gelangen dann über die Blutbahn in viele Organe. Die Virämie kann mehrere

Tage, in manchen Fällen sogar bis zum Tode anhalten. In den Organen kommt es zu einer weiteren Virusvermehrung mit anschließender Virämie, wobei auch das Gehirn erfaßt werden kann. Im Zentralnervensystem bewirken die Viren irreversible Zellschädigungen, die zum Tode führen. Gelangt das Virus nicht in das Zentralnervensystem, so machen die Tiere eine inapparente Infektion durch.

Symptome. Die Inkubationszeit beträgt 1 bis 2 (EEE, WEE) bis 3 Wochen (VEE). Nach einer kurz dauernden Fieberphase, die mit der Virämie zusammenfällt, kehrt die Körpertemperatur für 1 bis 2 Tage wieder nahezu zur Norm zurück und steigt danach dann bis auf 41 °C an. Gleichzeitig äußern die Tiere eine deutliche Einschränkung des Allgemeinverhaltens und Inappetenz. Mit der zweiten Fieberphase treten zentralnervale Erscheinungen auf wie Bewegungsunlust und Koordinationsstörungen. Die Hautreflexe sind weitgehend vermindert oder können fehlen, einzelne Gehirnnerven sind gelähmt (Unterlippe, Seh- und Schluckbeschwerden), und Nystagmus wird beobachtet. Im weiteren Verlauf kommt es zum Drangwandern bzw. Vorwärtsdrängen, die Tiere können sich nicht auf den Beinen halten, stürzen zusammen und führen Ruderbewegungen mit den Extremitäten aus. In der Regel endet die EEE innerhalb von 2 bis 3 Tagen mit dem Tode, der bis zu 90% der erkrankten Pferde erfassen kann. Bei den überlebenden Tieren kehrt die Körpertemperatur zur Norm zurück, und allmählich klingen auch die zerebralen Erscheinungen ab. Ein Großteil leidet aber lebenslang an motorischen oder sensorischen Störungen. Mitunter verläuft die Infektion auch ohne zentralnervale Erscheinungen, und die Tiere überstehen in den meisten Fällen die Krankheit ohne Folge.

Die WEE verläuft etwas protrahierter und in der Regel mit einer Sterblichkeitsrate von maximal 50%. Nach 4 bis 8 Tagen kommt es zu einer deutlichen Besserung und nur bei 2% der genesenen Tiere bleiben zentralnervale Störungen zurück. Bei schweren Verlaufsformen tritt aber auch hier nach 3 bis 4 Tagen der Tod ein.

Die VEE kann auch perakut verlaufen, und die Tiere sterben bevor noch die Symptome einer Enzephalomyelitis aufgetreten sind. Daneben wird eine generalisierte Form beschrieben, bei der das Zentralnervensystem nicht betroffen ist. Die Pferde sind matt und teilnahmslos, verweigern die Futteraufnahme, es treten Durchfälle oder Obstipationen auf. Die Tiere werden zunehmend schwächer, liegen viel; in schweren Fällen kommen sie nicht mehr hoch und sterben nach 2 bis 4 Tagen. Bei der zerebralen Verlaufsform schließen sich an das hohe Fieber mit Inappetenz und Niedergeschlagenheit entweder Erregungs- oder Depressionserscheinungen an, und die Pferde sterben mit subnormalen Temperaturen innerhalb von 2 bis 4 Tagen. Die wenigen überlebenden Tiere erholen sich nur sehr langsam ud zeigen manchmal lokalen Haarausfall. Die Morbidität kann bis zu 90% betragen und die Mortalität 70 bis 90%.

Sektion. Im Gehirn und Rückenmark imponieren die Erscheinungen einer Entzündung mit perivaskulären vorwiegend lymphozytären Infiltraten sowie vielfach auch Hämorrhagien bzw. Thrombosen und Nekrosen kleiner Arterien.

Diagnose. Nur in bekannten Enzootie-Gebieten kann eine Verdachtsdiagnose ausgesprochen werden. Sie wird mit Hilfe des Hämagglutinations-Hemmungstests, der in der Regel auch zum Zeitpunkt eines frühen Todes positiv ist, gesichert. Weiters können der Serumneutralisationstest und die Komplementbindungsreaktion mittels gepaarter Serumproben herangezogen werden. Bei tödlichem Ausgang oder nach Tötung der Tiere kann das Virus mit Hilfe des Tierversuchs oder der Immunofluoreszenz im Gehirn nachgewiesen werden.

Therapie und Prophylaxe. Eine ätiotrope Therapie ist nicht bekannt. Die Enzephalomyelitiden werden ebenso wie eventuelle andere Organstörungen und die Kreislaufschwäche symptomatisch (Resorptionstherapie usw.) behandelt. Die Applikation von Immunseren bei bereits klinischer Manifestation ist wirkungslos.

Ansteckungsgefährdete Tiere des gleichen Bestandes können durch eine passive Immunisierung geschützt werden. Für die aktive Schutzimpfung werden bivalente Lebendvakzinen auf Zellkulturbasis herangezogen, auch sind Totvakzinen erhältlich. Lebendvakzinen gegen VEE schützen auch gegen EEE und WEE.

Die Erkrankung des *Menschen* verläuft in der Regel mit Fieber, Kopfschmerzen und weiteren Symptomen einer Enzephalitis. Dabei scheint das Virus nicht nur durch den Stich von Insekten, sondern auch durch Kontakt bzw. aerogen (VEE) übertragen zu werden. Im letzteren Falle wurden auch influenzaähnliche Symptome beobachtet.

Flavivirosen

Flaviviren sind ebenfalls serologisch miteinander, nicht aber mit anderen Togaviren verwandt. Einige Flaviviren vermehren sich in Moskitos (JBE), andere in Zecken (Louping ill) und andere wiederum haben keinen bekannten Arthropodenwirt.

Japanische-B-Enzephalitis
(JBE)

Die Japanische-B-Enzephalitis ist eine beim Menschen endemisch auftretende Infektionskrankheit, die tödlich verlaufen kann und auch bei Pferden und Schweinen beobachtet wurde.

Das natürliche Virusreservoir sind Sumpfvögel, die den Erreger in hohen Konzentrationen enthalten; als weitere Reservoire stehen Wildvögel, Schwein, Rind, Schaf und Pferd zur Diskussion. Antikörper gegen das Virus der JBE wurden darüber hinaus bei Ziegen und Katzen nachgewiesen.

Symptome. Das *Pferd* weist ähnliche Symptome auf wie bei der EEE. Insbesondere werden Lichtscheue, Bewegungsstörungen und Hypersensibilität im Kopf-Hals-Bereich beobachtet. Die Tiere brechen entweder plötzlich zusammen oder mit zunehmend schlechterem Allgemeinzustand kommen sie zum Festliegen, der Tod tritt innerhalb von 3 bis 5 Krankheitstagen ein. Die Mehrzahl übersteht jedoch die Krankheit, und vielfach wird nur vorübergehendes geringgradiges Fieber beobachtet. Die Mortalität dürfte 5% nicht überschreiten. Beim trächtigen *Schwein* treten intrauteriner Fruchttod, Abortus und bei neugeborenen Ferkeln Todesfälle auf.

Hinsichtlich Diagnose, Therapie und Prophylaxe gilt das für die Alphavirosen Gesagte.

Bei der **Russischen Frühsommer-Enzephalomyelitis des Pferdes** werden akute bis perakute Verlaufsformen mit Erregungs- und Depressionszuständen, Koordinations- und Gleichgewichtsstörungen beobachtet, die innerhalb von 3 bis 5 Tagen tödlich verlaufen. Aber auch latente Infektionen dürften häufig vorkommen.

Louping ill
(Encephalomyelitis ovis, Springerkrankheit der Schafe)

Darunter wird eine enzootisch auftretende, fieberhafte und mit nervalen Erscheinungen einhergehende Krankheit der Schafe verstanden.

Ätiologie. Der Erreger hat nur eine geringe Tenazität. Bei 60 °C wird er in 2 Minuten und bei Zimmertemperatur in einigen Tagen inaktiviert, hält sich jedoch bei 4 °C und nach Trocknung monatelag aktiv. Zur Desinfektion eignen sich vor allem 2%ige Phenollösungen oder 1%iges Formalin. Die Züchtung ist in Hühnerembryonen und Zellkulturen möglich.

Vorkommen und Epizootiologie. Die Seuche wurde u.a. in Großbritannien, Frankreich, Portugal, Bulgarien, Polen und Rußland festgestellt. Sie tritt vorwiegend beim Schaf auf, vereinzelt auch bei Rind und Mensch. Darüber hinaus konnte das Virus bei Pferden, Ziegen und Hunden nachgewiesen werden.

Die Übertragung erfolgt durch Ixodes ricinus, das saisonale Vorkommen im Frühjahr und im Frühherbst geht parallel mit dem biologischen Zyklus der Zecken.

Pathogense. Nach Eintritt des Virus durch den Zeckenbiß vermehrt es sich vorerst in den regionalen Lymphknoten und der Milz. Anschließend entwickelt sich eine Virämie, die mit dem ersten Temperaturanstieg verbunden ist. Etwa 5 bis 6 Tage später erfolgt ein abermaliger Temperaturanstieg, wobei das Virus in das Zentralnervensystem eindringen kann. In diesen Fällen bleibt der fieberhafte Zustand aufrecht und das Tier geht schließlich zugrunde. Gelangt das Virus jedoch nicht in das Zentalnervensystem, so fällt das Fieber rasch ab, das Tier wird gesund und erwirbt eine solide Immunität. In akut infizierten Beständen erkranken Schafe aller Altersklassen. In chronisch verseuchten Herden erkranken hingegen nur Jungtiere und Jährlinge.

Symptome. Die Inkubationszeit beträgt 6 bis 18 Tage. Nach dieser Zeit tritt eine 3- bis 4tägige Temperaturerhöhung auf, wobei die Tiere sehr matt sind, anschließend sind sie über mehrere Tage fieberfrei. Hierauf erfolgt wieder ein Temperaturanstieg, und die Tiere werden leicht erregbar, sie zittern, weisen Muskelkrämpfe, ataktischen Gang, Gleichgewichtsstörungen, Festliegen in Seitenlage mit hochgradigen Lauf- oder Ruderbewegungen und Parese bis Paralyse der Extremitäten auf. Gelegentlich können die nervalen Symptome nur geringgradig ausgebildet sein. Bei etwa 50% der Schafe kommt es trotz Infektion nicht zur Ausbildung klinischer Erscheinungen. Die Mortalität kann bis zu 50% betragen.

Sektion. Das histologische Bild wird durch eine nichteiterige Meningoenzephalitis mit perivaskulären Rundzellinfiltrationen, Neurophagie und Degeneration der Purkinjefasern im Kleinhirn geprägt.

Diagnose. Die Krankheitsursache muß serologisch (Komplementbindungsreaktion, Serumneutralisationstest), histologisch und durch Virusnachweis (Gewebekultur, Mäuseversuch) geklärt werden. Differentialdiagnostisch auszuschließen sind Traberkrankheit, Tollwut, Zeckenbißfieber, Listeriose, Zönurose, Visna und Bornasche Krankheit.

Therapie und Prophylaxe. Die Vakzination der verseuchten und gefährdeten Herden mit einer inaktivierten oder Lebendvakzine ist die einzige Maßnahme, durch die größere Verluste verhindert werden können.

Auch der Erreger der menschlichen Zeckenenzephalitis gehört zu den Flaviviren und wird in gefährdeten Gegenden ebenfalls durch Ixodes ricinus übertragen, obwohl Infektionen des Menschen auch durch den Genuß von roher Milch von Schafen, Ziegen und Rindern möglich sind.

Pestivirosen

Bovine Virusdiarrhöe
(Bovine viral diarrhea, Mucosal disease, BVD)

Darunter wird eine vorwiegend bei Jungrindern auftretende Infektionskrankheit verstanden, die durch Geschwürs- und Erosionsbildung im Bereiche des gesamten Digestionstrakts, teilweise auch des Respirationstrakts, und eine hohe Mortalität gekennzeichnet ist.

Ätiologie. Das Virus ist antigenetisch einheitlich, es gibt aber serologisch geringgradig voneinander abweichende Stämme. Das an die Partikel gebundene Antigen induziert die Bildung neutralisierender und das sogenannte lösliche Antigen die Bildung präzipitierender und komplementbindender Antikörper. Das BVD-Virus ist mit dem Schweinepest-Virus verwandt. Der Erreger ist nicht sehr widerstandsfähig und gegen die herkömmlichen Desinfektionsmittel wie 2%ige Natronlauge, 2%iges Lysovet oder 2%ige Jodophore empfindlich. Die Züchtung erfolgt am besten in Zellkulturen von embryonalen Rinderlungen. Das Infektionsspektrum umfaßt Rinder, Schafe, wildlebende Wiederkäuer, aber auch Schweine. Die Infektion beim Schaf verursacht die sogenannte Border Disease (Enzooti-

sche Zitterkrankheit der Lämmer), während beim Schwein inapparente Infektionen die Regel sind.

Vorkommen und Epizootiologie. Die Krankheit ist weit verbreitet, etwa 50% der Rinder weisen Antikörper auf. Als Virusreservoire gelten infizierte, aber nicht erkrankte Rinder, wahrscheinlich aber auch Schafe und Schweine. Die Seuche wird durch klinisch unauffällige Tiere in gesunde Bestände eingeschleppt, eine Übertragung ist aber auch indirekt über Personal, Kleidung, Fahrzeuge usw. möglich. Die Infektion erfolgt peroral. Klinische Erkrankungen treten in Kälberaufzuchtbetrieben sowie Kälber- und Rindermastbeständen bis zu einem Alter von 2 Jahren auf. Das Virus wird über Augen- und Nasensekrete, Speichel und oft monatelang mit dem Kot ausgeschieden, wodurch es zur Kontamination von Streu, Futter und Wasser kommen kann.

Pathogenese. Der Erreger vermehrt sich zunächst in den Epithelzellen der Kopfschleimhäute, des Pharynx, Ösophagus, Labmagens und Darmes. Die ersten Veränderungen in Form ballonierender Zellen treten im Stratum spinosum auf, und infolge dieser Zelldegeneration kommt es später zur Ausbildung von Erosionen und zur Geschwürsbildung. Daneben tritt eine Virämie auf, wobei sich die Viren besonders in den Leukozyten und den Zellen des Blastensystems anreichern. Bei trächtigen Tieren kann es zur diaplazentaren Infektion des Fetus kommen. Erfolgt dabei die Infektion im ersten Drittel der Trächtigkeit, so ist Fruchtresorption möglich. Bei einer fetalen Infektion im 2. Drittel der Gravidität stehen Mißbildungen an den Augen und Kleinhirnhypoplasien im Vordergrund des Geschehens. Bei Infektionen im 3. Drittel der Trächtigkeit werden nicht immunkompetente Tiere nach der Geburt an sofort einsetzenden tödlichen Durchfällen zugrunde gehen.

Symptome. Die Inkubationszeit beträgt 2 bis 14 Tage. Der *akute Verlauf* ist die häufigere Form und beginnt mit mittel- bis hochgradigem Fieber, das 2 bis 4 Tage andauern kann. Die Tiere sind apathisch, fressen nicht, schleimiger Nasenausfluß und Husten treten auf. Des weiteren reinigen die Tiere die Nasenöffnungen nicht mehr, die Nasenränder erscheinen verkrustet, Durchfall setzt ebenfalls plötzlich und hochgradig ein. Das Zahnfleisch, die Mundwinkel, Ober- und Unterlippe sind gerötet und gequollen, vereinzelt sind bereits kleine Geschwüre erkennbar. Die Nasenschleimhaut fühlt sich samtartig gequollen an. Die Papillenspitzen der Backenschleimhaut sind weiß und nekrotisch. Die Lidbindehäute werden immer stärker gerötet. Der Durchfall wird noch intensiver. Der abgehende wässerige und übelriechende Kot ist blutvermengt, gelegentlich gehen auch Pseudomembranen ab, es besteht Afterzwang. Die Tiere magern infolge des hochgradigen Flüssigkeitsverlustes sehr rasch ab. Geschwüre sind gelgentlich auch im Bereich der Vulva, des Zwischenklauenspaltes und am Kronsaum sichtbar. Die Krankheit endet in der Mehrzahl der Fälle 4 bis 5 Tage nach Krankheitsbeginn tödlich.

Beim seltenen *chronischen Verlauf* sind ebenfalls Geschwürsbildungen an den Schleimhäuten des Verdauungstraktes feststellbar. Die Durchfälle setzen dabei gelegentlich aus und kehren wieder. Das Krankheitsgeschehen kann sich über Wochen hinziehen, schließlich gehen die Tiere jedoch zugrunde.

Bei neugeborenen Kälbern können sich, wenn sie nicht immunkompetent waren, im Anschluß an die Geburt zentralnervale Erscheinungen (Zittern) sowie profuse Durchfälle einstellen; der Tod tritt in 2 bis 4 Tagen ein. Trächtige Kühe können abortieren oder lebensschwache Kälber gebären.

Verlauf und Prognose. Im Bestand verläuft die Seuche langsam. Wenn keine gezielten Maßnahmen (Vakzinationen) getroffen werden, erkrankt immer wieder ein Tier, so daß oft innerhalb von 2 bis 4 Wochen 10 und mehr Jungtiere betroffen sein können. Die Tiere, die die Krankheit überstehen, bilden eine belastbare Immunität aus, für die vor allem die neutralisierenden Antikörper von Bedeutung sind. Sie erscheinen frühestens 6 bis 7 Tage nach der Infektion, sicher aber bis zur dritten Woche.

Sektion. Makroskopisch stehen die Schleimhauterosionen und Geschwürsbildungen an der Lippenschleimhaut, dem Zahnfleisch, den Mundwinkeln, am harten Gaumen, im Ösophagus, Labmagen und Darm im Vordergrund. Die gesamte Schleimhaut des Darmtrakts ist hochgradig gerötet und ödemisiert.

Diagnose. Auf Grund des klinischen Bildes und der eher langsamen Ausbreitung im Bestand ist die Diagnosestellung nicht schwierig. Gesichert wird sie durch den Virusnachweis im Blut während der Fieberphase und im Abstrich von Lidbindehäuten und Nasenschleimhaut bzw. serologisch mit Hilfe des Neutralisationstestes, wobei zwei Blutproben im Abstand von 2 bis 3 Wochen zu untersuchen sind. Differentialdiagnostisch sind Maul- und Klauenseuche, Rinderpest, Bösartiges Katarrhalfieber, Infektiöse Bovine Rhinotracheitis, Stomatitis papulosa, Stomatitis vesiculosa, der Pockenkomplex und Vergiftungen zu berücksichtigen.

Therapie und Prophylaxe. Zu Beginn der Erkrankung, vor Ausbildung der Geschwüre, ist mit Hochimmunserum gelegentlich ein therapeutischer Erfolg möglich. Ansonsten hat sich die Behandlung auf die Applikation von Elektrolyten, Glukose und Flüssigkeit zu beschränken. Besteht die Gefahr, daß noch weitere Tiere erkranken, kann der Bestand mit attenuiertem Virus notgeimpft werden. Ein Impfschutz ist im Durchschnitt in 12 Tagen zu erwarten. Gefährdete Betriebe sind jährlich zu vakzinieren (trächtige Tiere nur mit Viren, die die Plazenta nicht passieren).

Border Disease
(Hairy shaker disease, Enzootische Zitterkrankheit, Hypomyelinogenesis congenita)

Die Border Disease ist eine während der Trächtigkeit erworbene Virusinfektion der Lämmer, die zu Fetopathien mit postpartalen klinischen Erscheinungen bei den Neugeborenen führt.

Ätiologie. Der Erreger ist ein Virus, das eine sehr starke Antigenverwandtschaft mit dem Schweinepestvirus und dem Virus der Bovinen Virusdiarrhöe besitzt.

Vorkommen und Epizootiologie. Die Bezeichnung Border Disease (Grenzkrankheit) rührt daher, daß die Krankheit das erstemal im Grenzbereich zwischen England und Wales festgestellt wurde. Seither liegen Berichte aus Neuseeland, Australien, Irland und der Schweiz vor. Die natürliche Infektion erfolgt oral und durch Kontakt. Ob eine Ansteckung über den Deckakt möglich ist, ist noch nicht geklärt. Experimentell lassen sich Schafe u. a. durch intravaginale Applikation von infiziertem Material anstecken.

Pathogenese. Nach der Infektion folgt ein virämisches Stadium, und das Virus siedelt sich in den Fortpflanzungsorganen an. Aufgrund der diaplazentaren Passage des Erregers werden auch die Feten infiziert. Erfolgt die Infektion im ersten Drittel der Trächtigkeit, so kommt es zum Abortus.

Symptome. Sterilitäten infolge Fruchtresorption, Abortus und die Geburt lebensschwacher Lämmer sind die Hauptsymptome. Die Lämmer weisen Muskelzittern vor allem im Bereich des Kopfes und des Halses, öfters des ganzen Körpers, tonisch-klonische Krämpfe und Ataxien auf. Die Wolle ist haarig, und die Lämmer bleiben im Wachstum stark zurück. Tiere, die die Krankheit überstehen, verlieren das Zittern in etwa 3 bis 4 Monaten und besitzen eine solide Immunität (vgl. Zittern der Kälber und Ferkel).

Sektion. Die Hypomyelinogenese besonders im Kleinhirn ist ein charakteristisches Merkmal.

Diagnose. Auf Grund der klinischen Erscheinungen ist nur eine Vermutungsdiagnose möglich, die serologisch gesichert werden muß. Am toten Tier erfolgt die Diagnosestellung durch die histologische Untersuchung des Gehirns. Differentialdiagnostisch sind Kupfermangel, CCN und Listeriose auszuschließen.

Prophylaxe. Zukäufe dürfen nur aus sicher freien Beständen erfolgen. Infizierte Betriebe sollen bis zur vollen Durchseuchung nichts zukaufen.

Schweinepest
(Swine fever, Hog cholera, Pestis suis, Klassische Schweinepest)

Die amerikanisch-europäische Schweinepest ist eine virusbedingte, fieberhafte zyklische Allgemeinerkrankung, die nur beim Schwein vorkommt und perakut, akut, subakut und chronisch verlaufen kann. Je nach Verlaufsform stehen septikämisch-hämorrhagische, lokale Entzündungen oder zentralnervale Erscheinungen im Vordergrund. In letzter Zeit häufen sich sogenannte atypische Verlaufsformen, die weder charakteristische Symptome noch bei der Sektion sichere Organveränderungen aufweisen.

Ätiologie. Das Virus ist immunologisch einheitlich, die Virulenz einzelner Virusstämme kann aber sehr stark schwanken. Zwischen dem Schweinepestvirus und dem Virus der Bovinen Virusdiarrhöe besteht eine starke Antigenverwandtschaft. Die Züchtung erfolgt in Zellkulturen von Schweinenieren, Schweinehoden usw., sie gelingt am besten in permanenten Schweinenierenzellkulturen.

Das Schweinepestvirus ist säurelabil und wird bei einem pH-Wert von 3 in 30 Minuten, bei 60 °C je nach Virulenz in 5 bis 20 Minuten inaktiviert. Unter natürlichen Bedingungen hält es sich am längsten im Fleisch, im Blut und in den Organen infektiös. Im Kühlfleisch bleibt das Virus 35 Tage, im Gefrierfleisch 150 Tage aktiv; Organe bleiben bis zu 6 Monaten ansteckungsfähig. In getrocknetem Material (Sekrete, Blut) hält sich das Virus bis zu 3 Wochen infektiös. Gegenüber Fäulnis ist es sehr empfindlich und wird in 2 Tagen inaktiviert. Als Desinfektionsmittel eignen sich 2%ige Natronlauge, 2%iges Formalin oder 6%iges Kresolwasser, die den Erreger nach wenigen Stunden inaktivieren. Unter natürlichen Bedingungen sind für das Virus nur Haus- und Wildschweine empfänglich. Eine Adaptierung und Attenuierung an das Kaninchen gelingt nach etwa 150 Passagen.

Vorkommen und Epizootiologie. Virus ausscheidende Schweine, virushaltige Schlacht- und Fleischprodukte sowie infizierter Küchentrank aus Großküchen (Spitäler, Kasernen, Flughäfen usw.) stehen im Mittelpunkt der Seuchenausbreitung.

Die Virusausscheidung kann schon einen Tag nach der Infektion erfolgen, wobei insbesondere Speichel, Nasen-, Augen- und Rachensekrete virushaltig sind, während die Ausscheidung über Kot und Harn erst einige Tage später erfolgt. Akut kranke Tiere scheiden das Virus andauernd aus, und Tiere, die die Krankheit überdauern, können es noch bis zu 30 Tage ausscheiden. Für die Ausbreitung haben weiterhin größte Bedeutung atypische Fälle, inapparente Verlaufsformen sowie intrauterin infizierte Ferkel. Werden von inapparent infizierten Sauen die Feten um den 70. bis 90. Trächtigkeitstag infiziert, so sterben nicht alle Feten, sind aber auch nicht alle immunkompetent. Solche Feten können lebend geboren und infolge Thymusatrophie zu Kümmerern werden, andere Wurfgeschwister müssen aber nicht kümmern und können sogar serologisch negativ sein. Alle können bis zu einem Jahr lang Virus ausscheiden und die Seuche in viele Mastbetriebe verschleppen.

Während für die rasche Ausbreitung der Schweinepest in einer Schweinepopulation die direkte Übertragung von größter Wichtigkeit ist, kommt bei der Neueinschleppung in bisher nicht versuchte Gebiete der indirekten Virusübertragung die größte Bedeutung zu (Futter, Nahrungsmittel, Küchenabfälle, Fleischereiabfälle usw.).

Pathogenese. Bei der akuten Verlaufsform folgt nach oraler Aufnahme die erste Virusvermehrung in den Tonsillen und den regionalen Lymphknoten. Von hier aus gelangt der Erreger hämatogen oder lymphogen in alle Organe und in das lymphoretikuläre Gewebe, wo ebenfalls eine starke Virusvermehrung erfolgt. Im Blut ist das Virus ab 24 Stunden post infectionem nachzuweisen. In den einzelnen Organen ist die Virustiterhöhe unterschiedlich, das Virus in Blut, Lymphknoten, Gefäßen, Nieren, Leber, Milz, Knochenmark und Muskulatur jedoch sicher bis 7 Tage nach der Infektion nachweisbar. Die im Zusammenhang mit der Generalisierung auftretende Leukopenie ist vermutlich auf die Virusvermehrung in den Leukozyten zurückzuführen.

Während der Organphase kommt es vor allem in den Endothelien der Blutkapillaren zur Virusvermehrung, Kapillarschädigung und Blutaustritt und damit zu den typischen petechialen Blutungen. Ob bei der Entstehung der Hämorrhagien auch eine Verbrauchskoagulopathie eine Rolle spielt, ist bis jetzt nicht sicher geklärt. Bei der chronischen und atypischen Verlaufsform ist die Krankheitsentstehung wesentlich protrahierter, und es sind drei Phasen gut voneinander abzugrenzen. Die erste Phase mit einer Dauer von 2 bis 3 Wochen ähnelt pathogenetisch der akuten Verlaufsform. Die zweite Phase von der 3. bis 6. Woche ist eine teilweise (partielle) Rekonvaleszenz, wobei der Virusgehalt des Blutes stark abnimmt, die Virusausscheidung jedoch unvermindert anhält. Die erscheinenden neutralisierenden Antikörper haben auf den Virusgehalt in den epithelialen Geweben jedoch keinen Einfluß. In der dritten Phase kommt es wieder zur Virusvermehrung, und klinische Symptome kehren zurück.

Symptome. Die Inkubationszeit beträgt in der Regel 2 bis 10 Tage, kann aber länger sein und ist unter Praxisbedingungen nie genau zu eruieren.

Beim *perakuten Verlauf* treten Todesfälle völlig unvermittelt auf, ohne daß zunächst ein begründeter Verdacht auf Schweinepest besteht. Die Tiere fiebern dabei sehr hoch (Rotlaufverdacht: Penicillintherapie).

Im *akuten Stadium* steigt die Körpertemperatur ebenfalls auf 40,5 bis 42 °C an, die Tiere sind apathisch, liegen viel, fressen nicht, trinken gelegentlich etwas Wasser. Zwingt man sie zum Aufstehen, so schreien sie heiser, belasten

in der Nachhand nur die Zehenspitzen und machen einen schwerkranken Eindruck. Daneben besteht eine hochgradige exsudative Konjunktivitis, wobei das Exsudat sehr häufig rund um die Augen eintrocknet. Die Haut an Rüssel, Ohren, Unterbauch, Gliedmaßen, Perineum und Schwanz verfärbt sich zuerst rot, später dann blaurot. Akut erkrankte Tiere erbrechen häufig, hin und wieder sind Krampfanfälle feststellbar. Anfangs besteht infolge des hohen Fiebers Verstopfung, die später in Durchfall übergeht. Etwa um den 6. bis 7. Krankheitstag werden in der Haut Hämorrhagien sichtbar, und bei Fortbewegung ist schwankender Gang zu beobachten. Bleiben die Tiere beim Gehen plötzlich stehen, so bleibt das Schwanken in der Nachhand für kurze Zeit bestehen. Gelegentlich sind die Kniefaltenlymphknoten und Leistenlymphknoten vergrößert. Trächtige Tiere verwerfen oft oder bringen lebensschwache Ferkel zur Welt. Erfolgte die Infektion der Sauen in der frühen Gravidität, können sich Embryopathien mit nachfolgendem Ferkelzittern ausbilden (auch Mumifikation ist möglich). Schließlich treten bei etwa 30 bis 40% der Fälle Pneumonien auf. Im Verlauf der Erkrankung kommt es zu einer starken Anämie mit fast vollständigem Schwund der Retikulozyten und einer Reduzierung der Leukozyten bis zu Werten unter 10000/mm^3. Alle bisher genannten Veränderungen sind auf die Viruseinwirkung allein zurückzuführen. Bei akutem Verlauf tritt der Tod nach 1 bis 2 Wochen ein.

Dauert das Krankheitsgeschehen länger, geht es also in die *subakute oder chronische Form* über, so beteiligen sich mehr und mehr bakterielle Sekundärerreger (Pasteurellen, Salmonellen, Escherichia coli, Corynebacterium pyogenes, Pseudomonas, Spirochäten) aber auch Viren daran, die sich jeweils an ganz bestimmten Organsystemen festsetzen können: Haut, Respirationstrakt oder Verdauungstrakt. An der Haut kommt es zur Ausbildung von Krusten und Ekzemen. Die chronischen Pneumonien und chronischen Darmentzündungen führen schließlich zur Ausbildung des typischen Kümmerers.

Verlauf und Prognose. Der Verlauf der Schweinepest weist auch bei der klassischen Form recht erhebliche Unterschiede auf. In kleineren Betrieben mit geringerer Tierzahl breitet sich die Krankheit verhältnismäßig rasch aus, während sie in Großbetrieben zunächst vereinzelt in einzelnen Buchten auftritt und allmählich auf den ganzen Bestand übergreift. Erst die Anhäufung des Erregers im Stall führt dann zu den Massenerkrankungen. Weiterhin hängt der Verlauf von der Virulenz des Erregers sowie von der Reaktionslage der befallenen Tiere ab. Die einzelnen Symptome müssen im Bestand durch eine exakte klinische Untersuchung vieler Tiere zusammengesucht werden.

Die *atypische Verlaufsform* unterscheidet sich von der klassischen oder typischen Erkrankung dadurch, daß sie entweder schon von vornherein ohne die angeführten Symptome sehr langsam und milde verläuft oder von Beginn an bei einem Seuchenzug nur ein ganz bestimmtes Organsystem, wie etwa die Lunge, den Darm oder das Zentralnervensystem, bevorzugt oder daß sie nur bei bestimmten Altersstufen, vor allem Jungtieren, klinisch manifest wird. Dieser so ganz atypische Verlauf führt dazu, daß man die Ursachen des Krankheitsgeschehens sehr häufig nicht nur nicht erkannte, sondern ihm sogar andere Bezeichnungen gab.

Die Immunitätsbildung bei der Schweinepest ist anders als bei vielen viralen Erkrankungen von einer Reihe von Faktoren abhängig, die teils in der Umwelt (sekundäre bakterielle Belastung), teils beim Tier (Alter, Resistenzlage, individuelle Disposition), teils aber bei den antigenen und immunisierenden Eigenschaften des Virus zu suchen ist. Aus den genannten Gründen muß daher nach Überstehen der Krankheit nicht immer eine solide Immunität zur Ausbildung kommen. Eine voll ausgebildete Immunität ist zellulär und humoral verankert. Als Ausdruck der humoralen Immunität treten im Serum zwischen dem 7. und 12. Tag neutralisierende Antikörper auf.

Sektion. Der Tierkörper ist anämisch. Beim akuten Verlauf befinden sich in der Milz kleine hellrote, subkapsuläre Blutungen entlang der Ränder und zwar am häufigsten im Endstadium der Krankheit. Sie sind gewöhnlich von dunkler Farbe, etwa 1 cm breit, ragen aus dem umliegenden Gewebe etwas hervor und können so zahlreich auftreten, daß sie ineinander konfluieren und ein Drittel und noch mehr des gesamten Randes einnehmen. Neben diesen hämorrhagischen Infarkten kann es auch zu anämischen Infarkten kommen.

In etwa 70% der Fälle weisen die Lungen Petechien und Ekchymosen auf. Bei etwa 90% der Tiere findet man in den meist lehmfarbenen Nieren subkapsuläre Petechien oder Ekchymosen, die sich gewöhnlich in der Nierenrinde, weniger im Mark und im Nieren-

becken, manifestieren. In ungefähr 80% der Fälle kann es in der Harnblase zu Blutungen kommen. Die Lymphknoten sind bei fast 90% der Fälle hyperämisch oder hämorrhagisch, und zwar vor allem die submaxillaren, mediastinalen und mesenterialen Lymphknoten sowie die Lymphknoten des Magens und der Leber. Die äußeren Körperlymphknoten können vergrößert sein. In 20 bis 70% der Fälle wurden auch Petechien und Ekchymosen im Kehlkopf und teilweise auch in der Luftröhre beobachtet. Gelegentlich kann es auch zu Petechien und Ekchymosen am Epikard um die Koronargefäße und am Endokard in der Nähe der Papillarmuskel kommen. Auch in der Gallenblase können kleine petechiale Blutungen auftreten.

Im Magen findet man pathologisch-anatomische Veränderungen in 50% aller Fälle. Am auffälligsten ist eine diffuse Gastritis mit Entzündung und Hämorrhagien unterschiedlichen Grades. In lang andauernden bis chronischen Fällen entwickeln sich Ulzera. An der Serosa des Dünndarms kommt es in etwa 20% aller Fälle zur Ausbildung zahlreicher blasser Petechien. Diffuse Hämorrhagien sind selten. Die Dünndarmschleimhaut ist oftmals entzündet und unterschiedlich hämorrhagisch. Im Blinddarm entwickeln sich bei den mehr chronischen Verlaufsformen in der Schleimhaut schwere Hämorrhagien, Nekrosen und Ulzerationen. Die umschriebenen Blutungen bis geschwürigen Veränderungen können flächenhaft, diphtheroid oder knopfartig-konzentrisch (Bouton) geschichtet sein und setzen sich gewöhnlich im Kolon etwa 60 cm weit fort. Petechien oder Ekchymosen findet man auch an der Serosa.

Die markantesten mikroskopischen Veränderungen im Gehirn und im Lendenmark sind vaskuläre und perivaskuläre Infiltrate durch Lymphozyten und eine kleine Zahl von Plasmazellen, fokale und perivaskuläre Infiltration mit mononuklearen Zellen sowohl in der grauen als auch in der weißen Substanz und Kongestionen und einige Hämorrhagien mit Degeneration des Gefäßendothels. Im Pankreas kommt es 12 bis 24 Stunden nach der Infektion zur Hypertrophie der Sekretgänge mit Kernvergrößerung und venöser Hyperämie. Wenige Tage später tritt eine erhebliche Infiltratbildung mit lymphoiden und histiozytären Zellen und Leukozyten auf.

Diagnose. Beim typischen Verlauf ist auf Grund der klinischen Symptome und des genauen Vorberichtes eine Vermutungsdiagnose möglich, die durch die Sektion und den pathologisch-histologischen Befund unterstützt wird. Die chronische oder atypische Verlaufsform sowie inapparente Formen sind nur durch gezielte Laboratoriumsuntersuchungen erkennbar. Hierfür eignen sich beim Einzeltier der Virusnachweis im Blut oder Lymphknoten mit Hilfe der Immunofluoreszenz (Gewebe, Lymphknoten) oder der Zellkultur (Blut).

Für Bestandsdiagnosen wird am zweckmäßigsten der Serumneutralisationstest herangezogen. Da Schweine, die mit dem Bovinen-Virusdiarrhöe-Virus infiziert sind, dabei positive Ergebnisse liefen können, sind Vergleichsuntersuchungen mit BVD- und Schweinepestvirus durchzuführen, wobei Titervergleiche zu erfolgen haben. Antikörpertiter von >1:40 sind mit hoher Wahrscheinlichkeit auf Schweinepestvirusinfektionen zurückzuführen.

Differentialdiagnostisch ist eine große Anzahl viral-, bakteriell-, parasitär-, stoffwechsel- und toxisch-bedingter Erkrankungen zu berücksichtigen. Durch exakte klinische Untersuchung und Laboruntersuchungen sind auszuschließen: der septikämische Rotlauf, Teschener Schweinelähmung, Aujeszkysche Krankheit, Wutkrankheit, Transmissible Gastroenteritis, Epizootische Virusdiarrhöe, pockenartige Erkrankungen (Pockenenzephalitis), Kochsalzvergiftung, Colienterotoxämie, Salmonellose, Schweinedysenterie und Afrikanische Schweinepest.

Bekämpfung. Die Bekämpfung stützt sich auf die Abwehr der Einschleppung und Verbreitung des Erregers durch serologische Untersuchungen (auch Verkaufsuntersuchungen bei Im- und Exporten), die Ausmerzung kranker, infizierter und seuchenverdächtiger Tiere mit Gehöftsperre und die Immunprophylaxe durch aktive und passive Immunisierung.

Für die Schutzimpfung stehen Vakzinen aus inaktiviertem Virus (Kristallviolettvakzine) und Lebendimpfstoffe (Kaninchen-attenuiertes Virus: Suiferin C, K oder Suvac oder Chinoise), zur Verfügung. Von den inaktivierten Impfstoffen hat sich die Kristallviolettvakzine am besten bewährt. Ihr Einsatz in infizierten Beständen ist kontraindiziert. Gelegentlich kann es zu Impfreaktionen bei trächtigen Sauen in Form von Embryopathien mit folgender Persistenz des Virus in den Feten kommen.

Infektiöse Arteriitis des Pferdes
(Equine Virusarteriitis, EVA, Pferdestaupe, Rotlaufseuche, Pink eye)

Die Infektiöse Arteriitis der Pferde ist eine fieberhafte sehr kontagiöse Seuche, die zu Entzündungen des Respirationstrakts und bei tragenden Stuten zum Abortus führt. Das gemeinsame pathogenetische Substrat ist die nekrotisierende Schädigung in der Media kleiner Muskelarterien.

Ätiologie. Der Erreger ist serologisch einheitlich; die einzelnen Stämme weisen jedoch Virulenzunterschiede auf. Das Virus ist thermolabil und wird bei niedrigen pH-Werten inaktiviert. Es läßt sich am besten auf Pferdenierenzellkulturen züchten, und Serienpassagen führen zu einem Verlust der Infektiosität.

Vorkommen und Epizootiologie. Der Erreger ist auf der ganzen Welt verbreitet, und auf Grund serologischer Untersuchungen ist anzunehmen, daß sehr viele Pferde eine Infektion durchmachen ohne (schwerer) zu erkranken. Das Überstehen der Krankheit wie auch Schutzimpfungen hinterlassen einen vermutlich lebenslangen Schutz. Das Virus wird mit allen Sekreten und Exkreten ausgeschieden und aerogen oder durch direkten Kontakt übertragen. Eine indirekte Übertragung durch belebte (Pflegepersonal) und unbelebte Vektoren (infizierte Streu usw.) scheint möglich zu sein. Zur Zeit wird die Übertragung durch Insekten diskutiert. Rekonvaleszente Tiere können Dauerausscheider sein (z.B. infizierte Hengste mit dem Samen durch Jahre hindurch). Ansonsten dauert die Ausscheidung in der Regel nur etwa 8 bis 10 Tage (im Harn vermutlich wesentlich länger). Auch die abortierten Feten und Nachgeburten enthalten das Virus.

Pathogenese. Der Erreger wird in der Regel aerogen aufgenommen und ist 24 Stunden später bereits in Makrophagen in die Lunge gelangt. Von dort breitet er sich in die Sinusoide der Bronchiallymphknoten aus und wird am 3. Tag in den Endothelzellen der Venen und Arterien gefunden. Am 6. bis 8. Tag ist das Virus in den Endothelzellen der Kapillaren aller Organe zu finden, auch in der Niere und den Nebennieren. Die Virusvermehrung führt zur Entzündung von Gefäßendothelien, Schädigung der Intima und Ödembildung. Die Gefäßveränderungen verschwinden in der Regel innerhalb von 10 Tagen, in der Muskularis der Arterien können Nekrosen jedoch noch bis zu zwei Monaten nachgewiesen werden. Die Virusausbreitung in den Luftwegen bedingt Entzündungen, die Kapillarwandschädigung führt dann zu den charakteristischen Ödemen und Hämorrhagien bzw. zum Abortus.

Symptome. Die Inkubationszeit beträgt in der Regel 2 bis 6 (1 bis 14) Tage. Die Tiere erkranken mit mittel- bis hochgradigem Fieber (bis

42 °C) und entsprechender Mattigkeit und Inappetenz, das weiterhin kontinuierlich oder remittierend verläuft. Die Pferde weisen einen Katarrh der vorderen Luftwege mit Rötung der Nasenschleimhaut und serös schleimigem Ausfluß und vor allem eine ausgeprägte Konjunktivitis mit mächtiger Schwellung und Rötung der Schleimhaut (bei gleichzeitigem Ikterus mit typisch orangeroter Verfärbung) sowie Anschwellung der Lider (Blepharitis), Vorquellen der Schleimhaut (Chemosis) und Lichtscheue (Rotlaufseuche, Pink eye) auf. Die Kornea ist in diesen Fällen oft getrübt, die Pupille vielfach verengt, es besteht ein Irisödem, und vereinzelt sind auch als Folge der Iritis Ergüsse in die vordere Augenkammer zu beobachten. Auch die Mund- und Vaginalschleimhaut kann gerötet und geringgradig ödemisiert sein. Neben Husten tritt oft, vor allem wenn ein Lungenödem infolge der Gefäßwandschädigung vorliegt, auch eine deutliche Dyspnoe auf. In schweren Fällen kommt es zu Kolikerscheinungen, Durchfall und Ikterus.

Ein Großteil der Pferde entwickelt Ödeme an Extremitäten, Unterbrust und Unterbauch, Präputium und Skrotum bzw. Euter sowie seröse Ergüsse in die Sehnenscheiden. Auch Entzündungen der Hoden und Nebenhoden wurden beobachtet. Die Folge davon ist eine mehr oder weniger ausgeprägte Exsikkose, insbesondere wenn gleichzeitig die Futter- und Wasseraufnahme sistiert. Die Leukozyten sind deutlich, die Erythrozyten mäßig vermindert.

Etwa 7 bis 14 Tage nach dem Ausbruch der Krankheit abortieren etwa 50–80% der trächtigen Stuten, und zwar vor allem im 3. bis 4. Monat der Gravidität (Frühabortus).

Als weitere Folge wird auch eine Myelitis mit Nachhandlähmung beobachtet. In vielen Fällen entwickelt sich eine ausgeprägte Herzinsuffizienz, die zusammen mit der erwähnten Exsikkose (protoplasmatischer Kollaps) mit zum manchmal tödlichen Ausgang der Erkrankung beiträgt. Auch mäßige Entzündungen der Nieren und der Harnblase wurden beobachtet. Durch bakterielle Sekundärerreger können die Entzündungen der Luftwege kompliziert werden.

Vorwiegend in Europa bzw. bei nicht geschwächten oder vorgeschädigten Tieren werden milde Verlaufsformen und Stallseuchen ohne Ausbreitungstendenz beobachtet. Die meisten Tiere eines Bestandes erkranken un-

ter gering- bis mittelgradigen Temperaturerhöhungen, Konjunktivitis (ohne Chemosis) und nur mäßiger ikterischer Verfärbung der unter Umständen etwas anämischen Schleimhäute. Gelegentlich werden Ödeme an den distalen Körperpartien und mäßige gastrointestinale Störungen beobachtet.

Verlauf und Prognose. Die Krankheit verläuft in der Regel innerhalb von 1 bis 2 Wochen gutartig und weist eine Mortalität von etwa 3–5% auf. In den USA wurden aber wesentlich höhere Todesquoten beobachtet, insbesondere bei alten, kranken oder gestreßten Tieren. Die Rekonvaleszenz kann unter Umständen Wochen bis Monate beanspruchen.

Sektion. Als Folge der Permeabilitätsstörungen imponieren Blutungen und Ödeme an den serösen Häuten, in Lunge, Milz etc. sowie eine katarrhalische bis hämorrhagische Enteritis. Histologisch sieht man vorwiegend in den kleinen Muskelarterien nekrotische Herde und lymphozytäre Infiltrate der Media sowie Ödeme der Adventitia.

Diagnose. Sie ist in ausgeprägten Fällen unter Berücksichtigung der Epizootiologie auf Grund der klinischen Veränderungen möglich. Zur Sicherung wird der Virusnachweis während der Fieberphase (Nasenabstrich oder aus dem Blut) herangezogen. Neutralisierende Antikörper treten bereits ab dem 3. bis 4. Tag nach der Infektion auf, sie können ebenso wie die Komplementbindungsreaktion mit Hilfe gepaarter Serumproben zur Diagnostik herangezogen werden. Die Isolierung des Virus ist aus den abortierten Feten möglich. Differentialdiagnostisch sind neben den anderen virusbedingten Krankheiten des Atmungstraktes vor allem Infektiöse Anämie und Afrikanische Pferdepest auszuschließen. In bestimmten Gebieten muß auch an Babesiose gedacht werden.

Therapie und Prophylaxe. Man stellt die Pferde ruhig und geht so wie bei den anderen virusbedingten Krankheiten des Respirationstraktes vor. Die Organveränderungen werden symptomatisch behandelt, vor allem die Exsikkose (Flüssigkeitsersatz), bakterielle Sekundärinfektionen mit Sulfonamiden oder Antibiotika. Befallene Bestände sind zu sperren. Eine Trennung der gesunden von den kranken Tieren ist in der Regel erfolglos bzw. kommt zu spät. Früher wurde die rasche Durchseuchung durch Infektion der noch gesunden Tiere (mit den virushaltigen Ausscheidungen) gefördert.

Sofern Vakzinen zur Verfügung stehen, kann in gesunden Beständen eine Impfung vorgenommen werden, die nach den bisherigen Erfahrungen einen mindestens 3 Jahre lang anhaltenden Impfschutz liefert.

Bunyavirosen

Die Familie umfaßt vier Genera mit über 200 Arten, die vorwiegend von Arthropoden übertragen werden.

Rifttalfieber
(Enzootische Leberentzündung, Rift valley fever)

Unter dem Rifttalfieber wird eine akut verlaufende, fieberhafte Virose verstanden, die bei neugeborenen Lämmern und Kälbern mit hoher Mortalität einhergeht und bei Schafen, Ziegen und Rindern zum Abortus führen kann. Der Erreger wird durch Stechmücken übertragen. Die Krankheit ist bisher nur in Süd- und Ostafrika beschrieben worden.

Akabane-Erkrankung der Wiederkäuer

Die Akabane-Erkrankung der Rinder, Schafe und Ziegen kommt in Australien, Japan und Israel vor und ist durch Abortus, Totgeburten, kongenitaler Arthrogrypose und Hydranenzephalie gekennzeichnet. Der Erreger wird auch durch Stechmücken übertragen. Die Diagnose ist nur durch den Virusnachweis bzw. den Nachweis neutralisierender Antikörper im Blut möglich.

Reovirosen

Die Reoviren (Respiratory Enteritic Orphan Virus) werden in die Genera Reovirus und Orbivirus unterteilt; zur Zeit rechnet man ihnen auch das Genus Rotavirus zu.

Reovirosen

Reoviren sind weltweit verbreitet und können bei fast allen Säugetieren Erkrankungen des Respirations- und Verdauungstraktes auslösen. 30% der Pferde, 70% der Rinder, 60% der Schweine sowie ein großer Prozentsatz der Schafe, Ziegen, Hunde und Katzen weisen positive Serumtiter auf. Da bei Mensch und Tier die gleichen drei Serotypen vorkommen, werden die Reoviren als fakultative Zoonoseerreger angesehen. Beim Pferd wurden am häufigsten Typ 1 und 3, beim Rind Typ 1 festgestellt. Sie sind bei diesen Tieren am Grippekomplex, beim Hund am Zwingerhusten und bei der Katze am Schnupfen-Syndrom beteiligt. Ob beim Schwein den Reoviren die gleiche Bedeutung zukommt wie bei Pferd, Rind und Schaf, ist noch nicht geklärt.

Ätiologie. Die Viren sind säurestabil und gegen physikalische und chemische Einwirkungen ziemlich resistent. Sie werden durch 56 °C in 45 Minuten, bei 4 °C erst nach 2 Monaten und auch durch Formalin nur langsam inaktiviert. Zur Desinfektion eignet sich 70%iger Alkohol. Man kann sie in Hühnerembryonen und auf Zellkulturen züchten.

Die auf den Schleimhäuten parasitierenden Erreger werden durch Stressoreneinwirkungen bzw. andere Infektionskrankheiten, insbesondere während der Aufzuchtperiode, aktiviert. Die Übertragung erfolgt durch Kontakt, vermutlich aber auch indirekt mit dem Nasen-Rachen-Sekret oder dem Kot.

Symptome. Die Inkubationszeit kann bei allen Tierarten mit 1 bis 3 Tagen angenommen werden. Die Krankheit verläuft entweder inapparent oder mit uncharakteristischen respiratorischen bzw. enteritischen Symptomen. Das Allgemeinverhalten ist mäßig gestört und die Temperatur gering- bis mittelgradig erhöht. Weiterhin beobachtet man verminderte Freßlust, Konjunktivitis, Nasenausfluß, Husten und Durchfall, die im allgemeinen nach 1 bis 2 Wochen wieder abklingen. Bei ungünstigen Umwelteinflüssen und Mischinfektionen kann sich die Krankheitsdauer auf mehrere Wochen verlängern und zu bronchopneumonischen Komplikationen führen. Innerhalb eines Bestandes infizieren sich alle Tiere, es erkrankt jedoch nur ein geringer Prozentsatz.

Sektion. Bei ausschließlicher Virusinfektion sind nur Katarrhe der oberen Luftwege, Katarrhalpneumonien und katarrhalische Enteritis feststellbar.

Diagnose. Die ätiologische Diagnose erfolgt durch Erregernachweis (Nasen- und Augenausfluß, Speichel, Rachenspülproben, Kot), der aber nur bei akuten Krankheitsschüben zwischen dem 2. und 9. Krankheitstag gelingt. Serologische Untersuchungen werden mit Hilfe der Hämagglutinationshemmung (humane Erythrozyten) und der Serumneutralisation (gepaarte Proben im Abstand von 2 bis 3 Wochen) durchgeführt.

Therapie und Prophylaxe. Eine spezifische Behandlung ist nicht möglich. Bezüglich der sonstigen Maßnahmen gilt das für den Grippe-, Zwingerhusten- bzw. Schnupfenkomplex Gesagte. Impfungen sind mit inaktivierten Vakzinen, die die entsprechenden Serotypen enthalten, möglich. Daneben werden auch Kombinationsvakzinen angewendet. Den Umweltverhältnissen (Stallklima!) ist die größte Aufmerksamkeit zu schenken.

Orbivirosen

Orbiviren sind säurelabil und lassen sich 11 serologischen Untergruppen zuordnen, von denen die Erreger der Bluetongue, der Afrikanischen Pferdepest, des Colorado-Tick-Fiebers des Menschen und der Ibaraki-Krankheit größere Bedeutung haben.

Afrikanische Pferdepest
(Pferdesterbe, African horse sickness, AHS)

Die Afrikanische Pferdepest ist eine akut verlaufende Infektionskrankheit der Einhufer, die sich durch hohes Fieber, ausgedehnte Blutungen und Ödeme kennzeichnet.

Ätiologie. Vom Erreger sind bisher 10 Serotypen und 50 Stämme mit unterschiedlichen Tropien bekannt geworden. Er wird unter pH 6 und bei Temperaturen über 60 °C kurzfristig inaktiviert bzw. ist gegen Kälte weitestgehend unempfindlich. Die Viren besitzen hämagglutinierende Eigenschaften und können in Zellkulturen gezüchtet werden.

Das Virusreservoir befindet sich in Südafrika; erst seit 1944 verbreitet sich die AHS nach Nordafrika, Vorderasien und Indien, wurde 1960 in Zypern und 1966 in Spanien festgestellt. Unter natürlichen Gegebenheiten erkranken Einhufer, und zwar vor allem Pferd, seltener Maultier und Esel.

Epizootiologie und Pathogenese. Das Virus wird durch stechende Insekten (Culicoides, in denen es sich vermehrt; weiterhin Stomoxys, Anopheles, Aedes usw.) sowie durch Injektionsnadeln und dgl. übertragen. Dementsprechend ist die AHS eine Saisonkrankheit, die mit dem Insektenflug zusammenhängt.

Nach dem Stich verbreitet sich das Virus in alle Organe, und zwar schon vor dem Fieberanstieg. Die Pferde beherbergen es etwa 90 Tage lang.

Symptome. Die Inkubationszeit beträgt in der Regel 5 bis 7 (2–14) Tage. Am Beginn der Erkrankung kommt es zu einem Fieberanstieg auf über 41 °C, der etwa 1 bis 3 Tage lang anhält. Anschließend lassen sich vier Verlaufsformen unterscheiden, zwischen denen Übergänge möglich sind.

Bei der *perakuten oder pulmonalen Form,* die vor allem in vorher nicht exponierten Pferdepopulationen auftritt, kann bereits innerhalb weniger Stunden, in der Regel nach 3 bis 5 Tagen, der Tod infolge eines akuten Lungenödems eintreten. Dementsprechend äußern die Tiere zunehmende hochgradige Dyspnoe, schaumigen Nasenausfluß, Schweißausbruch und gehen an der Hypoxie zugrunde.

Bei der *subakuten oder kardialen Form* verläuft das Fieber flacher und hält etwa 3 bis 6 Tage lang an. Charakteristisch sind die am Höhepunkt des Fiebers auftretenden ödematösen Schwellungen im Bereiche des Kopfes (Dikkop) einschließlich der Zunge, des Halses, Vorderbrust und anderen Körperstellen. Daneben werden Zyanose, petechiale Blutungen an den Schleimhäuten, Tachykardie, leise Herztöne (Hydroperikard) und Herzgeräusche (Endokarditis) beobachtet und gelegentlich Kolikerscheinungen sowie eine Muskelschwäche. Am Anfang zeigen die Tiere noch gute Freßlust. Infolge der zunehmenden Kreislaufschwäche tritt in etwa 50–80% der Fälle nach etwa 10 bis 12 Tagen der Tod ein. Die Pferde, die die Krankheit überstehen, weisen oft einen therapieresistenten Myokardschaden auf.

Bei der häufigen *akuten oder gemischten Form* können sowohl pulmonale als auch kardiale Krankheitserscheinungen auftreten und infolge der zunehmenden Hypoxie in vielen Fällen zum Tode führen.

Die *abortive oder milde Form* der Seuche wird meist bei Maultieren und Eseln beobachtet und kennzeichnet sich durch ein etwa 4 bis 5 Tage lang anhaltendes mittel- bis hochgradiges Fieber. In manchen Fällen können Inappetenz, Tachykardie, gelegentlich auch Dyspnoe und eine Konjunktivitis festgestellt werden.

Spontanerkrankungen kommen auch bei Hunden vor, und zwar in der Regel in Form der akuten pulmonalen Form mit einer Mortalität von nahezu 25% (Verfütterung von infiziertem Pferdefleisch).

Sektion. Charakteristische Befunde sind das Lungenödem, die Herzmuskelschäden (Myokarditis, Myokarddegeneration) und die zahlreichen disseminierten Blutungen sowie Ödeme an anderen Körperstellen und Flüssigkeitsergüsse in die großen Körperhöhlen. Milz und Lymphknoten sind unverändert.

Diagnose. Die Diagnose ist bei den ausgeprägten pulmonalen und kardialen bzw. gemischten Formen klinisch leicht zu stellen, sofern man an diese Seuche denkt. Differentialdiagnostisch müssen Infektiöse Anämie, schwere Verlaufsformen der Infektiösen Arteriitis und Milzbrand berücksichtigt werden (Milzschwellung!). Sie wird gesichert durch den Serumneutralisationstest und die Komplementbindungsreaktion bzw. dem Erregernachweis aus dem Blut.

Therapie. Eine spezifische Therapie ist nicht bekannt. Die Kreislaufschwäche, Ödeme und Exsikkose sind symptomatisch zu behandeln.

Prophylaxe. Die Pferde müssen vor Insektenstichen geschützt werden. Vielfach treibt man sie in höher gelegene Regionen, wo kein Insektenflug stattfindet, oder läßt sie nur in der Nacht weiden. In einigen europäischen Ländern besteht eine Einfuhrsperre für Einhufer aus Ländern, in denen Pferdepest herrscht. Passagier- und Transporträume von Flugzeugen aus verseuchten Ländern sind sorgfältig mit Insektiziden zu behandeln, und im Umkreis von internationalen Flughäfen sollen keine Pferde gehalten werden. Bei Importen von Equiden ist eine mindestens 40tägige Quarantäne durchzuführen und gleichzeitig sind spezifische serologische Untersuchungen vorzunehmen.

Zur Vakzination werden Gewebekultur- oder auch mäusehirnadaptierte Vakzinen verwendet. In bereits verseuchten Gebieten ist gegen die Anwendung von Lebendvakzinen kein Einwand zu erheben. Ansonsten wird den Totvakzinen der Vorzug gegeben. Die Bekämpfung erfolgt gleichzeitig durch veterinärpolizeiliche Maßnahmen (Keulung der kranken Tiere und der im Umkreis lebenden gesunden Equiden, anschließend Vakzinierung der lokalen Equidenpopulation). Wichtig ist, daß das Virus bei Neuausbrüchen rasch typisiert wird, da nur eine typenspezifische Vakzine einen ausreichenden Schutz gewährleistet.

Bluetongue
(Blauzungenkrankheit des Schafes)

Die Krankheit kommt vorwiegend in Afrika und im vorderen Orient vor und kennzeichnet sich durch Fieber, Hyperämie, Ödeme und Geschwüre im Bereich der oralen und nasalen Schleimhäute sowie Klauenentzündungen und Muskelentartungen. Vom Erreger sind bisher 22 Serotypen mit einem gemeinsamen Gruppenantigen bekannt geworden. Die Tenazität des Virus ist hoch, durch Natronlauge und 70%igen Alkohol wird es jedoch sehr rasch abgetötet. Das Infektionsspektrum umfaßt Schafe (afrikanische Schafrassen sind weniger empfänglich), Ziegen und Rinder. Als Virusreservoire stehen afrikanische Wildwiederkäuer, Rinder und Wildnager zur Diskussion. Die Krankheit wird wahrscheinlich durch blutsaugende Insekten (Culicoides-Arten) übertragen und tritt daher nur während der warmen Jahreszeit auf. Das Virus besitzt eine hohe Affinität zu den Endothelien kleiner Gefäße und bewirkt dort u.a. Gefäßverengung, Stauung, Exsudation und Diapedesisblutung.

Ibarakikrankheit des Rindes

Unter der Ibarakikrankheit der Rinder ist eine bisher nur im Fernen Osten (Japan, Formosa, Korea, Indonesien) festgestellte, durch ein Orbivirus verursachte und wahrscheinlich durch Arthropoden übertragene, akut verlaufende Krankheit der Rinder zu verstehen, die unter bluetongueähnlichen Krankheitserscheinungen verläuft. In den betroffenen Gebieten stehen zur Bekämpfung lebende attenuierte Zellkulturvakzinen zur Verfügung.

Rotavirosen
(Virusdiarrhöe der Jungtiere)

Rotaviren verursachen bei vielen Säugetieren und beim Menschen akute Durchfallerkrankungen vor allem bei Neugeborenen und Jungtieren.

Die Erreger sind weltweit verbreitet, und alle bisher bei Mensch und Tier bekannt gewordenen Rotaviren sind antigen verwandt; wahrscheinlich existiert nur ein Serotyp mit mehreren Subtypen. Rotaviren sind gegenüber Umwelteinflüssen sehr stabil. Bei Temperaturen von 20 °C bleibt ihre Aktivität bis zu 12 Monaten erhalten. Für die Desinfektion eignen sich 70%iger Alkohol, 2%iges Lysovet und Jodverbindungen, Formalin dagegen nicht.

Das Wirtsspektrum umfaßt neben dem Menschen Pferd, Rind, Schwein, Schaf, Hund, Hirsch, Antilope und Kaninchen. Experimentelle Kreuzinfektionen sind möglich, und es muß daher auch unter natürlichen Verhältnissen die Übertragung der Infektion von einer Spezies auf die andere angenommen werden. Die Züchtung der Rotaviren ist sehr schwierig; bisher ist sie nur vom Kalb und Schwein gelungen.

Epizootiologie. Das Virus wird mit dem Kot bis 4 Tage nach Auftreten von Durchfällen ausgeschieden. Die Ansteckung erfolgt oral, insbesondere durch die Aufnahme von Fäzes, verunreinigtem Futter, Wasser oder Milch. Erkrankungen kommen meist in der kalten Jahreszeit vor. Wenn auch vornehmlich Jungtiere innerhalb der ersten Lebenswochen erkranken, so sind auch ältere Tiere für das Virus empfänglich und dürften die natürlichen Virusreservoire darstellen.

Pathogenese. Rotaviren zerstören ähnlich wie Coronaviren an der Zottenspitze die Schleimhautzellen, wodurch es zur Verkürzung der Zotte kommt. Beträgt bei der normalen Darmzotte das Verhältnis von Krypte (Teil, wo die Schleimhautzellen gebildet werden und die Sekretion erfolgt) zum übrigen Zottenteil (hier erfolgt die Flüssigkeitsresorption) 1:7, so wird dies infolge Verkürzung des reinen Zottenteiles und Vergrößerung des Krypenanteiles bis auf 1:1 vermindert. Gleichzeitig kann eine Verklumpung der verkürzten Zotten eintreten. Die Folge ist, daß die resorptive Fläche der Darmschleimhaut zugunsten des sekretorischen Anteiles auf die Hälfte und mehr reduziert werden kann.

Symptome. Die Inkubationszeit schwankt zwischen 16 und 40 Stunden. Die wesentlichen Symptome sind profuse, hochgradige wässerige Durchfälle bei schlaffer Darmwand, wobei die Tiere Elektrolyte, Bikarbonate und Flüssigkeit in hohem Maße verlieren und stark geschwächt werden. Bei Stressoreneinwirkungen oder Hinzukommen von Sekundärerregern geht ein hoher Prozentsatz der Jungtiere zugrunde. Bei älteren Patienten verläuft die Seuche milder. Tiere, die die Krankheit überstanden haben, besitzen lokale und humorale Antikörper, wobei die Bildung der allein schützenden lokalen Antikörper zeitlich beschränkt ist.

Sektion. Der Kadaver ist völlig exsikkotisch. Im Vordergrund des *elektronenmikroskopischen Bildes* steht die hochgradige Atrophie der Dünndarmvilli durch den Verlust der Schleimhautepithelzellen.

Diagnose. Klinisch kann nur eine Verdachtsdiagnose gestellt werden. Der Virusnachweis erfolgt im Kot elektronenmikroskopisch bzw. durch ELISA, und mit Hilfe der Immunofluoreszenz ist der Antigennachweis in der Darmschleimhaut möglich (auch mit Fremdserum). Für den Antikörpernachweis eignen sich die Komplementbindungsreaktion und der Neutralisationstest. Differentialdiagnostisch sind beim Fohlen andere Ursachen der Fohlenruhr, beim Kalb Koliruhr, Coronavirusinfektionen, Bovine Virusdiarrhöe, beim Ferkel Koliruhr, Transmissible Gastroenteritis, Epizootische Virusdiarrhöe und bei Lämmern die Koliruhr und bei allen Tieren die durch Clostridium perfringens verursachten sowie parasitäre und unspezifische Diarrhöen auszuschließen.

Therapie und Prophylaxe. Eine ätiologische Behandlung ist nicht bekannt. Wesentlich ist der tägliche Flüssigkeits-, Energie-, Elektrolyt- und Bikarbonatersatz. Beim Kalb erscheint es zweckmäßig, die Milchnahrung vorübergehend auszusetzen und den Tieren

DAD, Anidak, Calvosan, Normolyt, Life Guard oder Syntex peroral zu verabreichen. Die genannten Präparate enthalten Elektrolyte, Bikarbonate, Glukose und die Wasserresorption fördernde Mittel wie Glyzin und andere Aminosäuren bzw. enthält das Calvosan auch Eiweiß. Zusätzlich ist den Tieren mehrere Tage hindurch Kolostrum- oder Serumpool von Altsauen oder Kühen zu verabreichen.

Da sich das Krankheitsgeschehen ausschließlich im Darm abspielt, sind passive und aktive immunprophylaktische Maßnahmen darauf auszurichten: Kälbern, Ferkeln oder Lämmern sind in gefährdeten Beständen zum passiven Schutz über eine Woche täglich Kolostrumportionen oder Volmilchportionen einzugeben, bzw. sind die Elterntiere 2 Wochen ante partum peroral oder parenteral mit attenuiertem lebendem Virus zu vakzinieren. Aktiv geschützt können diese Jungtiere nur werden durch perorale Vakzination am Tag nach der Geburt mit lebenden attenuierten Viruszellkulturen.

Orthomyxo- und Paramyxovirosen

Die seinerzeit in der Gruppe der Myxoviren zusammengefaßten Arten rufen bei Mensch und Säugetieren vor allem Entzündungen des Respirationstraktes, teilweise auch anderer Organe, hervor und besitzen die Fähigkeit Erythrozyten der verschiedensten Tierarten zu agglutinieren. Heute teilt man sie in zwei Familien: Orthomyxoviridae und Paramyxoviridae, die sich morphologisch, serologisch und immunologisch unterscheiden.

Die Orthomyxoviren sind pleomorph und bilden sowohl bis 4000 nm lange fadenförmige wie auch (vor allem in der Kultur) 80–100 nm große rundliche Partikel.

Ihre bedeutendsten Vertreter sind die Influenzaviren mit den Serotypen A, B und C, von denen der Serotyp A beim Menschen die Grippe, bei Pferd, Schwein und Geflügel grippeähnliche Syndrome bzw. die klassische Geflügelpest hervorruft. Aufgrund der Wirtspräferenz und seiner Oberflächenantigene wird er in mehrere Subtypen getrennt, bei deren Bezeichnung Ort und Jahr der Erstisolierung angegeben wird (z.B. A/equi/1/Praha 56). Die Subtypen unterscheiden sich auch bezüglich ihrer Pathogenität und Virulenz.

Das Influenza-A-Virus kann im Laufe der Zeit seine Eigenschaften so verändern, daß die nach einer Infektion (oder Impfung) sich entwickelnde Immunität gegenüber einer späteren homologen Infektion nur mehr einen unvollständigen oder gar keinen Schutz bietet. Dies kann durch antigenischen Drift oder Shift erfolgen. Im ersteren Falle kommt es zur allmählichen Änderung der Hüllantigene, wobei die nachfolgende Virusvariante jeweils die existierende ersetzt, im letzteren Falle tritt plötzlich eine ausgeprägte Änderung ein, so daß für diese Stämme in einer Population gar keine Immunität mehr vorhanden ist. Auf diese Weise entstehen die großen Grippepandemien beim Menschen.

Inwieweit Influenzaviren bei verschiedenen Tierspezies Erkrankungen auslösen können bzw. Tiere für die Grippe des Menschen epidemiologische Bedeutung haben, bedarf noch weiterer Untersuchungen. Aus Rußland wird über Erkrankungen von Rindern und Hunden während einer Grippeepidemie durch das Influenzavirus A Hongkong/68 berichtet. Die Tiere hatten Fieber, Husten und Nasenkatarrh bzw. „Zwingerhusten", und der Zusammenhang konnte serologisch gesichert werden. Dagegen werden beim Schwein sehr oft Antikörper gegen Influenzaviren des Menschen festgestellt, ohne daß es klinisch erkrankt. Beim Hund sind sie am Zwingerhusten-Syndrom beteiligt.

Die Paramyxoviren sind pleomorph, 120 bis 300 nm groß, fadenförmige Gebilde auch länger, und werden in die Genera Paramyxovirus, Morbillivirus und Pneumovirus unterteilt.

Hauptvertreter der ersten Gattung sind neben dem NCD-Virus die weltweit verbreiteten Parainfluenzaviren. Sie werden mit an den Schleimhäuten des Respirationstraktes lokal auftretenden Erkrankungen in Zusammenhang gebracht und besitzen für Mensch und Tier größte Bedeutung. Ihre Vermehrung er-

folgt im Zytoplasma, wobei es zur Synzytien-
bildung und zur Bildung protoplasmatischer
Einschlußkörperchen kommt. Man unterscheidet mehrere Serotypen mit unterschiedlichem Infektionsspektrum: Typ 1 ist pathogen
für Menschen, Affen, Kaninchen, Ratten,
Mäuse. Typ 2 ist pathogen für Mensch, Affen,
Hunde. Infektionen von Rindern, Schafen und
Schweinen sind möglich. Typ 3 ist pathogen
vor allem für Rind, Schaf, Büffel, wildlebende
Wiederkäuer. Infektionen von Menschen,
Schweinen, Hunden, Katzen und Pferden sind
möglich. Typ 4: Infektionen sind bisher nur
beim Menschen beobachtet worden.

Zu den Morbilliviren gehören das Masern-,
Staupe- und das Rinderpestvirus, die untereinander antigene Beziehungen besitzen, was
man z.t. bei Impfungen ausnützt.

Alle Myxoviren weisen in der Regel nur eine
geringe Tenazität auf und halten sich nur bei
Kälte und im trockenen Zustand längere Zeit
virulent. Sie sind empfindlich gegenüber Fett-
lösungsmitteln und den gebräuchlichen Desinfektionsmitteln. Die Züchtung erfolgt auf
Hühnerembryonen sowie in bestimmten Zellkulturen, wobei meist die Embryonen absterben bzw. zytopathogene Effekte auftreten.
Für serologische Untersuchungen wird vor allem die Hämagglutinationshemmung herangezogen.

Pferdeinfluenza
(Equine Influenza, Pferdegrippe, Virus-
katarrh der Luftwege)

Man versteht darunter eine sehr kontagiöse
und akute katarrhalische Entzündung des Atmungstrakts der Equiden, die durch Influenzaviren hervorgerufen wird.

Gratzl hat unter Pferdegrippe ein der menschlichen Grippe ähnliches Syndrom verstanden,
das sich durch 3 Phasen kennzeichnete: 1. Vi-
ruskatarrh, 2. Sekundärinfektion durch Streptokokken und 3. Tertiärinfektion durch Salmonellen. Heute weiß man, daß neben Influenzaviren auch Parainfluenza-, Rhino-, Toga-,
Adeno- und Herpesviren Katarrhe der Luftwege hervorrufen, die gleichfalls durch Streptokokken, aber auch andere Bakterien, kompliziert werden können. Salmonelleninfektio-
nen treten praktisch nicht mehr auf.

Gesicherte Influenza-Epizootien sind seit 1955
bekannt und inzwischen in der ganzen Welt

nachgewiesen worden. Ob die vor diesem Zeitpunkt aufgetretenen ähnlichen Seuchenzüge
auch durch Influenzaviren bedingt waren ist
wahrscheinlich, jedoch nicht mehr beweisbar.

Ätiologie. Erreger sind das Orthomyxovirus
influenzae A/equi-1 und das O. A/equi-2. Sie
haben eine geringe pH-Stabilität und Tenazität
und werden durch die gebräuchlichen Desinfektionsmittel (oxydierende Substanzen,
Schwermetalle, Detergentien, Alkohol, Formalin) sowie mäßige Temperaturerhöhungen
inaktiviert. Die Viren lassen sich in 9 bis 11 Tage alten Hühnerembryonen sowie auf embryonalen Nierenzellkulturen züchten. Zwischen
den beim Pferd vorkommenden beiden Arten
besteht keine gegenseitige Schutzwirkung.

Epizootiologie. Das A/equi-1-Virus wurde
erstmals 1956 in Prag nachgewiesen und verursacht eher milde Verlaufsformen, das A/equi-
2-Virus wurde 1963 in Florida isoliert und löst
ein schweres Krankheitsbild aus. Die Pferde
scheiden das Virus etwa 3 bis 6 Tage lang aus,
doch ist noch nicht mit Sicherheit geklärt, ob
latente Virusträger vorkommen.

Die *Ansteckung* erfolgt auf aerogenem Wege
bei engem Kontakt der Tiere (Turniere, Renn-
veranstaltungen, Transporte usw.). Allerdings
wird behauptet, daß die Tenazität des Virus in
der Außenwelt 24 bis 36 Stunden beträgt und
daß es als Aerosol auch über weitere Distanzen
(bis 35 m) übertragen werden kann. Im allgemeinen dürften aber indirekte Übertragungen
selten vorkommen. Tiere aller Altersstufen erkranken, und abhängig vom Immunstatus können klinisch inapparente Verlaufsformen bis
schwere Bronchopneumonien auftreten. Wird
das Virus in einen nichtimmunen Bestand eingeschleppt, so breitet sich die Krankheit innerhalb weniger Tage aus. Dies gilt auch für größere Gebiete, so daß wellenförmig Pferdegrip-
pe-Enzootien und -Epizootien auftreten, wobei beide Virustypen unabhängig voneinander
das Seuchengeschehen bestimmen können.
Bei natürlicher Durchseuchung führt das
A/equi-1-Virus zu einer mindestens ein Jahr
lang, das A/equi-2-Virus nur zu einer wenige
Monate lang anhaltenden Immunität. Letzteres weist z.T. einen deutlichen Drift auf.

Pathogenese. Der Erreger vermehrt sich in der
Nasenschleimhaut und breitet sich dann über
den ganzen Atmungstrakt aus. Dabei werden
die Zilien zerstört, und es kommt zu einer Degeneration, Lysis und Desquamation des respiratorischen Epithels mit entzündlicher Zellin-

filtration, während die Lunge in der Regel zunächst unbeteiligt bleibt. Klinisch manifestiert sich dies in katarrhalischen Entzündungen, wobei sich das A/equi-1-Virus auf die vorderen Luftwege bis zu den großen Bronchien beschränkt, während das A/equi-2-Virus immer auch eine Bronchitis und Peribronchitis hervorruft. Daneben dürfte auch vorübergehend eine virämische Ausbreitungsphase vorkommen, da auch Herzmuskel-, Gehirn- und Lymphknotenveränderungen entstehen. Bei nicht entsprechender Haltung, Stressoreneinwirkung usw. können sich chronische Verlaufsformen bzw. Sekundärinfektionen entwickeln.

Symptome. Die Inkubationszeit beträgt in der Regel 2 bis 3 (4) Tage, beim A/equi-2-Virus eventuell auch nur 1½ Tage. Zu Seuchenausbrüchen kommt es vorwiegend in den Monaten April bis Oktober (Turnier- und Rennsaison).

Die Krankheit beginnt bei der *A/equi-1-Infektion* mit Fieber bis 41 °C bei meist ungestörtem Allgemeinverhalten, trockenem kräftigem Husten, geröteter Nasenschleimhaut und serös-schleimigem Nasenausfluß. Die mandibularen Lymphknoten sind am Beginn der Erkrankung in der Regel schmerzhaft. Später stellen sich Mattigkeit und Inappetenz ein. Der Husten wird feucht und kann zwei bis drei Wochen lang andauern. Bei der *A/equi-2-Infektion* tritt besonders hohes Fieber auf, gelegentlich finden sich auch mehrer Fieberschübe mit kurzen Unterbrechungen. Die Tiere weisen von Anfang an neben ausgeprägter Mattigkeit, Bewegungsunlust und Inappetenz auch Erscheinungen einer Bronchitis und Bronchiolitis (giemende und feuchte Rasselgeräusche) und insbesondere Jungtiere gelegentlich ausgeprägte Pneumonien auf. Außerdem können Herz- und Kreislaufschwäche (Myokarditis), Ödeme, Muskelschwäche sowie ein steifer Gang beobachtet werden. Im Blutbild findet sich in der Regel eine mäßige Erythrozyto- und Lymphozytopenie. Sekundärinfektionen führen zu neuerlichem Fieberanstieg und eitrigem Nasenausfluß mit Bronchitis oder Bronchopneumonie (Sc. zooepidemicus, Corynebakterien usw.) bzw. zu eitrigen Lymphknotenentzündungen (Sc. equi).

Der Verlauf ist von der Art und Virulenz des Virus sowie Immunitätslage und Allgemeinzustand (andere Krankheiten, Stressoreneinwirkungen) des Patienten abhängig. Die fieberhafte Phase sollte nicht länger als drei bis vier Tage andauern, und unkomplizierte Fälle heilen innerhalb von 2 bis 3 Wochen aus. Schwere Erkrankungen ziehen sich längere Zeit hin und benötigen oft eine Rekonvaleszenz von mehreren Monaten. Der häufigste Spätschaden sind die chronische Mikrobronchitis und interstielle Pneumonie wie sie heute bei einem Großteil der Sportpferde angetroffen werden.

Sektion. Das Sektionsbild zeigt die geschilderten Veränderungen. Darüber hinaus können Herzmuskel- und Leberdegeneration sowie Glomerulo- und Tubulonephrose festgestellt werden.

Diagnose. Eine klinische Verdachtsdiagnose ist bei charakteristischem Verlauf und Erkrankung mehrerer Pferde oder Bestände möglich. Sie kann durch den Erregernachweis aus Abstrichen der Nasenschleimhaut gesichert werden, der jedoch nur in den ersten Tagen der Erkrankung bzw. während der Inkubationszeit gelingt (gesunde Nachbarpferde miteinbeziehen), oder mittels serologischer Untersuchung (Hämagglutinationshemmungstest) gepaarter Serumproben. Differentialdiagnostisch kommen die anderen am Pferdegrippekomplex beteiligten Virusinfektionen in Frage.

Therapie. Kranke Tiere sind sofort (alle Pferde des Bestandes täglich thermometrieren!) in hygienisch einwandfreien Stallungen ruhigzustellen. Während der Fieberphase kann durch Omnadin- oder Stormininjektionen sowie Vitamin (A, C, E)-Gaben eine Steigerung der natürlichen Abwehrkräfte versucht werden. Sinkt das Fieber nicht und liegt eine bakterielle Sekundärinfektion vor, so ist eine antibiotische (Penicillin-Streptomycin) oder Sulfonamid-Therapie angezeigt. Während der Erkrankung und der Rekonvaleszenz muß jeder Streß (Transport, Operation usw.) vermieden werden. Die Arbeit darf erst zwei bis drei Wochen nach Abklingen der klinischen Erscheinungen langsam aufgenommen werden; ein Weideaufenthalt ist empfehlenswert.

Die *Prognose* ist quoad vitam in der Regel günstig, quoad functionem insbesondere dann mit Vorsicht zu stellen, wenn die Tiere weiter gearbeitet oder sich die erwähnten Komplikationen eingestellt haben.

Prophylaxe. Eine aktive Immunisierung ist mit inaktivierten Vakzinen möglich. Die Erstimpfung sollte im Alter von drei bis vier Monaten erfolgen, Boosterimpfungen sechs bis zwölf Wochen sowie sechs Monate später und eine weitere Impfung am Ende des ersten Lebensjahres; anschließend jährliche Wiederholungsimpfungen. Der Impfschutz nimmt gegen Ende eines Jahres ab, daher wird empfohlen, zumindest bei im Training stehenden Pferden in engeren Intervallen (6 bis 8 Monate) zu vakzinieren. Die Impfung sollte nicht bei stärkeren Belastungen (Rennleistung, Stressoreneinwirkung) durchgeführt werden; die Tiere sind einige Tage ruhigzustellen oder schonend zu arbeiten. Gelegentlich wird über lokale Impfreaktionen (schmerzhafte Schwellungen) und auch Allgemeinstörungen (Verschlechterung eines Lungenprozesses) berichtet.

Schweineinfluenza
(Hog flu, Swine influenza)

Die Influenza des Schweines ist eine akut verlaufende, hochkontagiöse virusbdingte Entzündung des Respirationstraktes, die vor allem in den Wintermonaten auftritt. Die Krankheit wurde erstmals 1918 in den USA beobachtet. Nach dem Zweiten Weltkrieg griff sie auch auf Europa über, und Seuchenzüge kamen bisher in England, Polen, der Tschechoslowakei, Deutschland, Österreich und in der Sowjetunion zum Ausbruch.

Ätiologie. Das Orthomyxovirus suis wird bei 56 °C in 30 Minuten und durch die meisten Desinfektionsmittel in kurzer Zeit inaktiviert. Die Züchtung erfolgt in der Amnionhöhle 9 bis 11 Tage bebrüteter Hühnereier oder in Zellkulturen.

Epizootiologie. Die Krankheit tritt regelmäßig in der kalten Jahreszeit in vielen weit voneinander entfernten Beständen beinahe gleichzeitig auf. Die Virusausscheidung erfolgt über Nasensekrete; die Ansteckung gesunder Tiere geschieht aerogen durch Tröpfcheninfektion. Schweine können Dauerausscheider sein, und das Virus kann in der Herde daher ständig zirkulieren.

Pathogenese. In der Nasenschleimhaut kommt es zur Virusadsorption an die Zilien und etwas später an die Membran der Schleimhautepithelien. Zwischen dem 2. und 3. Tag post infectionem breitet sich das Virus über die gesamte Schleimhaut des Respirationstraktes, insbesondere der Terminalbronchien aus. Dabei kommt es zu Degeneration und Absterben der Epithelzellen, wodurch ein akuter Entzündungsprozeß eingeleitet wird, der schließlich in weiteren 2 bis 3 Tagen zu akuter Rhinitis, Tracheitis und Bronchopneumonie, an vielen Stellen mit Ödemisierung des Interstitiums, führt. Nach weiteren 4 Tagen beginnt die Regenerierung der Epithelien. Sehr häufig wird das Krankheitsgeschehen jedoch durch Sekundärinfektionen mit Haemophilus suis und Bordetellen kompliziert.

Symptome. Die Inkubationszeit beträgt 1 bis 4 Tage. Im Bestand treten bei allen Schweinen explosionsartig hochgradiges Fieber, Freßunlust und allgemeine Körperschwäche (Liegen) auf. Die Tiere husten anfallsweise und es bestehen Nasenausfluß und Konjunktivitis. Bald stellt sich eine hochgradige Dyspnoe ein. Sind die Stallverhältnisse günstig, so klingen die Erscheinungen in 3 bis 6 Tagen wieder ab. Kommt es hingegen zu Sekundärinfektionen, so verzögert sich der Heilungsprozeß, die Prognose ist dennoch günstig. Bei trächtigen Tieren ist eine Mumifizierung der Feten möglich. Für den raschen und günstigen Verlauf dürften lokal gebildete Immunglobuline A (Interferone) von Bedeutung sein. Saugferkel von infizierten Müttern werden über das Kolostrum geschützt. Das Überstehen der Krankheit hinterläßt keine sichere Immunität.

Sektion. Bei der Sektion fallen Hyperämie und Schleimbildung im gesamten Respirationstrakt auf. Herz- und Spitzenlappen sind dunkelrot gefärbt und kollabiert, die Lungenlymphknoten hyperämisch geschwollen.

Diagnose. Klinisch läßt sich aufgrund des akuten, aber meist gutartigen Verlaufes eine Vermutungsdiagnose stellen. Sie kann durch den Erregernachweis aus Nasentupferproben während der Fieberphase oder serologisch mittels Hämagglutintionshemmprobe gesichert werden. Diese gilt als positiv, wenn sich der Titer innerhalb von zwei Wochen vervierfacht. Differentialdiagnostisch sind die Hämophilus-Pleuropneumonien auszuschließen. Eine Verwechslung mit Enzootischer Pneumonie ist nur dann möglich, wenn es durch Sekundärerreger zur Verlängerung des Krankheitsgeschehens gekommen ist.

Therapie und Prophylaxe. Wichtig ist Ruhe. Empfehlenswert sind Novalgin und Kreislaufmittel. Die wesentlichsten vorbeugenden Maßnahmen bestehen in der Optimierung der Umwelt der Tiere. Über erste erfolgreiche aktive Immunisierungsversuche wurde berichtet.

Parainfluenza des Pferdes

Gelegentlich wurde bei Pferden das Myxovirus parainfluenza Typ 3 isoliert, und bestimmte Pferdepopulationen (Nordamerika) weisen, wie serologische Untersuchungen ergeben haben, einen hohen Durchseuchungsgrad auf. Man hat damit vor allem bei Fohlen bis zu 4 Monaten milde influenzaähnliche Syndrome in Zusammenhang gebracht. Die Erkrankung verläuft mit kurzdauerndem mittel- bis hochgradigem Fieber, Konjunktivitis mit Tränenfluß, schmerzhaft vergrößerten Kehlgangslymphknoten, serös schleimigem Nasenausfluß, Inappetenz und in einzelnen Fällen mit Bronchitis und entsprechender Dyspnoe. Unkomplizierte Fälle sollen in 7 bis 9 Tagen abheilen, und vermutlich gibt es auch viele subklinisch verlaufende Infektionen. Durch die gleichen Sekundärerreger wie bei der Influenza können wieder eitrige Bronchopneumonien und Pleuropneumonien etc. auftreten. Die Krankheit ist klinisch kaum von milde verlaufenden anderen virusbedingten Krankheiten des Respirationstrakts zu unterscheiden, und die Diagnose muß sich auf den Virusnachweis und den Titeranstieg bei der serologischen Untersuchung gepaarter Serumproben stützen.

Parainfluenza des Rindes

Parainfluenza-3-Virus-Infektionen der Rinder sind weltweit verbreitet (60–90%) und erzeugen für sich allein ein mildes respiratorisches Krankheitsgeschehen, das ohne wesentliche Störung oder Leistungsminderung einhergeht. Kälber, die keine maternalen Antikörper besitzen , können jedoch auch schwerer erkranken. Gemeinsam mit Adenoviren, Reoviren, Rhinoviren, BVD-Virus, Enteroviren, Respiratory-Syncytial-Virus und sekundären bakteriellen Erregern (Pasteurella multocida usw.) kann das Virus schwere Erkrankungen auslösen und gehört mit zur Erregergruppe der Enzootischen Bronchopneumonie des Rindes.

Epizootiologie. Das Virus wird bis 8 Tage nach der Infektion mit dem Nasensekret ausgeschieden. Die Übertragung erfolgt aerogen. Die Infektion eines Bestandes erfolgt durch Neuzukäufe, die klinisch inapparent infiziert sind. Als Virusreservoir gilt das Rind; ob andere Tiere wie Schweine, Schafe oder der Mensch das Virus über längere Zeit beherbergen und ausscheiden können, ist noch zu wenig untersucht.

Nach einer Infektion mit dem PI3-Virus werden im Körper neutralisierende, hämagglutinationshemmende und komplementbindende Antikörper gebildet. Für die Immunität sind die ersteren von Bedeutung. Sie können im Blut und Nasensekret 3 bis 7 Tage nach der Infektion nachgewiesen werden (IgA-Typ) und werden mit dem Kolostrum auf das Neugeborene übertragen. Akute Epi- oder Enzootien treten in den Kälbererzeugerbetrieben alle 2 bis 3 Jahre auf.

Symptome. Die Inkubationszeit beträgt 2 bis 3 Tage. Das Krankheitsgeschehen läuft explosionsartig ab, und es erkrankt beinahe der ganze Bestand mit Entzündungen des oberen Respirationstraktes, seltener der Lunge. Neben hochgradigem Fieber und Inappetenz bestehen gelegentlich Durchfall, hochgradige Dyspnoe, anfallsweiser schmerzhafter Husten, Lungenemphysem, Bronchitis und später Bronchopneumonien im ventralen Teil der Lunge. Todesfälle können bereits in den ersten Tagen auftreten. Nach 4 bis 5 Tagen klingen die akuten Symptome wieder ab. Beim Hinzukommen von Sekundärinfektionen verlängert oder verschlechtert sich der Krankheitsprozeß.

Sektion. Häufig besteht ein hochgradiges, interstitielles Lungenemphysem. Pneumonische Herde sind vor allem in den Vorderlappen feststellbar.

Diagnose. Diese läßt sich durch zwei serologische Untersuchungen (Neutralisationstest) im Abstand von 2 Wochen sichern, wobei eine mindestens vierfache Titersteigerung auftreten muß. Differentialdiagnostisch kommen alle anderen Erreger des Rindergrippe-Komplexes in Frage.

Therapie. Bei Auftreten erster klinischer Erscheinungen ist der ganze Bestand zu thermometrieren. Fiebernde Tiere sind umgehend mit Antibiotika, Sulfonamiden und symptomatisch zu behandeln (s. auch bei Adenoviren).

Prophylaxe. Die vorbeugenden Maßnahmen bestehen in der Transport- und Stallhygiene, optimaler Gestaltung der Umwelt und in der jährlich zweimaligen intranasalen Vakzination mit attenuiertem Virus (Ende August bis Anfang September). In Mastbeständen ist die Vakzination (mit Berücksichtigung der regionalen Sekundärerreger) oder eine unspezifische Reiztherapie (Yatren, Omnadin: Paramunisierung) bei jedem Zukauf durchzuführen. Unterstützend sind die Tiere in den ersten zwei bis drei Wochen mit Antibiotikakombinationen peroral zu behandeln.

Parainfluenza des Schafes

Die Bedeutung des PI3-Virus liegt beim Schaf in der Beteiligung bei multifaktoriellen Erkrankungen des Respirationstrakts. Die Infektion der Lämmer mit bovinen oder die der Kälber mit ovinen Stämmen ist möglich. Erkrankungen wurden bisher in den USA, Australien, England, Ungarn und Bulgarien beobachtet. In der Bundesrepublik weisen 70% der Lämmer Antikörper gegen PI3-Virus auf.

Symptome Die Inkubationszeit beträgt 2 bis 3 Tage. Die Tiere erkranken akut an Bronchitis und Bronchopneumonie mit Fieber, Tränen- und Nasenausfluß, Stenosengeräuschen, Hustenanfällen und hochgradiger Tachypnoe.

Sektion. Katarrhalisch-pneumonische Veränderungen in den Spitzen- und Mittellappen stehen im Vordergrund.

Diagnose. Sie ist nur durch virologische und serologische Untersuchungen zu sichern. Differentialdiagnostisch sind Adenovirus-Reovirusinfektionen sowie die Pasteurellose auszuschließen.

Therapie und Prophylaxe. Zur Verhinderung des Angehens bakterieller Sekundärerreger sind Antibiotika und Sulfonamide über eine Woche mit dem Futter bzw. den erkrankten Tieren durch Injektion zu verabreichen. Vorbeugend können attenuierte PI3-Vakzinen intranasal appliziert werden (s. Rind).

Zwingerhusten-Komplex des Hundes
(Infektiöse Tracheobronchitis, Kennel cough)

Seit dem zweiten Weltkrieg treten vorwiegend in Tierheimen, Händlerstallungen und Zwingern staupeähnliche Erkrankungen auf, die sich in Entzündung des Atmungstrakts, gelegentlich der Lidbindehäute und Tonsillen und nur selten des Magen-Darm-Trakts äußern.

Ätiologie, Epizootiologie und Pathogenese. Mehrere Viren und Bakterien sind an diesem Syndrom beteiligt, und zwar manchmal auch gleichzeitig.

Das Simian-Virus 5 (SV₅), ein *Parainfluenza-2-Virus,* ist weit verbreitet; in Reihenuntersuchungen wiesen 30 bis 70% der Hunde neutralisierende Antikörper auf. Die Übertragung erfolgt aerogen, und insbesondere wenn kontinuierlich neue Hunde in einen Bestand kommen kann die Seuche stationär werden. Das Virus breitet sich im Oberflächenepithel des Atmungstraktes aus, und die Hunde scheiden es etwa 8 bis 9 Tage lang aus. Unter den *Adenoviren* kommen das H.c.c.-Virus (CAV-1), allerdings nur bei aerogener Infektion, sowie das CAV-2 als Ursache des Zwingerhustens in Frage. In einigen Fällen ist ein canines *Herpesvirus* von Hunden mit Erkrankungen des Atmungstrakts isoliert worden, und experimentell konnte man mit ihm Lungenveränderungen hervorrufen. Das gleiche gilt für *Reoviren,* deren Typ 3 unter Hunden weit verbreitet ist, gelegentich wurden auch Typ 1 oder 2 nachgewiesen. *Influenzaviren* des Menschen werden gleichfalls bei Zwingerhusten-Fällen isoliert, vielfach gemeinsam mit Reoviren. Serologische Untersuchungen haben eine Beteiligung bis zu 90% ergeben, während in gesunden Populationen nur 5% der Hunde Antikörper aufwiesen. Weiterhin können Mykoplasmen, Bordetella bronchiseptica allein oder gemeinsam mit den genannten Viren ein derartiges Syndrom auslösen bzw. ebenso wie andere Bakterien als Sekundärerreger wirken.

In Mitteleuropa dürften derzeit vorwiegend Parainfluenza-, Reo- und anscheinend auch Influenzaviren die Primärerreger sein, während in Nordamerika die milden Verlaufsformen durch Parainfluenza-, Adenoviren, Mykoplasmen bzw. Bordetellen hervorgerufen werden. Den schweren Formen liegen vielfach Mischinfektionen zugrunde, an denen sich auch das Staupevirus beteiligen kann. Sie treten besonders dann auf, wenn Stressoren einwirken (Kälte, Zugluft und dgl.) oder die Erreger auf eine nicht immune Population stoßen.

Das SV₅ ist auch von Katzen mit Entzündungen des Atmungstraktes isoliert worden.

Symptome. Die Inkubationszeit beträgt in der Regel 5 bis 10 Tage. Die *milde Form* kennzeichnet sich durch rauhen, trockenen Husten, der besonders bei Erregung oder Bewegung anfallsweise auftritt und später feucht werden kann. Kommt es zur Bronchitis, so beobachtet man inspiratorische Dyspnoe und Rasselgeräusche. Im Röntgenbild kann man dann eine verstärkte Lungenzeichnung feststellen. Die Temperatur bleibt meist im physiologischen Bereich, und der Verlauf beträgt 1 bis 3 Wochen. Manchmal tritt überhaupt nur ein vorübergehender seröser Nasenausfluß auf oder die Infektion verläuft inapparent. Bei der *schweren Form* beobachtet man erhöhte Körpertemperatur, Inappetenz, Mattigkeit, Rhinitis und Konjunktivitis mit schleimigem bis gelegentlich eitrigem Ausfluß; bei den Adenovirusinfektionen auch Tonsillitis. Der Husten ist von Anfang an feucht und oft schmerzhaft.

Bronchopneumonien stellen sich wesentlich häufiger ein, und bei Welpen kann es sogar zu Todesfällen kommen.

Die *Prognose* ist in unkomplizierten Fällen meist günstig, nur der Husten kann manchmal längere Zeit andauern und ziemlich therapieresistent sein.

Sektion. Die Parainfluenza führt zu entzündlichen Reaktionen im Atmungstrakt und den regionalen Lymphknoten. Das Herpesvirus verursacht geringgradige Entzündungen im Atmungs- und gelegentlich Genitaltrakt sowie Einschlußkörperchen vorwiegend in der Nasenschleimhaut. Bei der Reovirusinfektion sieht man eine Verdickung der Alveolarsepten sowie Makrophagen in den Alveolen. Bezüglich Adenoviren s. S. 61.

Diagnose. Hierfür ist das auf den Atmungstrakt beschränkte Krankheitsbild, die meist milde Verlaufsform und der anamnestisch zu erhebende Kontakt mit Hunden ausschlaggebend. Eine ätiologische Diagnose ist durch Virusisolierung oder den Nachweis der beteiligten Bakterien aus Tracheal- oder Bronchialabstrichen bzw. die serologische Untersuchung von gepaarten Serumproben möglich.

Therapie. Diese ist im Prinzip die gleiche wie bei der Staupe. Bordetella bronchiseptica ist jedoch einer oralen oder parenteralen antibiotischen Therapie nicht zugänglich, sondern muß mit Hilfe von Aerosolen behandelt werden. Hierfür werden Kanamyzin, Polymyxin oder Gentamyzin empfohlen, die ein- bis zweimal täglich bis zum Abklingen der klinischen Erscheinungen zu applizieren sind.

Prophylaxe. Impfungen sind gegen das Parainfluenza-(SV$_5$) Virus und das canine Adenovirus (s. dort) möglich, und im Prinzip gilt das bei der Staupe angegebene Impfschema. Allerdings entwickelt sich nach subkutaner oder intramuskulärer Applikation keine genügende Immunität im Bereich des Respirationstrakts, so daß nach aerogener Infektion die Viren sich dort ansiedeln und vermehren können, ohne jedoch klinische Erscheinungen hervorzurufen.

Rinderpest
(Pestis bovina, Cattle plague)

Die Rinderpest ist eine sehr kontagiöse, akut bis subakut verlaufende fieberhafte Allgemeinkrankheit, die meist epizootisch auftritt und sich durch hämorrhagisch-septikämische Veränderungen sowie pseudofibrinöse Beläge an den Schleimhäuten und eine hohe Letalität kennzeichnet.

Die Rinderpest war schon im Altertum bekannt und wurde mit der Völkerwanderung vom Schwarzen Meer über ganz Europa verbreitet, wo sie bis in die 70er Jahre des vorigen Jahrhunderts heimisch gewesen ist.

Ätiologie. Das Rinderpestvirus besitzt die wesentlichen Eigenschaften der Morbilliviren. Das Virus ist pH-labil: bei pH-3 wird es in 60 Minuten inaktiviert, im pH-Bereich von 4–10 bleibt es jedoch stabil. Fäulnis zerstört es rasch, ein Umstand, der in den Tropen Bedeutung hat, als das Virus in Kadavern schon nach wenigen Stunden inaktiviert wird. Im Fleisch tritt bei 25 °C eine Inaktivierung erst in 10 Tagen ein und bei −20 °C hält es sich jahrelang infektiös. Als Desinfektionsmittel eignen sich besonders Laugen, aber auch Lysovet und Jodophore. Die Züchtung erfolgt am besten in Zellkulturen. Nach Serienpassagen verliert das Virus allmählich seine Virulenz.

Epizootiologie. Das Infektionsspektrum umfaßt Rind, Wasserbüffel, kleine Wiederkäuer und Schweine. Als Virusreservoir sind wildlebende Wiederkäuer (Afrika), Wildschweine (Südostasien), wahrscheinlich aber auch Schafe und Ziegen anzusehen. In verseuchten Distrikten erfolgt die Übertragung durch direkten Kontakt und infiziertes Futter oder Wasser, wobei die Virusaufnahme sowohl oral als auch durch Tröpfcheninfektion erfolgen kann. Das Virus wird mit Nasen-, Rachen- und Augensekret sowie über Milch, Harn und Kot ausgeschieden, und zwar in der Regel nach dem zweiten Fieberanstieg, aber auch bereits vor Auftreten klinischer Erscheinungen. Durch derartige Tiere und durch Gefrierfleisch kann die Seuche in bisher freie Gebiete eingeschleppt werden. Aus verseuchten Ländern ist daher der Tier- sowie Fleisch- und Fleischproduktenimport verboten.

Pathogenese. Die Rinderpest ist eine zyklische Infektionskrankheit. Die erste Virusvermehrung findet in den Lymphknoten statt, wo das Virus bereits 24 Stunden nach der Aufnahme nachweisbar ist. Anschließend kommt es zur Virämie, auf die in ein bis zwei Tagen ein Fieberschub erfolgt. Nach der Generalisierung vermehrt sich das Virus in allen Lymphknoten, Milz, Knochenmark, der Schleimhaut des oberen Respirationstraktes, der Lunge und im Verdauungstrakt. Als Folge seiner gefäßschädigenden Wirkung entstehen Schleimhautläsionen in Form von Nekrosen und Fibrinabsonderungen.

Symptome. Die älteren europäischen Autoren beschreiben die Rinderpest mit 7 Erscheinungsbildern: perakute, akute, subakute, atypische Form, Hautform, Nasenformen und chronische Formen. Heute werden im allgemeinen drei Formen der Rinderpest beobachtet: Die klinisch offene Form, die abortive Verlaufsform und die inapparente Reaktion.

Die Inkubationszeit ist mit 4 bis 15 Tagen relativ lang. Die *klinisch offene Erscheinungsform* beginnt in den meisten Fällen mit Fieber. Bei laktierenden Kühen kann sich als erstes Anzeichen ein plötzlicher Milchverlust einstellen. Nach 24 Stunden sind die Tiere schwer krank und weisen neben hohem Fieber eine gewisse Unruhe auf. Die Symptome sind zunächst nicht sehr spezifisch und entsprechen dem fieberhaften Zustand: struppiges Haarkleid, oberflächliche frequente Atmung, trockenes Flotzmaul, gerötete Schleimhäute, Inappetenz, Verstopfung. Das Fieber erreicht nach 2 bis 3 Tagen seinen Höhepunkt und fällt mit dem Einsetzen des Durchfalls ab. Im Blut imponiert anfangs eine geringgradige Leukozytose, die sehr rasch von einer hochgradigen Leukopenie abgelöst wird.

Wenn das Fieber seinen Höhepunkt erreicht hat, ist die Niedergeschlagenheit der Tiere am stärksten. Sie zeigen einen starken Nasen- und Tränenfluß, der zuerst serös ist und später schleimig-eitrig wird. Zunächst in der Mund-, dann in der Nasen- und Genitalschleimhaut treten grauweiße, stecknadelkopfgroße Herde auf, die sich ausbreiten und konfluieren. Ihre nekrotischen Zentren flachen sich etwas ab, werden unregelmäßig, und es kommt zu einer dunklen, scharfrandigen Demarkierung mit rotem Hof. Diese Entzündung der Mundschleimhaut verursacht starke Salivation und Foetor ex ore. Veränderungen der Haut im Bereich des Anus, des Perineums, am Euter, am Skrotum und an der Schenkelinnenfläche beginnen mit kleinen Flecken, die sich sehr bald zu Knötchen, Bläschen und schließlich zu Pusteln umformen, die platzen und zu einer Verklebung der Haare führen. Die Lidbindehaut ist stark gerötet, die Augenlider schwellen an und werden häufig verschlossen gehalten.

Nach dem Fieberabfall setzt Durchfall ein und hält über eine Woche lang an; knapp vorher ist der Kot etwas weich. Der Durchfallkot ist dunkel gefärbt und hat einen charakteristischen fauligen Geruch. Die Tiere äußern Bauchschmerzen, pressen und weisen eine Verschmutzung der Analgegend auf. In ungünstigen Fällen wird der Durchfall immer ärger und enthält mitunter auch Blutklumpen, Epithelzellen und Schleimhautfetzen. Die Entwässerung erfolgt sehr rasch, so daß die Tiere nach 6 bis 12 Tagen an einem Kreislaufversagen zugrunde gehen.

Die *abortiven Verlaufsformen* umfassen eine Reihe von Erscheinungsbildern der Rinderpest, die aber im allgemeinen nicht auffallend sind. Hierzu sind auch die perakuten Fälle zu zählen, bei denen die Tiere ohne vorherige Zeichen plötzlich zugrunde gehen.

Bei den *inapparenten Verlaufsformen* kann man keinerlei Krankheitserscheinungen feststellen, solche Tiere sind nur durch serologische Untersuchungen erfaßbar.

Sektion. Die Intensität der Veränderungen hängt einerseits von der angeborenen Resistenz der Rinder, andererseits auch von der Virulenz der Virusstämme ab. Neben den schon klinisch feststellbaren Veränderungen (Mundhöhle) findet man die Lymphknoten stark geschwollen, ödematös und mit Blut angefüllt. In der Pylorusregion des Labmagens treten Nekrosen und Geschwüre auf, die mitunter Blutgerinnsel enthalten. Im Bereiche des Dünndarms können Peyersche Platten ähnlich wie die Lymphknoten aussehen, und im Dickdarm sind die Veränderungen häufiger und stärker ausgeprägt (Hauptsitz: Ileozäkalklappen). Darm-, Gallenblasen- und Atmungstraktschleimhaut sind ebenso wie Leber, Niere usw. hyperämisch und weisen Blutungen auf. Subendokardiale Blutungen findet man auch im linken Ventrikel, seltener im Bereich der Herzspitzen.

Diagnose. Die klinischen Symptome und die epizootiologischen Eigentümlichkeiten können bei der Diagnosestellung Anhaltspunkte bieten. Gesichert wird die Diagnose durch den Erregernachweis in Zellkulturen und durch serologische Untersuchungen. Heute werden allgemein die Immunofluoreszenztechniken angewendet. Von der Rinderpest zu differenzieren sind das Bösartige Katarrhalfieber, Bovine Virusdiarrhöe sowie Infektiöse Rhinotracheitis und Vulvovaginitis. In bestimmten Gegenden ist auch an Piroplasmose und Theileriose zu denken. Im Anfangsstadium könnte man die Krankheit mit der Maul- und Klauenseuche verwechseln.

Bekämpfung. Alle Rinder und anderen Wiederkäuer, die mit rinderpestkranken Tieren in mittelbare oder unmittelbare Berührung gekommen sind, sind zu töten. Die Kadaver der verendeten und getöteten Tiere sind an eine Tierkörperbeseitigungsanstalt zu überweisen.

In den tropischen Ländern, in denen eine Tilgung der Seuche durch Tötung der Tiere wirtschaftlich nicht tragbar ist, finden Schutzimpfungen Anwendung. Die wichtigsten Impfstoffe sind dabei die Formolvakzine, die kaprinisierte Lebendvakzine, die lapinisierten Lebendvakzine, die avianisierte Lebendvakzine sowie die Zellkultur-Lebendvakzinen, die heute am meisten angewendet werden.

Staupe des Hundes
(Canine distemper, Maladie de Carré)

Die Staupe ist eine hochkontagiöse virusbedingte Infektionskrankheit der Hunde und anderer Karnivoren, die mit Entzündungen der Schleimhäute und des zentralen Nervensystems sowie hyperkeratotischen oder pustulösen Hautveränderungen einhergeht. Die Seuche ist seit dem 11. Jahrhundert bekannt. Heute ist sie weltweit verbreitet und tritt bei Kaniden, Musteliden (u.a. Frettchen, Nerz, Dachs), Procyoniden (u.a. Wasch- und Nasenbären) und Hyänen auf.

Ätiologie. Der Erreger ist ein 100–300 nm großes Morbillivirus, das wärmeempfindlich aber weitgehend resistent gegen Trockenheit und Kälte ist. Sonnenbestrahlung und Zimmertemperatur inaktivieren es nach 14 Stunden, 56 °C innerhalb von 10 bis 30 Minuten; bei 4 °C bleibt es tage- bis monatelang, tiefgefroren jahrelang infektiös. 3%ige Natronlauge und 0,5 bis 0,75%ige Phenollösungen töten es rasch ab. Das Staupevirus läßt sich in Hühnerembryonen sowie homologen und heterologen Gewebekulturen züchten wobei typische zytopathogene Effekte entstehen. Die Kulturpassagen führen zum Virulenzverlust bei Erhaltung der immunogenen Eigenschaften (Impfstoffe).

Morphologisch und immunologisch sind die Morbilliviren miteinander verwandt. Staupe- und Masernserum können Rinderpestvirus neutralisieren und umgekehrt. Im Agargeltest ergibt sich eine enge Antigenverwandtschaft zwischen Rinderpest- und Staupeviren jedoch nicht mit Masernviren während fluoreszenzserologisch Kreuzreaktionen zwischen allen drei Viren auftreten. Eine aktive Immunisierung der Rinder gegen Rinderpest mit Staupevirus bedarf aber unwirtschaftlich hoher Dosen und hält meist einer Testinfektion nicht stand.

Epizootiologie. Das bedeutendste Virusreservoir ist in unseren Gegenden der Hund. Alle Körperausscheidungen infizierter Tiere wie auch die Staupepusteln enthalten den Erreger. Mit dem Auftreten der ersten klinischen Erscheinungen werden Nasensekret und Harn infektiös und bleiben es durch 7 bis 8 Wochen. Die Virusausscheidung mit dem Kot ist allerdings umstritten.

Die *Ansteckung* erfolgt durch Inhalation von virushaltigen Aerosolen (Beriechen von Markierungen, Ecksteinen usw.) oder peroral durch Belecken oder Fressen kontaminierter Gegenstände. Grundsätzlich können Tiere jeden Alters erkranken. Derzeit ist die Staupe infolge der allgemeinen regelmäßigen Impfungen weitgehend zurückgegangen.

Schädigende Einflüsse wie Erkältung, unhygienische Aufzucht, mangelhafte Ernährung, Zahnwechsel, Wurmbefall usw. begünstigen den Ausbruch der Seuchen bzw. verschlechtern ihren Verlauf. Rasse- bzw. genetisch bedingte Resistenzunterschiede scheinen vorzukommen. Die Staupeviren können unterschiedliche Eigenschaften in bezug auf die Art und die Dauer der von ihnen hervorgerufenen Erkrankungen besitzen. Gemeinsam ist ihnen ein immunosuppressiver Effekt, wodurch sich auch die häufigen Komplikationen mit sekundären bakteriellen Erregern, Toxoplasmen usw. erklären.

Nach Überstehen der Krankheit persistieren komplementbindende Antikörper wochenlang, virusneutralisierende sogar jahrelang, während die durch Vakzination hervorgerufenen Antikörper meist nach ein bis zwei Jahren deutlich vermindert sind. Dementsprechend wurde schon immer eine lebenslange Immunität nach natürlichen Infektionen angenommen. Vermutlich ist es aber häufiger zu Boosterinfektionen mit dem seinerzeit weit verbreitetem Straßenvirus gekommen, die die Immunität verlängert haben.

Pathogenese. Nach aerogener oder oraler Aufnahme vermehrt sich das Virus im lymphoretikulären Gewebe der Eintrittspforte (regionäre Lymphknoten, Tonsillen). Am 2. bis 3. Tag p.i. beginnt eine Virämie, die etwa bis zum 10.

Tag anhält. Der Erreger wird vorwiegend mit den mononukleären Zellen in andere Lymphknoten, Milz, Knochenmark und Thymusgewebe vertragen. Ab dem 7. Tag findet er sich in den Epithelzellen des Magen-Darm-, Atmungs- und Harntrakts, in einem Teil der Fälle auch in der Haut und im Zentralnervensystem (dort zunächst in den Gefäßwandzellen) und bildet im Laufe der Vermehrung die charakteristischen Einschlußkörperchen. Durch die Viruswirkung kommt es zur Proliferation der Zellen des Blastensystems (RHS) einschließlich der Adventitia zerebraler Gefäße, Hyperplasie des lymphatischen Gewebes und Leukopenie, Zirkulationsstörungen in den terminalen Strombahnen sowie entzündlichen und degenerativen Veränderungen im Bereich der Schleimhäute (teils durch die Durchblutungsstörungen bedingt), die durch bakterielle Sekundärerreger kompliziert werden können.

Symptome. Die Inkubationszeit beträgt (2) 3 bis 7 Tage. Im ersten *septikämischen Stadium* kommt es etwa ab dem 3. bis 5. Tag p. i. zur Erhöhung der inneren Körpertemperatur bis auf 41 °C, die nach 1 bis 2 Tagen wieder absinkt (erste Fieberzacke); gelegentlich geht dies mit Mattigkeit oder Inappetenz einher. Vielfach wird dieses Stadium vom Besitzer übersehen. Abhängig von Resistenz, Antikörperspiegel und Stessoreneinwirkung treten entweder keine weiteren Krankheitserscheinungen auf oder die Tiere sterben innerhalb von 2 bis 3 Tagen (sehr selten: *perakuter Verlauf*) oder es entwickeln sich mit einem neuerlichen Fieberanstieg die charakteristischen Organmanifestationen: katarrhalische, intestinale, pektorale, hyperkeratotische, nervale und Hautform der Staupe.

In den meisten Fällen beginnt die Krankheit als *katarrhalische Form* mit einem Katarrh der Luftwege und der Lidbindehaut. Die Tiere niesen oder scheuern die Nase; die Lidbindehäute sind gerötet, und es tritt seröser Nasen- und Augenausfluß auf. Gleichzeitig kommt es zu einer mäßigen entzündlichen Schwellung und Rötung der Tonsillen und ihrer Umgebung. Der Nasen- und Augenausfluß wird bald schleimig, gelegentlich eitrig und kann auch Blutstriemen enthalten. Neben Nase und Nebenhöhlen sind oft auch Kehlkopf, Trachea und Bronchien von der Entzündung betroffen: Husten, Rasselgeräusche, und auch Präputial- und Vaginalschleimhaut können katarrhalisch verändert sein.

Aus diesen Katarrhen der Luftwege kann sich die *pektorale Form* entwickeln mit katarrhalischer Lungen- und manchmal auch Brustfellentzündung. Dies äußert sich in einer Verschlechterung des Allgemeinbefindens (Temperaturanstieg) und -verhaltens, wobei in ausgeprägten Fällen Schweratmigkeit (Lippenatmen), zunehmender Husten, bronchiales Atmen, reichlich Rasselgeräusche und gelegentlich auch Dämpfungen festgestellt werden. Meist können die Pleuraveränderungen erst durch Röntgenuntersuchung aufgedeckt werden. Charakteristisch ist das Lappenrandinfiltrat des rechten Mittellappens.

Die *intestinale Form* äußert sich in den Erscheinungen einer akuten Magen-Darm-Entzündung, wobei aber die Tiere selten erbrechen, sondern vorwiegend schwere und oft unstillbare, übelriechende, teilweise sogar blutige Durchfälle aufweisen, die in weiterer Folge zur Exsikkose führen.

Die *nervale Form* entwickelt sich in der Regel im Anschluß an das akute Staupestadium oder sogar erst nach einer Zeit der anscheinenden Gesundung; in einigen Seuchenzügen beherrscht sie jedoch von vornherein das Krankheitsgeschehen. Vorboten sind insbesondere bei Gehirnentzündungen oft Atrophie der Temporalis- und Massetermuskulatur, weiterhin Veränderungen im Gebaren (Gereiztheit, Schreckhaftigkeit, Unruhe, Bösartigkeit, Ungehorsam usw.), episklerale Gefäßinjektion, subfebrile Temperaturen und bei bestimmten Verlaufsformen hyperkeratotischer Veränderungen am Nasenspiegel, den Sohlenballen und der Bauchhaut. Abhängig von Lokalisation und Ausmaß der nervalen Veränderungen beobachtet man Erscheinungen der Enzephalitis, Meningitis, Meningoenzephalitis, Myelitis oder Meningoenzephalomyelitis: anfallsartige zunächst auf die Kaumuskulatur (Kaukrämpfe) und später auf die gesamte Körpermuskulatur sich erstreckende tonisch-klonische Krämpfe (epileptiforme Anfälle), klonische Krämpfe einzelner Muskelgruppen (Myoklonien) oder ganzer Körperteile (Lippen, Extremitäten, Kiefer), weiterhin Zwangsbewegungen und Ataxien. Die Myoklonien verschwinden selten gänzlich; oft bleibt ein sogenannter Staupetic zurück. Zuweilen gehen die Krämpfe frühzeitig in Lähmungen über, die aber auch selbständig entstehen können. Am häufigsten beobachtet man Lähmungen der Extremitäten, sehr selten solche des Zwerchfells. Bei Enzephalitis bestehen Bewußtseinstrübungen neben gesteigerter Aggressivität, die später von Depressionserscheinungen abgelöst werden. Psychische Störungen äußern sich in Halluzinationen (Fliegenschnappen, Mäusefangen), Selbstverstümmelung und Schreikrämpfen; überlebt der Patient, so kann sich auch dauernde Verblödung einstellen.

Bei der *exanthematischen Form* treten linsen- bis bohnengroße dünnwandige Pusteln im Bereich von Unterbrust und Abdomen auf, die zu einem gelbbraunen Schorf eintrocknen oder platzen und Exkoriationen hinterlassen.

Die *hyperkeratotische Form* kennzeichnet sich durch unterschiedlich große schmutzigbraune Lamellen oder Schuppen an Unterbauch und Schenkelinnenfläche, die oft als Verunreinigungen angesehen werden. Die Epidermis am Nasenspiegel wird pergamentartig, später entwickeln sich plattenartige Schuppen und tiefere Risse bzw. treten auch Pigmentverluste auf. Die Zehenballen sind häufig anfangs geringgradig höher temperiert und schmerzhaft. Die Hyperkeratosen entwickeln sich zunächst an deren Rande. Dabei kann der Ballen entweder kuppenförmig gewölbt bleiben oder er wird ganz flach und brettartig. Nach einer bis mehreren Wochen treten Risse auf und die Hornplatten stoßen sich ab. In ca. 80% der Fälle kommt es zu nervalen Erscheinungen. Ursprünglich hat man diese Verlaufsform als eigene Krankheit (Hartballenkrankheit) angesehen. Sie ist jedoch durch einen besonderen Typ des Staupevirus bedingt, wobei auch eine toxische Schädigung des Zentralnervensystems, z.B. durch Sulfonamide, eine Rolle spielen soll.

Erkranken Junghunde während des Zahnwechsels, so treten bräunliche Schmelzdefekte auf: *Staupegebiß*.

Insbesondere bei Lungenentzündungen und beim Hinzutreten von Sekundärerregern kommt es zu Myokardschäden und damit zur Herzinsuffizienz. Bei länger dauerndem Verlauf, namentlich bei ausgeprägten pektoralen und intestinalen Formen, magern die Patienten zunehmend ab. Im Harn findet man vermehrt Gallenfarbstoffe, Eiweiß und Nierenepithelien, und während des akuten Stadiums kann man im Blut eine Lymphopenie nachweisen.

Das Hinzutreten von bakteriellen Sekundärerregern, wie E. coli, Bordetellen, Mykoplasmen usw., führt zu schleimig-eitrigen Entzündungen der Bronchien und Lunge, aber auch im Bereiche anderer Schleimhäute, und damit zu einer Verschlechterung des Krankheitsverlaufes.

Verlauf und Prognose. Leichte Fälle heilen innerhalb einer Woche ab, schwere können sich monatelang hinziehen. Ungünstig wird der Verlauf, wenn Lungen- und Brustfellentzündungen oder Gehirnrückenmarksentzündungen auftreten, insbesondere die Kombination einer pektoralen mit der nervalen Form der Staupe führt immer zum Tode. Rückenmarkslähmungen können nach einigen Monaten spontan abheilen. Bei Gehirnentzündungen treten oft erst nach Jahren gelegentlich sensible Störungen (Taubheit, Blindheit usw.), Charakteränderungen, Verblödung oder epileptiforme Anfälle auf.

Sektion. Die reine Virusinfektion verursacht markige Schwellung der Lymphknoten und des lymphoretikulären Gewebes der Darmschleimhaut, Hyperplasie der Milz, vergrößerte und gerötete Tonsillen, katarrhalische Entzündungen der Schleimhäute der Luftwege, gelegentlich petechiale Blutungen im Lungenparenchym und in der Rektumschleimhaut. Bei schwererem Krankheitsverlauf findet man katarrhalische bis eitrige Bronchopneumonien sowie eitrige Brustfellentzündungen. Im Magen-Darm-Trakt sind meist katarrhalische Entzündungserscheinungen, seltener geschwürige Veränderungen vorhanden. In der Regel besteht eine Myokarditis. Leber und Niere können entartet sein oder es entwickelt sich eine Glomerulonephritis.

Am Gehirn kann man Vermehrung der Ventrikelflüssigkeit, Plexushyperämie und Entzündung der weichen Hirnhaut feststellen. Histologisch sieht man u.a. seröse oder lymphozytäre meist disseminierte Meningoenzephalomyelitis und in fortgeschrittenen Fällen regressive, teilweise mit Neuronophagie verbundene Ganglienzellalterationen. Bei der hyperkeratotischen Form werden demyelinisierende Enzephalitis und Myelitis festgestellt, die auch mit Gliaproliferation und Proliferation der Gefäßendothelien einhergeht.

Charakteristisch ist das Auftreten von azidophilen Einschlußkörperchen, die sich sowohl zytoplasmatisch als auch intranukleär finden, und zwar vor allem in den Epithelien der verschiedensten Organe, im Blastensystem (RHS), in den Glia-, Ganglienund Ependymzellen des zentralen Nervensystems sowie in den Markzellen der Nebennieren.

Diagnose. Sie wird aufgrund der charakteristischen Organmanifestationen gestellt, wobei die Reihenfolge des Auftretens, die Anamnese (Infektionsmöglichkeit, Impfung, Prodromalsyndrom) und die aktuelle Seuchenlage zu berücksichtigen sind. Differentialdiagnostisch kommen vor allem H.c.c., Tularämie und Toxoplasmose sowie verschiedene Formen des Zwingerhustens in Frage. Bei bestimmten Verlaufsformen sind auch Pasteurellose, Leptospirose, Salmonellose, Wutkrankheit und Aujeszkische Krankheit zu berücksichtigen.

Die Diagnose wird gesichert durch den Virusnachweis mittels Immunofluoreszenz in Abstrichen von der Lidbindehaut, der schon beim Auftreten der ersten klinischen Krankheitserscheinungen positiv ist. Bei längerem Krankheitsverlauf kann das Virus allerdings bereits verschwunden oder durch neutralisierende Antikörper maskiert sein. Diese lassen sich bereits 6 bis 9 Tage p.i. nachweisen, während die Komplementbindungsreaktion erst nach 3 bis 4 Wochen positiv wird. Das Virus kann aus Ausscheidungen, Körperflüssigkeiten und Organbrei durch Überimpfen auf Frettchen oder Gewebekulturen isoliert werden.

Therapie. Eine ätiotrope Therapie ist während des ersten Fieberanstieges und vor Auftreten der spezifischen Organmanifestationen mit homologem Staupeserum oder Gammaglobulinpräparaten möglich. In allen Fällen, insbesondere bei den pektoralen und intestinalen Formen der Staupe, ist eine antibiotische Therapie angezeigt, da durch die Immunosuppression nahezu immer eine Aktivierung sekundärer bakterieller Erreger erfolgt. Sulfonamide und andere, den Organismus toxisch belastende Arzneimittel (z.B. Streptomycin) sind aber zu vermeiden. Eine wesentliche Besserung ist – abhängig von der Schwere des Krankheitsbildes – in der Regel nicht vor 2 bis 3 Tagen zu erwarten, weshalb ein Chemotherapeutikum durch mindestens diese Zeit hindurch appliziert werden muß. Zu beachten ist, daß bei auf der Schleimhaut lebenden Erregern (z.B. Bordetella bronchiseptica) eine systemische Anwendung des Chemotherapeutikums keinen Erfolg hat. In diesen Fällen ist eine Aerosolbehandlung durchzuführen (s. S. 28).

Die Organmanifestationen werden symptomatisch behandelt. Insbesondere bei den pektoralen und anderen schweren Verlaufsformen führen wir eine Digitalisierung durch, auch wenn noch keine Anzeichen einer Kreislauf-

schwäche klinisch feststellbar sind. Die Lokalbehandlung der Bindehauttkatarrhe erfolgt mit antibiotika- und kortikosteroidhaltigen Augensalben, doch haben wir dadurch eigentlich keine wesentliche Verkürzung dieser Verlaufsform gesehen. Die hartnäckigen Durchfälle sprechen in der Regel auf eine Carbo-adsorbens-Therapie kaum, auf Adstringentien (Wismut, Silbernitrat) nur vorübergehend an. Die Hautformen bedürfen keiner besonderen Behandlung, bei den Exanthemen werden neutrale Puder empfohlen. Das Auftreten zentralnervaler Komplikationen bei der hyperkeratotischen Verlaufsform kann durch Anwendung von Primidon in 50% der Fälle verhindert werden.

Die Fütterung muß kräftig und leicht verdaulich sein, bei länger dauernder Inappetenz und zunehmender Abmagerung ist auch eine Zwangsernährung durchzuführen. Überhaupt kann festgestellt werden, daß schwerer verlaufende Staupeerkrankungen ausgesprochene Pflegefälle sind, die von einem intensiv um den Patienten bemühten Tierbesitzer oft doch noch zu einem günstigen Ausgang geführt werden können.

Prophylaxe. Eine passive Immunisierung ist mit homologem Immunserum oder Gammaglobulin-Präparaten möglich, die vielfach auch Antikörper gegen andere Infektionskrankheiten des Hundes enthalten. Sie wird angewendet bei möglicher Ansteckungsgefahr (Hundeasyle, Ausstellungen usw.) bzw. als Notimpfung und bietet einen etwa 14 Tage lang anhaltenden Schutz.

Die aktive Immunisierung wird mit lebenden eiadaptierten oder Gewebekulturvakzinen durchgeführt.

Bei der Impfung der Welpen müssen die maternalen Antikörper beachtet werden, die in der Regel bis zur 8., maximal bis zur 14. Lebenswoche vorhanden sind. Falls eine Titerbestimmung nicht möglich ist, sollten von der 8. bis zur 14. Lebenswoche die Welpen alle 2 Wochen immunisiert werden. Welpen, die ohne Kolostrum-Aufnahme aufgezogen wurden, sollten bereits nach der zweiten Lebenswoche geimpft werden, jedoch nicht früher, da einerseits ein Teil der maternalen Antikörper auch via Plazenta übertragen wird und anderseits das Impfvirus bei jüngeren Welpen Schaden hervorrufen kann.

Um das Problem der maternalen Antikörper zu umgehen, wurde die Vakzination mit *Masernvirus* eingeführt. Die Masernvakzination induziert, ohne daß das Virus vom Impfling ausgeschieden wird, bereits

8 Stunden nach der intramuskulären (!) Applikation einen aus zellulärer Blockade resultierenden mindestens halbjährigen Schutz gegen eine Staupeinfektion. Nehmen derartige vakzinierte Hunde ein Staupevirus auf, so vermehrt sich dieses zwar, gelangt jedoch nicht in die Schleimhaut oder das Nervengewebe, und der Hund übersteht die kurze virämische Phase gut. Für die Praxis wird empfohlen, bei unbekanntem Immunstatus der Welpen im Alter von 3 bis 4 Wochen eine Masernvakzine anzuwenden und nach der 14. Lebenswoche mit einer Staupevakzine nachzuimpfen. Hunde, die älter als 16 Wochen sind, und trächtige Hündinnen sollten nicht mit Masernvirus vakziniert werden.

Eine weitere Möglichkeit, Welpen mit unbekanntem Immunstatus zu schützen, ist die alle 14 Tage wiederholte Anwendung von Immunserum oder Gammaglobulinen. Auch in diesem Falle muß dann nach der 14. Lebenswoche und nach einem Abstand von mindestens 2 bis 3 Wochen von der letzten passiven Immunisierung eine aktive Impfung mit lebendem Staupevirus erfolgen.

Eine wirtschaftlich vertretbare Impfung ist die zweimalige im Alter von 7 bis 9 Wochen und 12 bis 14 Wochen, wodurch man einen Großteil der Welpen mit Sicherheit schützen kann. Die Vakzination ist jährlich oder mindestens alle zwei Jahre zu wiederholen.

Respiratory-Syncytial-Virus-(RS)-Infektionen des Rindes

Die RS-Viren sind Pneumoviren und verursachen im allgemeinen milde verlaufende Erkrankungen des oberen Atmungstraktes; sie wurden bisher in den USA, Japan und Westeuropa festgestellt. Das Wirtsspektrum umfaßt Primaten und Rinder, wobei bei Rindern ein Verseuchungsgrad bis zu 100% festgestellt wurde. Die Krankheit tritt vor allem in den Wintermonaten auf und breitet sich im Bestand sehr rasch aus.

Die Inkubationszeit beträgt 3 bis 5 Tage. Die ersten *klinischen Erscheinungen* sind Husten und Nasenausfluß als Ausdruck einer Bronchitis und Bronchopneumonie. Durch andere Viren, Mykoplasmen oder bakterielle Sekundärerreger sowie Stressoreneinwirkungen kann sich das Krankheitsbild verschlimmern.

Nur histologisch sind Bronchiolitis, interstitielle Pneumonie sowie Syncytienbildung feststellbar. Eine sichere *Diagnose* ist nur durch die Virusisolierung in bovinen Zellkulturen sowie über den Neutralisationstest möglich. Differentialdiagnostisch kommen alle anderen viralen Erkrankungen des Respirationstrakts mit ihren Sekundärerregern in Frage. Die *Behandlung* erfolgt wie bei den Adenovirus- oder PI3-Infektionen. Vorbeugend sind bei Auftreten der ersten Krankheitsfälle alle übrigen Tiere mit Antibiotika bzw. Sulfonamiden über eine Woche hindurch peroral zu behandeln.

Coronavirosen

Coronaviren sind weit verbreitet und rufen bei vielen Tierarten zum Teil mit schweren Verlusten einhergehende Krankheiten des Atmungs- und des Magendarmtrakts hervor.

Die 60–220 nm großen Erreger vermehren sich im Zytoplasma und sind antigenetisch heterogen; zwischen einzelnen Virusstämmen bestehen jedoch Antigenverwandtschaften. So bilden die Erreger der übertragbaren Gastroenteritis des Schweines (TGE, EVD) und der Infektiösen Peritonitis der Katze (FIP) mit dem caninen und dem humanen Coronavirus eine Gruppe.

Virusdiarrhöe des Fohlens

Die Erkrankung geht mit therapieresistenten Durchfällen einher und entspricht weitgehend der Virusdiarrhöe des Kalbes, wird jedoch durch ein anderes Coronavirus hervorgerufen.

Virusdiarrhöe des Kalbes

Die Coronavirus-Diarrhöe ist eine akut verlaufende, mit hochgradigem Durchfall und rascher Exsikkose einhergehende Darmerkrankung, die vor allem Kälber in den ersten drei

Lebenswochen erfaßt. Sie kommt häufig gemeinsam mit Rotavirus-Infektionen vor.

Ätiologie und Pathogenese. Der Erreger ist schwer zu züchten und verliert durch Serienzellpassagen schnell seine Virulenz. Er vermehrt sich in den Epithelzellen des Dünndarms und des Kolons. Die Zotten verlieren wie bei den Rotaviren und der TGE vollständig diese Zellen und damit auch ihre Funktionstüchtigkeit. Als Folge der fehlenden Resorption kommt es zu Flüssigkeits- und Elektrolytverlust sowie hochgradiger Azidose.

Symptome. Die Inkubationszeit beträgt 18 bis 36 Stunden. Die unstillbaren Durchfälle führen zu einem hochgradigen Flüssigkeitsverlust (innerhalb von 24 Stunden 100 ml/kg KM und mehr). Der Tod tritt längstens nach 3 bis 4 Tagen ein. Kälber, die die Infektion überstanden haben, entwickeln eine Immunität.

Sektion. Im Vordergrund stehen die hochgradige Exsikkose und die nur mit Hilfe der Elektronenmikroskopie nachweisbare Atrophie der Villi, die abgestumpft erscheinen.

Diagnose. Sie kann entweder durch elektronenmikroskopischen Virusnachweis im Kot oder Immunofluoreszenz von Dünndarmschitten gesichert werden. Differentialdiagnostisch sind die Koliruhr und die Rotavirusinfektionen auszuschließen.

Therapie und Prophylaxe. Hierfür gilt das bei den Rotaviren und der Koliruhr Gesagte. Wesentlich ist der Flüssigkeits-, Elektrolyt-, Energie- und Bikarbonatersatz über mehrere Tage hindurch.

Übertragbare Gastroenteritis des Schweines
(TGE, Transmissible Gastroenteritis)

Die Transmissible Gastroenteritis ist eine vorwiegend akut verlaufende Erkrankung des Magendarmtrakts, von der Schweine aller Altersstufen befallen werden und die bei Saugferkeln mit einer bis 100%igen Mortalität einhergehen kann. Die Seuche wurde 1946 erstmals in den USA, 1954 auch in Deutschland beschrieben und kommt mittlerweile in ganz Europa vor.

Ätiologie. Der Erreger ist im pH-Bereich zwischen 4 und 8 sowie bei −15 °C 8 stabil, gegen Wärme und Lichteinwirkung jedoch sehr empfindlich. Bei 56 °C tritt Inaktivierung in 90 Minuten ein. 0,05%ige Formalinlösung tötet das

Virus in 60 Minuten ab. Die Züchtung erfolgt in Kulturen aus Nieren-, Speichel- und Schilddrüsenzellen vom Schwein. Serienpassagen von Feldstämmen führen zu einer Virulenzminderung.

Epizootiologie. Als natürlicher Wirt ist nur das Schwein bekannt. Nach oraler Infektion ist eine Persistenz des Virus bei Hund und Rotfuchs möglich. Die Übertragung erfolgt durch direkten und indirekten (Tansporte, Stallgeräte, Schuhe, Futter) Kontakt, wahrscheinlich aber auch aerogen. TGE-Ausbrüche treten vorwiegend in der kalten Jahreszeit auf. Wie die Krankheit in eine neue Herde hineinkommt, ist nicht immer sicher zu klären, hauptsächlich wohl durch den Zukauf von Virusträgern. Der Erreger wird etwa 14 Tage lang über den Kot ausgeschieden. Bei gesunden und bei chronisch lungenkranken Mastschweinen wurde das Virus auch aus der Lunge isoliert.

Pathogenese. Die TGE ist in erster Linie eine lokale Infektion des Darmtrakts, insbesondere von Jejunum und Ileum. Sie führt so wie bei den Rotaviren zu einem raschen Verlust des Zottenepithels, zur Verkürzung der Zotte und Atrophie der Villi und damit zum Verlust des resorptiven Epithels sowie zur (relativen) Vermehrung des sekretorischen Epithels in den Krypten. In der Folge treten Flüssigkeits-, Elektrolyt- und Bikarbonatverluste auf, die sehr rasch zur Exsikkose und Azidose und damit zum Tod der Ferkel führen (vgl. auch Koli- und Rotavirusinfektionen bei Ferkeln und Kälbern).

Symptome. Die Inkubationszeit ist mit 16 bis 48 Stunden sehr kurz. Die Ausbreitung im Bestand erfolgt explosionsartig, und die Morbidität beträgt 100%. Die ersten klinischen Symptome sind bei den Ferkeln häufiges Erbrechen und verminderte Sauglust, Fieber ist selten. Sehr bald setzen die profusen, wässerigen, gelbgrünlichen Durchfälle ein, auf die eine sehr rasche Exsikkose mit Herz- und Kreislaufversagen folgen. Der Tod tritt in 1 bis 4 Tagen ein. Der *Verlauf* der Krankheit und die Mortalität sind abhängig vom Alter. Je jünger die Ferkel, umso höher die Verluste; in der 1. Lebenswoche erreichen sie 100%. Todesfälle bei Tieren über 3 Wochen sind selten, Ferkel in dieser Altersstufe entwickeln sich aber zu Kümmerern. Sauen erkranken während der Säugeperiode nur leicht fieberhaft. Aber auch sie können an Erbrechen und Durchfall leiden.

Bei Neuausbrüchen ist 2 bis 3 Wochen nach Erkrankung des letzten Tieres der Bestand als durchseucht zu betrachten, und im allgemeinen haben alle Tiere eine Immunität erworben. Wie lange diese anhält, ist nicht bekannt. Für die Immunität sind lokal im Darm gebildete IgA-Antikörper von Bedeutung, die auch mit dem Kolostrum und der Milch ausgeschieden werden und im Darm der Ferkel das Virus neutralisieren.

Sektion. Die Kadaver sind blaß und exsikkotisch. Der Magen ist meist mit geronnener Milch gefüllt. Das Duodenum enthält eine gelbliche schaumige Flüssigkeit. Die Darmwand ist infolge Atrophie der Villi durchscheinend und dünn. Gelegentlich sind Nephritiden und Leberdegenerationen vorhanden.

Diagnose. Auf Grund der raschen Ausbreitung im Bestand und der hohen Ausfallsrate bei jungen Saugferkeln ist die Diagnose auch klinisch zu stellen. Eine ätiologische Diagnose gelingt mit Hilfe des Erregernachweises durch Verimpfung von Duodenum- und Ileummaterial auf Schilddrüsenzellkulturen vom Schwein. Eine andere rasche Nachweismethode ist mit Hilfe der Gefrierschnittimmunofluoreszenz gegeben. Des weiteren kann mit Hilfe des Neutralisationstests durch Blutproben am Beginn der Erkrankung und 2 bis 3 Wochen später die Diagnose gestellt werden, wobei ein vierfacher Titeranstieg beweisend ist. Differentialdiagnostische Bedeutung haben Rotavirusinfektionen, das EDV-Virus und vor allem die Koliruhr. Bei Erbrechen ist auch an die Wasting and Vomiting Disease zu denken.

Therapie und Prophylaxe. In verseuchten Beständen sind die neugeborenen Ferkel mit Milch oder Serum von rekonvaleszenten Sauen zu versorgen. Einen Schutz bieten vorderhand nur perorale Vakzinationen der trächtigen Sauen mit virulentem Virus 3 bis 4 Wochen vor der Geburt. Dadurch kommt es im Darm der Sau zu einer sehr starken IgA-Antikörperbildung, die über Kolostrum und Milch den Ferkeln eine gute passive Immunität verleiht. Allerdings kann dadurch die Seuche verbreitet werden.

Epizootische Virusdiarrhöe des Schweines (EVD)

Darunter versteht man eine akut verlaufende Erkrankung des Magendarmtraktes, von der alle Nutzungsguppen der Schweine befallen werden und bei der die Todesrate junger Saugferkel bis zu 100% betragen kann. Die Seuche ist bisher in England, Belgien, Deutschland und vermutlich auch in Österreich aufgetreten.

Epizootiologie und Pathogenese. Für die Einschleppung in bisher nicht verseuchte Bestände gilt das bei der TGE Gesagte. Die EVD bevorzugt ebenso wie die TGE die kältere Jahreszeit, und beide Infektionen können in einem Bestand auch gleichzeitig vorkommen. Sie führt gleichfalls zu einer lokalen Infektion des Darmtraktes, wobei neben dem Dünndarm auch der Dickdarm Veränderungen aufweisen kann. Das Virus vermehrt sich in den Schleimhautzellen sehr rasch und zerstört sie. Dies bewirkt eine hochgradige Deformierung und Verkürzung der Zotten zugunsten der Krypten, wodurch sich auch die hochgradige sekretorische Tätigkeit der Darmschleimhaut erklärt.

Symptome. Die Inkubationszeit beträgt im Durchschnitt 5 Tage. In frisch infizierten Beständen erkranken zuerst mehrere jüngere Läufer, in 1 bis längstens 3 Tagen ist dann der ganze Bestand von der Krankheit erfaßt. Das wesentliche Symptom ist der nach wenigen Tagen einsetzende profuse Durchfall, wobei der Kot grünlichgelb und gelegentlich von unverdauten Milchflocken durchsetzt ist. Die Saugferkel erbrechen auch häufig, und ganz junge Ferkel nehmen keine Nahrung zu sich, während ältere noch 1 bis 2 Tage saugen. Das Verhalten der Tiere ist apathisch, der Rücken gekrümmt, in der Regel sind sie jedoch fieberfrei. Der Tod tritt in 2 bis 3 Tagen infolge Exsikkose ein. Die Morbidität liegt bei allen Altersgruppen zwischen 30 bis 100%, die Mortalität kann bei jungen Saugferkeln 100% erreichen. Die Krankheitsdauer im Bestand beträgt 3 bis 4 Wochen, bei Zukäufen ist sie länger.

Sektion. Die Tierkörper sind exsikkotisch und Analgegend und Nachhand von Durchfallkot beschmutzt. Der Magen ist mit geronnener Milch und der Dünndarm mit einer hellgelben oder grünlichgelben Flüssigkeit gefüllt, die Schleimhaut kann fleckig gerötet sein.

Diagnose. Klinisch ist nur eine Verdachtsdiagnose möglich. Gesichert wird sie mit Hilfe der Gefrierschnittimmunofluroreszenz von Dünn- und Dickdarmabschnitten. Serologisch gelingt ein Antikörpernachweis mit Hilfe des Serumneutralisationstests. Differentialdiagnostisch von Bedeutung sind Transmissible Gastroenteritis, Koliruhr und eventuell Vomiting und Wasting Disease.

Therapie und Prophylaxe. Man gibt den Ferkeln Kochsalz- und Traubenzuckerlösungen mit etwas Bikarbonat. Zur rascheren Durchseuchung sollten bei Beginn der Erkrankung alle noch gesunden Tiere mit dem Kot erkrankter Ferkel gefüttert werden. Eine Immunprophylaxe ist vorderhand nicht bekannt. Verhüten kann man die Einschleppung nur durch hygienische Sanktionen, indem man eben nichts zukauft und keine fremden Menschen in die Bestände hineinläßt.

Vomiting and Wasting Disease
(Erbrechen und Hungern der Ferkel, Ontario disease)

Darunter wird ein durch eine Enzephalomyelitis verursachtes Hungern und Erbrechen bei Ferkeln verstanden, das weit verbreitet ist. Die Morbidität und Mortalität liegen zwischen 20 und 100%. Die Krankheit wurde 1958 erstmals in Kanada und seither auch in den meisten Ländern Europas festgestellt.

Ätiologie. Der Erreger ist ein hämagglutinierendes und serologisch einheitliches Virus, doch scheinen die einzelnen Isolate unterschiedlich pathogen zu sein. Die Züchtung gelingt in Schweinenierenzellkulturen. Als Wirt wurde bisher nur das Schwein festgestellt.

Epizootiologie und Pathogenese. Infektionen kommen nur sporadisch vor, wobei auch innerhalb eines größeren Bestandes jeweils nur wenige Würfe erkranken. Die Ausbreitung dürfte durch Kontakt erfolgen, die Ansteckung über den Nasenrachenring. Unmittelbar nach der Infektion scheint das Virus den Respirationstrakt zu befallen. Auf Grund von Erregerisolierungen aus dem Blut und den Lymphknoten wird auch eine virämische Phase vermutet in deren Verlauf das Virus in das Gehirn eindringt.

Symptome. Die Inkubationszeit beträgt 3 bis 7 Tage. Tödliche Verlaufsformen treten nur bei Tieren bis zu 14 Tagen auf. Die Würfe werden gesund geboren, nach 3 bis 4 Tagen beginnen einzelne Ferkel häufig zu erbrechen und weisen auch Inappetenz auf. Sie gehen, wenn die Sau lockt, wohl zum Gesäuge, saugen aber nicht. Das Borstenkleid wird rasch struppig, die Tiere bleiben gegenüber den gesunden

Wurfgeschwistern im Wachstum zurück und verhungern schließlich. Der Tod tritt in der Regel nach 8 bis 10 Tagen ein.

Etwa die Hälfte des Wurfes bleibt klinisch unauffällig, wobei die Tierchen ab dem 6. bis 9. Tag nach der Infektion im Serum Antikörper ausbilden, die vor Neuinfektionen schützen. Bei infizierten Sauen werden die Ferkel über das Kolostrum passiv geschützt. Die Immunität ist jedoch nur von kurzer Dauer. Die Krankheit tritt in den Beständen in 2- bis 3 jährigen Wellen auf.

Sektion. Auffallend ist die starke Auftreibung des Abdomens. Der Magen weist hochgradige Rötung und gelegentlich urämischen Geruch auf Azotämie). Im Zentralnervensystem kommt es zu perivaskulären Lymphozyteninfiltrationen.

Therapie und Prophylaxe. Eine Behandlung ist nicht bekannt, und Vakzinationsprogramme stehen nicht zur Verfügung. Bei Ausbruch der Krankheit ist für rasche Durchseuchung zu sorgen, indem man die Muttertiere mit infektiösem Material füttert.

Virusenteritis des Hundes

Die Virusenteritis der Hunde ist eine sehr kontagiöse, mit Durchfall einhergehende Magendarmentzündung, die durch Coronaviren hervorgerufen wird. Die Krankheit ist seit 1972 in den USA bekannt, später wurde das Virus auch in Deutschland isoliert, und es ist anzunehmen, daß die Seuche weltweit verbreitet ist.

Ätiologie. Der Erreger hat antigene Beziehungen zum Virus der TGE des Schweines. Die Hunde können gegen das TGE-Virus Antikörper entwickeln, und man kann es für Schweine durch Hundepassagen weiterhin virulent halten, umgekehrt kann man mit dem Hundevirus Schweine nicht infizieren; allerdings wird von positiven Übertragungsversuchen auf Absatzferkel unter Verwendung von infektiösem Hundekot berichtet. Die caninen Coronaviren wachsen gut in Hundenierenzellkulturen, jedoch mit unterschiedlichen zytopathischen Effekten. Sie weisen im elektronenmikroskopischen Bild ein charakteristisches Aussehen auf und lassen sich mittels Immunofluoreszenz nachweisen.

Epizootiologie und Pathogenese. Ein Großteil der Hunde besitzt Antikörper (wobei allerdings die diesbezüglichen Untersuchungen vorwiegend mit dem TGE-Virus vorgenommen worden sind), und gewöhnlich steigen Reagentenanteil und Titerhöhe mit zunehmendem Alter der Tiere an. Das Virus wird vorwiegend oral aufgenommen und führt bei Fehlen mütterlicher Antikörper zur Erkrankung. Die Pathogenese dürfte weitgehend der TGE entsprechen. In großen Beständen breitet sich die Seuche rasch aus und erfaßt alle Altersklassen. Sie ist in der Regel selbstlimitierend, was offensichtlich durch eine zunehmende Bestandsimmunität bedingt ist.

Symptome. Die Inkubationszeit dürfte 1 bis 3 Tage (experimentell 1 bis 1½ Tage) betragen. Die Krankheit beginnt meist plötzlich mit Erbrechen bzw. Durchfall. Typische Fälle kennzeichnen sich durch zunehmende Mattigkeit, Inappetenz und weichen breiigen Kot, der bei Welpen oft wässerig gelb ist und bis zu 5 Tagen anhält, während ältere und erwachsene Tiere 2 bis 3 Tage lang einen gelbgrauen bis zementfarbenen dünnflüssigen bis pastösen Durchfall produzieren. Der Kot kann auch schleimig werden, mehr oder weniger Blut enthalten bzw. orangerot verfärbt sein und hat oft einen charakteristischen fötiden Geruch. Insbesondere bei jungen Welpen kommt es zur Exsikkose, die manchmal nicht mehr kompensiert werden kann. Im Gegensatz zur Parvovirus-Enteritis genesen aber die meisten Tiere nach 1 bis 1½ Wochen, und zwar vor allem solche, die frühzeitig entsprechend behandelt worden sind. Gelegentlich hält der Durchfall 3 bis 4 Wochen lang an. Manchmal werden milde Verlaufsformen mit nur vorübergehenden weichen faulig stinkenden Stühlen und mäßigen Erhöhungen der inneren Körpertemperatur beobachtet.

Die Mortalität ist im allgemeinen niedrig; nur schwächliche Jungtiere gehen in der Regel ein. Streßzustände scheinen den Verlauf ungünstig zu beeinflussen.

Sektion. Man bemerkt mehr oder weniger dilatierte Darmschlingen mit wässerigem grüngelbem Inhalt (bei saugenden Welpen befindet sich geronnene Milch im Magen) und Blutstauungen bzw. Blutungen in den vergrößerten mesenterialen Lymphknoten. Histologisch fällt vor allem bei den Welpen die starke Zottenverkürzung auf, ähnlich wie bei den Coronavirusinfektionen anderer Haustiere.

Diagnose. Sie kann anhand des klinischen Befundes und des milden Verlaufs (im Gegensatz zur Parvovirusinfektion) bei seuchenhaftem Auftreten vermutet und durch serologische Untersuchungen bestätigt werden. Beim Nachweis von TGE-neutralisierenden Antikörpern ohne Verbindung zu klinischen Erscheinungen bzw. bei fehlendem Titeranstieg nach gepaarten Serumproben ist derzeit nicht zu entscheiden, ob diese Antikörper durch ein canines Coronavirus, ein apathogenes Coronavirus oder durch das TGE-Virus des Schweines hervorgerufen worden sind. Differentialdiagnostisch sind ähnliche Krankheiten wie bei der Parvovirus-Enteritis der Hunde zu berücksichtigen. Im allgemeinen ist der Durchfall aber nie hämorrhagisch.

Therapie und Prophylaxe. Die Therapie entspricht im Prinzip jener der Parvovirus-Enteritis, d.h. man muß bei zunehmender Exsikkose vor allem für einen entsprechenden Flüssigkeitsersatz sorgen. Eine aktive Immunisierung wäre denkbar durch TGE-Vakzinen, doch fehlen hierüber noch ausreichende Erfahrungen.

Infektiöse Bauchfellentzündung der Katze
(Feline Infektiöse Peritonitis, FIP)

Die Infektiöse Peritonitis der Katzen ist eine in der Regel subakut und fast immer tödlich verlaufende Infektionskrankheit der Feliden, die mit Fieber und zunehmender Abmagerung einhergeht und sich durch serofibrinöse Ergüsse in Körperhöhlen bzw. granulomatöse Veränderungen in verschiedenen Organen charakterisiert. Die Seuche dürfte seit 1953 in den USA aufgetreten sein; derzeit ist sie weltweit verbreitet. In Tiergärten fielen ihr auch Großkatzen zum Opfer.

Ätiologie. Der Erreger besitzt eine geringe Tenazität und hält sich außerhalb von Katzen nur kurze Zeit virulent. Seine Züchtung gelingt in Zellkulturen (Katzenmakrophagen) sowie im Gehirn von Eintagsmäusen, -ratten und -hamstern. Die Infektion führt (nicht immer) zur Bildung von Antikörpern, die auf Grund der Antigenverwandtschaft mittels indirekter Immunofluoreszenz in TGE-Virus-infizierten Zellkulturen nachgewiesen werden.

Epizootiologie und Pathogenese. Die natürliche Übertragung dürfte vermutlich vorwiegend durch den Kot erfolgen. Experimentell ist sie peroral, aerogen und mittels Injektion möglich. Das Virus ist in den Katzenpopulationen weit verbreitet (13 bis 30% der Einzelkatzen, bis 90% der in Zuchten und Zwingern gehaltenen Tiere) und doch treten nur selten klinisch manifeste Erkrankungen auf. Letztere finden sich vor allem dann, wenn bereits Antikörper vorhanden sind, d.h. eine Superinfektion stattgefunden hat. Es wird daher vermutet, daß die FIP eine Immunkomplexkrankheit ist, die durch Antikörperüberschuß zustande kommt. Antigen und Antikörper bilden dann Komplexe, die im Bereich der kleinen Blutgefäße abgelagert werden und dort Entzündungserscheinungen auslösen. Sie aktivieren auch das Komplementsystem, wobei die Gefäßpermeabilität durch Spaltprodukte gesteigert wird. Einwandernde polymorphkernige Leukozyten phagozytieren die Komplexe, werden dabei geschädigt und geben proteolytische Fermente frei, die die Permeabilität weiter steigern. Damit erklären sich nicht nur die serofibrinösen Ergüsse und der hohe Protein- bzw. Gammaglobulingehalt in diesen sowie im Blut sondern auch die Entzündungserscheinungen im Bereich der Kapillaren, die granulären Infiltrate und lokalen Nekrosen. Bei geringem Antikörpergehalt entstehen nur mizellenartige Gebilde, die keine Krankheitserscheinungen auslösen und von Phagozyten abgebaut werden.

Unterstützende Faktoren sind vermutlich Stressoreneinwirkungen wie Witterungseinflüsse (vermehrtes Auftreten während der kalten Jahreszeit), Fütterung, möglicherweise auch hereditäre Dispositionen. Auffallend ist auch die häufige (bis 50% der Fälle) gleichzeitige Infektion mit dem Virus der Felinen Leukämie. Ob die „progressiven" und „nicht progressiven" Verlaufsformen durch ein und dasselbe Virus oder vielleicht durch ein zweites antigenetisch verwandtes Katzencoronavirus bedingt sind, ist noch nicht entschieden.

Symptome. Die Inkubationszeit scheint bis zu 5 Monate betragen zu können, experimentell wurden 2 bis 14 Tage festgestellt. Am häufigsten erkranken Katzen im ersten Lebensjahr. Der Beginn ist nicht sehr charakteristisch. Die Tiere äußern Mattigkeit, erhöhte innere Körpertemperatur bis 40,5 °C, Inappetenz, zunehmende Schwäche und Abmagerung. Fallweise kann man abdominale Überempfindlichkeit und vergrößerte Gekröselymphknoten feststellen. Bei den exsudativen Verlaufsformen („feuchte FIP") entwickelt sich eine zunehmende Vergrößerung des Abdomens durch die Flüssigkeit; trotz der Peritonitis ist aber die Palpation nicht schmerzhaft. Gelegentlich wird auch eine exsudative Pleuritis beobachtet. Beides führt zur Dyspnoe (Zwerchfellvorstand, Liquidothorax). Bei der nichtexsudativen Form („trockene FIP") fehlen die Exsudatergüsse, es kann jedoch auch zur Exsikkose kommen. Manchmal treten Augenveränderungen auf, die von mäßiger Chemosis, Hornhaut- und Glaskörpertrübungen, exsudativer Uveitis, Iridozyklitis bis zur Panophthalmitis reichen können. Die heftige Exsudation kann zu Retinaablasien mit nachfolgender Blindheit führen. Nervale Störungen äußern sich in Paresen und Ataxien, Koordinationsstörungen, Hyperästhesie und Krämpfen, Nystagmus, erhöhter Muskelrigidität und anderen motorischen Störungen.

Bei einigen Katzen entwickelt sich eine mikrozytäre Anämie; im Endstadium oder bei fulminantem Verlauf kann es auch zur allgemeinen Leukopenie kommen. Das Gesamteiweiß ist in der Regel erhöht, und in den meisten Fällen sind die Gammaglobuline vermehrt.

Das gelbe, gelegentlich auch grünlich oder blutig verfärbte Exsudat ist im allgemeinen klar oder nur geringgradig getrübt, enthält manchmal kleine Fibrinflocken und hat ein erhöhtes spezifisches Gewicht (>1017); in manchen Fällen gerinnt die Flüssigkeit nach der Entnahme. Leukozyten werden in der Regel weniger als $1000/mm^3$ festgestellt, wobei es sich in den akuten Fällen um neutrophile Granulozyten und in den protrahiert verlaufenden Fällen um mononukleäre Zellen (Lymphozyten, Plasmazellen, Makrophagen usw.) handelt. Der Protein- und Gammaglobulingehalt entspricht etwa der Konzentration im Blut.

Der *Verlauf* ist im allgemeinen progressiv und in den meisten Fällen fatal. Die Katzen sterben innerhalb von 2 bis 3 Wochen, manche später (bis zu 3 Monate). Auch über perakute Verlaufsformen wird berichtet, bei denen die Tiere nach uncharakteristischen Krankheitserscheinungen innerhalb weniger Stunden sterben.

Sektion. Bei den exsudativen Formen imponiert die ausgeprägte Peritonitis bzw. Pleuritis mit dem charakteristischen Exsudat. An den Serosen und den parenchymatösen Organen können kleine Nekrosen auftreten, die sich bei der histologischen Untersuchung als histiozytäre und lymphozytäre Reaktion mit charakteristischen granulomatösen Veränderungen darstellen. Bei der nicht exsudativen oder granulomatösen Form überwiegen diese grauen, bis 3 mm großen Läsionen und finden sich disseminiert, vor allem in den Nieren, dem Zentralnervensystem, der

Leber und den Mesenteriallymphknoten bzw. im Bereich der kleinen Gefäße. Im zentralen Nervensystem findet man eine chronische, gelegentlich eitrige granulomatöse Meningitis und Chorioependymitis.

Diagnose. Sie ist im Endstadium der FIP nicht allzuschwer. Differentialdiagnostisch sind alle anderen mit Flüssigkeitsergüssen in Körperhöhlen einhergehende Krankheiten (z.B. Herzschwäche, Streptokokkose, Tuberkulose) zu berücksichtigen. Frühfälle der exsudativen Form und die meisten Fälle der nichtexsudativen Form bereiten jedoch große diagnostische Schwierigkeiten. Therapieresistentes Fieber, die Anamnese und eventuelle ophthalmologische und nervale Symptome geben einen Hinweis. Die Diagnose kann durch den Nachweis von Antikörpern im Serum oder Exsudat unterstützt werden, jedoch ist die erwähnte stumme Durchseuchung zahlreicher Katzen zu beachten bzw. kann damit das TGE-Virus nicht unterschieden werden. Umgekehrt müssen sich auch bei klinisch manifesten Krankheiten anscheinend nicht immer Antikörper entwickeln. Am toten Tier kann der Nachweis von Antigen in histologischen Schnitten gleichfalls mit Hilfe der Immunofluoreszenz erfolgen.

Therapie und Prophylaxe. In einigen Fällen ist es mit einer Kombination von Tylosin und Prednisolon (oder anderen Glukokortikoiden) bei gleichzeitiger Flüssigkeits- und Vitamintherapie zu einer Besserung gekommen. In anderen Fällen hat diese Therapie versagt, weshalb die meisten Autoren die Krankheit als unheilbar ansehen. Katzenzüchter sollten ihre Tiere durch Isolationsmaßnahmen, Vermeidung von Kontakt (z.B. beim Decken) zu schützen versuchen. Mit Hilfe der indirekten Immunofluoreszenz können infizierte Tiere aufgefunden werden. Sie sollten isoliert und alle kontaminierten Stallungen sorgfältig desinfiziert werden.

Rhabdovirosen

Rhabdoviren sind weltweit verbreitet und kommen bei Vertebraten, Arthropoden und Pflanzen vor. Nur einzelne, wie die Erreger der Tollwut, des Ephemeren Fiebers oder der Vesikulären Stomatitis, können bei Mensch und Tier zu schweren Erkrankungen führen. Die in Vertebraten und Insekten sich vermehrenden Rhabdoviren werden in die Genera Vesikulovirus und Lyssavirus unterteilt und besitzen eine Antigengemeinschaft.

Stomatitis vesiculosa

Die Stomatitis vesiculosa ist eine hochkontagiöse, fieberhafte Infektionskrankheit, die durch das Auftreten von Blasen in der Mundhöhle, am Euter sowie an Hufen und Klauen charakterisiert ist und daher differentialdiagnostisch Bedeutung gegenüber der Maul- und Klauenseuche erlangt hat. Sie tritt bei Pferden, Maultieren und Rindern, seltener auch bei Schweinen auf.

Die Seuche kommt vor allem in Süd- und Mittelamerika, sporadisch auch in Nordamerika vor.

Ätiologie. Der Erreger ist nicht einheitlich, und man kann fünf Serotypen unterscheiden. Er läßt sich in Zellkulturen, Hühnerembryonen und kleinen Versuchstieren züchten. Die Übertragung erfolgt durch Kontakt oder indirekt über Abfälle von Fleischereien und Großküchen sowie vermutlich auch durch Arthropoden (saisonales Auftreten). Hauptinfektionspforte sind der Atmungs- und Magendarmtrakt. Die Stomatitis vesiculosa ist eine zyklisch verlaufende Infektionskrankheit, wobei das Virus 3 bis 4 Tage nach Auftreten der Primäraphthen im Blute nachweisbar ist.

Symptome. Nach einer Inkubationszeit von 24 Stunden zeigen die Tiere starken Speichelfluß, und es entstehen Blasen, die sich klinisch und histologisch nicht von denen der Maul- und Klauenseuche unterscheiden. Die Krankheit verläuft in der Regel gutartig. Pferde und Rinder, die sie überstanden haben, entwickeln (gegen denselben Serotyp) eine auf 6 bis 12 Monate belastbare Immunität.

Diagnose. Eine klinische Diagnose ist bei Schweinen und Rindern nicht möglich. Die Miterkrankung von Pferden gibt einen Hinweis, daß es sich nicht um Maul- und Klauenseuche handelt. Beim Schwein sind außerdem die Vesikuläre Virusseuche sowie das Vesikuläre Exanthem auszuschließen. Die ätiologische Diagnose erfolgt mit Hilfe der Komplementbindungsreaktion bzw. durch den Virusnachweis in der Blasenlymphe und -decke.

Therapie. Wegen des gutartigen Verlaufes sind besondere therapeutische oder prophylaktische Maßnahmen nicht erforderlich.

Ephemeres Fieber des Rindes
(Dreitagekrankheit des Rindes, Stiff sickness, Bovine ephemeral fever)

Die Dreitagekrankheit des Rindes ist eine durch Stechmücken übertragene, gutartig verlaufende Krankheit der Rinder, die mit Fieber, Nasenausfluß, Bronchitis und Gelenkschmerzen einhergeht und vorwiegend in Afrika, gelegentlich auch in Südostasien, Israel und Italien vorkommt.

Wutkrankheit
(Tollwut, Lyssa, Rabies, Rage)

Die Wutkrankheit verläuft als akute und tödliche Polioenzephalomyelitis, die sich in Bewußtseinsstörungen, Erregungszuständen sowie anschließenden Lähmungen äußert. Sie ist weltweit verbreitet und tritt nur in Gebieten mit insularer Lage (Großbritannien, Irland, Japan, Australien, Ozeanien, Iberische Halbinsel) nicht auf.

Ätiologie. Das Wutvirus besitzt Geschoßform und ist 130–300 nm lang und 75–80 nm breit. Es wird durch Lipidlösungsmittel (Äther, Chloroform), Säuren, UV-Strahlen sowie Temperaturen von 70–80 °C innerhalb weniger Minuten zerstört (bei 56 °C in 4 bis 6 Stunden, bei 37 °C nach 5 Tagen, bei 18 °C innerhalb von 23 Tagen). Dagegen ist es gegen Kälte und Austrocknung sehr resistent und wird auch durch Fäulnisprozesse nur langsam geschädigt. In Kadavern hält es sich bis zu 90 Tagen, auf der Bodenoberfläche bei Temperaturen von 0–8 °C durch 2 Monate, in trockenem Lehmboden durch 5 Wochen infektiös. Als Desinfektionsmittel wirken gut 70%iger Alkohol, alkoholische Jodlösung und andere Jodverbindungen, quaternäre Ammoniumverbindungen, 1–2%ige Natronlauge, starke Säuren, 0,25–0,9%ige Formalinlösung, Gegenüber Phenolderivaten ist das Virus widerstandsfähig.

Man unterscheidet das aus Feldfällen isolierte *Straßenvirus* und das durch fortlaufende Tierpassagen (z.B. intrazerebrale Impfung von Kaninchen) in seinen Eigenschaften konstant gewordene *Virus fixe.* Das Fluryvirus ist ein durch Passagen in Hühnerembryonen attenuiertes Straßenvirus. Weitere attenuierte Stämme wurden durch Zellkulturpassagen erhalten. Das Virus fixe hat eine kürzere Inkubationszeit und verursacht gelegentlich Paralysen. Alle attenuierten Viren haben ihre Virulenz (fast) ganz verloren, nicht aber die immunisierenden Eigenschaften. Als Versuchstiere sind Mäuse, Kaninchen, Meerschweinchen und Ratten geeignet. Die Vermehrung in Zellkulturen erfolgt meist unter Bildung typischer zytoplasmatischer Einschlußkörperchen.

Das Infektionsspektrum umfaßt alle Säugetiere und u.U. auch Vögel. Besonders empfänglich sind u.a. wildlebende Hundearten, insbesondere Fuchs, verschiedene Rattenarten, Hauskatzen, Hamster, Stinktiere, Fledermäuse; am wenigsten eigentlich der Mensch.

Epizootiologie. Das Virus wird vor allem mit dem Speichel ausgeschieden, und zwar beim Hund bereits 3 bis 5 Tage, bei der Katze einen Tag vor Auftreten klinischer Erscheinungen. Auch Harn, Kot, Milch, Trachealschleim und Blut können virushaltig sein. Die Übertragung erfolgt daher vorwiegend durch den Biß, jedoch auch durch Kontamination bestehender Wunden oder von Schleimhäuten (Konjunktiven, Luftwege, Verdauungstrakt) mit infektiösem Material. Die intakte Haut wird dagegen vom Erreger nicht durchdrungen. Dementsprechend sind Hunde, Katzen, wildlebende Fleischfresser und Fledermäuse Hauptwirte und unterhalten den Infektionszyklus. Alle übrigen Tiere inklusive Mensch stellen Endwirte dar, die epizootiologisch nur geringe Bedeutung haben.

Entsprechend dem Hauptwirt und der Verbreitungsart kann man epidemiologisch drei Verbreitungsgebiete unterscheiden: Bei der *urbanen Form* der Wutkrankheit (Hundswut), die in Osteuropa und im Bereich der Mittelmeerländer vorkommt, sind Hund und Katze die Hauptträger (90%) der Infektkette. Von ihnen werden alle anderen Haustiere, insbesondere das Rind, aber auch der Mensch als Endwirte angesteckt. Die urbane Wut erfaßt sehr rasch große Gebiete, da die kranken Hunde oft sehr weite Strecken zurücklegen. Der derzeitige Seuchenzug in Europa gehört zur *silvatischen Form* der Wut (Fuchswut), bei der der Rotfuchs Hauptinfektionsträger (60%) ist, von dem weitere Wild- und Haustiere infiziert werden. In Osteuropa sind noch der Marderhund, in den USA zusätzlich Waschbären und Stinktiere, in Asien Fuchs und Wolf und in Afrika Schakale und Schleichkatzen beteiligt. Die silvatische Wut breitet sich langsamer aus als die urbane Wut. Bei der *Fledermauswut*, die vor allem in Mittel- und Südamerika vorkommt, stehen blutleckende Fledermäuse im Zentrum des Krankheitsgeschehens und stellen für Menschen und Haustiere Gefahrenquellen dar.

Pathogenese. Im typischen Falle (Biß) gelangt das Wutvirus mit dem Speichel in das traumatisch geschädigte Gewebe, bindet sich dort vorwiegend an die nervalen Elemente und bleibt zuächst ohne sich zu vermehren liegen. Die Gefährlichkeit des Bisses (Kontakts) in bezug auf eine tatsächliche Erkrankung des Verletzten ist abhängig von Menge und Virulenz des im Speichel (oder den anderen Vehikeln) enthaltenen Virus, von der Dichte der Behaarung, vom Ausmaß der Blutung, vom Umfang und von der Tiefe der Wunde, von deren Reichtum an Nerven und Lymphgefäßen und schließlich von der Entfernung der verletzten Stelle zum Gehirn oder Rückenmark. Diese Umstände machen es erklärlich, daß nur bei einem Teil der durch Bisse wutkranker Tiere verletzten gesunden Tiere oder Menschen die Krankheit tatsächlich zum Ausbruch kommt.

Nach ca. 24 Stunden beginnt die Wanderung des Erregers längs der Nervenbahnen in Richtung Zentralnervensystem. In den Spinalganglien kommt es zur ersten Virusvermehrung. Im Zentralnervensystem erfolgt die weitere Ausbreitung über den Liquor sowie über Dendriten der Ganglienzellen von Zelle zu Zelle. Nach Erreichen des Gehirns findet eine starke Virusvermehrung statt, worauf sich das Virus nunmehr zentrifugal in die Peripherie ausbreitet und unter anderem auch in die Speicheldrüsen gelangt. Die gelegentliche hämatogene Ausbreitung spielt anscheinend keine besondere Rolle.

Symptome. Die Inkubationszeit ist von der Virusmenge an der Infektionsstelle und deren Entfernung vom Zentralnervensystem abhängig und kann zwischen 10 und 250 Tage betragen.

Das *Prodromalstadium* ist durch verändertes Verhalten der Tiere, leichte Erregbarkeit, erhöhte Scheu und Schreckhaftigkeit gekennzeichnet. Gelegentlich können schon Schluckbeschwerden beobachtet werden. Es dauert in der Regel einen halben bis drei Tage. Im *Exzitationsstadium* (rasende Wut) können sich Unruhe und Erregung bis zur Aggressivität und Beißsucht bzw. Drangwandern steigern. Nach ein bis zwei Tagen geht es in das *Paralysestadium* über. Die ersten Lähmungserscheinungen treten im Bereiche des Kopfes und der Schlundmuskulatur auf, denen Lähmungen im Bereiche der Gliedmaßen und der Rumpfmuskulatur folgen. Der Tod tritt in längstens 4 bis 5 Tagen ein. Fehlt das Exzitationsstadium und stehen die Lähmungserscheinungen im Mittelpunkt des Krankheitsgeschehens, so spricht man von der stillen Wut.

Pferd: Beim Pferd ist neben den oben beschriebenen Erscheinungen der Juckreiz an der Bißstelle (Lippen, Nasenflügel, Vorderextremitäten) auffallend; die Tiere benagen diese Stelle aber auch die Futterkrippe und andere Stallgegenstände andauernd. Neben erhöhter Schreckhaftigkeit, Unruhe, Krämpfen der Kau- und Atmungsmuskulatur, gesteigertem Geschlechtstrieb und erhöhter Angriffslust (besonders gegen Hunde), kann man ein „dummkollerartiges" Benehmen beobachten. Die Lähmungserscheinungen beginnen mit Schlingstörungen und Veränderungen der Stimme (heiseres Wiehern), später betreffen sie auch die Hinterextremitäten (schwankender Gang und Zusammenstürzen).

Rind: Die klinischen Erscheinungen sind anfangs uncharakteristisch. Meist beginnt die Krankheit mit einer Indigestion, wobei Inappetenz, Pansenstillstand, gelegentlich auch gering- bis mittelgradige Tympanie beobachtet werden. Bald verändert sich das Verhalten insofern, als sich die Tiere für die nähere Umgebung sowie für akustische, optische oder taktile Reize sehr interessiert zeigen. Auf der Weide bleiben sie von der Herde zurück. Man bemerkt leeres Kauen mit Speichelfluß und Zähneknirschen, das mit Fortschreiten der Krankheit intensiver wird bis nicht mehr abgeschluckt werden kann. Neben atypischen Bewegungen wie Hochwerfen des Kopfes, Schlagen mit den Hinterbeinen oder Brüllen, werden heftiges Pressen auf den Kot, Luftansaugen in den Mastdarm und wieder Hinauspressen bei gekrümmtem Rücken, sowie Afteratmen beobachtet. Bei der rasenden Wut kommt es zum Anrennen an Hindernisse mit Hornbrüchen. Schließlich knicken die Rinder im Bereich der Nachhand ein, taumeln und stolpern, können sich ein- bis zweimal noch erheben, liegen dann fest und gehen infolge allgemeiner Paralyse zugrunde. Die Krankheitsdauer beträgt 1 bis 6 Tage.

Schaf und Ziege: Die kleinen Wiederkäuer sind zu Beginn der Erkrankung unruhig und laufen oft ziellos hin und her. Durch Anrennen an Hindernisse (Futterraufen, Stall- oder Boxwände) können sich die Tiere oft schwere Verletzungen im Bereiche des Kopfes zuziehen. Des weiteren beknabbern sie gerne Holz und Strohwände, bibbern mit den Lippen, knirschen mit den Zähnen. Aggressivität fehlt in der Regel (auch gegenüber Hunden). Pathognomon ist der abnorm hochgradige Geschlechtstrieb, die Tiere reiten sehr stark auf. Nach wenigen Tagen beginnt die Paralyse mit Schlundkopflähmung (starker Speichelfluß), Bewußtseinstrübung, Taumeln oder Ataxien, schließlich liegen die Tiere fest und verenden. Die Krankheitsdauer beträgt 2 bis 8 Tage.

Schwein: In den ersten Tagen fallen verminderte Anteilnahme an der Umgebung, verminderte Freßlust und gelegentlich Speichelfluß sowie leichtes Muskelzittern auf. Etwa zwei Tage später nimmt der Speichelfluß zu, die Tiere reißen den Kopf oft krampfartig nach oben und vollführen mit den Vorderextremitäten stechschrittartige Bewegungen. Bei akustischen Reizen oder Berührung weichen die Schweine aus und lassen gelegentlich heisere Klagelaute hören. Nur in seltenen Fällen wird ein aggressives Verhalten festgestellt. Die Tiere können den Futtertrog noch aufsuchen, jedoch das Futter nicht mehr aufnehmen und abschlucken. Phasen motorischer Aktivität und Erregung wechseln mit Teilnahmslosigkeit. Schließlich liegen sie fest und gehen unter fortschreitender Lähmung zugrunde.

Hund: Das Prodromalstadium kann so unauffällig sein, daß man es überhaupt nicht oder nur ein Besitzer bemerkt, der das Wesen seines Hundes genau kennt. Die Tiere sind launenhaft, verkriechen sich gerne und werden ungehorsam. Manchmal schnappen sie ohne Ursache in die Luft, fahren auf physiologische Reize zusammen und äußern gegenüber fremden Personen und anderen Hunden eine gesteigerte Reizbarkeit. Auffallend sind auch alienierter Appetit, Schwierigkeiten beim Abschlingen, vermehrter Speichelfluß sowie gesteigerter Geschlechtstrieb. Oft schon kann man ungleiche Weite der Pupillen sowie Belecken, Benagen, Kratzen und Reiben der Bißstelle bemerken. Im zweiten Stadium steigert sich die Unruhe zu Exzitationen, die in heftige Raserei ausarten kann (Tollwut). Die Hunde neigen zum Drangwandern, und treffen sie dabei mit anderen Tieren oder Menschen zusammen, dann fallen sie diese oft grundlos an und beißen sie lautlos, womöglich in den Kopf. Hält man den Hunden einen Eisenstab vor, dann verbeißen sie sich wiederholt in diesen und ohne Rücksicht auf Verletzungen. Die Tobsuchtsanfälle können mit ausgesprochenen Depressionserscheinungen abwechseln. Manchmal werden auch Zwangsbewegungen, Drängen gegen Hindernisse bzw. Kreisbewegungen beobachtet. Am Ende dieses Stadiums beginnen Lähmungserscheinungen, wobei zunächst Veränderungen der Stimme (der kurz angeschlagene Bellaut wird in einem höheren heulenden Ton fortgesetzt) sowie Schlingstörungen auftreten. Selbst Wasser vermögen die Tiere oft nur kleine Mengen aufzunehmen; eine ausgesprochene Hydrophobie kommt aber in der Regel nicht vor. Während des paralytischen Stadiums, das sich am dritten bis vierten Tag der Erkrankung zu entwickeln pflegt, stellen sich nun auch Lähmungen des Masseters (Unterkieferlähmung), der Zunge und der Augen (Schielstellungen) ein. Anschließend wird die Hinterhand gelähmt, so daß schwankender Gang mit zeitweiligem Einknicken und schließlich eine vollständige Lähmung entstehen.

Die Tiere magern rasch ab, sind erschöpft, haben Fieber, das im Erregungsstadium bis auf 42 °C steigen kann, während die Temperatur im Lähmungsstadium unter den Normalwert absinkt, Puls und Atmung sind beschleunigt; im Harn kann man Zucker nachweisen.

Neben diesem derzeit seltenen klassischen Verlauf der rasenden Wut tritt zunehmend die sogenannte stille Wut auf, wobei das melancholische Stadium unmittelbar in das Lähmungsstadium übergeht und die Tiere bereits am dritten bis vierten Tag tot sind. Ein atypischer Verlauf kennzeichnet sich durch gastrointestinale Erscheinungen und zentralnervale Krämpfe. Bei der seltenen rekurrierenden Wut bessern sich die klinischen Erscheinungen vorübergehend, um dann wieder aufzutreten und zum Tode zu führen.

Katze: Zu Beginn verkriechen sich die Tiere, pfauchen und kratzen wenn man sich ihren Schlupfwinkeln nähert, zeigen einen Drang zum Entweichen. Das maniakalische Stadium ist besonders ausgeprägt. Die Aufregungserscheinungen sowie die Sucht zu kratzen oder zu beißen beherrschen das Krankheitsbild. Am 2. bis 4. Krankheitstag treten Lähmungserscheinungen auf, die Stimme wird heiser, und es entwickelt sich eine Schwäche der Hinterhand.

Fuchs: Die Erkrankung verläuft meist als stille Wut. Erregungs- und Beißstadium fehlen, während das Zutraulichwerden der Tiere und das Suchen der menschlichen Nähe dominieren. Bestimmte Reize (Licht, Geruch) scheinen diesen Drang, der oft wie Neugierde aussieht, zu fördern. Die Tiere kommen auf diese Weise in menschliche Behausungen, suchen Dörfer auf, kommen auch in die Rinderstallungen hinein. Derartige Füchse werden oft von Kindern eingefangen und herumgetragen. Im weiteren Verlauf entwickeln sich dann die Lähmungen der Nachhand. Die Krankheitsdauer beträgt 5 bis 6, selten 10 Tage.

Der Verlauf der Wutkrankheit beträgt im Durchschnitt 4 bis 7, seltener 3, ausnahmsweise 11 bis 13 Tage; er ist in der Regel tödlich.

Sektion. Beim Hund fallen eventuell die aufgenommenen Fremdkörper im Magendarmtrakt auf. Histologisch ist eine Polioenzephalomyelitis festzustellen, und insbesondere im Ammonshorn, im Kleinhirn und im Hippocampus lassen sich die Negrischen Körperchen nachweisen.

Diagnose. Diese kann in der Regel nur beim Hund und bei klassischem Verlauf mit einer gewissen Sicherheit gestellt werden. Besonders die vielfach uncharakteristische stille Wut bereitet diagnostische Schwierigkeiten.

Differentialdiagnostisch müssen daher nahezu alle anderen krankhaften Störungen des Zentralnervensystems in Betracht gezogen werden. *Pferd, Rind:* Bleivergiftung, Botulismus, Aujeszkysche Krankheit, Schlundverstopfung, Gehirnhöhlenwassersucht (Pferd), zentralnervale Form der Azetonämie (Rind). *Schaf:* Listeriose, Bornasche Krankheit, Traberkrankheit, Aujeszkysche Krankheit, Trächtigkeitstoxikose, CCN. *Schwein:* Schweinelähmung, Schweinepest, rachitische

Krampfanfälle, Eklampsie der Sau, Aujeszkysche Krankheit, Kolienterotoxämie, Kochsalzvergiftung, paradoxe Reaktion auf Tranquilizer (Combelen). *Hund:* Aujeszkysche Krankheit, Toxoplasmose, Tularämie, nervale Form der Staupe, nervale Syndrome anderer Genese (Darmparasitenbefall, Thiaminmangel, Enterovioform-Vergiftung, Mineralstoffmangelstörungen, Angina bzw. Tonsillitis, Aufnahme von Fremdkörpern), Unterkieferlähmung (Quetschung des Nervus mandibularis bei kräftig zubeißenden Tieren).

Für die praktische klinische Untersuchung eines verdächtigen Tieres (auch bei den Untersuchungen nach Verletzung eines Menschen) empfiehlt sich – um die Gefährdung des Tierarztes möglichst gering zu halten – folgendes Vorgehen:

1. Eingehendes *Erheben der Anamnese,* und zwar a) bezüglich der Möglichkeit der Annahme oder des Ausschlusses der Wutinfektion: Aufenthalt in einem Seuchengebiet, Kontaktmöglichkeiten usw. während der größtmöglichen Inkubationszeit, und b) bezüglich der Möglichkeit einer differentialdiagnostisch in Betracht kommenden Krankheit (auch Bissigkeit und Bösartigkeit beachten).

2. *Klinische Untersuchung* soweit sie *ohne Berührung des Tiers* möglich ist: Allgemeinverhalten, Reagieren auf akustische und sonstige Reize, Pupillenweite, Pupillarreflex, Erregen des Tieres bzw. Reizen mit einem Stab (ein bösartiger Hund beißt ein- bis zweimal zu und gibt dann weitere Beißversuche auf).

3. Die weitere *klinische Untersuchung,* bei der es zum Kontakt mit dem Tier kommt, muß unter Verwendung von Handschuhen durchgeführt werden.

Bei Wutverdacht, aber auch wenn die Untersuchung abgebrochen werden mußte, sollte das Tier kontumaziert und der weitere Verlauf abgewartet werden. Handelt es sich tatsächlich um Wutkrankheit, muß der Tod innerhalb von wenigen Tagen (s. oben) eintreten. Diesen natürlichen Verlauf sollte man unbedingt abwarten, weil dadurch die größte Gewähr gegeben ist, daß bei Wut die speziellen diagnostischen Verfahren ein positives Ergebnis bringen.

Die Untersuchung von klinisch unauffälligen Tieren, die Menschen verletzt haben, muß nach 10 Tagen (vom Zeitpunkt der Verletzung gerechnet) wiederholt werden, um festzustellen, ob sich inzwischen Symptome der Wutkrankheit entwickelt haben. Diese Frist ergibt sich aus der erwähnten Infektiösität des Speichels vor Auftreten klinischer Erscheinungen. Im positiven Fall besteht der begründete Verdacht, daß die betroffene Person infiziert worden ist und sich einer Impfung unterziehen muß.

Am toten Tier wird die Diagnose mittels Immunofluoreszenz, bei der Antigenaggregate im Gehirn nachgewiesen werden, gesichert. Im Zweifelsfalle werden Suspensionen aus Ammonshorn, verlängertem Mark oder Speicheldrüsen weißen Mäusen intrazerebral injiziert. Nach 5 bis 20 Tagen entwickeln sich Paralysen der Nachhand bzw. können fluoreszierende Antigene nachgewiesen werden. Treten bis zum 28. Tag keine Veränderungen auf, gilt der Test als negativ. Tierversuch und Immunofluoreszenzverfahren sind gut korreliert und bieten eine Sicherheit von 98 bis 99 %. Dagegen gelingt der Nachweis der Negrischen Körperchen in über 4 % der Fälle nicht.

Bekämpfung. Kranke und verdächtige Tiere dürfen weder behandelt noch geschlachtet werden. Sie sind zu kontumazieren (bei einwandfreier Diagnose zu töten) und nach dem Tode unschädlich zu beseitigen. Ansonsten stützt sich die Bekämpfung beim derzeitigen silvatischen Seuchenzug auf 1. Veterinärbehördliche Maßnahmen (Maulkorb und Leinenzwang, Einfuhrbeschränkungen, Quarantäne usw.), 2. Maßnahmen zur Reduzierung der Fuchspopulation (auf 0,2 bis 0,5 Tiere/ km^2, durch Vergasung der Fuchsbaue usw.), 3. Immunprophylaxe gefährdeter Tiere, insbesondere Hunde, Katzen und landwirtschaftlicher Nutztiere.

Tiere sollten grundsätzlich mit Totimpfstoffen geimpft werden. Für die Erstimmunisierung sind bei den landwirtschaftlichen Nutztieren zwei Impfungen im Abstand von 4 Wochen und dann alle 2 Jahre Wiederholungsimpfungen durchzuführen. Bei den Kleintieren genügt meist eine Impfung ab der 8. Lebenswoche, die jährlich wiederholt wird.

Retrovirosen

Den größten Teil der Familie Retroviridae bildet die Subfamilie der Onko(rna)viren, deren Vertreter für zahlreiche infektiöse Tumoren bei Säugetieren und Geflügel einschließlich der Leukose (s. Organkrankheiten) verantwortlich sind. Kleinere Subfamilien stellen die Lentiviren (Maedi-Visna-Gruppe) und die Spumaviren dar, die keine Neoplasmen erzeugen. Neuerdings wird auch der Erreger der Infektiösen Anämie der Pferde den Retroviren zugeordnet. Retroviren werden durch höhere Temperaturen rasch inaktiviert und halten im allgemeinen pH-Schwankungen zwischen 5 und 9 gut aus.

Infektiöse Anämie des Pferdes
(Ansteckende Blutarmut, Equine Infektiöse Anämie, EIA)

Die Infektiöse Anämie der Einhufer ist eine virusbedingte Krankheit des Blutes und der blutbildenden Organe, die akut und septikämisch, subakut bis chronisch mit intermittierenden Fieberschüben und auch langjährig latent verlaufen kann.

Ätiologie. Das Virus hat im allgemeinen einen Durchmesser von 90 bis 140 nm, kann aber in der Größe beträchtlich schwanken. Die Züchtung in Pferdeleukozyten- oder Knochenmarkgewebekulturen ist gelungen. Von praktischer Bedeutung ist seine hohe Tenazität. Bei Normaltemperaturen bleibt es in eingetrocknetem Blut etwa 7 Monate, in Harn und Kot 2½ Monate, im Erdboden etwa 6 Monate infektionsfähig. Durch Kälte wird es kaum beeinflußt, während direktes Sonnenlicht innerhalb weniger Stunden das Virus inaktiviert. In gepacktem Dünger hält es sich etwa 30 Tage, im Serum wird es nach 30 bis 60 Minuten bei 58 bis 60 °C, durch Kochen erst nach 15 Minuten zerstört. 0,5%ige Phenollösungen (üblicher Zusatz zu Immunseren) inaktivieren das Virus nicht mit Sicherheit, und auch 0,4%iges Formalin tötet es bei Kühlschranktemperatur erst innerhalb von 30 Tagen. Als Desinfektionsmittel sind u.a. Natriumhydroxyd, Natriumhypochlorid, organische Phenolverbindungen und Chlorhexitin geeignet. Vom Erreger sind verschiedene Typen bekannt, denen zwei gruppenspezifische Antigene gemeinsam sind. Die im Verlaufe der Infektion entstehenden Antikörper sind teilweise am pathogenetischen Geschehen beteiligt, führen aber nur zu einer bedingten Immunität gegen den jeweiligen Infektionsstamm.

Epizootiologie und Ansteckung. Die Seuche wird vorwiegend durch stechende Insekten, insbesondere Bremsen, Stechfliegen und Mükken, verbreitet und findet sich enzootisch in Sumpfgebieten, Flußtälern etc. bzw. tritt vor allem im Sommer auf. Das Virus kann auch durch Injektionsnadeln, chirurgische Instrumente, Thermometrieren usw. übertragen werden. Die Ausscheidung erfolgt über Augen- und Nasensekret, Speichel, Milch, Harn und Kot, jedoch kommt es damit kaum zu Kontaktinfektionen, da hierfür die Haut oder Schleimhaut verletzt sein muß und auch die Fohlen das Virus anscheinend im Magen inaktivieren. Andere Infektionsmöglichkeiten wie die intrauterine und kolostrale (Leukozyten) Übertragung, Strongylidenlarven, Vakzinen und Seruminjektionen, scheinen von geringerer Bedeutung zu sein. Das Virusreservoir bilden chronisch erkrankte oder latent infizierte Pferde, die aber monate- und jahrelang in einem Bestand stehen können ohne daß andere Tiere die Seuche akquirieren.

Pathogenese. Bereits 2 bis 5 Tage nach der Ansteckung, also noch in der Inkubationszeit, ist das Virus im Blut und in den Organen verbreitet (Virämie) und kann bereits übertragen werden. Die Vermehrung erfolgt vermutlich im lymphoretikulären System, wobei Leber, Milz, Lymphknoten, Knochenmark usw. als Hauptorte angesehen werden. Der Virusgehalt des Blutes ist während der febrilen Episoden am höchsten, und zwar findet sich das Virus sowohl in den mononukleären Zellen als auch an den Erythrozyten. An letztere lagern sich dann auch neutralisierende Antikörper und Komplement an, und als Folge der Antigen-Antikörper-Reaktion werden die Erythrozyten geschädigt. Daraus resultiert einerseits die hämolytische Anämie und anderseits die Hämosiderinspeicherung in den Siderozyten. Die im Verlauf der Infektiösen Anämie beobachtete Leberparenchymschädigung und Glomerulonephritis wird auch als Immunkomplexkrankheit gedeutet. Die beim subakuten

bis chronischen Verlauf charakteristischen periodischen Attacken dürften auf unterschiedliche Virusstämme zurückzuführen zu sein, die durch die vorhandenen Antikörper nicht neutralisiert werden. Diese subtilen Veränderungen im Phänotyp des Anämievirus werden als Antigenvarianten angesehen, und derart veränderte Viren müssen nicht von einem anderen Pferd stammen, sondern können auch im selben Tier entstehen. Durch Stressoreneinwirkungen (Kortikosteroidapplikation) kann ein Wiederaufflammen der Krankheit nach monatelanger Latenz provoziert werden.

Symptome. Die Inkubationszeit beträgt durchschnittlich 2 bis 4 Wochen (2 bis 93 Tage); für die negative Beurteilung eines Infektionsversuches wurde eine Sicherheitsgrenze von 6 Wochen verlangt.

Die *akute Verlaufsform* kennzeichnet sich durch plötzliche hochgradige Mattigkeit und Fieber bis 42 °C, das bis zum Tode anhalten oder durch eine ein- bis zweitägige Remission unterbrochen sein kann, dementsprechende Tachykardie, verwaschene und gelegentlich subikterische bzw. ödemisierte Lidbindehäute, Ödeme an tiefer gelegenen Körperstellen, rasche Abmagerung und allgemeine Körperschwäche. Die Lidbindehaut und die anderen Schleimhäute sind zuweilen mit Petechien besetzt, wobei insbesondere die staubförmigen Blutungen (Lupenbetrachtung) an der Zungenunterfläche angeblich fast pathognomonen Charakter haben. Rektal läßt sich vielfach eine Milzschwellung feststellen. Nicht immer tritt bereits eine Anämie auf, manchmal kann man sogar am Beginn geringgradige Regenerationserscheinungen wie Erythroblasten, Polychromasie usw. feststellen. Der Tod tritt im allgemeinen nach wenigen bis 15 Tagen ein.

Vielfach verläuft die Krankheit *subakut*. Man beobachtet Temperaturanstiege bis 41 °C mit mäßiger Depression, Schwächezuständen und Koordinationsstörungen. Das Fieber hat intermittierenden Charakter und kann innerhalb weniger Stunden über 1 bis 2° variieren, so daß gelegentlich ein Typus inversus auftritt. Als Folge der Gefäßwandschädigung findet man Senkungsödeme und die erwähnten petechialen Blutungen vorwiegend an der unteren Zungenfläche und den Konjunktiven. Die Anämie ist beim ersten Anfall nicht sehr ausgeprägt und läßt sich vielfach nicht klinisch, sondern erst durch eine Erythrozytenzählung feststellen. Als Folge der Hämolyse kann ein geringgradiger Ikterus auftreten und dementsprechend eine Vermehrung des prähepatischen Bilirubins. Charakteristisch sind die Tachykardien nach kurzer Belastung der Tiere (100 bis 200 m Trab). Bei der rektalen Untersuchung ist wieder die Milzschwellung festzustellen. Trächtige Stuten abortieren unter Umständen. Ein derartiger Anfall kann zwischen 3 Tagen und 3 Wochen andauern und in scheinbare Genesung übergehen. Andere Tiere werden zunehmend schwächer und sterben nach etwa 10 bis 14 Tagen. Die Attacken treten monatlich 2- bis 3mal auf, seltener in längeren Intervallen, mit ähnlichen Symptomen, die aber mit zunehmender Wiederholung immer intensiver werden bis dann schließlich der Tod unter einem vielfach akuten septikämischen Bild oder durch Erschöpfung eintritt.

Vereinzelt wird über eine Leptomeningitis des Rückenmarkes berichtet, die sich in ataktischen Bewegungsstörungen äußert.

Bei der *chronischen Form* beobachtet man fortschreitende Blutarmut, Abmagerung, Entkräftung und zeitweilige Fieberanfälle in Abständen von mehreren Monaten. Während der Fieberanfälle ist das Allgemeinbefinden nur mäßig gestört, und in den fieberfreien Attacken verhalten sich die Tiere mehr oder weniger unauffällig. Sie entwickeln aber eine zunehmende Blässe der Schleimhaut sowie Ödeme.

Die Blutuntersuchung ergibt zunächst nur eine geringgradige Verminderung der Erythrozyten, die zunehmend ausgeprägter wird, so daß ihre Zahl auf 1 bis 2 Millionen pro mm^3 sinken kann. In diesem Stadium findet man keine Regenerationserscheinungen mehr: aplastische Anämie. Gelegentlich beobachtet man geringgradige Leukopenie während des Fieberanfalls, die mit einer relativen Lymphozytose einhergeht. Die Senkungsgeschwindigkeit der Erythrozyten ist meist hochgradig beschleunigt (weit über 50 % nach 15 Minuten). Zwischen den Fieberattacken kehrt das Blutbild vielfach mehr oder weniger zur Norm zurück.

Die *latente Form* verläuft ohne klinische Erscheinungen bzw. ist es möglich, daß vereinzelte leichte Fieberanfälle übersehen werden. Derartige Virusträger können monate- bis jahrelang unauffällig sein und unter Umständen auch durch eine serologische Untersuchung nicht entdeckt werden.

Verlauf und Prognose. Die Seuche ist unheilbar. Gelegentlich können aber die seuchenfreien Intervalle so groß sein, daß eine Heilung vorgetäuscht wird, jedoch bleiben diese Tiere immer als Virusträger suspekt. In der Regel kommt es nach wiederholten Attacken zum Tode.

Sektion. Bei den septikämischen akuten Verlaufsformen sind Blutungen an serösen Häuten und Schleimhäuten festzustellen. Die Milz ist vergrößert, die Pulpa sehr weich und dunkelbraunrot. Insbesondere die Milzlymphknoten sind vergrößert und manchmal mit Blutungen durchsetzt (Marmorierung). Die vergrößerte Leber weist eine muskatnußartige Läppchenzeichnung auf. Der Herzmuskel ist schon nach kurzer Krankheitsdauer degeneriert und schlaff. Das Fettmark in den Röhrenknochen ist als Zeichen einer überstürzten Hämatopoese rot verfärbt. Bei den subakuten und chronischen Verlaufsformen fehlen die Blutungen meist oder treten nur vereinzelt auf. Die Milz ist mäßig vergrößert, die Pulpa trocken, himbeerfarbig und die Follikel treten deutlich hervor (Sagomilz). Die Lymphknoten sind vergrößert ebenso wie die Leber, die eine noch deutlichere Muskatzeichnung aufweist. Im Herzmuskel sieht man lehmfarbene brüchige Bezirke mit grauweißlicher Schwielenbildung. Im latenten Stadium findet man nur diese Veränderungen sowie Vergrößerung der Lymphknoten. Histologisch sieht man in der Leber histiozytäre herdförmige Wucherungen, zahlreiche lymphoide Zellen sowie vermehrt Hämosiderinablagerungen.

Diagnose. Klinisch ist nur in wenigen Fällen eine stärker fundierte Verdachtsdiagnose möglich. Differentialdiagnostisch kommen hämorrhagische Diathesen anderer Art, insbesondere Blutparasitosen, Leptospirose, eventuell schwere Strongylideninfestationen sowie die Afrikanische Pferdesterbe in Frage. In erster Linie zu berücksichtigen sind die Streptokokkenanämien, die klinisch und pathologisch-anatomisch wie die Infektiöse Anämie verlaufen können.

Die Sicherung der Diagnose war früher nur durch den Tierversuch möglich, für den gleichfalls Pferde herangezogen werden mußten. Heute erfolgt sie mit Hilfe des Coggins-Test (Agarpräzipitationstest mit aus infizierten Pferdeepidermiszellen gewonnenem Antigen), der in der Regel 3 Wochen (selten 6½ Wochen) nach der Infektion positiv wird und alle bekannten Virustypen gruppenspezifisch anzeigt. Ein zweifelhafter oder negativer Test muß nach 2 bis 4 Wochen wiederholt werden. Falsch positive Reaktionen können bei Saugfohlen auftreten, wenn sie Antikörper mit dem

Kolostrum erhalten haben; sie verlieren diese etwa im Alter von 6 Monaten.

Bekämpfung Die Bekämpfung erfolgt durch Abschaffung der kranken und infizierten Tiere, d.h. auch der serologisch positiven Tiere. Im Anschluß ist eine viermonatige Sperre in bezug auf Pferdebewegungen zu verhängen. Zur Stallreinigung und Desinfektion werden stark saure und stark alkalische (3%iges Iosan, 2%ige Natronlauge) Desinfektionsmittel verwendet. Für Zuchtstuten ist die künstliche Besamung während der Sperrfrist durchzuführen. Sind alle Pferde des Bestandes im Abstand von zwei Monaten serologisch negativ, kann die Sperre aufgehoben werden. Erschwert wird die Bekämpfung dadurch, daß in vielen Ländern die Seuche nicht anzeigepflichtig ist bzw. staatliche Bekämpfungsmaßnahmen nicht vorgesehen sind.

Zur Prophylaxe sollten in geschlossene Bestände nur seronegative Pferde zugesetzt bzw. zuvor in Quarantäne gehalten werden (2 Monate). Durch eine Insektenkontrolle kann man die Übertragungsmöglichkeit reduzieren. Der Tierarzt hat chirurgische Instrumente, Injektionsnadeln usw. einwandfrei zu sterilisieren (Dampfdrucksterilisation) bzw. nur einmal zu verwenden.

Maedi
(Chronisch-progressive Interstitielle Pneumonie des Schafes)

Unter der Maedi-Krankheit wird eine langsam fortschreitende Pneumonie der Schafe verstanden, die in der Regel zum Tod führt und eine typische Slow-virus-infection ist. Die Maedi (= Atemnot) wurde erstmals 1923 in den USA festgestellt und ist heute weltweit verbreitet.

Ätiologie und Ansteckung. Der Erreger wird durch Äther, Chloroform, Äthylalkohol, Formaldehyd und Phenole sowie Temperaturen von 50 °C inaktiviert; bei −50 °C bleibt er mehrere Monate hindurch infektiös. Das Virus wird mit Speichel und der Atemluft ausgeschieden. Die Infektion kann aerogen und oral, insbesondere über die Muttermilch erfolgen. Stallhaltung und Pferchen begünstigen die Ansteckung. Eine intrauterine Infektion ist umstritten.

Symptome. Die Inkubationszeit beträgt mehrere Monate bis Jahre, und es erkranken vorwiegend Schafe ab dem 2. Lebensjahr. Die ersten Erscheinungen sind trockener Husten, seröser bis serös-schleimiger Nasenausfluß und sich langsam entwickelnde und immer stärker werdende Atembeschwerden. Bereits geringe körperliche Belastung, z.B. durch Treiben, können hochgradige Dyspnoe auslösen, wobei die Tiere hinter der Herde zurückbleiben. Schließlich kommt es zum Festliegen mit gestrecktem Hals und geöffneter Mundspalte. Die Futteraufnahme ist im allgemeinen nicht gestört, trotzdem magern die Schafe zunehmend ab. Plötzliche Todesfälle infolge Herz- und Kreislaufversagen können unabhängig vom Kräfte- und Ernährungszustand auftreten, insbesondere an heißen Sommertagen. Die meisten erkrankten Schafe werden von den Besitzern infolge hochgradiger Atemnot geschlachtet. Bereits 5 Wochen nach der Infektion treten komplementbindende, nach 2 bis 8 Wochen präzipitierende, und nach 3 bis 23 Monaten virusneutralisierende Antikörper im Blut auf (letztere nicht immer).

Sektion. Das Gewicht der schlecht oder überhaupt nicht kollabierten Lungen ist in der Regel erhöht, in Extremfällen kann es das 4- bis 5fache betragen. Im Frühstadium finden sich in den dorsalen Bereichen oft relativ charakteristische stecknadelkopfgroße, graurötliche bis grauweiße Knötchen, die oberflächlich gelegen und durch die Pleura hindurch zu erkennen sind. Die Lunge ist von auffallend blasser Farbe und weich-elastischer bis gummiartiger Konsistenz. Im weiteren Verlauf treten daneben größere graue bis graurote, scharf abgesetzte, konsolidierte Bezirke mit fein granulierter Oberfläche auf, die in ausgeprägten Fällen größere Lungenabschnitte erfassen und zu derbelastischer bis harter, zuweilen auch brüchiger Konsistenz des Gewebes führen können. In diesen Fällen sind die Lymphknoten stark vergrößert und derb.

Histologisch sind im Frühstadium zahlreiche Lymphfollikel im Lungenparenchym, die den makroskopisch sichtbaren, graurötlichen Knötchen entsprechen, zu erkennen. In späteren Stadien beginnt eine Fibrose der interalveolaren Septen mit Kompression der Alveolargänge, wobei Alveolarepitheltransformation und deutlichere Ausbildung der lymphozytären Knötchen feststellbar sind. In allen übrigen Organen, mit Ausnahme des Gehirns, sind lymph- bzw. retikulozytäre Proliferationen nachzuweisen, die in engem Zusammenhang mit den Gefäßen und den sie begleitenden Lymphgefäßen stehen.

Diagnose. Aufgrund der klinischen Symptome und des Krankheitsverlaufes ist nur eine Verdachtsdiagnose möglich. Sie kann durch die serologische Untersuchung mittels Komplementbindungsreaktion, indirekter Immunofluoreszenz und Agardiffusionstest bestätigt werden. Am toten Tier wird die Diagnose aufgrund des charakterstischen Sektionsbefundes (insbesondere Histologie) gestellt. Differentialdiagnostisch sind Lungenadenomatose, Lungenwurmpneumonien und chronische interstielle Pneumonien anderer Ursache, insbesondere durch Adenoviren, Parainfluenza-3-Viren oder Reoviren, auszuschließen.

Bekämpfung. Klinisch kranke Tiere sind umgehend zu schlachten oder zwecks unschädlicher Beseitigung zu töten. Verseuchte Herden lassen sich nur durch die Abschlachtung aller Tiere und Neuaufbau durch Zukauf von Schafen aus unverdächtigen Herden sanieren; die serologische Untersuchung allein scheint nicht auszureichen. Vorbeugend hat jeder Kontakt mit bestandsfremden Schafen, über deren Gesundheitszustand nichts genaues bekannt ist, zu unterbleiben.

Visna

Unter Visna (= Abmagerung) wird eine virusbedingte, langsam fortschreitende und tödlich verlaufende Gehirn-Rückenmarksentzündung der Schafe verstanden. Sie wurde erstmalig 1957 in Island beschrieben und mittlerweile in den meisten europäischen Ländern nachgewiesen. Die Visna kann allein, aber auch gemeinsam mit Maedi vorkommen, und es können auch Ziegen erkranken.

Ätiologie. Der Erreger ist mit dem Maedivirus identisch bzw. ein neurotroper Typ des Maedivirus. Er wird mit Speichel, Atemluft und Milch ausgeschieden. Die Ansteckung erfolgt aerogen, wahrscheinlich ist auch eine intrauterine Infektion möglich.

Symptome. Inkubationszeit und Erkrankungsalter entsprechen der Maedi. Die Krankheit beginnt mit einer gewissen Weichheit in den Fesseln, die sehr stark durchgetreten werden (bärentatzig), bei gleichzeitig stolperndem Gang. Bald stellen sich an mehreren Extremitäten Hangbeinlahmheiten und Zurückbleiben beim Treiben der Herde ein. Es folgen Schiefhalten des Kopfes, Hängenlassen der Ohren, Lippenzittern, Einknicken der Nachhand, Paresen und vollständige Paralysen. Die Tiere magern trotz Freßlust und erhaltenem Sensorium ab, liegen oft mehrere Monate fest und gehen dann zugrunde.

Sektion. Der histologische Befund ist zu Beginn durch Infiltration mit Lymphozyten und Plasmazellen, später durch Demyelinisierung der weißen Substanz im Bereich der Ventrikel, im Großhirn, Brükke, Medulla oblongata und Rückenmark charakterisiert.

Diagnose. Aufgrund der klinischen Erscheinungen ist nur eine Verdachtsdiagnose möglich, die serologisch mit Hilfe der Komplementbindungsreaktion, dem Neutalisationstest und der Immunofluoreszenz gesichert werden kann. Beim verendeten Tier wird die Diagnose durch die histologische Untersuchung des Zentralnervensystems und den Virusnachweis gestellt. Im Liquor cerebrospinalis sind die Gammaglobuline und mononukleären Zellen (auf über 40/3) erhöht. Differentialdiagnostisch müssen Bornasche Krankheit, Traberkrankheit sowie eiterige Prozesse im Gehirn berücksichtigt werden.

Bekämpfung. Jeder Kontakt mit Schafen, deren Herkunft nicht sicher bekannt ist, ist zu vermeiden; vor allem dürfen Böcke nicht ausgetauscht und keine Gastschafe aufgenommen werden. Erkrankte Herden sind sofort zu sperren und zu keulen.

Parvovirosen

Parvoviren sind weltweit verbreitet, verursachen aber meist nur klinisch inapparente Infektionen oder mild verlaufende Erkrankungen. Einzelne Arten des Genus Parvovirus rufen bei Schwein, Hund und Katze charakteristische Krankheiten hervor bzw. sind für neugeborene Tiere, Feten oder Embryonen sehr pathogen.

Die kleinen Viren (18–26 nm) sind stabil gegenüber Austrocknung, Kälte, Wärme, Säuren, Alkalien, sonstigen Umwelteinflüssen, den meisten Desinfektionsmitteln und bleiben bei Zimmertemperatur mehr als ein Jahr lang virulent. 3%ige Natronlauge, 1–2%ige Formalinlösung oder Äthylenoxid inaktivieren sie nach 15 Minuten.

Die Parvoviren sind wirtspezifisch, weisen aber z.T. Antigengemeinschaften auf, die für Diagnostik und Immunisierung Bedeutung haben. Sie werden mit allen Sekreten und Exkreten ausgeschieden, und die Ansteckung erfolgt durch direkten und vor allem indirekten Kontakt. Im Virämiestadium findet auch eine vertikale Übertragung auf die Frucht statt. Die Virusvermehrung erfolgt in den Zellkernen und ist von deren Funktionszustand abhängig: sie müsen während der Mitose das Stadium der DNA-Synthese vollzogen haben. Dementsprechend werden Gewebe mit großer Proliferationsrate in erster Linie infiziert und zerstört (Embryonal- und Lymphgewebe, Knochenmark, Darmschleimhaut). Das Überstehen der Infektion hinterläßt in der Regel eine dauerhafte Immunität, die über maternale Antikörper auch auf die Nachkommenschaft übertragen wird.

Parvovirusinfektionen beim Rind

Intrauterine Infektionen führen zur Geburt lebensschwacher Kälber mit Mißbildungen im Zentralnervensystem, der Nebennierenrinde und am Thymus. Oral infizierte Kälber erkranken an profusen Durchfällen, die meist spontan ausheilen.

Fruchttod des Schweines

Das Syndrom charakterisiert sich durch die Geburt toter Ferkel (*still birth*), den Abgang mumifizierter Früchte (*mumification*), Embryonaltod (*embryonic death*) und Sterilität (*infertility*) und wurde daher auch als Smedi-Syndrom bezeichnet (s. S. 3).

Epizootiologie. Die Infektion erfolgt oronasal, kaum über den Deckakt oder die künstliche Besamung. Serologische Untersuchungen ergaben, daß die meisten Schweinebestände einen sehr hohen Verseuchungsgrad, insbesondere bei Altsauen, aufweisen. In derartigen Beständen infizieren sich weibliche Jungtiere in der Regel zwischen 4. und 8. Lebensmonat,

d.h. daß ein hoher Prozentsatz der zur Remontierung bestimmten Jungsauen zur Zeit des Deckaktes oder der Besamung noch nicht infiziert ist. Die Tiere scheiden das Virus durch mindestens eine Woche mit dem Kot, wahrscheinlich auch dem Harn und über lebend geborene aber nicht immune Ferkel aus.

Pathogenese. Während der Virämie kann es bei trächtigen Sauen zur transplazentaren Passage kommen. Erfolgt die Infektion in den ersten drei Trächtigkeitswochen, so sterben entweder alle Embryonen oder ein großer Teil ab und werden resorbiert, so daß entweder nach 4 bis 6 Wochen eine azyklische Brunst auftritt oder nur einige wenige (1 bis 2) Ferkel geboren werden. Werden die Sauen später bis zur Ausbildung der Immunkompetenz (ca. 75. Trächtigkeitstag) infiziert, so sterben die nicht immunen Feten ab und mumifizieren, während die immunen (aktive Immunkörperbildung) überleben (jedoch das Virus beherbergen), und die Geburt erfolgt zum normalen Termin. Sind hingegen alle Feten abgestorben und mumifiziert, so kann sich die Geburt um 2 bis 4 Wochen verzögern, oder die Sau stößt die Früchte überhaupt nicht aus und ist anscheinend steril.

Symptome. Klinische Erscheinungen treten vor allem bei Jungsauen auf, wenn Sauenbestände aufgestockt, frisch aufgebaut oder infolge von Hybridprogrammen jährlich zwischen 40 und 50% der Jungsauen zugekauft werden. Im übrigen entsprechen die Symptome den beim Smedi-Syndrom angegebenen.

Sektion. Die mumifizierten Feten sind 8–10 cm lang, bis auf die Knochen abgemagert und von dunkelbrauner Farbe. Bei den „sterilen" Sauen ist die Gebärmutter kindskopfgroß und kann bis zu 20 Früchte enthalten.

Diagnose. Das klinische Erscheinungsbild gestattet in hohem Maße eine Vermutungsdiagnose. Gesichert wird sie durch den Virusnachweis in den mumifizierten Feten oder den Antikörpernachweis im Nabelblut der immunen Ferkel. Differentialdiagnostisch sind Infektionen mit Enteroviren (Smedi-Syndrom), Aujeszkysche Krankheit, Schweinepest und Schweineinfluenza auszuschließen.

Therapie. Bei trächtigen Sauen, die zum normalen Termin nicht abferkeln, kann die Geburt mit Prostaglandinen eingeleitet werden, und sie können später auch wiederbelebt werden.

Prophylaxe. Die Jungsauen sind ab dem 4. Lebensmonat so aufzustallen, daß sie Kot der Altsauen aufnehmen können oder man füttert sie damit bzw. mit munifizierten oder abgestorbenen Ferkeln. Sie dürfen nicht vor dem 8. Lebensmonat belegt werden. Stehen Vakzinen zur Verfügung, so sind die Jungtiere 4 bis 6 Wochen vor dem Deckakt und in der Folge alle Sauen 3 Wochen post partum zu immunisieren.

Parvovirus-Enteritis und -Myokarditis des Hundes

Die Parvovirusinfektion führt vor allem bei Junghunden zu einer seuchenhaft auftretenden hämorrhagischen Gastroenteritis und im Welpenalter zur Myokarditis mit hoher Morbidität und Mortalität.

Ätiologie. Der Erreger ist antigen verwandt jedoch nicht identisch mit anderen Parvoviren der Fleischfresser und kann sich auch auf Zellkulturen vermehren, die nicht vom Hund stammen.

Epizootiologie und Pathogenese. Das Virus wird mit dem Kot und vermutlich mit allen anderen Exkreten und Sekreten ausgeschieden. Infolge seiner großen Tenazität kommt die Infektion nicht nur durch direkten, sondern vorwiegend durch indirekten Kontakt (Futtergeschirre, Zwinger, Straße usw.) zustande, und zwar aerogen aber auch peroral. Die Welpen infizieren sich perinatal oder möglicherweise schon intrauterin und erkranken zunächst vorwiegend an Myokarditis, da das Myokardwachstum zu diesem Zeitpunkt rascher vor sich geht als die Epithelisierung des Darmes. Bei älteren Tieren ist es vorwiegend dort nachweisbar und führt zur Enteritis mit Zerstörung der Villi und des Kryptenepithels. Auch das Knochenmark wird befallen, so daß sich Leuko- und Erythrozytopenien entwickeln können. Inwieweit auch Gehirnschäden entstehen, ist noch nicht ausreichend geklärt.

Symptome. Die Inkubationszeit dürfte 2 bis 6 (bis 11) Tage betragen.

Die *Myokarditis* tritt vorwiegend bei Welpen im Alter von 4 bis 8 Wochen, insbesondere nach Stressoreneinwirkungen auf. Sie halten plötzlich in ihren Bewegungen ein, kollabieren und sterben innerhalb von Minuten mit hochgradig anämischen Schleimhäuten und hypoxämischen Krämpfen. Bei protrahiertem Verlauf entwickeln sich Erscheinungen der akuten Herzschwäche, und der Tod tritt nach einigen Stunden bis Tagen ein. Ältere Welpen weisen Extrasystolen und Veränderungen des Ventrikulogrammes auf. In seltenen Fällen überleben einige Tiere und sind klinisch unauffällig; lediglich das Ekg weist auf einen Myokardschaden hin.

An der *gastrointestinalen Form* erkranken Hunde meist im ersten Lebensjahr. Sie bricht in der Regel plötzlich mit Erbrechen und heftigen, bald auch blutigen Durchfällen aus, wobei gleichfalls Streßsituationen eine auslösende Rolle spielen. Die innere Körpertemperatur ist anfangs gering- bis mittelgradig erhöht und sinkt nach 2 bis 4 Tagen zur Norm oder darunter. In etwa einem Drittel der Fälle entwickelt sich das Krankheitsbild allmählich mit Inappetenz, Erbrechen und mäßigem Durchfall, der Kot wird erst später blutig. Entsprechend dem Flüssigkeitsverlust kommt es zur Exsikkose (verminderte Hautelastizität usw.). Die Lidbindehäute sind blaßrosa, zum Teil zyanotisch, oder gerötet und verwaschen. Der Puls ist frequent, untermittelkräftig bis schwach, das Gefäß mäßig gefüllt und gut gespannt: Volumenkollaps. In vielen Fällen liegt auch eine Myokardschädigung vor (Ekg, Fermentdiagnostik). Die Palpation des Abdomens ist meist schmerzhaft, und man kann leere, höher tonisierte Darmschlingen nachweisen. Die Röntgenkontrastdarstellung ergibt eine hochgradig vergröberte Magenschleimhaut, verzögerte Entleerung in das Duodenum und Spasmen im Dünndarmbereich. In einigen Fällen liegt ein Pylorusspasmus vor, und das Kontrastmittel wird immer wieder erbrochen. Der Hämatokrit ist erhöht (Exsikkose) und dennoch vielfach die Leukozytenzahl vermindert (2000–4000/mm^3). Die Mortalität beträgt, abhängig von der Schwere des Krankheitsbildes und dem Einsetzen der Therapie, 10–60%.

Sektion. Bei den Myokarditisfällen findet man neben den Folgen der Herzschwäche (Stauungslunge, Ödeme usw.) Herzmuskeldegeneration und -dilatation und histologisch entzündliche Zellinfiltrate bei relativ geringer Muskelschädigung oder vorwiegend einen Untergang von Muskelzellen sowie Kerneinschlußkörperchen. Die Kadaver der intestinalen Form sind exsikkotisch und abgemagert, und insbesondere im Bereich des Dünndarms ist die hämorrhagische Enteritis festzustellen. Große Teile des Kryptenepithels sind nekrotisch und die übrigen Krypten dilatiert; vielfach finden sich Petechien in Serosa und Mukosa. Bei protrahiertem Verlauf regeneriert sich das Epithel, und in etwa der Hälfte der Fälle finden sich Kerneinschlußkörperchen. Sowohl im Myokard als auch im Darmepithel kann man elektronenmikroskopisch die Parvoviren nachweisen.

Diagnose. Sie kann in charakteristischen Fällen mit großer Wahrscheinlichkeit gestellt werden. Die Viren können außer elektronenmikroskopisch (Kot, Darmschleimhaut) auch mittels Immunofluoreszenz nachgewiesen werden (Darmwand, Darmlymphknoten, Milz, Gewebekultur). Im Prinzip sind auch serologische Verfahren möglich (HA-, HAH-Test). Differentialdiagnostisch kommen die gastrointestinale Form der Staupe, H.c.c., Enterotoxämien, Gastroenteritiden durch Clostridium perfringens und E. coli, Salmonellose, Leptospirose sowie Darmparasitosen (Kokzidien, Giardien, Ankylostomen, Trichuriden, seltener Askariden) in Frage. Unspezifische Entzündungen werden im Winter beim Schneefressen der Hunde sowie bei Schwermetall- und Mykotoxinvergiftung beobachtet.

Therapie. Ruhigstellung des Magen-Darmtraktes durch Futter- und bei wiederholtem Erbrechen Trinkwasserentzug. Die Exsikkose wird durch Elektrolytlösungen (Ringer-Laktat u. dgl.) und die Hypovolämie durch zunächst parenterale (möglichst intravenöse) Dauertropfinfusion von Plasmaexpandern (Dextrane) bekämpft. Die Azidose wird mit Natriumbikarbonat und der Verlust an Chlorionen bei wiederholtem Erbrechen durch Natriumchlorid kompensiert. Wesentlich ist die Verabreichung großer Mengen von Carbo adsorbens, die vermutlich auch Bakterien und Viren bindet. Ansonsten wird symptomatisch und der Sekundärerregerbefall mittels Antibiotika behandelt. Dem Auftreten anderer Infektionskrankheiten als Folge der immunosuppressiven Wirkung der Parvoviren kann durch Gammaglobulingaben vorgebeugt werden. Die *Prognose* ist immer sehr vorsichtig zu stellen.

Prophylaxe. Eine aktive Immunisierung kann mit Tot- und Lebendvakzinen (Katzen-, Hundezellkulturen) erfolgen. Trächtige Hündinnen dürfen nur mit Totvakzinen geimpft werden. Die maternalen Antikörper werden vor allem über das Kolostrum aufgenommen, Welpen von geimpften Muttertieren sollten daher nicht vor der 9. Lebenswoche geimpft werden. Welpen ungeimpfter Mütter können ab der 2., spätestens ab der 6. Lebenswoche geimpft werden. Die Vakzination erfolgt zweimal im Abstand von 2 Wochen und ist jährlich einmal zu wiederholen. Bei unbekanntem Immunstatus wird empfohlen, die Welpen im Alter von 6 bis 7 Wochen viermal im Abstand von 1, 2 und 4 Tagen mit einer inaktivierten Vakzine zu impfen, damit ist angeblich eine Immunisierung trotz maternaler Antikörper möglich.

Panleukopenie der Katze

Diese sehr kontagiöse und verlustreiche Seuche der Katzen und katzenartigen Tiere verläuft vorwiegend als Gastroenteritis mit ausgeprägter Leukozytopenie.

Ätiologie. Das Virus kann auf Katzenzellkulturen gezüchtet und auf Waschbären und Rakoons übertragen werden. Es ist mit dem Erreger der Virusenteritis der Nerze identisch, mit dem caninen Virus verwandt und weiterhin Ursache der Felinen Zerebralen Ataxie und anderer perinataler Krankheiten der Feliden.

Epizootiologie. Auch dieses Virus ist in allen Ausscheidungen der Erkrankten enthalten, findet sich aber auch bis zu einem Jahr lang im Harn und Kot wieder hergestellter Tiere. Das Seuchengeschehen ist durch diese lange Ausscheidungsdauer, die hochgradige Tenazität und die ausgeprägte Kontagiosität des Virus gekennzeichnet. Natürliche Eintrittspforten sind die Atmungswege, der Magen-Darm-Trakt (kontaminiertes Futter, Belecken von Gegenständen) und die Haut (Insektenstiche).

Pathogenese. Nach der Infektion kommt es zu entzündlichen Reaktionen in der Schleimhaut des Dünndarms, anschließend zerstört das Virus die jugendlichen Zellen im lymphatischen Gewebe und schließlich jene im Knochenmark. Die Folgen der transplazentaren Passage bei trächtigen Tieren dürften ähnlich wie beim Schwein sein. Bekannt sind bei Infektionen im letzten Drittel der Trächtigkeit die Schädigung der Kleinhirnzellen der Früchte: zerebellare Hypoplasie.

Die Krankheit wird am häufigsten bei Welpen gesehen, kann aber bei empfänglichen Katzen aller Altersstufen auftreten und hinterläßt eine lang andauernde Immunität; virusneutralisierende Antikörper wurden bis zu 2 Jahren nachgewiesen.

Symptome. Die Inkubationszeit beträgt 2 bis 14 Tage. Beim perakuten Verlauf sterben die Tiere plötzlich, so daß die Tierbesitzer oft Vergiftungen vermuten. In der Regel verläuft die Seuche akut, und die Katzen sind 2 bis 4, seltener bis 10 Tage lang krank. Anfangs besteht hochgradiges Fieber, das oft innerhalb von 1 bis 2 Tagen in subnormale Temperaturen übergeht. Weiters beobachtet man hochgradige Mattigkeit und Inappetenz. Die Tiere trinken nichts, erbrechen gelbe Flüssigkeit und gleichzeitig oder kurze Zeit später tritt Durchfall auf. Die resultierende Exsikkose bedingt eine unelastische trockene Haut sowie trockene Schleimhäute. Die Palpation des Abdomens ist oft schmerzhaft, und man spürt ödemisierte, kontrahierte bzw. mit Flüssigkeit und Gas vermehrt gefüllte Darmteile sowie gelegentlich mäßig vergrößerte Gekröselymphknoten. Im weiteren Verlauf kommt es zu schwerer Depression, hemmungslosem Erbrechen, blutigem Durchfall und Kreislaufversagen. Seltener sind die Schleimhäute anämisch und ikterisch. Im Blut sind frühzeitig die Leukozyten mittel- bis hochgradig (bis $500/mm^3$) vermindert, und zwar vorwiegend die Granulozyten (Agranulozytose), später auch die Erythrozyten. Die Sterblichkeit beträgt 80 %. Daneben scheint es auch (abhängig vom Immunstatus) subklinisch oder latent verlaufende Infektionen zu geben (30–70 % serologisch positive, aber niemals erkrankte Tiere bei Reihenuntersuchungen).

Sektion. Man findet katarrhalische bis blutige Gastroenteritis sowie Vergrößerung der mesenterialen Lymphknoten und der Milz (außer bei perakuten Verlaufsformen). Histologisch sieht man Zerstörungen der Darmschleimhautzellen in den Krypten (Villi) und zu Krankheitsbeginn Einschlußkörperchen.

Diagnose. Diese ergibt sich in charakteristischen Fällen aus dem klinischen Bild bzw. der hohen Morbidität und Mortalität. Differentialdiagnostisch müssen Fremdkörper im Darm, akute Septikämien, Gastroenteritiden (Salmonellose, Koli-, Streptokokken-Infektionen), Leukopenien und Anämien, Vergiftungen (Thallium, Mitosegifte), Strahlenschäden und das Maligne Lymphom berücksichtigt werden. Sie wird durch Virusisolierung (Milz, Darm, Kot), Immunofluoreszenz, histologisch und serologisch (Virusneutralisation, Hämagglutination) gesichert.

Therapie. Die Behandlung entspricht im wesentlichen der beim Hund. Insbesondere die Exsikkose und die Kreislaufschwäche sind zu bekämpfen. Die *Prognose* ist nur dann günstig, wenn die Tiere eine Krankheitsdauer von 3 bis 6 Tagen überstanden haben und die Leukozyten nicht unter $2000/mm^3$ fallen.

Prophylaxe. Auch für die Katze stehen Tot- und Lebendvakzinen zur Verfügung. Maternale Antikörper können 4 bis 8 Wochen, in Extremfällen (Mütter, die gerade eine Erkrankung überstanden haben) bis 16 Wochen persistieren. Man impft daher mit Lebendvakzinen zweimal im Alter von 9 bis 10 und 14 bis 16 Wochen und mit Totvakzinen dreimal mit 9 bis 10, 11 bis 12 und 16 Wochen. Trächtige Tiere ebenso exotische Feliden, Rakoons und Waschbären dürfen nur mit Totvakzinen geimpft werden. Für die passive Immunisierung steht ein Serum zur Verfügung, dessen Anwendung aber keinen Sinn hat, wenn bereits klinische Erscheinungen der Krankheit vorhanden sind.

Fruchttod, Zerebellare Ataxie und andere perinatale Krankheiten der Katze

Eine Infektion von trächtigen Katzen mit dem Panleukopenie-Virus kann wie beim Schwein zum Absterben, Mumifikation oder Resorption der Früchte bzw. Abortus oder Mißbildungen der Welpen führen. Besonders heftig proliferieren die Zellen des Kleinhirns vor und kurz nach der Geburt. Dementsprechend führt eine Infektion während dieser Periode zu einer Zerstörung vorwiegend dieser Zellen und vermindert eine Weiterbildung des Kleinhirns. Bis zum Alter von 3 bis 4 Wochen bemerkt man keine Veränderungen an den Neugeborenen, da die Koordinationsfunktionen des Kleinhirns erst nach diesem Zeitpunkt manifest werden. Dann kommt es zur *Zerebellaren Ataxie* mit Inkoordination der Bewegungen, Tremor im Kopfbereich und auch Hyperthermie. Ansonsten entwickeln sich die Tiere ganz normal. Auch *Retinopathien* sollen durch eine perinatale Infektion bedingt sein und möglicherweise noch andere angeborene Defekte.

Afrikanische Schweinepest

(Pestis africana suum, African swine fever)

Die Afrikanische Schweinepest ist eine der klassischen Schweinepest ähnliche, hochkontagiöse, meist tödlich verlaufende, hochfieberhafte, mit Kreislaufschwäche, Blutungen und serösen Ergüssen in die großen Körperhöhlen einhergehende Infektionskrankheit. Ihre wirtschaftliche Bedeutung resultiert einerseits aus den hohen Tierverlusten und anderseits den strengen veterinärbehördlichen Maßnahmen in den befallenen Ländern.

Ätiologie. Der Erreger wird vorderhand als einziges Säugervirus zu den Iridoviren gezählt. Das Virus besitzt eine außerordentlich hohe Tenazität insbesondere im eiweißhaltigen Milieu und bleibt im Serum sehr lange virulent. Erst bei 60 °C verliert es nach 20 Minuten die Infektiosität. Die Haltbarkeit in faulendem Blut beträgt 4 Monate, in Blutkonserven bei Kühlschranktemperatur (4 °C) 18 Monate, in Schinken 4 bis 6 Monate, in Knochen 6 bis 7 Monate. Das Virus ist innerhalb des pH-Bereiches von 2,0 bis 13,4 stabil. Als Desinfektionsmittel eignen sich 2%iges Formalin und 2%ige Natronlauge.

Bisher wurden mindestens 4 verschiedene Virusstämme festgestellt, die alle ein gemeinsames, lösliches, präzipitierendes sowie ein hämadsorbierendes stammspezifisches Antigen besitzen. Die Züchtung ist in mononukleären Zellen von Knochenmarkskulturen möglich. Das Infektionsspektrum umfaßt Hausschwein und Wildschwein, Warzenschwein und das Waldschwein.

Vorkommen und Epizootiologie. Die Seuche ist abgesehen von Afrika mittlerweile in Spanien und Portugal stationär geworden. Im Gegensatz zu afrikanischen Wildschweinen erfolgt beim Hausschwein über längere Zeit eine Virusausscheidung über Nasensekret, Harn und Kot. Daher stellt beim Hausschwein der direkte Kontakt von Tier zu Tier die wichtigste Übertragungsart dar während die indirekte Übertragung durch Abfälle aus dem interkontinentalen Reiseverkehr (Jagdtrophäen, Geschenksendungen) die wichtigste Einschleppungsquelle ist.

Pathogenese. Das über den Nasenrachenraum eingedrungene Virus vermehrt sich zunächst im Lymphgewebe des Schlundkopfes. Von hier aus erfolgt die Verbreitung über die Lymphbahnen zu den Lymphknoten, wobei mononukleäre Makrophagen, Monozyten und Retikulumzellen die Affinitätszellen darstellen. Etwa 1 bis 3 Tage nach der anschließenden Virämie ist das Virus in Lymphozyten der Lymphknoten, den Gefäßendothelien und der Tunica media nachweisbar, wo es die Ursache für Gefäßnekrosen und in der Folge für größere hämorrhagische Ergüsse ist. Inapparente Infektionen wurden bei Wildschweinen, aber auch bereits bei Hausschweinen beobachtet.

Symptome. Die Inkubationszeit beträgt 5 bis 12 Tage, und die klinischen Erscheinungsbilder sind nicht immer sehr typisch.

Bei der *perakuten Verlaufsform* werden ohne vorherige Symptome plötzlich tote Tiere aufgefunden. Die *akute Verlaufsform* beginnt mit Fieber bis 42 °C, das 4 bis 5 Tage anhält und mit Leukopenie verläuft. Die Schweine sind matt und schwach, vollführen taumelnde ataktische Bewegungen, nehmen aber noch Futter auf. Erst 1 bis 2 Tage vor Eintritt des Todes – das ist 3 bis 4 Tage nach Krankheitsbeginn – kommt es zu vielen flächenhaften Blutungen in und unter der Haut, hochgradiger Zyanose und Dyspnoe, blutigem Durchfall, Erbrechen und schleimig-eitrigem Augen- und Nasenausfluß. Bei der *chronischen Verlaufsform* bestehen intermittierendes Fieber, subkutane Ödeme und Geschwürsbildung in der Haut. Die Krankheitsdauer kann bis zu 15 Monate betragen. Die Letalität liegt zwischen 90 und 100%.

Sektion. Das pathologisch-anatomische Bild der Afrikanischen Schweinepest gleicht dem der amerikanisch-europäischen Schweinepest, wobei aber die hämorrhagischen Veränderungen wesentlich ausgeprägter sind. Petechien kommen kaum vor. Beim *akuten Verlauf* stehen im Gegensatz zu klassischen Schweinepest folgende Veränderungen im Vordergrund: Vermehrte Transsudate in allen Körperhöhlen. Großflächige subperitoneale Hämorrhagien in der Bauchwand und im Mesenterium. Hämorrhagischer Milztumor. Hämorrhagische Infarkte in den Lymphknoten des Magen-Darm-Trakts. Die

Nieren sind blutgefüllt, weisen in ihrer Gesamtheit eine dunkelrote Farbe auf, die mit oft bis bohnengroßen subserösen noch verstreichbaren Blutungen vergesellschaftet sein kann. Auch die Wände der Harn- und Gallenblasen sind hämorrhagisch infiltriert, wobei nicht selten Sugillationen vorhanden sind. Alle Darmabschnitte sind hämorrhagisch. Schleimhautgeschwüre sind nicht vorhanden. Daneben besteht sehr oft ein hochgradiges Lungenödem. In chronischen Fällen ist das Sektionsbild vor allem durch das Vorhandensein von Perikardergüssen, Pneumonien, Lymphknotenhyperplasien und Arthritiden geprägt. Die histologischen Veränderungen sind vorwiegend im Lymphgewebe und im Gefäßsystem (in den Arteriolen und Kapillaren) zu finden und bestehen in Nekrosen.

Diagnose. Um die Ausbreitung eventueller Seuchenherde zu verhindern, ist die möglichst rasche Abgrenzung gegenüber der Europäischen Schweinepest sehr wichtig. Dazu bedient man sich einerseits des Tierversuches (Eine Gruppe von gegen die klassische Schweinepest vakzinierter Schweine und eine nichtvakzinierte Gruppe werden mit verdächtigem Material aus Leber, Niere, Milz, Lunge und Lymphknoten infiziert. Erkranken beide Gruppen, so handelt es sich um die Afrikanische Schweinepest, erkrankt nur die nichtvakzinierte Gruppe, so handelt es sich um die Europäische Schweinepest) und anderseits des Hämadsorptionstests bzw. der ELISA-Technik.

Therapie und Prophylaxe. Eine Behandlung ist international gesetzlich verboten. Die Bekämpfung besteht in Ausrottung der infizierten Bestände und unschädlicher Beseitigung der Tierkadaver. Des weiteren werden Gebietssperre, Quarantäne und Desinfektionsmaßnahmen verordnet.

Papillomatose

Als Papovaviren werden kleine onkogene Viren zusammengefaßt (Hauptvertreter: *Papil*lomavirus, *Po*lyomavirus, *Va*cuolating Virus). Sie sind recht widerstandsfähig, bleiben bei 56 °C mindestens 30 Minuten aktiv und im pH-Bereich 3–7,5 infektionsfähig. Man unterteilt sie in die Genera Papillomavirus und Polyomavirus. Erstere sind wirtspezifische Erzeuger von Papillomen, Fibropapillomen bzw. Warzen bei Mensch und Tier.

ist gutartig, und in der Regel kommt es nach 3 bis 4 Monaten zur spontanen Rückbildung. Die Tiere erwerben eine lang anhaltende Immunität.

In den meisten Fällen erübrigt sich eine Therapie. Bei operativer Entfernung bleiben im Gegensatz zur spontanen Ausheilung vielfach pigmentlose Flecken oder kleine Narben zurück. Eine Vakzine kann wie beim Rind hergestellt und angewendet werden.

Papillomatose des Pferdes

Erreger ist ein equines Papovavirus, das ähnlich wie beim Rind durch oberflächliche Hautverletzungen eindringt und vor allem bei Jungtieren Erkrankungen hervorruft.

Nach einer Inkubationszeit von 2 bis 3 Monaten entwickeln sich im Bereich der Nüstern und Oberlippe, gelegentlich an der Unterlippe und anderen Körperteilen, linsengroße, weißliche bis graugelbe, sulzige Gebilde, die selten gestielt sind, sondern meist flach mit breiter Basis der Hautoberfläche aufsitzen. Mit zunehmendem Wachstum bekommen sie eine verhornte, höckerige Oberfläche. Der Verlauf

Papillomatose des Rindes

Die Rinderpapillomatose ist seit langer Zeit bekannt und weit verbreitet. Bisher sind 6 Papillomaviren des Rindes bekannt geworden. Meist erkranken Jungtiere mit maximal 2 bis 3 Jahren, ältere Rinder nur sporadisch, und vorwiegend bei Stallhaltung. Im Durchschnitt sind 2–5 % der Tiere Papillomträger.

Pathogenese. Die Übertragung erfolgt durch Kontakt. Das Virus haftet an oberfächlichen Verletzungen wie sie als Folge des Scheuerns, beim Onanieren der Jungstiere (Präputialschleimhaut) usw. sowie durch Blutentnahmen, den Melkakt oder mit dem Putzzeug entstehen. An der Eintrittsstelle kommt es (zwischen Stratum spinosum und Stratum corneum) zu langsam zunehmenden Fibroblastenproliferationen. Die entstehenden kleinen Knötchen entwickeln sich sehr rasch zu trockenen und verhornten größeren Wucherungen.

Symptome. Die Inkubationszeit beträgt bis zu 30 Tage. Je nach Lokalisation unterscheidet man vier Verlaufsformen, die zum Teil durch verschiedene Viren hervorgerufen werden.

Von der *Hautpapillomatose* werden vor allem Jungrinder befallen, und zwar meist mehrere Tiere zugleich oder nacheinander. Sie können an Kopf, Hals, Seitenbrust, Rücken und Unterbauch oft bis zu 100 und mehr Neubildungen aufweisen, was verminderte Gewichtszunahme und sogar Abmagerung zur Folge hat. Die Papillome sitzen meist auf breiter Basis der Haut auf und stellen zerklüftete, höckerige oder blumenkohlartige Gebilde von grauweißer Farbe dar, an deren Oberfläche es zu übelriechenden Geschwürbildungen oder Nekrose kommen kann. Mitunter können sie bis zu Doppelfaustgröße heranwachsen.

Bei der *Papillomatose der Zitzen- bzw. Euterhaut* sind die Zitzen mit oft zahlreichen 2–4 mm langen und 1 mm breiten Papillomen bedeckt, so daß es beim Melken zu Einrisasen und Infektionen an der Basis der filiformen Gewächse kommen kann.

Bei der *Genitalpapillomatose* der Jungrinder (Penis, Präputium, Scheidenvorhof) befinden sich an den kutanen Schleimhäuten der äußeren Geschlechtsorgane meist einzelne, oft langgestielte, bis daumenstarke Gebilde, die beim Stier mitunter den Deckakt verhindern können.

Die seltene *viszerale Papillomatose* wird vielfach erst bei der Schlachtung oder einer Probelaparotomie (in der Haube) infolge einer chronischen rezidivierenden Tympanie festgestellt. Nach 3 bis 4 Monaten bildet sich eine spezifische, gegen das jeweilige Virus gerichtete, zellgebundene Immunität aus (mit anderen rinderspezifischen Stämmen sind neuerliche Infektionen möglich).

Histologisch bestehen die Neubildungen aus einem stark verästelten Bindegewebskörper, dessen Oberfläche mit Epithel bekleidet ist (Fibropapillom), oder vorwiegend aus Epithelwucherungen (Papillom).

Diagnose. Sie wird auf Grund des klinischen Befundes gestellt und durch die histologische Untersuchung bzw. den elektronenoptischen Nachweis des Virus gesichert. Serologisch können präzipitierende oder die Hämagglutination hemmende Antikörper nachgewiesen werden. Differentialdiagnostisch sind die Hyper- oder Parakeratose, gelegentlich das Roecklsche Granulom und am Euter die Pokken auszuschließen.

Therapie. Eine operative Entfernung der Papillome ist dort angezeigt, wo es zu mechanischen Behinderungen kommt. Dabei werden die Papillome abgedreht, wodurch die überdehnte Tunica elastica der Gefäße nach deren Riß in das Lumen zurückschnellt, sich einrollt und Blutungen verhindert. In einer Sitzung sollten immer nur 8 bis 15 Papillome entfernt werden. In der Folge bilden sich die übrigen Papillome rascher zurück.

Die Vakzination erfolgt am besten mit einer tier- oder stallspezifischen Vakzine, die aus den Papillomen hergestellt wird.

Papillomatose des Schafes und der Ziege

Die Krankheit ist ebenfalls infektiöser Natur, jedoch sehr selten. Die Neubildungen befinden sich beim Schaf vorwiegend an den Körperstellen mit wenig oder gar keiner Wolle, d.s. die Extremitäten, die Umgebung des Mundes und die Mundschleimhaut. Bei der Ziege kommen Papillome auf der ganzen Körperoberfläche sowie auf der Zitzen- und Euterhaut vor. Die Veränderungen entsprechen den beim Rind besprochenen.

Die Diagnose wird auf Grund des klinischen und histologischen Befundes gestellt. Differentialdiagnostisch muß der Lippengrind berücksichtigt werden. Beim Vorliegen einer hochgradigen Papillomatose empfiehlt sich die Schlachtung der Tiere. Einzelne Papillome können so wie beim Rind entfernt werden.

Papillomatose des Schweines

Die Papillomatose des Schweines ist äußerst selten, und auch bei ihr wurde der infektiöse Charakter eindeutig nachgewiesen. Je nach Lokalisation ist zwischen einer generalisierten, sich über die ganze Körperoberfläche erstreckenden, und einer meist auf die Geschlechtsorgane lokalisierten Papillomatose zu unterscheiden. Hinsichtlich Diagnose und Behandlung gilt das bei den Wiederkäuern Gesagte.

Papillomatose des Hundes

Bei Junghunden wurden im Bereich der Mundschleimhaut bis erbsengroße, den Warzen des Menschen ähnliche, höckerige oder gestielte Papillome beobachtet, die oft ganze Würfe befallen, mehrere Wochen bestehen bleiben und sich dann spontan zurückbilden. Bei experimenteller Übertragung wurde eine Inkubationszeit von 30 bis 35 Tagen festgestellt. Die Tiere sind anschließend gegenüber Reinfektionen immun. Bei etwas älteren Hunden können Hautpapillome auftreten, die vermutlich durch ein anderes Virus bedingt sind.

Adenovirosen

Adenoviren sind weltweit verbreitet und verursachen akut bis chronisch verlaufende Organkrankheiten (Atmungstrakt, Leber, Magen-Darm-Trakt, Gehirn uw.), vielfach aber auch nur klinisch inapparent verlaufende Infektionen.

Die 70–80 nm großen Viren sind im pH-Bereich 4 bis 9 einige Tage stabil. Bei 4 °C bleiben sie bis zu 9 Monate, bei Zimmertemperatur 3 bis 4 Monate, bei 37 °C 3 bis 4 Wochen virulent; bei 56 °C werden sie schon nach 30 Minuten inaktiviert. Dementsprechend weisen sie in der Außenwelt eine relativ große Tenazität auf. Sie wachsen meist nur auf homologen Zellkulturen.

Die Familie wird in die Genera Mastadenovirus (Adenoviren der Säugetiere) und Aviadenovirus (Adenoviren der Vögel) unterteilt. Jede Gattung besitzt ein gemeinsames Antigen, das sich mittels Komplementbindung nachweisen läßt. Die Adenoviren sind sehr wirtsspezifisch, jedoch können mehrere Serotypen auftreten, die oft unterschiedliche pathogene Eigenschaften besitzen.

Die Viren werden mit allen Sekreten und Exkreten ausgeschieden. Die Übertragung erfolgt durch direkten und indirekten Kontakt, aerogen (Tröpfcheninfektion) und oral über Futter, Wasser, Streu, Geräte, Stalleinrichtungen usw. Bis 80% einer Rinder- und Hunde- und 60% einer Schweinepopulation können befallen sein (serologische Untersuchungen).

Adenovirusbedingte Lungenentzündung des Fohlens

Diese katarrhalische Lungenentzündung tritt vorwiegend bei Fohlen mit geschädigten Abwehrmechanismen auf und wird vielfach durch bakterielle Sekundärerreger kompliziert.

Ätiologie und Epizootiologie. Das equine Adenovirus, von dem bisher zwei Serotypen nachgewiesen wurden, findet sich auf den Schleimhäuten des Respirationstraktes gesunder Pferde und wird mit Nasen- und Augenausfluß sowie Harn und Kot übertragen. Zur Erkrankung kommt es anscheinend nur, wenn die Fohlen kein Kolostrum erhalten haben, mit einem angeborenen Immundefekt behaftet sind (bestimmte Araberlinien) oder einer immunosuppressiven Infektion bzw. Behandlung unterworfen werden.

Symptome. Die Tiere erkranken meist im Alter von 6 bis 12 Wochen (Araber auch früher), und abhängig vom Immunstatus schwanken sowohl Morbidität wie auch Krankheitsbild. Vielfach treten nur milde Katarrhe der vorderen Luftwege, Konjunktivitis und gelegentlich Durchfälle mit dickbreiigem Kot auf. Ansonsten beginnt die Krankheit mit Fieber von 40 bis 41 °C, Mattigkeit und serösem Nasenausfluß, der bald schleimig wird. Die Tiere husten häufig und weisen zunehmende Dyspnoe auf. Durch bakterielle Komplikationen entwickeln sich eitrige oder kruppös-eitrige Pneumonien mit Verschlechterung des Allgemeinzustandes. Im Blutbild findet sich eine mäßige bis hochgradige Lymphopenie, die von einer Leukozytose gefolgt sein kann.

Bei immunkompetenten Tieren verläuft die Seuche in der Regel innerhalb von 7 bis 14 Tagen gutartig, falls nicht Sekundärerreger hinzutreten. Bei den Arabern, aber auch bei mehrfach immunosuppressiv geschädigten Fohlen führt sie oft zum Tode. Ansonsten hängt die Mortalität vom Ausmaß des Immunitätsdefektes ab und fehlt z.B. bei den Tieren, die lediglich kein Kolostrum erhalten haben.

Sektion. Atmungstrakt, Darm, Pankreas und Lymphknoten sind entzündlich verändert. Histologisch kann man auch intranukleäre Einschlußkörperchen nachweisen.

Diagnose. Sie kann durch Virusisolierung (während der Fieberattacke) bzw. elektronenmikroskopischen Nachweis des Virus in Nasen- und Konjunktivalabstrichen gesichert werden; evtl. auch durch serologische Untersuchungen.

Therapie und Prophylaxe. Die Behandlung erfolgt wie bei anderen virusbedingten Krankheiten des Respirationstraktes der Pferde und deren bakteriellen Komplikationen. Vakzinationen verhindern anscheinend eine klinisch wahrnehmbare Erkrankung; bei der Sektion konnten jedoch noch Veränderungen, allerdings in weniger starkem Ausmaß, gefunden werden.

Pneumoenteritis des Rindes

Adenoviren rufen beim Rind unter Beteiligung von Sekundärerregern, anderen Viren und ungünstigen Umweltfaktoren ein mit hohen wirtschaftlichen Schäden einhergehendes Krankheitsgeschehen hervor.

Ätiologie. Bisher wurden neun Serotypen festgestellt, die sich in zwei Gruppen unterteilen lassen. Die Gruppe 1 umfaßt die Serotypen 1, 2 und 3, die mit Mastadenoviren anderer Tierspezies ein gemeinsames komplementbindendes Antigen besitzen. Die Gruppe 2, die die Serotypen 4 bis 9 enthält, weist ein eigenes Antigen auf. Die beiden Gruppen verhalten sich auch biologisch unterschiedlich (Wachstum in Zellkulturen).

Epizootiologie und Pathogenese. Stallenzootien treten in Kälbererzeugerbetriebn während der kalten Jahreszeit nach dem Einbringen infizierter Tiere auf, während nach dem Umtriebsystem geführte Mastbetriebe infolge des andauernden Zukaufes ununterbrochen mit Krankheitsfällen zu tun haben.

Die Krankheit tritt im Alter von 2 bis 12 Monaten auf, kann aber auch ältere Rinder erfassen. Die Tiere scheiden das Virus vom 10. bis 21. Tag nach der Infektion über Nasen- und Tränensekret sowie den Kot aus. Bei trächtigen Kühen kann es auch zu intrauterinen Infektionen und Schädigung des Fetus kommen. Bereits am 4. bis 5. Tag, längstens nach 7 Tagen, treten neutralisierende, komplementbindende und präzipitierende Antikörper auf. Der höchste Titer wird etwa 21 Tage nach der Infektion erreicht und etwa 10 Wochen beibehalten, um dann langsam abzufallen. Über das Kolostrum aufgenommene Antikörper können beim Kalb bis zu 4 Monate nachweisbar sein.

Symptome. Die Inkubationszeit beträgt 2 bis 6 Tage. In der ersten virusbedingten Phase beobachtet man mittel- bis hochgradige Apathie, verminderte Freßlust, 41–42 °C Fieber, gering- bis mittelgradigen, serös-schleimigen Nasenausfluß, hochgradige Dyspnoe und trockenen Husten. Über der Lunge sind heller bis überlauter Perkussionsschall mit Erweiterung der Lungengrenzen, verschärftes bis rauhes Vesikuläratmen und feuchte Rasselgeräusche festzustellen. Gelegentlich bestehen infolge des akuten interstitiellen Lungenemphysems auch subkutane oder retroperitoneale Emphyseme. Die Mehrzahl der Tiere hat Durchfall. Diese akuten Erscheinungen gehen nach wenigen Tagen zurück.

Sektion. Bei akut und schwer erkrankten Tieren dominieren Bronchopneumonien, gelegentlich auch interstitielle Lungenemphyseme sowie fibrinöse Pleuritiden und Perikarditiden. Die Schleimhäute des Magen-Darm-Trakts sind gerötet. Beim chronischen Verlauf haben die Lungenveränderungen durch bakterielle Sekundärerreger meist eitrigen Charakter.

Bei ungünstigen Klimabedingungen (feuchte, kalte Stalluft, Zugluft) kommt es nach 10 bis 14 Tagen durch bakterielle Sekundärerreger zur zweiten Krankheitsphase mit katarrhalischer bis eitriger Bronchopneumonie. Der Nasenausfluß wird schleimig-eitrig, die Tiere sind apathisch und matt, weisen wechselnde Freßlust, Fieber und mittel- bis hochgradige gemischte Dyspnoe auf. Über der Lunge sind in den zentralen Abschnitten Dämpfungen und bronchiales Atmen nachweisbar. Der Nährzustand verschlechtert sich rasch, und ein höherer Prozentsatz dieser Tiere geht zugrunde. Trächtige Kühe können lebensschwache oder auch mumifizierte Kälber gebären.

Diagnose. Eine ätiologische Diagnose ist nur durch den Virusnachweis mit Hilfe von Tupferproben aus den Tonsillen oder dem Nachweis ansteigender virusneutralisierender Antikörper in gepaarten Serumproben möglich. Differentialdiagnostisch sind insbesondere Infektionen mit Myxoviren auszuschließen.

Therapie. Die Behandlung muß unverzüglich einsetzen, sich mindestens über eine Woche erstrecken und, wenn mehr als 30% der Tiere erkrankt sind, den ganzen Bestand erfassen. Sie richtet sich vor allem gegen die Sekundärerreger, und zwar mit Penicillin-Streptomycin-Gemischen, Tetrazyklinen, Chloramphenikol, Ampicillin, Sulfonamiden, Metoprim, Spectinomycin, Tiamutin oder Kombinationen wie Chloromugon und anderen, wobei Langzeitpräparationen vorzuziehen sind. Gleichzeitig sollten intratracheal 15 ml polyvalentes Hochimmunserum appliziert werden. Der Allgemeinzustand wird durch Bisolvon, Novalgin, Effortil und Vitamine gebessert. Tiere, die wieder fressen, sind auch bei Fieberfreiheit noch durch 2 bis 3 Tage peroral zu behandeln.

Prophylaxe. In Kälbererzeugerbetrieben sind regelmäßig (Ende August bis Ende September) zwei Schutzimpfungen im Abstand von 3 bis 4 Wochen vorzunehmen. Die Vakzine hat dabei aus jeder der beiden Adenovirusgruppen zumindest einen, besser aber die ortsspezifischen Serotypen zu enthalten. Spätere Impfungen sind unbefriedigend.

In den zukaufenden Mastbetrieben sind die Stallungen zu reinigen und zu desinfizieren und müssen vor Eintreffen der Kälber auf 20 °C aufgeheizt werden. Die ankommenden Tiere werden mit peroral zu verabreichenden Antibiotika- und Sulfonamidpräparaten (s. oben) zwei Wochen lang behandelt. Gleichzeitig empfiehlt sich die intratracheale Applikation von polyvalentem Hochimmunserum oder von attenuiertem lebendem PI-3-Virus (Merieux) bzw. von Bayferon (hochpassagiertes IPV-Virus), Duphamin (hochpassagiertes Avipox-Virus), Omnadin oder Yatren zur raschen Anregung (24 Stunden) der Interferonbildung. Dadurch wird ein Eindringen von Viren in die Schleimhautzellen vorübergehend (bis zu 12 Tagen) verhindert. Zwei Wochen nach dem Zukauf erfolgt die aktive Impfung.

Adenovirosen des Schafes

Adenoviren sind wie beim Rind an den multifaktoriellen Erkrankungen des Respirationstraktes beteiligt.

Ätiologie und Epizootiologie. Bisher wurden beim Schaf fünf Serotypen isoliert, die zum Teil Beziehungen zu bovinen Adenoviren haben. Eine Infektion der Schafe durch Rinder erscheint daher möglich. Die Pathogenität der beim Schaf isolierten Adenovirusstämme ist unterschiedlich. Die Ausscheidung der Viren erfolgt über das Nasensekret und den Kot. Die Infektion von Tier zu Tier erfolgt durch Kontakt. Eingeschleppt wird die Krankheit durch inapparente Virusträger.

Symptome. Die Inkubationszeit beträgt 6 bis 8 Tage, und es erkranken vor allem Saug- und Mastlämmer. Die ersten Erscheinungen der akuten Phase sind Teilnahmslosigkeit, hohes Fieber und Durchfall. Wenige Tage später folgen Konjunktivitis, serös-schleimiger Nasenausfluß, erhöhte Atemfrequenz, Dyspnoe und Husten. Nach etwa einer Woche hört der Durchfall auf, und die akuten respiratorischen Erscheinungen gehen in 10 bis 14 Tagen zurück. Die zweite Phase wird durch das Hinzukommen von Sekundärerregern verursacht und verläuft chronisch. Die Tiere haben wieder Fieber bis zu 42 °C, schleimig-eitrigen Nasenausfluß, hochgradige Dyspnoe, feuchten Husten und verminderte Freßlust. Viele Jungtiere werden zu Kümmerern. Bei der reinen Virusinfektion ist der Verlauf günstig, während die zweite Phase hohe Verluste zur Folge hat.

Sektion. Man findet interstitielle Pneumonien, die vor allem die ventralen Lungenabschnitte erfassen. An den geröteten Schleimhäuten des oberen Respirationstraktes treten oft kleinste Geschüre auf. Auch die Dünndarmschleimhaut ist gerötet, ödemisiert und mit einem viskös-schleimigen Exsudat bedeckt; der Darminhalt kann wäßrig sein. Die Lymphknoten des Respirationstrakts sind akut geschwollen.

Diagnose. Aufgrund der klinischen Erscheinungen und des Sektionsbildes kann nur eine Vermutungsdiagnose gestellt werden. Durch den histologischen Nachweis von intranukleären Einschlußkörperchen in den peribronchialen Lymphknoten wird sie gesichert. Differentialdiagnostisch sind Parainfluenza-3-Infektionen und die Pasteurellose zu berücksichtigen.

Therapie und Prophylaxe. Therapeutisch sind die gleichen Chemotherapeutika wie beim Rind zu applizieren. Rechtzeitige Vakzination vor Zusammenbringen größerer Tiergruppen bringt in Verbindung mit einer Verbesserung des Stallklimas recht gute Erfolge.

Adenovirusinfektionen beim Schwein

Die bisher beim Schwein festgestellten Adenoviren lassen sich vier verschiedenen Serotypen zuordnen und verhalten sich ähnlich wie jene des Rindes. Bei SPF-Ferkel oder Gnotobioten entwickelten sich nach künstlicher intranasaler Infektion interstitielle Pneumonien und Meningoenzephalitiden, die stets von Durchfällen begleitet waren. Ob aber Adenoviren beim Schwein tatsächlich praktische Bedeutung haben, ist zur Zeit noch ungeklärt.

Hepatitis contagiosa canis
(Ansteckende Leberentzündung der Hunde, H.c.c., Rubarthsche Krankheit, Fuchsenzephalitis)

Die H.c.c. ist eine fieberhafte Allgemeinkrankheit, die beim Hund mit Leberentzündung und beim Fuchs als Gehirnentzündung verläuft. Sie kommt derzeit selten vor bzw. unterliegen viele Tiere stummen Durchseuchungen.

Ätiologie. Erreger ist ein canines Adenovirus vom Typ 1 (CAV-I), das auch im bebrüteten Hühnerei und in Nierenepithelien von Labortieren gezüchtet werden kann. Durch Passagieren wird die Virulenz für den Hund vermindert. Die Tenazität des Virus ist sehr gut; in Zwingern kann es sich lange Zeit halten.

Epizootiologie. Das Virus wird u.a. mit Speichel, Nasensekret, Harn (bis zu ½ Jahr) und Kot ausgeschieden. Rekonvaleszente, genesene und stumm infizierte Tiere stellen das Virusreservoir dar. Die Ansteckung erfolgt mit kontaminierten Gegenständen, Futter, Ungeziefer (Läuse) usw., und zwar hauptsächlich per os; eine diaplazentäre Infektion ist möglich.

Pathogenese. Das Virus vermehrt sich zunächst in den Tonsillen sowie im Dünndarmepithel (Peyersche Platten) und gelangt nach 3 bis 5 Tagen über die regionären Lymphknoten in das Blut und alle Körpergewebe und Organe. Eine weitere Vermehrung findet im Gefäßendothel und im MPS, später auch in den Parenchymzellen der Leber statt, wobei intranukleäre Einschlußkörperchen entstehen. Permeabilitäts- und Zirkulationsstörungen verursachen Ödeme, Flüssigkeitsergüsse und Blutungen.

Symptome. Die Inkubationszeit beträgt 2 bis 5 (bis 10) Tage. Vorwiegend erkranken Hunde im ersten Lebensjahr, insbesondere 2 bis 3 Monate alte Welpen. Der Krankheitsverlauf ist vom Immunstatus abhängig.

Der *perakute Verlauf* beginnt plötzlich mit hohem Fieber, Apathie, Inappetenz und Abdominalschmerz. Anschließend stellen sich (oft blutige) Durchfälle und Erbrechen sowie Schleimhautblutungen ein. Vor dem Tode kommt es zu Hypoglykämie, Kreislaufkollaps und Untertemperatur. Die Krankheitsdauer beträgt maximal 2 bis 3 Tage; vielfach findet man anscheinend gesunde Welpen am nächsten Tag tot auf.

Der *akute* bis *subakute Verlauf* tritt besonders bei Welpen nach Absinken der maternalen Antikörper auf. Er beginnt gleichfalls plötzlich mit Fieber, Apathie, Somnolenz, Inappetenz und gelegentlich vermehrtem Durst. Die Fieberkurve verläuft zwei- bis dreigliedrig mit 1 bis 2 Tage lang andauernden Remissionen; bei jedem Fieberschub tritt eine neuerliche Verschlechterung ein. Konjunktiven, Nasenschleimhaut und Tonsillen sind meist mäßig katarrhalisch verändert, die Lymphknoten vergrößert. Gelegentlich werden subkutane Ödeme, petechiale Blutungen aber kaum Ikterus (Störung der Bilirubinbildung) gesehen. Etwa in einem Drittel der Fälle treten z.T. blutige Durchfälle und Erbrechen auf. Besonders kennzeichnend ist die Schmerzhaftigkeit (Gallenblase) bei Palpation der Schaufelknorpelgegend. Gelegentlich werden Tracheobronchitiden beobachtet; äußerst selten dagegen zentralnervale Symptome (Welpen). Eine etwa ab dem 4. Krankheitstag fallweise auftretende Proteinurie kann die Folge einer Glomerulonephritis sein.

Ebenso wie bei den perakut verlaufenden Fällen stellt sich anfänglich kurzfristig eine Leukozytopenie ein, die nach einigen Tagen von einer Leukozytose abgelöst wird. Die Senkung der Erythrozyten ist beschleunigt. Charkteristisch ist die oft bedrohliche Ausmaße erreichende Hypoglykämie (bis 30 mg%), die auch den Verlauf beeinflußt. Die Leberfunktionsproben sind abhängig vom Ausmaß der Leberschädigung verändert.

Beim *chronischen Verlauf,* der vor allem ältere Hunde betrifft, sind die Krankheitserscheinungen weniger ausgeprägt: mäßiges Fieber, Inappetenz, Apathie; die Tiere magern ab, gelegentlich wird Ikterus beobachtet. Hypoglykämie und Störungen der Leberfunktionsproben sind weniger ausgeprägt.

In 20% der Fälle kommt es zu Hornhauttrübungen mit Lichtscheu, serösem Augenausfluß und episkleraler Gefäßinjektion als Folge einer allergischen Reaktion mit dem in der vorderen Augenkammer persistierenden Virus. Dagegen ist die während des akuten Verlaufs gelegentlich auftretende Iridozyklitis und Keratitis die Folge der direkten Viruseinwirkung. Die Trübungen sind oft einseitig und können nach ein bis zwei Wochen wieder verschwinden, bleiben aber oft noch in der Rekonvaleszenz bestehen.

Wie serologische Reihenuntersuchungen zeigen, scheinen bei Hunden sehr häufig *klinisch inapparente Infektionen* stattzufinden.

Das Überstehen der Krankheit hinterläßt eine ca. ein Jahr lang andauernde Immunität.

Gelegentlich wurden chronische interstitielle Nephritiden beobachtet. Weiterhin können reine respiratorische Verlaufsformen auftreten, und in Großbritannien wird die Ansicht vertreten, daß das CAV-1 der häufigste Erreger des „Zwingerhusten" (s. später) ist. Ebenso verursacht es gelegentlich Enzephalopathien, perinatale Erkrankungen und Iridozyklitiden.

Sektion. Die Leber ist geringgradig geschwollen, lichter gefärbt, subserös ödemisiert und weist deutliche Läppchenzeichnung sowie Fibrinbeläge auf. An der Gallenblase findet sich häufig ein umfangreiches Ödem; weiters sind Pankreas, Lymphknoten, Gehirn, Mediastinum und bei jungen Hunden Thymus ödemisiert. An serösen Häuten sowie Schleimhäuten treten Blutungen auf, und es kommt zum Austritt serös bis hämorrhagischer, manchmal von Fibrinfäden durchzogener Flüssigkeit. Histologisch findet man u.a. eine allgemeine Aktivierung des MPS und intranukleäre Einschlußkörperchen (Typ A nach *Cowdry*).

Diagnose. Die perakuten und akuten Formen können mit Vergiftungen, akuter Leptospirose, obturierenden Fremdkörpern im Darm, Invaginationen usw. verwechselt werden. Je protrahierter der Verlauf ist, desto eher bestehen Schwierigkeiten zur Abgrenzung gegenüber der Staupe, insbesondere deren katarrhalischen und intestinalen Formen. Kennzeichnend sind das plötzliche und heftige Einsetzen der Symptome bei den akuten Verlaufsformen, die serösen Katarrhe der Schleimhäute, die Hornhauttrübung und der Druckschmerz in der Leberpfortengegend, weiterhin die Neutropenie und Hypoglykämie. Die Diagnose wird durch den Nachweis von virusneutralisierenden Antikörpern, die indirekte Hämagglutination und den direkten Hämagglutinationshemmungstest, die alle bereits ab dem 7. Tag p.i. positiv sind, sowie mit Hilfe der Immunofluoreszenz (Tonsillarabstrich) gesichert. Komplementbindungsreaktion und Agargeltest werden erst nach etwa 3 Wochen positiv. Am toten Tier kann der Nachweis der Einschlußkörperchen die Diagnose sichern bzw. sucht man das Virus zu isolieren.

Therapie. Immunsera bzw. Gammglobuline sind nur im febrilen Anfangsstadium sinnvoll. Ansonsten wird wie bei den anderen Leberkrankheiten und hämorrhagischen Diathesen behandelt. Intravenöse Traubenzuckerinjektionen können lebensrettend wirken (Hypoglykämie). Die Heilung der Keratitis kann durch warme Umschläge gefördert werden. Zu vermeiden sind Kortikosteroide, die die Aufhellung verzögern oder zu dauernden Trübungen führen. Wichtig ist eine absolut fettfreie Diät.

Prognose. Saugwelpen und Junghunde erkranken häufiger an den meist tödlich verlaufenden perakuten und akuten Formen, während die protrahierteren Erkrankungen mit günstigem Ausgang hauptsächlich bei erwachsenen Hunden vorkommen. Überleben die Tiere die ersten 2 bis 4 Tage, so kann eher mit einem günstigen Ausgang gerechnet werden.

Prophylaxe. Eine passive Immunisierung ist durch Antiserum oder Gammaglobuline möglich. Die aktive Immunisierung kann mit Adsorbatvakzinen oder mit Lebendvirus (CAV-1, CAV-2) erfolgen, und zwar ab der 7. bis 9. Lebenswoche mit Wiederholung in der 12. Lebenswoche oder einmalig ab der 13. Lebenswoche. Der Impfzeitpunkt ist von der Konzentration der maternalen Antikörper abhängig, die in 95% der Fälle bis zur 12. und nur selten bis zur 16. Lebenswoche persistieren. Wiederholungsimpfungen sind jährlich vorzunehmen.

Mit Lebendvirus (CAV-1 aus Schweine- oder Hundezellkulturen) können gelegentlich 1 bis 2 Wochen nach der Vakzination Augenveränderungen (Uveitis, Korneaödem) auftreten, die gewöhnlich innerhalb weniger Tage zurückgehen.

Adenovirusbedingter Zwingerhusten des Hundes
(Kennel cough, Infektiöse Tracheobronchitis)

Canine Adenoviren sind häufige Verursacher bzw. Sekundärerreger des sogenannten „Zwingerhustens" (s. S. 27).

Ätiologie. Haupterreger ist Typ 2, der mit dem CAV-1 serologische Beziehungen aufweist und ähnliche Eigenschaften bezüglich seiner Stabilität besitzt. Das CAV-2 wurde als Erreger von Lungenentzündungen, Bronchitiden, Tonsillitiden und Pharyngitiden bei Hunden festgestellt. Wie erwähnt, kann aber auch das CAV-1 derartige Erkrankungen hervorrufen.

Epizootiologie und Pathogenese. Das CAV-2 ist wiederholt von Hunden mit „Zwingerhusten" isoliert worden, und zwar vor allem bei jungen Stadthunden und bei Welpen in Tierhandlungen. Die Ansteckung erfolgt sehr rasch auf aerogenem Wege; im Gegensatz zum CAV-1 vermehrt sich das CAV-2 nur im Epithel des Atmungstraktes. Es wird durch 8 bis 9 Tage von den infizierten Hunden ausgeschieden, bleibt aber dann weiterhin im Organismus vorhanden.

Symptome. Das CAV-2 verursacht primär die milde Verlaufsform des „Zwingerhustens", die fallweise durch bakterielle Sekundärerreger kompliziert wird, kann aber auch selbst als Sekundärerreger auftreten und eine anderweitig bedingte milde Verlaufsform aggravieren. Charakteristisch ist für die Adenovirusinfektion in der Regel die Tonsillitis. Das CAV-1 löst nur bei aerogener Infektion ein respiratorisches Syndrom aus. Bei beiden Typen dürfte das Ausmaß der Erkrankung von der Menge des inhalierten Virus abhängig sein.

Sektion. Die Adenoviren verursachen eine nekrotisierende Bronchiolitis und fokale Nekrose der Turbinalia und des Tonsillarepithels. Vor allem in der Nasenschleimhaut können intranukleäre Einschlußkörperchen (s. H.c.c.) festgestellt werden.

Therapie und Prophylaxe. Diesbezüglich wird auf den Abschnitt „Zwingerhusten" (s. S. 28) verwiesen. Nach Impfungen mit CAV-1-Vakzinen besteht ein gewisser Kreuzschutz.

Herpesvirosen

Herpesviren kommen weltweit bei Mensch und Tier vor und können im Wirtsorganismus oft lebenslang persistieren. Erkrankungen treten vor allem im Rahmen größerer Tiermassierungen sowie nach Stressoreneinwirkungen auf.

Die 140 bis 200 nm großen Viren sind wärme- und säureempfindlich, können jedoch in der Außenwelt unter Umständen längere Zeit überleben; bei 56 °C bzw. pH 3 gehen sie bald zugrunde. Zur Desinfektion eignen sich 2%ige Formalinlösung oder Natronlauge und insbesondere oberflächenaktive Mittel, die die Lipidhülle beeinflussen. Sie wachsen in Zellkulturen und bilden dort ebenso wie im Wirtsgewebe Kerneinschlußkörperchen (Cowdry A).

Die Familie wird in die Unterfamilien Alphaherpesvirinae (rasch wachsende zytolytisch wirkende Viren, z.B. IBR), Betaherpesvirinae (Zytomegalieviren) und Gammaherpesvirinae (lymphoide Wucherungen auslösende Viren, z.B. Mareksche Krankheit) geteilt. Die Herpesviren sind meist wirtsspezifisch, man kann jedoch bei einer Tierart oft mehrere Typen feststellen, so beim Pferd drei, beim Rind vier, beim Schwein zwei. Antigengemeinschaften bestehen sowohl zwischen diesen Typen wie auch zwischen den Viren verschiedener Tierarten.

Die Übertragung erfolgt durch Kontakt, vielfach auch bei der Geburt oder intrauterin sowie mit dem Sperma. Die Viren breiten sich zunächst am Infektionsort aus, wobei die Gewebezellen nach der Weitergabe absterben und Nekroseherde bzw. Plaques bilden. Anschließend ist eine hämatogene aber auch nervale Verbreitung möglich. Letztere führt in Gehirn und Rückenmark zum Befall von Ganglienzellen, wo die Herpesviren lange persistieren können. Nach entsprechender Aktivierung treten sie wieder aus und wandern entlang der Nerven in die Peripherie bzw. streuen neuerdings. Auch andere „ökologische Zellnischen" sind bekannt geworden, in denen das Virus sich gleichfalls der Infektabwehr entziehen und lange Zeit halten kann. Hierzu gehören u.a. Epithelgewebe, lymphoretikuläres Gewebe, Makrophagen, Lymphozyten und

Leukozyten. Diese latenten Infektionen können durch die verschiedensten Belastungen und Stressoreneinwirkungen wieder manifest werden (Transporte, Klimaeinflüsse, Krankheiten, Bestrahlungen, Immunosuppression, Zytostatika, Kortikosteroide usw.).

Herpesviren verursachen 1. zyklisch verlaufende Allgemeinkrankheiten mit teilweise hoher Mortalität (Rhinopneumonitis, IBR, Welpensterben), 2. Lokalkrankheiten vorwiegend an Schleimhäuten und Drüsen (Koitalexanthem, IPV, Mammilitis), 3. proliferative Veränderungen (Mareksche Krankheit, Schafadenomatose) und 4. Krankheiten des Zentralnervensystems (Rhinopneumonitis, Aujeszkysche Krankheit). Morbidität und Mortalität sind großen Schwankungen unterworfen, und die Viren können sich in Virulenz, Pathogenität und Tropismen stark verändern.

Die Erkrankung führt zur Bildung neutralisierender, präzipitierender und komplementbindender Antikörper, die aber nicht immer auftreten müssen (Lokalinfektionen) bzw. nicht überall wirksam werden (Zellnischen). Die latente Infektion kann zur Infektionsimmunität, Interferenz und Paramunität führen. Die Immunität basiert im wesentlichen auf T-Lymphozyten-Mechanismen, und dies kann zur Diagnose (Intrakutantest) herangezogen werden. Die Paramunität kommt vor allem durch Interferon-Makrophagen- und das Komplement-Properdin-System zustande. Alle diese Mechanismen können aber nicht intrazellulär persistierende Viren eliminieren. Darüber hinaus besitzen viele Herpesviren eine besondere Affinität zu Feten bzw. Neugeborenen, deren Abwehrfunktionen noch nicht voll ausgebildet sind.

Eine virustatisch wirkende Chemotherapie ist möglich, und zwar kann man bei Lokalinfektionen 5-Iodo-2-Desoxyuridin versuchen.

Schutzimpfungen sind sowohl mit Lebendvirus als auch inaktivierten Erregern möglich, führen aber niemals zur Eliminierung des Erregers. Seuchenfreiheit wird nur durch Eliminierung aller Virusträger erreicht.

Rhinopneumonitis des Pferdes
(Equine Rhinopneumonitis, ERP, Virusabort der Stuten)

Die Rhinopneumonitis ist eine hochkontagiöse, akut und meist fieberhaft verlaufende Krankheit der Pferde, die sich bei Jungtieren vorwiegend als katarrhalische Entzündung des vorderen Respirationstraktes manifestiert und bei trächtigen Stuten in der Regel zwischen dem 7. und 10. Trächtigkeitsmonat zu Aborten führt.

Ätiologie. Erreger ist das Equine Herpesvirus Typ 1 (EHV 1), das eine hohe Tenazität besitzt und gegen Austrocknung, normale und niedrige Temperaturen sehr widerstandsfähig ist; es hält sich in der Umgebung von Pferden 2 bis 6 Wochen virulent. Zwischen den einzelnen Stämmen bzw. Biotypen bestehen geringe Antigen- und Virulenzunterschiede. So ist das Virus aus abortierten Feten in der Regel infektiöser und aggressiver als jene Viren, die aus dem Respirationstrakt isoliert werden. Die Züchtung ist auf Zellkulturen verschiedener Spezies und in bebrüteten Hühnereiern möglich. Zur serologischen Untersuchung können die Hämagglutination und der Nachweis komplementbindender Antikörper herangezogen werden.

Vorkommen und Epizootiologie. Empfänglich sind neben Pferd noch Maultier und Esel. Die Seuche wird in der Regel durch klinisch inapparente Virusträger in bisher gesunde Bestände eingeschleppt, und es kommt dann zu Massenerkrankungen aller Altersstufen. In durchseuchten Betrieben tritt die respiratorische Form der Krankheit je nach Immunstatus der Tiere vor allem bei Fohlen und Jungtieren bis zu zwei Jahren auf. Die daraus auf den Schleimhäuten resultierende Immunität hält trotz nachweisbarer humoraler Antikörper nur 2 bis 3 Monate an, und die Tiere können dann, zwar milder, neuerlich erkranken. Diese partiell immunen Tiere spielen bei Neuinfektionen empfänglicher Tiere eine wichtige Rolle.

Das Virus findet sich im Blut und im Nasenausfluß der Pferde und wird mit diesem unmittelbar oder als Aerosol beim Husten über geringe Entfernungen übertragen. Der anscheinend gesunde Hengst kann das Virus auf die Stute übertragen. Weiters ist das Virus nachweisbar in den abortierten Fohlen, im Fruchtwasser, in der Nachgeburt sowie auch in viruskontaminierter Streu, Futter, Trinkwasser, Stallgeräten usw.

Pathogenese. Nach aerogener Infektion kommt es in den Schleimhäuten der vorderen Luftwege zu einer primären Virusvermehrung. Von hier aus wird das Virus über Lymphsystem und Blut in alle Organe verschleppt, was sich einerseits durch Schwellung der Kehlgangslymphknoten und der Lymphfollikel im Rachenraum und anderseits in der Infektion des Uterus und des Fetus manifestiert. In der Folge kommt es zu Stoffwechselstörungen in der Plazenta und zu Nekrosen im Fetus, die Frucht stirbt ab und wird abortiert. Virämie und Infektionen entfernter Organe können auch bei Anwesenheit neutralisierender Antikörper stattfinden. Das Virus entgeht in vom Rachenring stammenden Leukozyten oder Makrophagen der Neutralisation.

Symptome. Das EHV 1 verursacht anscheinend je nach Organaffinität des Virusstammes drei verschiedene Syndrome, und zwar eine Entzündung des Respirationstraktes, Abortus im zweiten Teil der Trächtigkeit und ein neurologisches Syndrom.

Die Inkubationszeit beträgt bei vollempfänglichen Pferden 3 bis 10 Tage. Die Entzündung des Respirationstraktes beginnt mit mittelgradigem Fieber, das als Kontinua etwa 3 bis 7 Tage anhält. Der Appetit ist in der Regel erhalten, und nur selten tritt Mattigkeit auf. Charakteristisch sind die mäßige Konjunktivitis und Entzündung der vorderen Luftwege mit anfangs serösem, später serös-schleimigem Ausfluß. Der immer vorhandene Husten ist trocken und schmerzhaft und kann bis zu 3 Wochen anhalten. Als Folge einer Pharyngitis kan Regurgitieren auftreten. Die Kehlgangslymphknoten sind in der Regel mäßig vergrößert. Bronchitis bzw. Bronchopneumonie treten vor allem bei Jungtieren auf. Gelegentlich werden Ödeme an den Extremitäten und Durchfall beobachtet. Während der Fieberphase entwickelt sich eine Leukopenie und anschließend gelegentlich eine langdauernde Granulozytopenie. Die Krankheitsdauer beträgt in der Regel nur wenige Tage, der Husten kann aber noch länger anhalten.

Bei trächtigen Stuten, die bereits durchseucht haben, ist die respiratorische Phase nicht sehr ausgeprägt bzw. wird sie übersehen, und es kommt ab dem 5. Trächtigkeitsmonat zum Abortus. Hin und wieder werden Fohlen lebensschwach geboren oder sterben innerhalb der ersten Lebenstage. Der Abortus bzw. die Frühgeburt erfolgen in der Regel komplikationslos. Pathognomon ist, daß nach dem 6. Trächtigkeitsmonat abortierte Feten im Gegensatz zu bakteriellen Abortusursachen nicht einer Autolyse unterworfen werden.

In den letzten Jahren kam ohne vorherige Erkrankung des Atmungstrakts auch ein zentralnervales Syndrom zur Beobachtung, das sich in Paresen und Ataxien vorwiegend der Nachhand, aber auch des N. facialis äußert. Diese Enzephalitis wird anscheinend durch besonders neurotrope Stämme des EHV 1 hervorgerufen, und es wird angenommen, daß auch andere neurologische Affektionen, z.B. Neuritis der Cauda equina, immunpathologisch bedingte Folgen einer derartigen Infektion sind.

Bei geschwächten Tieren, oder wenn die Tiere nicht ruhiggestellt werden, kommt es häufig zu Sekundärinfektionen mit Streptokokken.

Verlauf und Prognose. Die Erkrankung des Respirationsapparates ist günstig zu beurteilen, wenn die Patienten ruhiggestellt werden. Gelegentlich bleibt der Husten längere Zeit bestehen, und man kann eine follikuläre Pharyngitis und Laryngitis endoskopisch nachweisen. Bei Auftreten von Komplikationen wird die Prognose zweifelhaft und bei Pleuritis ungünstig. Werden die Tiere noch vor der vollständigen Ausheilung zur Arbeit verwendet, können sich chronische Bronchitiden entwickeln. Die nervalen Verlaufsformen sind hartnäckig und die Bewegungsstörungen oft monatelang vorhanden.

Sektion. Im Respirationstrakt findet sich eine katarrhalische Entzündung. Weiterhin weden Milz- und Lebernekrosen beobachtet. Histologisch sind intranukleäre Einschlußkörperchen nachweisbar. Die nach dem 6. Trächtigkeitsmonat abortierten Fohlen zeigen Ikterus, Petechien an den Schleimhäuten, Ödeme, vermehrtes Exsudat in den Körperhöhlen und cremefarbene Nekroseherde in Leber und Milz sowie Einschlußkörperchen. Bei den nervalen Verlaufsformen findet man eine Enzephalomalazie.

Diagnose. Treten Aborte auf, so ist aufgrund des Trächtigkeitsstadiums eine Verdachtsdiagnose möglich. Die nervale Form ist zu vermuten, wenn vorher bzw. im Bestand respiratorische Erscheinungen oder Aborte aufgetreten sind. Ätiologisch sichern läßt sich die Diagnose durch den Virusnachweis, die Einschlußkörperchen und mittels komplementbindender, virusneutralisierender oder hämagglutinationshemmender Antikörper (Doppelprobe). Differentialdiagnostisch kommen alle anderen Krankheiten des Respirationstraktes bzw. Abortusursachen in Frage. Bei paralytischen Erscheinungen ist an Wut- und Bornasche Krankheit zu denken.

Therapie und Prophylaxe. Die Tiere sind während des Fiebers sowie 1 bis 2 Wochen danach bzw. bis zum Aufhören des Hustens ruhigzustellen. Bei sekundären Komplikationen werden entsprechende Chemotherapeutika angewendet. Abortierende Stuten sind bis zur Klärung der Ursache, neu eingestellte Pferde durch mehrere Wochen zu isolieren. Wegen der langen Viruspersistenz bei nicht immer vorhandener serologischer Reaktion kann aber die Einschleppung der Seuche kaum verhindert werden. Durch ständige Impfung aller Einhufer des Bestandes wird eine Minderung der Erkrankungs- bzw. Abortusfälle erzielt.

Die Grundimmunisierung mit Lebendimpfstoffen besteht in einer zweimaligen Vakzination im Abstand von 3 Monaten, bei Fohlen frühestens im 3. bis 4. Lebensmonat. Wiederholungsimpfungen finden im Abstand von 9 Monaten statt. Trächtige Stuten werden im 3. bis 4. und 7. bis 8. Trächtigkeitsmonat geimpft. Totimpfstoffe werden zunächst im Abstand von 3 Wochen und dann nach 6 Monaten appliziert, bei Fohlen frühestens in der 10. Lebenswoche. Wiederholungsimpfungen sind alle 6 bis 12 Monate zu empfehlen. Trächtige Stuten werden im 5., 7. und 9. Trächtigkeitsmonat vakziniert.

Das Zytomegalievirus (EHV 2) ist bei Pferden, insbesondere Fohlen, weit verbreitet (Nieren, Kopfschleimhäute) und kann gelegentlich milde Katarrhe der vorderen Luftwege, Husten und Lymphknotenschwellung hervorrufen. Durch Sekundärerreger sind dabei auch tödlich verlaufende Pneumonien ausgelöst worden.

Bläschenausschlag des Pferdes
(Koitalexanthem)

Das Koitalexanthem ist eine in der Regel gutartig verlaufende Deckseuche, die durch Bildung von Bläschen und Papeln im Bereich der Scheide bzw. des Penis gekennzeichnet ist. Sie wird durch das Equine Herpesvirus 3 hervorgerufen, nur selten durch das EHV 1. Die Übertragung erfolgt beim Deckakt, das Virus wird sowohl über die Genital- als auch die Kopfschleimhäute ausgeschieden.

Symptome. Nach einer Inkubationszeit von 1 bis 10 Tagen bilden sich bei der Stute im Bereich der Schamlippen und kaudalen Abschnitte des Scheidengewölbes Bläschen, die mit einer klaren Flüssigkeit gefüllt sind. Die Vulva schwillt schmerzhaft an, und es wird häufiger

Harnabsatz ausgelöst. Infolge des Scheuerns werden die Bläschen eröffnet, so daß Erosionen zurückbleiben. Durch Sekundärerreger, insbesondere Streptokokken, entstehen eitrige ulzerierende Effloreszenzen. Nach der Abheilung bleiben pigmentlose Flecken im Bereich der Vulva und des Perineums zurück.

Beim Hengst zeigen sich die ersten Symptome in Form kleiner Petechien in der Schleimhaut des Penis und des Präputiums. Nach zwei Tagen entstehen daraus Bläschen, die während des Deckaktes erodieren und dann gleichfalls bakteriell infiziert werden können. Die Decklust des Hengstes kann infolge des schmerzhaften Prozesses nachlassen. Er sollte daher erst 2 bis 3 Wochen nach Abklingen des Exanthems wieder zum Decken herangezogen werden.

Diagnose. Sie erfolgt anhand des klinischen Befundes und der Epizootiologie. Das Virus kann im Anfang der Erkrankung isoliert werden; es gibt auch klinisch stumme Virusträger.

Therapie und Prophylaxe. Die Behandlung erfolgt mit virustatischen und antibiotischen Salben. Erkrankte und ansteckungsverdächtige Pferde werden einer Decksperre unterworfen. Wegen der möglichen Viruspersistenz sollten die genesenen Tiere auch später nur untereinander gepaart werden.

Infektiöse Bovine Rhinotracheitis
(IBR, Infektiöse Pustulöse Vulvovaginitis, IPV, Bläschenausschlag, Koitalexanthem, Red nose)

Darunter sind akute, kontagiöse Infektionskrankheiten zu verstehen, die sich als Entzündung der vorderen Atmungswege und der Lunge (IBR) bzw. der Geschlechtsorgane (IPV) darstellen. Daneben können bei trächtigen Tieren noch Abortus, bei Kälbern Meningoenzephalitiden und akute Lidbindehautentzündungen auftreten.

Ätiologie. Der Erreger der IBR/IPV ist das immunologisch einheitliche bovine Herpesvirus Typ 1, das eine hohe Tenazität besitzt. Bei −60 °C ist es mindestens 9, bei −20 °C 2 Monate stabil, bei 37 °C erfolgt eine Inaktivierung nach 10 Tagen. Die Züchtung ist in Zellkulturen verschiedener Spezies möglich.

Epizootiologie. Der Erreger wird in gesunde Bestände durch infizierte bzw. kranke Tiere eingeschleppt. Die sich entwickelnde Krankheitsform hängt von der Organadaptation des Virus und der Eintrittspforte, seltener vom Alter der Tiere ab.

Wird ein an den Atmungstrakt adaptiertes Virus in einen Bestand eingeschleppt, so verläuft die Krankheit als respiratorische Form. Eine Adaptierung des genitalen Virus an den Respirationstrakt ist bei sehr schnellen Tierpassagen möglich (industrielle Tierhaltung). Bei der respiratorischen Form ist auch eine indirekte Übertragung denkbar. Die Virusausscheidung erfolgt bei der IBR über Augen- und Nasensekrete sowie den Kot, und zwar in der Regel nicht länger als 2 Wochen; mit Nasenspülproben ist ein Virusnachweis 3 Monate lang möglich.

Bei der IPV erfolgt die Übertragung durch den Deckakt, über den Samen und die künstliche Besamung. Scheidensekrete infizierter Kühe enthalten das Virus bis zu 14 Tage, bei Stieren konnte es in den Präputialsekreten bis zu 4 Wochen nachgewiesen werden. Im tiefergelegenen Geschlechtsapparat des Stieres (Geschlechtsdrüsen und akzessorische Geschlechtsdrüsen) kann das IBR/IPV-Virus bis zu 2 Jahren persistieren. Eine Virusausscheidung erfolgt jedoch diskontinuierlich und kann beispielsweise mit Glukokortikoiden provoziert werden.

Pathogenese. Bei der respiratorischen Form hat die Infektion zunächst eine Entzündung des Schleimhautepithels im oberen Atmungstrakt und eine akute Konjunktivitis zur Folge. Anschließend kommt es zur Virämie, wobei das Virus von Leukozyten u. a. in die Lunge, das Zentralnervensystem und den Uterus bzw. Fetus transportiert wird. Eine Infektion der Vagina und des Präputiums erfolgt durch das an die respiratorische Schleimhaut adaptierte Virus nicht. Bei der Meningoenzephalitis der Kälber ist eine Viruswanderung von der Nasenschleimhaut zum Gehirn im Nervus olfactorius möglich.

Bei der genitalen Form bleibt die Infektion in der Regel auf Scheidenvorhof, Scheide und Präputialschleimhaut beschränkt. Eine Besiedlung der akzessorischen Geschlechtsdrüsen ist möglich, auch wenn bisher eine virämische Phase nicht nachgewiesen wurde. Bei der Übertragung des Virus durch die künstliche Besamung kann es zur Endometritis kommen.

Symptome. Die Inkubationszeit beträgt bei beiden Formen 2 bis 6 Tage, selten länger. Bei der *respiratorischen Form* sind die ersten Symptome hohes Fieber bis zu 42 °C, hochgradige Apathie und Freßunlust. Gleichzeitig tritt mittel- bis hochgradiger seröser Nasenausfluß auf, Nasenschleimhaut und Flotzmaul sind hochgradig hyperämisch (red nose), Trachea und Larynx druckempfindlich. Daneben bestehen hochgradige Konjunktivitis mit serösem Augenausfluß, Dyspnoe mit nasalen und laryngealen Stenosengeräuschen und spontanen Hustenanfällen; der Kopf wird gestreckt gehalten. Maulatmen und Schaumaustritt aus der Mundspalte stellen sich ein. Wenige Tage später kommen akute pneumonische Erscheinungen mit Dämpfungen und Bronchialatmen dazu; auch interstitielle und subkutane Emphyseme sind möglich. Gelegentlich kommt es auf den Konjunktiven und in der Nasenschleimhaut zur Ausbildung von Pusteln, die konfluieren und später in Nekrosen übergehen. Sehr oft besteht bei Kälbern gleichzeitig auch Durchfall. Die zentralnervalen Erscheinungen bei Vorliegen einer Meningoenzephalitis sind Ataxien, Kreisbewegungen, seitliches Anlehnen an Gegenstände, Opisthotonus, Muskelzuckungen und starker Speichelfluß.

Bei der *genitalen Form* erscheinen 2 bis 3 Tage nach dem Deckakt die Labien angeschwollen und ödemisiert. Die Schleimhäute des Vorhofs und der Vagina sind hochgradig gerötet. Vorwiegend in der Klitorisgrube und später auf den gesamten Vorhof übergreifend entstehen unzählige Bläschen, dann Pusteln mit rotem Hof, die konfluieren können, später aber nekrotisch zerfallen. Nach weiteren 3 bis 4 Tagen gehen Ödeme und Rötung zurück, in der Schleimhaut treten Lymphfollikel verstärkt in den Vordergrund. Auf der stark geröteten Penisschleimhaut kommt es ebenfalls zur Ausbildung vieler mit einem roten Hof umgebenen Pusteln.

Sektion. Bei der respiratorischen Form stehen die Entzündungen der Nasen-, Pharynx-, Larynx- und Trachealschleimhaut im Vordergrund. Diese sind mit serös-muköser, später mit fibrinöser Flüssigkeit und u. U. gänzlich von pseudomembranösen Belägen bedeckt. Bei jüngeren Tieren und in frischinfizierten Beständen kommt es zur Ausbildung akuter, zum Teil hämorrhagischer Bronchopneumonien. Schleimhautnekrosen finden sich auch im Bereich des Zahnfleisches, auf der Zunge, in Ösophagus, Labmagen und Darm. Die an abortierten Feten feststellbaren Veränderungen sind nicht typisch.

Histologisch lassen sich im Epithel der Trachealschleimhaut sowie beim abortierten Fetus in Leber, Lunge, Milz, Niere, Thymus, Lymphknoten und Plazenta intranukleäre Zelleinschlüsse nachweisen. Bei der Meningoenzephalitis der Kälber bestehen perivaskuläre Infiltrationen und eine lymphozytäre Meningitis.

Verlauf und Prognose. Zur Ausbildung einer soliden Immunität kommt es nur, wenn der Gesamtorganismus vom Krankheitsgeschehen erfaßt wurde. Die Immunität ist dabei lokal zellulär und humoral verankert, wobei die erste sehr rasch verschwindet und lokale Infektionen wieder möglich sind. Eine überstandene respiratorische Erkrankung bietet daher keinen Schutz für eine genitale Infektion. Bei der respiratorischen Form tritt der Tod in 5 bis 7 Tagen ein. Die Morbidität liegt in erkrankten Beständen zwischen 50 bis 100%, die Mortalität kann bis zu 30% betragen. Beim Auftreten enzephalitischer Erscheinungen ist eine 100%ige Todesrate zu erwarten. Eine überstandene genitale Infektion bietet nur für kurze Zeit (2 bis 4 Wochen) einen lokal zellulär verankerten Schutz gegen genitale Neuinfektionen.

Diagnose. Klinisch läßt sich bei der respiratorischen Form eine Vermutungsdiagnose stellen. Gesichert wird sie durch Virusisolierung aus Nasen- und Augentupferproben sowie mittels Serumneutralisationstests. Die genitale Form läßt sich aufgrund des klinischen Bildes und der Anamnese erkennen.

Differentialdiagnostisch sind alle akut verlaufenden infektiösen respiratorischen Erkrankungen (Adenoviren, PI-3 usw.), Bovine Virusdiarrhöe, Bösartiges Katarrhalfieber und Rinderpest auszuschließen. Bei Kälbern mit zentralnervalen Symptomen sind Listeriose und CCN, bei Abortusfällen u.a. Brucellose, Leptospirose, Listeriose, Campylobakteriose und BVD zu berücksichtigen.

Therapie und Prophylaxe. Eine ätiologische Behandlung ist nicht möglich. Die in hohen Dosen zugeführten Sulfonamide und Antibiotika wirken nur gegen die Sekundärerreger. Zusätzlich ist eine intensive Allgemeintherapie mit Novacoc, Traubenzucker, Novalgin, Bisolvon und Effortil vorzunehmen. Die Bekämpfung hat die Erfassung aller Antikörperträger und deren Ausmerzung zum Ziel. Die Vakzinierung der Zuchttiere mit Lebendvakzinen ist zu verbieten, mit Totvakzinen ist sie problematisch, da nicht geklärt ist, was bei den vakzinierten Tieren mit den Feldvirusstämmen geschieht.

Infektiöse Mammilitis des Rindes

Darunter wird eine akut verlaufende, geschwürige Entzündung der Zitzen verstanden.

Ätiologie, Epizootiologie und Pathogenese. Der Erreger ist das immunologisch einheitliche bovine Herpesvirus Typ 2. Als Virusreservoir gelten infizierte Rinder. Über die Virusausscheidung und Übertragung ist wenig bekannt. Insekten werden als Überträger vermutet, und eine Ansteckung durch den Melkakt erscheint möglich. Bei experimenteller intradermaler Infektion treten die ersten Veränderungen nach 4 Tagen auf, wobei die Läsionen zunächst viel Virus enthalten. Nach intravenöser Virusapplikation entwickeln sich Exantheme auf der ganzen Körperhaut.

Symptome. Die Inkubationszeit beträgt 4 bis 8 Tage. Zu Beginn erscheint die Zitze gerötet, verdickt, geringgradig ödemisiert und ist hochgradig schmerzhaft. Sehr bald entstehen an der Zitzenhaut scharf abgegrenzte Bläschen und Pusteln, die platzen und verkrusten. Nach Abfallen der Krusten bleiben Narben zurück. Das Krankheitsgeschehen kann sich durch den Melkakt komplizieren: Mastitis. Gelegentlich werden auch Geschwürsbildungen an Flotzmaul, Zunge und Vagina beobachtet.

Verlauf und Prognose. Die Krankheitsdauer liegt zwischen 2 bis 3 Wochen. Im Bestand kann sie bis zu 4 Monaten betragen. In neu infizierten Beständen können bis zu 80% der melkenden Tiere erkranken. In verseuchten Beständen erkranken immer erstmelkende Kalbinnen. Antikörper erscheinen 7 bis 9 Tage nach Auftreten der ersten Veränderungen. Nach Überstehen der Krankheit bleibt eine einjährige Immunität zurück.

Sektion. Die Hautläsionen sind durch tiefe, zerklüftete, später verkrustete und zum Teil nekrotisierende Effloreszenzen gekennzeichnet. Histologisch sind nukleäre Einschlußkörperchen feststellbar.

Diagnose. Klinisch kann nur eine Verdachtsdiagnose gestellt werden. Gesichert wird sie durch den Virusnachweis mittels Anzüchtung in Zellkulturen von Kälbernieren. Differentialdiagnostisch von Bedeutung sind Maul- und Klauenseuche, Kuhpocken und Vacciniainfektionen.

Therapie und Prophylaxe. Eine Therapie ist nicht bekannt. Zur Linderung und Verhinderung der weiteren Ausbreitung im Bestand sind die Zitzen in mit Glyzerin oder Lanolin versetzte Jodophore oder quarternäre Ammoniumbasen täglich zweimal zu tauchen.

Bösartiges Katarrhalfieber des Rindes
(BFK, Coryza gangraenosa)

Diese weltweit verbreitete aber nur vereinzelt auftretende, akute und meist letal endende Seuche ist durch hochgradige Entzündungen der Kopf- und Darmschleimhäute, Keratitis und zentralnervale Störungen gekennzeichnet.

Ätiologie. Der Erreger ist das bovine Herpesvirus Typ 3, das immunologisch einheitlich zu sein scheint. Das Virus ist sehr labil; es verliert seine Infektiosität bei $-20\,°C$ nach wenigen Tagen, bleibt aber in Zitratblut bei $5\,°C$ relativ lange Zeit aktiv. Die Anzüchtung erfolgt in Schilddrüsenzellkulturen von Rindern und Kaninchen.

Vorkommen und Epizootiologie. Das Infektionsspektrum umfaßt Rinder, Schafe, Bison, Büffel und Gnu. Die natürliche Übertragungsweise ist beim Rind nicht bekannt. Eine Übertragung durch Kontakt wurde bisher nicht für möglich erachtet. Beim Gnu ist hingegen eine solche von Tier zu Tier und auch von Gnu auf Rind möglich. In den gemäßigten Klimazonen scheint das Schaf (Lochien, Sekundinae) das Virusreservoir darzustellen. Ob das Virus im Rind persistiert ist nicht bekannt. Von der Krankheit befallen werden vor allem jüngere Tiere, es sind aber auch viele letale Erkrankungen bei älteren Tieren, insbesondere bei Kühen bekannt geworden. Rinder lassen sich durch infiziertes Blut bei intravenöser Applikation künstlich infizieren.

Pathogenese. Beim Rind wurde ebenso wie beim Gnu eine virämische Phase nachgewiesen, wobei das Virus an die Leukozyten zellgebunden ist.

Symptome. Die Inkubationszeit liegt zwischen 2 Wochen und 10 Monaten. Nach den wesentlichsten Organlokalisationen lassen sich vier klinische Erscheinungsformen unterscheiden, die allein, ineinander übergehend oder gemeinsam auftreten können.

Die *perakute Verlaufsform* setzt plötzlich mit hochgradigem Fieber von 41 bis 42 °C ein. Daneben bestehen hochgradige Apathie, Mattigkeit, Niedergeschlagenheit und Inappetenz. Die Tiere liegen viel und stehen infolge der akuten Herschwäche nur schwer auf. Der Puls ist klein und sehr frequent, die Herztätigkeit pochend. Die Tiere verfallen sehr rasch, gelegentlich setzen sie einen wäßrigen und mit Blut vermischten Kot ab. Die Erkrankung endet bei einem hohen Prozentsatz der Fälle in längstens 3 bis 4 Tagen tödlich.

Auch die *intestinale Form* verläuft meist tödlich. Sie beginnt ebenfalls mit hohem Fieber, Freßunlust, Mattigkeit und Schwäche. Die Mundschleimhaut erscheint dabei gerötet, heiß und trocken. In manchen Fällen kommen sehr rasch aus abgestorbenen Epithel bestehende graue oder gelbliche Flecken zum Vorschein, die zu pseudomembranähnlichen Belägen verschmelzen. Diese stoßen sich nach kurzer Zeit ab, und es bleiben gerötete Erosionen zurück. Von der Zunge kann sich das Epithel ebenfalls stellenweise loslösen, ebenso von den kegelförmigen Papillen. Ausnahmsweise bilden sich auch auf der Haut, in der Nähe der Mundwinkel und am Flotzmaul dicht nebeneinanderstehende Knötchen und Bläschen und an deren Stelle alsbald Geschwüre. Gleichzeitig besteht reichlicher Speichelfluß, wobei der Speichel schmutzig verfärbt und mit Membranfetzen vermischt sein kann. Die ausgeatmete Luft ist übelriechend. Daneben besteht ein profuser, wäßriger, reiswasserähnlicher übelriechender Durchfall, der mit Blut vermischt sein kann; auch der Abgang von Pseudomembranen ist möglich. Infolge des enormen Flüssigkeitsverlustes sind peripherer und zentraler Kreislauf insuffizient. Im Bereich der Klauen (Kronrand), im Zwischenklauenspalt, an den Zitzen und in protrahierten Fällen auf der ganzen Körperhaut sind nässende Ekzeme feststellbar, im Bereich des Kronsaumes auch Hauteinrisse. Als Folge einer Klauenlederhautentzündung kommt es zu Lahmheiten, gelegentlich auch zum Ausschuhen. Die Tiere gehen an Exsikkose und Erschöpfung in längstens 7 bis 9 Tagen zugrunde.

Die *Kopf-Augen-Form* ist die häufigste Form des Bösartigen Katarrhalfiebers. Bei ihr sind 10% Heilung möglich. Sie beginnt wieder mit hohem Fieber zwischen 40 und 42 °C, Teilnahmslosigkeit und Inappetenz. Die Lidbindehäute sind ödemisiert, hochgradig gerötet, die episkleralen Gefäße verstärkt injiziert, und es besteht Lichtscheu. In der vorderen Augenkammer kann sich fibrinöses Exsudat ansammeln. Fast gleichzeitig damit entwickelt sich eine vom Rande her beginnende und allmählich gegen die Mitte fortschreitende, diffuse Trübung der Hornhaut. Nicht allzu selten beschränkt sich die Trübung tagelang auf die unmittelbare Nähe des ziliaren Randes und wird dann leicht übersehen. Bei schwerem Verlauf hebt sich nachher das Epithel in Form von hirsekorngroßen Bläschen oder Quaddeln mit wasserklarem Inhalt ab, nach deren Bersten das Hornhautgewebe geschwürig zerfallen und auch schließlich Perforation mit Vorfall der Regenbogenhaut eintreten kann.

Der schon frühzeitig beginnende Nasenausfluß ist anfangs schleimig, später eitrig, übelriechend, mit Fibrinfetzen vermischt und trocknet zu braunen Krusten ein. Die Nasenschleimhaut erscheint hochrot, mit schmutziggrauen, lockeren Pseudomembranen belegt. Der entzündliche Vorgang greift von der Nase stets auch auf die benachbarten Stirnhöhlen und die Hornzapfen über und äußert sich in erhöhter Wärme und Schwellung des Schädels und der oberen Gesichtshälfte. Die Hörner können bei stärkerer Berührung oder auch von selbst abfallen.

Die Atmung wird wegen der Verschwellung der Nasenhöhlen und des Kehlkopfes schnaufend, später röchelnd und schnarchend, außerdem ist sie stets sehr beschleunigt und angestrengt. In einzelnen Fällen steigern sich die Atembeschwerden bis zu Erstickungsanfällen. Über dem Thorax hört man beiderseits ein verschärftes vesikuläres Atemgeräusch, das auch mit feuchten Rasselgeräuschen vermischt sein kann. Ausnahmsweise kommt es auch zur Ausbildung einer kruppösen Pneumonie und exsudativen Brustfellentzündung. Der Tod tritt in 10 bis 14 Tagen ein.

Zentralnervale Symptome stellen sich bei beiden Verlaufsformen ein. Sie äußern sich in Abgestumpftheit, müdem, stierem Blick. Der Kopf erscheint schwer und schmerzhaft und wird gerne auf dem Futterbarren aufgestützt. Sehr häufig knirschen die Tiere mit den Zähnen. Bei der Fortbewegung schwanken sie infolge Gleichgewichtsstörungen.

Verlauf und Prognose. Die Prognose ist in allen Fällen ungünstig. Tiere, die die Krankheit überleben, sind etwa 4 bis 8 Monate immun. Die Immunität ist dabei zellulär verankert.

Sektion. Die Schleimhaut der Nase und ihrer Nebenhöhlen, die verschieden große Mengen eines dickflüssigen, übelriechenden Eiters enthalten, ist hochgradig gerötet, geschwollen, von kleinen Blutungen durchsetzt, mit eitrigem Sekret und stellenweise mit lockeren, kruppösen, leicht ablösbaren plattenartigen Auflagerungen bedeckt und darunter vom Epithel entblößt, gelegentlich auch geschwürig zerfallen. Die Geschwüre können sich auch in die tieferen Schichten erstrecken, so daß ihr Grund durch die Knochenhaut gebildet wird. In den Hornzapfen ergreift die Entzündung auch die Lederhaut der Hörner, die infolgedessen gerötet und saftig erscheinen. Kruppöse und diphtheroide Pseudomembranen findet man nicht selten auch auf der hochgeröteten und auch von kleinen Blutungen durchsetzten Schleimhaut des Kehlkopfes, der Luftröhre und der Bronchien. In solchen Fällen enthalten die vorderen Lungenteile gewöhnlich akute bronchopneumonische Herde.

Die Mundschleimhaut ist katarrhalisch geschwollen. Am Zahnfleisch, an der Innenfläche der Lippen sowie am Gaumen ist das Epithel abgestorben und wandelt sich in rundliche, aus breiiger Masse bestehende plattenartige Auflagerungen um, nach deren Abstoßung seichte Erosionen mit unregelmäßigen Umrissen zu Gesicht gelangen (kleieartige Beläge).

Die Schleimhaut des Labmagens und des Darmes ist fast stets entzündlich gerötet, häufig aber mit kleinen oberflächlichen Blutungen, seltener auch mit fibrinösen Pseudomembranen und Nekrosen der oberflächlichen Schichten bedeckt.

Die Milz ist normal oder mäßig geschwollen, die Leber und die Nieren zeigen trübe Schwellung. Die Schleimhaut der Harnwege erscheint entzündlich gerötet, zuweilen mit punktförmigen Blutungen besetzt und gelegentlich auch mit feinen Pseudomembranen bedeckt. Die Lymphknoten sind bald nur mäßig, bald aber auch sehr auffallend und akut geschwollen. In seltenen Fällen findet man Blutungen im subkutanen und subserösen Bindegewebe sowie in den Muskeln, ausnahmsweise auch eine akute Entzündung der Sprunggelenke mit gelblichem, schleimig-eitrigem Exsudat und Usurierung der Knorpelflächen. An den Augen lassen sich die am lebenden Tier erkennbaren Veränderungen feststellen.

Die Hirnhäute sind hyperämisch, mit seröser Flüssigkeit durchtränkt, zuweilen enthalten sie Ekchymosen. Das Gehirn selbst erscheint gewöhnlich makroskopisch normal.

Diagnose. Aufgrund des klinischen Verlaufs und pathologisch-anatomischen Befundes sowie der Erhebung eines exakten epizootiologischen Vorberichtes ist unter virologischem Ausschluß der Bovinen Virusdiarrhöe und der Rinderpest die Diagnosestellung auch ätiologisch möglich. Differentialdiagnostisch sind vor allem Bovine Virusdiarrhöe, Maul- und Klauenseuche, bei der Kopf-Augen-Form Infektiöse Keratokonjunktivitis und Listeriose und bei der intestinalen Form vor allem Salmonellose auszuschließen.

Therapie und Prophylaxe. Eine ätiologische Behandlung sowie Impfungen sind nicht bekannt, und auch von einer teuren symptomatischen Behandlung ist bei gesicherter Diagnose abzuraten.

In gemischten Beständen sollten Schafe und Rinder stets getrennt gehalten und geweidet werden.

Aujeszkysche Krankheit
(Infektiöse Bulbärparalyse, Pseudowut, Pseudolyssa, Juckseuche, Mad itch)

Die Pseudowut ist eine akut verlaufende Krankheit von Säugetieren, die vor allem durch zentralnervale und pneumonische Erscheinungen sowie mittel- bis hochgradigen Juckreiz (ausgenommen Schwein) gekennzeichnet ist.

Ätiologie. Der Erreger ist das immunologisch einheitliche porcine Herpesvirus Typ 1. In der Virulenz bestehen zwischen den einzelnen Stämmen jedoch Unterschiede.

Die Krankheit wurde bisher bei Schwein, Rind, Schaf, Ziege, Einhufern, Hunden, Katzen, Fuchs, Dachs, Rehen und Ratten festgestellt. Der künstlichen Ansteckung sind alle Nager zugänglich. Beim Menschen wurde sie bisher in zwei Fällen bekannt; es handelte sich um Personen, die mit dem Virus experimentierten.

Unter natürlichen Verhältnissen ist das Virus sehr stabil. Bei einer Temperatur von 56 °C wird es in 30 Minuten, bei 80 °C in 8 Minuten inaktiv, hingegen bleibt es bei 4 °C monatelang virulent. Auf Futtermitteln bleibt die Infektiosität bei durchschnittlichen Temperaturen von 8,4 °C 32 bis 46 Tage, im Sommer bei einer durchschnittlichen Temperatur von 28 °C 30 Tag vorhanden. In Rohhäuten hält sich das Virus im Sommer 24 bis 48 Tage, im Winter durchschnittlich 50 Tage aktiv. Im aufgestapelten Mist wird es in 14 Tagen inaktiviert. Die meisten Desinfektionsmittel töten das Virus ab: 0,1%ige Sublimatlösung sofort, ähnlich wirken 20%ige Kalkmilch und 5%iger Chlorkalk. Weiters eignen sich zur Inaktivie-

rung 0,1%ige Peressigsäure, 2%ige quarternäre Ammoniumbasen und 3%ige heiße Sodalösungen. Natronlauge und Formalin sind wirkungslos. Das Virus läßt sich auf Zellkulturen und in bebrüteten Hühnereiern züchten. Als Versuchstier wird hauptsächlich das Kaninchen verwendet.

Vorkommen und Epizootiologie. Die Aujeszkysche Krankheit ist weit verbreitet. Natürlicher Wirt und Seuchenreservoir ist das Schwein; die anderen Tiere sind Endglieder der Infektionskette. Sie tragen erst nach dem Tode, da die Kadaver gerne aufgefressen oder auch verarbeitet werden, zur Seuchenverbreitung bei. Bisher nicht infizierte Schweine oder Nutztierbestände werden durch infizierte, aber klinisch nicht erkrankte Schweine infiziert.

Das Virus wird beim Schwein über Nasensekrete, Milch und Sekrete des Urogenitaltrakts bis über ein Jahr lang ausgeschieden, wodurch andere Stallgenossen und Tierspezies angesteckt werden und erkranken können. Soweit bisher bekannt, erfolgt nur beim Rind eine Virusausscheidung über den Speichel. Damit ist eine Ansteckung des Schweines, nicht aber anderer Tierspezies oder des Rindes selbst möglich (geringe Viruskonzentration).

Schweine nehmen den Erreger oral und nasal auf, d.h., daß auch Tröpfcheninfektionen möglich sind. Bei Hund und Katze erfolgt die Infektion vor allem peroral durch Fressen von verendeten Ratten, Mäusen oder Schlachtabfällen infizierter Tiere. Schafe und Ziegen werden meist durch virustragende Insekten angesteckt, wobei die Nähe oder Anwesenheit von Schweinen von Bedeutung ist. Das Rind infiziert sich in der Regel durch die verletzte Haut, besonders aber die verletzte Mundschleimhaut.

Pathogenese. Das Virus vermehrt sich zunächst an der Eintrittspforte und verursacht hier mittel- bis hochgradigen Juckreiz (beim Schwein: Nasen-Rachenraum und Tonsillen). Die weitere Ausbreitung erfolgt beim Schwein sowohl über die Nervenbahnen als auch den Blut- und Lymphweg. Das Virus vermehrt sich dabei in den Lymphozyten und den Makrophagen. Bei trächtigen Sauen dringt das Virus auch in den Uterus ein, bei laktierenden gelangt es ins Euter. Bei allen anderen Tierarten kommt es in der Regel nur zu einer neurogenen Ausbreitung, und die Virusvermehrung erfolgt in den Ganglien- und Gliazellen. Dies führt bei allen Tieren schließlich zu einer Meningoenzephalitis. Tiere, die die Krankheit überstehen, bilden eine gute humoral bis auch zelluläre Immunität aus, wobei letztere bereits nach 6 bis 7 Tagen vorhanden ist.

Symptome. Bei allen Tieren beträgt die Inkubationszeit im Durchschnitt 2 bis 8 Tage, sie kann beim Schwein aber gelegentlich auch bis zu 3 Wochen dauern.

Pferd: Pferde erkranken sehr selten. Die Krankheit beginnt mit Fieber, Unruhe und Freßunlust. Manche Tiere weisen eine hochgradig gesteigerte Reflexerregbarkeit auf. Der Juckreiz ist manchmal hochgradig, manchmal ist er nur beim Scheuern empfindlicher Hautstellen am Wohlbehagen der Tiere erkennbar. In ausgeprägten Fällen sterben die Tiere nach längstens 3 Tagen. Im Gegensatz zu den Wiederkäuern und Fleischfressern dürfte die Krankheit beim Pferd ohne das Auftreten klinischer Erscheinungen auch gutartig verlaufen können.

Rind: Die ersten Krankheitssymptome sind verminderte Freßlust und bald hochgradiger Juckreiz nicht nur an der Eintrittspforte, sondern auf der ganzen Hautoberfläche. Die Rinder nehmen oft hundesitzige Stellungen ein und rutschen so am Boden dahin. Schwanzansatz, Anus, Beine, Euter usw. werden beleckt und benagt. Die Körperstellen, die die Tiere nicht beschlecken können, werden gescheuert. Später kommen angstvoller Bick und Zähneknirschen dazu. Weiterhin werden Schweißausbruch, Muskelzuckungen an Kopf, Hals und Rumpf festgestellt. Nach etwa 1 bis 2 Tagen entwickeln sich Schluckstörungen und Speichelfluß, und 2 bis 3 Tage nach Krankheitsbeginn tritt der Tod ein.

Ziege: Die Krankheit beginnt mit Temperaturerhöhung und verminderter Freßlust, und es stellt sich auch bei der Ziege sehr rasch starker Juckreiz mit allgemeiner Unruhe ein. Der Juckreiz am Anus vermehrt sich, so daß auch die Ziegen hundesitzige Stellungen einnehmen. Am Ende der Krankheit, nach wenigen Tagen, tritt Schlundkopflähmung ein.

Schaf: Beim Schaf werden anfangs Inppetenz, Muskelzuckungen, später tonisch-klonische Krämpfe mit hochgradigem Juckreiz, Wolleknabbern, später Schlundkopflähmung und Speichelfluß beobachtet. Der Tod tritt in 3 Tagen ein.

Schwein: Junge Saugferkel können sich über die Muttermilch infizieren und innerhalb von wenigen Tagen nach der Ansteckung ohne besondere Krankheitserscheinungen sterben.

Dauert die Krankheit etwas länger, so weisen sie hohes Fieber, Inappetenz, Erbrechen und Durchfall auf und gehen am Durchfall zugrunde.

Bei 4 bis 6 Wochen alten Ferkeln kommt es zur Ausbildung nervaler Symptome, wobei zu Beginn Aufregungserscheinungen und später Lähmungserscheinungen das Krankheitsgeschehen beherrschen: unmotivierter Bewegungsdrang, Kreisbewegung, Streckkrämpfe der Nacken- und Rumpfmuskulatur, Kaukrämpfe mit Schaumbildung um den Mund, Nystagmus, epileptiforme Anfälle, später Ataxien, Schwäche der Nachhand und Schlundlähmungen. Die Krankheit dauert bei dieser Altersgruppe 4 bis 6 Tage. Bei Läufer- und Mastschweinen bestehen zu Beginn gering- bis mittelgradiges Fieber, Inappetenz, Erbrechen, Muskelzittern, die Ohren werden an den Nacken angelegt getragen, später kommt es wieder zur Ausbildung von Krampfanfällen und Zwangsbewegungen. Nach etwa 12 Tagen sterben die Tiere.

Ältere Tiere erkranken meist nur mild an unspezifischen Erscheinungen wie verminderter Freßlust, Fieber, Husten und gering- bis mittelgradiger Dyspnoe. Bei trächtigen Sauen kommt es bei 40 bis 90% der Tiere zum Abortus bzw. kann es auch zur Ausbildung mumifizierter Ferkel kommen. In Abhängigkeit von der Virulenz des Virus können in einem Bestand bis zu 100% der Saugferkel, bis zu 25% der Absetzlinge, bis zu 5% der Mastschweine und etwa 1% der Zuchttiere an der Aujeszkyschen Krankheit zugrunde gehen.

Fleischfresser: Bei Hund und Katze ist das erste Krankheitssymptom Mattigkeit. Die Tiere sind überaus ängstlich, wechseln oft die Lagerstellen und fressen nicht. Sehr bald beginnt dann Juckreiz. Anfangs belecken die Tiere bestimmte Hautstellen, später werden diese gekratzt und benagt, so daß es oft zu tiefgreifenden Gewebsverlusten kommt. Schmerzhaftes Miauen beweist, daß Katzen irgendwo Schmerz empfinden. Bei Hunden werden öfters tobsuchtsähnliche Anfälle beobachtet, ohne daß die Tiere jedoch aggressiv werden. Dann folgen Schlundkopflähmung mit Speichelfluß, Erweiterung der Pupillen mit anfangs erhöhtem, später jedoch vermindertem Pupillarreflex. Auch die übrigen oberflächlichen und tiefen Reflexe sind vermindert. In den meisten Fällen beobachtet man an den Beugemuskeln des Kopfes, Halses und den Lippenmuskeln Zuckungen. Kurz vor dem Tod, der in längstens 12 bis 72 Stunden auftritt, fällt die innere Körpertemperatur unter die Norm ab.

Verlauf und Prognose. Schweine, gelegentlich auch Pferde, können die Krankheit überstehen. Bei allen übrigen Tieren tritt der Tod in wenigen Tagen ein.

Sektion. An der Körperoberfläche findet man die durch den Juckreiz hervorgerufenen Veränderungen und Substanzverluste. Histologisch sind beim Schwein Kerneinschlußkörperchen im Kryptenepithel der Tonsillen sowie in der Pharynxschleimhaut und in der Leber nachzuweisen. Außerdem besteht eine nichteitrige Meningoenzephalitis mit perivaskulären Infiltrationen.

Diagnose. Aufgrund der klinischen Erscheinungen, insbesondere des Juckreizes, kann die Diagnose beim Pferd, bei den Wiederkäuern und bei Hund und Katze relativ leicht gestellt werden; beim Schwein ist nur eine Verdachtsdiagnose möglich. Hier stützt sich die Diagnose auf den Serumneutralisationstest und die Immunfluoreszenz. Der Intrakutantest erwies sich gegenüber den serologischen Proben als unempfindlicher!

Differentialdiagnostisch ist bei allen Tieren in erster Linie die Wutkrankheit zu berücksichtigen. Außerdem kommen nahezu alle anderen krankhaften Störungen des Zentralnervensystems, d.i. beim Schwein Schweinepest, Teschener Schweinelähmung, Ödemkrankheit, Kochsalzvergiftung, Transmissible Gastroenteritis, Zitterkrankheit, Vomiting und Wasting Disease, beim Abortus alle anderen Abortusursachen (Brucellose, Leptospirose, Rotlauf, Smedi usw.) in Frage. Bei Pferd bzw. Rind sind zu berücksichtigen Tetanus, Bornasche Krankheit des Pferdes, Weidetetanie der Rinder (tonisch-klonische Krämpfe), Listeriose und Bleivergiftung. Beim Schaf kommen Bornasche Krankheit, CCN, Listeriose und Traberkrankheit in Frage. Beim Hund sind Gehirnrückenmarkentzündungen (Staupe, Toxoplasmose) aber auch nervale Syndrome anderer Genese zu berücksichtigen.

Prophylaxe. Eine Behandlung kranker Tiere ist nicht möglich. Im erkrankten Schweinebestand können neugeborene Ferkel durch die perorale und parenterale Applikation von je 5 ml Rekonvaleszentenserum vor Erkrankungen geschützt werden.

Zur Bekämpfung der Aujeszkyschen Krankheit gibt es beim Schwein zwei Möglichkeiten:

1. Wiederholte monatliche serologische Untersuchung der Zuchttiere in den infizierten Beständen mit Hilfe des Serumneutralisationstests und Schlachtung der positiven Tiere.
2. Vakzination unter veterinärbehördlicher Aufsicht mit Totvakzinen oder Vakzinen aus attenuiertem Virus; Lebendvakzinen sollten nicht verwendet werden. Auf diese Weise kann bei Infektionen die Ausscheidung des Virus reduziert werden, und es treten kaum klinische Erscheinungen auf. Allerdings sind mit Hilfe des Serumneutralisationstests Impftiter und natürlich erworbene Titer nicht unterscheidbar. Mit dem Abverkauf vakzinierter Tiere muß daher mindestens 4 Monate zugewartet werden. Trotz Vakzination kann Feldvirus im Bestand weiterhin zirkulieren.

Einschlußkörperchenrhinitis des Schweines
(Inclusion body rhinitis)

Die Einschlußkörperchenrhinitis ist eine mit Nasenausfluß, Niesen und gelegentlich Schniefen einhergehende, weltweit verbreitete Krankheit der Saug- und Absetzferkel, die nicht mit der bakteriell bedingten Rhinitis atrophicans (Schnüffelkrankheit) verwechselt werden darf. Das Virus ist auch nicht als Wegbereiter der Schnüffelkrankheit anzusehen.

Ätiologie. Erreger ist das Porcine Herpesvirus Typ 2, das eine geringe Tenazität besitzt und gegen alle gebräuchlichen Desinfektionsmittel empfindlich ist. Die Züchtung des Virus gelingt in homologen Zellkulturen.

Epizootiologie. Die Einschleppung erfolgt durch Zukauf infizierter Tiere und die Ansteckung durch das Nasensekret. Der Erreger konnte aber auch im Harn und in Pharynxabstrichen nachgewiesen werden. Empfänglich sind vor allem junge Saugferkel, die auch virämisch erkranken können.

Pathogenese. In der Nasenschleimhaut vermehrt sich das Virus zunächst in den Drüsenzellen. Von hier aus kann es zur Virämie kommen, wobei auch Leber, Milz, Niere und Nebenniere erreicht werden. Bei lokalisiertem Verlauf tritt Zytomegalie mit Einschlußkörperchenbildung vor allem in den Epithelzellen der Nasenschleimhaut auf. Auch transplazentare Infektionen sind bekannt.

Symptome. Die Inkubationszeit beträgt bis zu 10 Tage. Bei lokalisiertem Verlauf im Bereiche der Nase bestehen serös-schleimiger Nasen-ausfluß, Niesen und Schniefen sowie verstärk-ter Tränenfluß, die in längstens 2 Wochen nicht mehr nachweisbar sind.

Bei generalisierter Erkrankung können bis zu 14 Tage alte Ferkel plötzlich sterben, während bei anderen Tieren hochgradige Dyspnoe mit Stenosengeräuschen festgestellt wird. Die Morbiditätsrate erreicht bei ungünstigen Um-weltverhältnissen 100%, der Mortalität 10–50%. Das Überstehen der Krankheit führt zur Ausbildung von Antikörpern, die durch in-direkte Immunofluoreszenz nachweisbar sind.

Sektion. Das Sektionsbild wird beherrscht von einer mittel- bis hochgradigen schleimig-eitrigen Entzün-dung und Ödemisierung der Nasenschleimhaut. Hi-stologisch sind in den Epithelien der Nasenschleim-hautdrüsen nukleäre Einschlußkörperchen nach-weisbar.

Diagnose. Sie wird durch den histologischen Nachweis der intranukleären Einschlußkör-perchen und der Zytomegalie gestellt. Diffe-rentialdiagnostisch sind die bakteriell bedingte Schnüffelkrankheit und bei Allgemeinerkran-kung Schweinepest, aber auch Aujeszkysche Krankheit auszuschließen.

Therapie und Prophylaxe. Eine Behandlung ist nicht bekannt. Zur Hintanhaltung bakterieller Sekundärinfektionen empfiehlt sich die einwö-chige Beifütterung von Tetrazyklinen und Sul-fonamiden in einer täglichen Dosis von 500 bzw. 1000 mg pro Tag und Tier. Durch optima-le Gestaltung des Stallklimas läßt sich die Aus-breitung klinischer Krankheitsfälle verhin-dern. Wirkungsvolle Immunisierungsverfah-ren sind nicht bekannt.

Lungenadenomatose des Schafes
(Progressive Pneumonie des Schafes, Adeno-karzinomatose)

Die Lungenadenomatose des Schafes ist eine übertragbare, chronische progressive Krank-heit des Atmungstraktes, die durch langsame blastomatöse Infiltration der Lunge schließlich zu Lungeninsuffizienz und Tod führt.

Ätiologie. Erreger scheint das Bovine Herpes-virus Typ 4 zu sein. Allerdings ist es nicht si-cher, ob die in den veränderten Lungen nach-gewiesenen Herpesviren tatsächlich ätiologi-sche Bedeutung haben. *Perk* u. M. rechnen den Erreger zu den RNA-Tumorviren. Emp-fänglich für die Ansteckung sind nur Lämmer, besonders in den ersten Lebenstagen; weiters auch Ziegen.

Vorkommen und Epizootiologie. Die Krank-heit ist weltweit verbreitet und kommt überall vor, wo eine intensivere Schafzucht und -hal-tung betrieben wird. Die Einschleppung er-folgt durch klinisch inapparent infizierte Scha-fe. Die Virusausscheidung scheint über den Atmunggstrakt zu erfolgen; Eintrittsspforte sollen ebenfalls die Schleimhäute des Respira-tionstraktes sein.

Pathogenese. Nach dem Eindringen des Erre-gers werden Epithelzellen der Lungenschleim-haut infiziert und im Verlaufe der Zellvermeh-rung umgebildet. Die umgebildeten Zellen vermehren sich langsam und infiltrieren schließlich die ganze Lunge; Metastasenbil-dung in anderen Organen ist möglich.

Symptome. Die Inkubationszeit liegt zwischen 3 Monaten und einem Jahr. Krankheitser-scheinungen treten meist nur bei über einem Jahr alten Tieren auf.

Die ersten Symptome sind erhöhte Atemfre-quenz und zunehmende hochgradige Dys-pnoe. Pathognomon ist ein starker seröser, leicht getrübter und mit Schleim durchsetzter Nasenausfluß, der sich bei gesenkter Kopfhal-tung verstärkt. Bei der Auskultation sind bald feuchte Rasselgeräusche hörbar. Fieber tritt erst gegen Ende der Krankheit infolge von Se-kundärinfektionen auf. Die Freßlust ist lange Zeit erhalten, doch magern die Tiere trotzdem ab. Schließlich gehen sie an der hochgradigen Atemnot und Kachexie zugrunde.

Sektion. Die gefallenen Tiere weisen einen schlech-ten Ernährungszustand auf. Die Lungen sind nur mangelhaft kollabiert und können bis zu zehnmal schwerer sein als normal. Dort wo die Konsistenz sehr derb ist, bestehen auch Verwachsungen zwi-schen den Pleurablättern. Auffallend sind graurötli-che Knoten oder Bezirke, die entweder diffus das ganze Lungengewebe durchsetzen oder aber eine scharf abgegrenzte knotige Kontur aufweisen. Die Konsistenz der veränderten Lunge ist derb, mitunter auch brüchig. Das histologische Bild ist durch Ver-größerung der Alveolen mit papilliformen Veräste-lungen in deren Lumina charakterisiert.

Verlauf und Prognose. Die Krankheitsdauer liegt zwischen 2 bis 6 Wochen. Da die Krank-heit innerhalb eines Bestandes nach zweijähri-gem Verlauf abnimmt, wird eine Immunisie-rung angenommen, ohne daß dafür aber Be-weise vorliegen.

Diagnose. Sie wird durch die pathologisch-anatomischen bzw. die histologischen Lungenbefunde gesichert. Differentialdiagnostisch sind andere chronische Pneumonien, vor allem Maedi, auszuschließen. Maedi und Lungenadenomatose können in einem Bestand jedoch gleichzeitig vorkommen.

Therapie und Prophylaxe. Eine Behandlung ist nicht bekannt. Der Zukauf darf nur aus unverdächtigen Herden erfolgen.

Herpesvirose des Hundes

Herpesviren sind die Ursache meist tödlich verlaufender perinataler Erkrankungen (Welpensterben) und bei erwachsenen Hunden am Zwingerhusten-Syndrom beteiligt.

Epizootiologie und Pathogenese. Empfänglich für das canine Herpesvirus sind nur Hunde. Die Ansteckung erfolgt durch Kontakt auf aerogenem und peroralem Wege, über die Genitalschleimhaut sowie intrauterin; Welpen können sich auch während der Geburt beim Passieren der Vagina infizieren. Bei unter 2 Wochen alten Tieren kommt es nach wenigen Tagen zur Generalisation mit hämatogener Ausbreitung, ansonsten verhält sich der Erreger wie alle Herpesviren. Das Überstehen der Krankheit führt zu Virusträgern und -ausscheidern obwohl sich neutralisierende Antikörper entwickeln. In infizierten Zwingern kann ein Großteil der Muttertiere befallen sein während ansonsten die Infektion älterer Hunde eher selten ist.

Symptome. Vielfach werden die Welpen tot geboren oder verenden kurz nach der Geburt. Ansonsten äußern sie Saugunlust, Apathie und schreien andauernd. Weiterhin bemerkt man Durchfall und Erbrechen, Dyspnoe und hämorrhagische Diathesen mit Lungenödem und -blutungen sowie Aszites. Gelegentlich werden auch nervale Erscheinungen beobachtet. Der Tod tritt nach 1 bis 5, seltener 12 Tagen ein.

Bei älteren Hunden werden Katarrhe der vorderen Luftwege (Zwingerhusten, s. S. 27) oder ein Bläschenausschlag im Bereich von Vagina und Präputium ausgelöst sowie Aborte, Totgeburten bzw. Unfruchtbarkeit. Der Verlauf ist aber meist gutartig, und es kommen auch klinisch inapparente Infektionen vor.

Sektion. Bei den Welpen imponieren Hämorrhagien sowie Flüssigkeitsaustritt in Körperhöhlen. Die Leber ist mit nekrotischen Herdchen durchsetzt, Milz und Lymphknoten sind vergrößert. Bei älteren Tieren kommt es zu disseminierten Lungenverdichtungen sowie kleinen Nekroseherdchen und Zellinfiltrationen im Epithel des Respirationstraktes. Einschlußkörperchen sind vorwiegend in der Nasenschleimhaut anzutreffen.

Die *Diagnose* ist aufgrund des klinischen Bildes kaum möglich. Sie kann erst durch den Sektionsbefund oder den Virusnachweis bzw. bei älteren Tieren auch serologisch gesichert werden. Differentialdiagnostisch sind andere perinatale Infektionen wie H.c.c., aber auch Staupe und Aujeszkysche Krankheit zu berücksichtigen. Bei den Katarrhen der älteren Hunde kommen am Zwingerhusten-Syndrom beteiligte Krankheiten in Frage.

Therapie und Prophylaxe. Eventuelle Sekundärinfektionen werden chemotherapeutisch, ansonsten wird symptomatisch behandelt. Hündinnen können prophylaktisch vakziniert oder ebenso wie Welpen mit Paramunitätsinducern (1 Woche vor der Geburt bzw. sofort nach der Geburt) behandelt werden.

Infektiöse Rhinotracheitis der Katze
(Feline Virale Rhinotracheitis, FVR, Coryza, Katzenschnupfen)

Die feline Rhinotracheitis ist eine fieberhafte, sehr kontagiöse virusbedingte Seuche der Katzen, die in der Regel mit einem Schnupfensyndrom beginnt und zu gering- bis höhergradigen katarrhalischen Entzündungen der vorderen Luftwege führt.

Ätiologie und Epizootiologie. Erreger ist das Feline Herpesvirus Typ 1, ein immunologisch einheitliches und sehr labiles Virus. Die Züchtung erfolgt in homologen Zellkulturen, und empfänglich ist auch nur die Katze. Das Virus wird mit Nasen-, Augensekret und Speichel ausgeschieden, und zwar auch nach Überstehen der Krankheit. Die Übertragung erfolgt aerogen.

Pathogenese. In der Schleimhaut des vorderen Respirationstraktes, an der Lidbindehaut und der Hornhaut kommt es zu lokalen Nekrosen. Nach der Generalisation kann das Virus in die Lunge und den trächtigen Uterus gelangen, was u.U. Fruchttod und Abortus zur Folge hat.

Symptome. Die Inkubationszeit beträgt 2 bis 5 Tage. Die Krankheit beginnt mit gering- bis mittelgradigem serösen Nasen- und Augenausfluß und häufigem Niesen. Die innere Körpertemperatur erreichte Werte um 40 °C. Die Tiere werden traurig, fressen schlecht oder gar nicht und haben fallweise eine sehr auffallende Salivation. In manchen Fällen stehen die Augensymptome sehr stark im Vordergrund, wobei es bis zur Ausbildung einer ulzerativen Keratitis oder einer Descemetozele kommen kann. Die Rhinitis kann bei jungen Welpen bis zur Osteodystrophie der Turbinalien führen. Die Geschwüre auf der Zunge sind in der Regel klein. In der Folge kommt es zur Tracheitis mit feuchtem und würgendem Husten. Pneumonien sind selten. Bei intrauterinen Infektionen tritt häufig Abortus auf oder es werden lebensschwache Welpen geboren. Alte und geschwächte Tiere können auch eine Enzephalitis entwickeln. Der Blutbefund wird in der Regel von einer Leukozytose beherrscht.

Verlauf und Prognose. In Tierheimen ist die Krankheit eine lästige Standortseuche. Bei einer Morbidität von 50% kann die Mortalität auf 20% ansteigen, wobei die schweren Verlaufsformen durch Sekundärerreger überwiegen. Haben die Tiere häusliche Pflege, so kann die Prognose günstiger gestellt werden.

Sektion. Neben der Entzündung des Atmungstraktes fallen Chondro- und Osteodystrophien der Conchen auf. Manchmal gelingt es, in diesen Geweben Kerneinschlußkörperchen nachzuweisen.

Diagnose. Sie stützt sich auf den klinischen und den Blutbefund bzw. Serumneutralisationstest und Virusnachwis. Differentialdiagnostisch auszuschließen sind die Panleukopenie, Calicivirus-, Chlamydien- und Mykoplasmeninfektionen.

Therapie und Prophylaxe. Die Behandlung ist vorwiegend eine symptomatische: Antibiotische Therapie der Sekundärerreger mit Ampicillin für Welpen bzw. Chloramphenikol oder Oxytetrazyklin für erwachsene Tiere. Die Katarrhe der vorderen Luftwege werden vorwiegend mit Antihistaminika und schleimlösenden Präparaten (nicht ionische Detergentien) als Aerosol (notfalls Inhalationen, die aber nur die vordersten Nasengänge erfassen) behandelt. Die Therapie der Exsikkose erfolgt mit Ringer-Laktat-Lösung und dgl., unterstützend wirken Vitamin A, B und C.

Eine aktive Immunisierung ist mit Lebend- und (besser) Totvakzinen möglich, die auch kombiniert mit anderen Viren des Katzenstaupe-Komplexes (Calici-, Panleukopenie-Viren) angeboten werden. Die erste Vakzination sollte im Alter von 8 Wochen oder früher, die zweite im Alter von 12 Wochen erfolgen, und es sind jährliche Revakzinationen notwendig. Ungeimpfte Katzen sollten nach Möglichkeit nicht in Katzenheimen, Tierasylen usw. untergebracht werden.

Pocken

Die Pockenerreger verursachen meist gutartig verlaufende Exantheme an Haut- und Schleimhäuten mit charakteristischen Effloreszenzen. Sie gehören zu den größten Viren und vermehren sich im Zytoplasma unter Bildung von Einschlußkörperchen.

Die Subfamilie Chordopoxvirinae umfaßt die Genera Orthopoxvirus (Vacciniavirus, Menschenpockenvirus, Kuhpockenvirus, Büffelpockenvirus, Kamelpockenvirus, Affenpockenvirus), Avipoxvirus (Hühner-, Puten-, Taubenpockenvirus), Capripoxvirus (Schafpockenvirus, Ziegenpockenvirus, Lumpy Skin Disease), Leporipoxvirus (Myxomatose des Kaninchens), Suipoxvirus sowie Parapoxvirus (Stomatitis papulosa, Melkerknotenvirus) und die Subfamilie Entomapoxvirinae die bei Arthropoden vorkommenden Viren.

Vacciniainfektionen bei Tieren

Die Impfung mit dem Vacciniavirus (Orthopoxvirus commune) hat weltweit zur Tilgung der Pocken des Menschen geführt, wobei sie aber durch die Geimpften immer wieder auf Tiere übertragen worden ist. Das Wirtsspektrum umfaßt u.a. Rinder, Pferde, Schweine, Schafe, Ziegen, Kaninchen, Kamele und Elefanten. Die Diagnose läßt sich aufgrund einer exakten Erhebung des Vorberichtes stellen. Sonst kann nur die Laboruntersuchung zur ätiologischen Klärung führen. Differentialdiagnostisch sind insbesondere alle bei Tieren vorkommenden Pocken, Stomatitis papulosa und das Melkerknotenvirus auszuschließen. Die Effloreszenzen heilen in 3 bis 4 Wochen unter Hinterlassung einer Pockennarbe ab.

Pferdepocken
(Ansteckende Pustulöse Mundentzündung)

Pockenähnliche Exantheme kommen beim Pferd heute nur sehr selten vor, und manche Autoren zweifeln, ob sie tatsächlich durch Pockenviren hervorgerufen werden. Als Erreger gilt das Vacciniavirus, das vom Menschen, Rind oder Schwein stammt und im Bestand durch direkten oder indirekten Kontakt weiter verbreitet wird.

Symptome. Nach einer Inkubationszeit von 5 bis 8 Tagen entwickeln sich an Lippen, Mundschleimhaut, Nüstern und eventuell Nasenschleimhaut Knötchen, die sich in Bläschen und Pusteln umwandeln. Häufig kommt es auch zu einer Konjunktivitis. Die Tiere fiebern, und es besteht Speichelfluß und Freßunlust. Tragende Stuten können verwerfen. Die Erkrankung in der Fesselbeuge beginnt mit geringgradiger Ödemisierung und Überempfindlichkeit sowie mäßigem Fieber. Nach einigen Tagen treten wieder Knötchen und Bläschen auf, die unter Krustenbildung abheilen. Die Prognose ist im allgemeinen günstig.

Die *Diagnose* erfolgt wie beim Rind. Eine spezifische Behandlung ist nicht bekannt. Kranke Tiere sind ruhigzustellen und abzusondern. Im Prinzip ist eine Schutzimpfung so wie beim Menschen möglich.

Rinderpocken
(Kuhpocken, Cow pox)

Rinderpocken treten meist endemisch auf. Die Effloreszenzen sind in der Mehrzahl der Fälle auf Zitzen, Euter und Hodenhaut beschränkt.

Ätiologie. Rinderpocken können sowohl durch Vaccinia- als auch Kuhpockenvirus (Orthopoxvirus bovis) hervorgerufen werden. Letzteres kommt fast nur beim Rind vor; gelegentlich kann sich auch der Mensch infizieren. Die Ansteckung erfolgt durch Kontakt. Eintrittsstellen sind Hautläsionen, jedoch ist auch eine Aufnahme über den Atmungstrakt möglich. Eine indirekte Übertragung findet vor allem beim Melken (Melkerhände, Melkzeug) statt.

Pathogenese. Nach 3 bis 7 Tagen sieht man an der Infektionsstelle kleine Rötungen (Stadium erythematosum) aus denen Papeln (Stadium papulosum) entstehen. Die Papeln gehen durch Flüssigkeitsansammlung und Lysis in kleine Bläschen (Stadium vesiculosum) über. Diese füllen sich mit Fibrin und Leukozyten und werden 8 bis 10 Tage nach der Infektion zu Pusteln (Stadium pustulosum), deren Zentren nabelartig eingezogen sind. Von dort geht die Nekrose aus und zurück bleibt eine Narbe.

Symptome. Die Inkubationszeit beträgt im Durchschnitt 3 bis 7 Tage und ist beim Vacciniavirus etwas kürzer als beim Kuhpockenvirus. Vom 3. bis 8. Tag besteht geringgradiges Fieber. Kurz nach dem Fieberanstieg entwickeln sich an Zitzen, Euterhaut und Hodensack die typischen Effloreszenzen. Werden die Pocken nicht irritiert, so heilen sie in 2 bis 3 Wochen unter Narbenbildung ab. Eine generalisierte Form mit hochgradigen Allgemeinstörungen ist selten. Das Überstehen der Rinderpocken hinterläßt eine gute Immunität.

Sektion. Histologisch sind die Veränderungen durch zytoplasmatische Einschlußkörperchen, Zelldegeneration und Vakuolenbildung gekennzeichnet.

Diagnose. Sie kann durch das klinische Erscheinungsbild, den Nachweis der Einschlußkörperchen und mit Hilfe der Immunofluoreszenz gestellt werden. Differentialdiagnostisch sind die durch Pockenvirus hervorgerufenen Euterpocken, Stomatitis papulosa, Maul- und Klauenseuche und in der westlichen Hemisphäre auch Stomatitis vesiculosa abzugrenzen.

Therapie und Prophylaxe. Zur Verhinderung der Bildung von Einrissen sind die erkrankten Zitzen täglich mit glyzerin- oder lanolinhaltigen Jodophoren zu behandeln; ebenso in gefährdeten Beständen. Eine attenuierte Vacciniavakzine sollte nur in extremen Fällen zur Anwendung kommen.

Lumpy Skin Disease

Die Lumpy Skin Disease ist eine in Süd-, Ost- und Zentralafrika vorkommende akut bis subakut und fieberhaft verlaufende Krankheit des Rindes, die durch über die ganze Hautoberfläche verstreut liegende Knötchenbildung gekennzeichnet ist. Der Erreger wird dem Genus Capripoxvirus zugerechnet und ist serologisch einheitlich.

Euterpocken des Rindes
(Falsche Kuhpocken, Pseudopocken, Melkerknoten)

Darunter werden beim Rind – vor allem bei laktierenden Kühen – häufig vorkommende pockenartige Effloreszenzen an den Zitzen verstanden.

Ätiologie. Erreger ist das Parapoxvirus bovis 2, das wahrscheinlich mit dem Virus der Stomatitis papulosa und dem Melkerknotenvirus des Menschen verwandt bzw. identisch ist. Die Züchtung erfolgt in Gewebekulturen von Rinderzellen, wobei zytoplasmatische Einschlußkörperchen gebildet werden. Das Infektionsspektrum umfaßt das Rind und den Menschen.

Epizootiologie. Die Euterpocken werden durch infizierte Tiere in bisher gesunde Bestände eingeschleppt und breiten sich dort sehr schnell aus, während es bei chronisch verseuchten Beständen immer wieder zu akuten Schüben kommt. Vorwiegend erkranken laktierende, seltener trockenstehende Kühe oder trächtige Kalbinnen. Die Übertragung erfolgt eben weniger durch Kontakt als durch Vektoren (Melkerhände, Zitzenbecher).

Symptome. Die Inkubationszeit beträgt etwa 6 Tage. Zunächst entwickeln sich Rötungen, die innerhalb von 2 Tagen in Papeln übergehen. Diese trocknen ein, verkrusten, fallen ab, und es erfolgt eine narbenfreie Verheilung. Während der Heilung können auf derselben Zitze aber neue Erytheme und Papeln entstehen, so daß sich die Krankheit bei einer Kuh oft über einige Wochen und innerhalb eines Bestandes über viele Monate bis zu einem Jahr erstrecken kann. Die Melkerknoten des Menschen heilen ebenfalls nur sehr langsam ab.

Nach Überstehen der Infektion ist keine gute Immunität ausgebildet, da sich Tier und Mensch sofort wieder infizieren können.

Diagnose. Sie läßt sich auch klinisch stellen, da die für Rinderpocken typischen Pusteln fehlen. Der Erregernachweis gelingt elektronenmikroskopisch. Differentialdiagnostisch sind die originären Kuhpocken, die Vacciniapocke, Mammilitis, Maul- und Klauenseuche, Stomatitis papulosa und Stomatitis vesiculosa auszuschließen.

Therapie und Prophylaxe erfolgen wie bei den Rinderpocken.

Stomatitis papulosa des Rindes

Die Stomatitis papulosa ist eine weltweit verbreitete Infektionskrankheit des Rindes, die mit Bildung rötlicher Papeln auf Flotzmaul und Lippen einhergeht.

Ätiologie und Epizootiologie. Erreger ist das Parapoxvirus bovis 1, das auch Erkrankungen beim Menschen auslösen kann. Die Übertragung erfolgt durch Kontakt und infiziertes Futter. Von der Infektion erfaßt werden eher jüngere als ältere Tiere. Da eine Immunitätsausbildung nicht erfolgt, können innerhalb eines Bestandes immer wieder Erkrankungsfälle zur Beobachtung kommen.

Symptome. Die Inkubationszeit liegt zwischen 2 und 4 Tagen. Die ersten Erscheinungen sind kleine rote Punkte oder Flecken (Erytheme), aus denen sich Papeln entwickeln. Diese breiten sich aus, wobei ringförmige Gebilde entstehen, die auch konfluieren können. Die Heilung erfolgt ohne Behandlung vom Zentrum aus.

Diagnose. Sie wird aufgrund der klinischen Erscheinungen gestellt. Der Erregernachweis gelingt elektronenmikroskopisch. Differentialdiagnostische Bedeutung haben Maul- und Klauenseuche, Stomatitis vesiculosa, Rinderpest, das Bösartige Katarrhalfieber, Bovine Virusdiarrhöe sowie Pocken und pockenartige Erkrankungen.

Schafpocken
(Variola ovina)

Bei den Schafpocken handelt es sich um eine akut verlaufende, fieberhafte Allgemeinerkrankung, die mit der Ausbildung der typischen pustulösen Effloreszenzen gekoppelt ist.

Ätiologie. Erreger ist das Capripoxvirus ovis, das mit dem Ziegenpockenvirus verwandt, jedoch immunologisch einheitlich ist. Hinsichtlich der einzelnen Stämme bestehen große Unterschiede der Virulenz. Das Virus ist gegen Licht empfindlich, bleibt in dunklen und kühlen Räumen bis zu 2 Jahren aktiv. Wirksame Desinfektionsmittel sind 2%ige Natronlauge und 2%iges Formalin.

Vorkommen und Epizootiologie. Das Schafpockenvirus wird mit Atemluft, Speichel, Milch und über den Pockenausschlag ausgeschieden. Die Infektion erfolgt aerogen durch Inhalation des Erregers. Infektionsquellen sind kranke Schafe, noch nicht vollständig genesene Schafe, infizierte Stallungen und Weiden (bis zu 6 Monate). Die Einschleppung in gesunde Bestände erfolgt durch infizierte Schafe sowie durch unverarbeitete Häute und

Wolle. Tiere, die die Krankheit überstehen, sind immun.

Pathogenese. Nach der aerogenen Aufnahme kommt es zur allgemeinen Virämie. Vor Auftreten des Pockenausschlages sind alle Organe virushaltig. Neben den typischen Hautveränderungen manifestiert sich das Virus auch in der Lunge, im Ösophagus und im Magen-Darmtrakt.

Symptome. Die Inkubationszeit beträgt 6 bis 8 Tage. Die Krankheit beginnt mit Fieber bis zu 42 °C. Die Tiere sind hochgradig matt, teilnahmslos, liegen viel, fressen nicht, Puls und Atmung sind hochfrequent, die Lider ödemisiert und gerötet, und es besteht ein serös-schleimiger Nasenausfluß. Die Schleimhäute sind gleichmäßig oder fleckig gerötet. Das Anfangsstadium dauert mehrere Tage, worauf die Pocken in der Umgebung der Augen, Lippen, Nase, Schamlippen, des Euters, Präputiums, Hodensacks sowie der Unterfläche des Schwanzes und Schenkelinnenfläche zur Ausbildung kommen. Die Krusten fallen unter Zurücklassung einer Narbe ab. Die Heilung der Hautveränderungen geht mit Juckreiz einher. Trächtige Schafe können abortieren. Gelegentlich wird ein septikämischer Verlauf festgestellt.

Die Krankheitsdauer beträgt 3 bis 4 Wochen. Im Bestand treten zuerst einzelne Fälle auf, dann erfolgt eine explosionsartige Ausbreitung auf alle Tiere. Die Letalität kann bei Lämmern bis zu 80% betragen, bei erwachsenen Tieren liegt sie zwischen 2 und 50%.

Sektion. Auf der Haut und auf den Schleimhäuten des Rachens, Ösophagus, Pansens und der Haube sind typische Pockenexantheme sichtbar. Für die Schafpocken sind die sogenannten pellikulierten Papeln pathognomon. Im Lungengewebe sind bei 80% der Schafe grauweiße, bis haselnußgroße, lymphomähnliche knotige Wucherungen feststellbar.

Diagnose. Sie wird aufgrund des klinischen Befundes und des stürmischen Seuchenverlaufes gestellt und durch den Virusnachweis im Pockenmaterial gesichert. Differentialdiagnostisch von Bedeutung sind Lippengrind und Maul- und Klauenseuche.

Therapie und Prophylaxe. Eine Therapie und die Impfung mit Lebendimpfstoff sind in Europa verboten. Anderenorts werden auf Ziegen attenuierte Schafpockenvakzinen verwendet. Der Impfschutz beträgt 2 Jahre.

Ziegenpocken
(Goat pox)

Bei den Ziegenpocken handelt es sich ebenfalls um eine akut verlaufende, fieberhafte, hochkontagiöse Allgemeinerkrankung. Die typischen Pockenausschläge finden sich am Mund, den Augenlidern, am Euter, am Skrotum, am Präputium und an den Schenkelinnenflächen. Erreger ist das Capripoxvirus caprae. Die Seuche kommt heute im vorderen Orient und am Balkan vor und ist sehr kontagiös; besonders empfänglich sind Zicklein. Tiere, die die Krankheit überstehen, sind nicht immun; immer wieder kommen Reinfektionen vor.

Symptome. Bei natürlicher Infektion beträgt die Inkubationszeit 14 bis 17 Tage, bei künstlicher Infektion 3 bis 8 Tage. Die Erkrankung beginnt mit hohem Fieber, Mattigkeit und Inappetenz. Wenige Tage später kommt es zur Ausbildung von Papeln aus denen schließlich die Pusteln entstehen. Die *Diagnose* erfolgt wie beim Schaf. Bedeutsam ist die Abgrenzung gegenüber dem Vacciniavirus und dem Ecthyma contagiosum.

Prophylaxe. Sie ist wegen der schlechten Immunkörperbildung problematisch. Vakzinen aus in Ziegen gezüchtetem Pockenmaterial, das an Aluminiumhydroxyd adsorbiert ist, werden empfohlen.

Lippengrind des Schafes und der Ziege
(Ecthyma contagiosum, Ansteckende Pustulöse Nekrotisierende Hautentzündung)

Der Lippengrind ist eine ansteckende pockenähnliche Erkrankung der Schafe und der Ziegen, wobei die Veränderungen vornehmlich an den wenig behaarten Stellen der Haut, wie Lippen, Nasenspiegel, Euter, Skrotum, Labien, Präputium, Klauensaum und Zwischenklauenspalt zur Ausbildung kommen.

Ätiologie. Erreger ist das Parapoxvirus ovis, das eine enge Verwandtschaft zu Parapockenviren des Rindes besitzt. Das Virus ist sehr widerstandsfähig. In trockenen Krusten aber auch in Stallungen bleibt es jahrelang, im Sonnenlicht 30–60 Tage lang infektiös; auf Weiden kann es überwintern. Für das Virus empfänglich sind Schafe und Ziegen sowie Gemsen, Hunde und auch der Mensch.

Vorkommen und Epizootiologie. Der Lippengrind ist weltweit verbreitet. Die Übertragung erfolgt durch Kontakt von Tier zu Tier und über Virus, das in Krusten am Boden überwintert hat. Vektoren wie Futter, Einstreu und Wasser spielen eine wichtige Rolle. Die Seuche ist hoch kontagiös und die Infektion bleibt auch ohne Hautverletzungen haften. Über Läsionen am Euter wird die Seuche auf die jungen Lämmer übertragen; besonders gefährdet sind mit einem Tag abgesetzte Lämmer.

Pathogenese. Die Krankheit kann als lokale, aber auch als Allgemeinerkrankung ablaufen. An der Eintrittsstelle vermehrt sich das Virus in den Epithelzellen der Haut oder Schleimhaut und bewirkt eine Proliferation der Keratozyten. In den Zellen kommt es daneben zur Vakuolisierung und der Bildung von zytoplasmatischen Einschlußkörperchen. Dann folgt die Ausbildung von Bläschen und Pusteln, das Epithel wird nekrotisch, und es entstehen Krusten und Borken. Die Abheilung erfolgt ohne Narbenbildung.

Symptome. Die Inkubationszeit beträgt 6 bis 8 Tage. Klinisch sind drei Formen zu unterscheiden. Die typischen Veränderungen der *labialen Form (Lippenform)* sitzen an den Lippenrändern, im Mundwinkel, am Nasenspiegel und im Bereich der Nüstern. Bei normalem Krankheitsverlauf sind Allgemeinbefund, Verhalten, Freß- und Sauglust nicht gestört. Bei der *genitalen Form* haben die Veränderungen ihren Sitz an Euter, Zitzen, Vulva, Unterseite des Schwanzes und Präputium. Bei der *pedalen Form (Fußform)* befinden sie sich vorwiegend im Bereich des Klauensaumes, des Zwischenklauenspaltes und gelegentlich auch im Fesselbereich.

Ohne Sekundärerreger nimmt die Krankheit im allgemeinen einen gutartigen Verlauf. Tiere, die sie überstanden haben, besitzen eine gute zellgebundene Immunität, die über 2 Jahre anhält.

Sektion. Auf der Haut imponieren abgetrocknete, sehr oft sekundär infizierte Krusten oder Borken an den genannten Lokalisationen. Histologisch sind Zelldegenerationen und Einschlußkörperchenbildung nachweisbar.

Diagnose. Sie wird auf Grund des klinischen Erscheinungsbildes und des Virusnachweises gestellt. Bei der Lippenform sind Lämmerdiphtheroid, Maul- und Klauenseuche, Sarkoptesräude, bei der genitalen Form Deckinfektionen und Vorhautentzündungen und bei der pedalen Form Moderhinke und Chorioptesräude auszuschließen.

Therapie und Prophylaxe. Nach Entfernung der Krusten sind unter Benützung von Handschuhen die Hautläsionen mit Jodophoren oder antibiotikahaltigen Wundsprays täglich zweimal einzusprühen. Bei schweren Allgemeinerkrankungen sind Antibiotika oder Sulfonamide gegen die Sekundärerreger parenteral oder peroral zu verabreichen. Die Remontierung der weiblichen Tiere soll zwecks Verhinderung einer Neueinschleppung ausschließlich aus der eigenen Nachzucht erfolgen, und Böcke dürfen nur aus gesunden Beständen zugekauft werden. Vakzinierungen sind mit stark attenuierten Virusstämmen durchzuführen, da sonst Impferkrankungen auftreten können. Der Impfschutz hält 2 Jahre lang an.

Schweinepocken
(Swine pox)

Darunter wird eine akut verlaufende, kontagiöse und mit Pustelbildung einhergehende fieberhafte Infektionskrankheit der Schweine verstanden.

Ätiologie. Als Erreger kommen das Vacciniavirus (Orthopoxvirus commune) und ein originäres Schweinepockenvirus (Suipoxvirus) in Frage, wobei sich letzteres, obwohl es typische Eigenschaften von Pockenviren besitzt, weder serologisch noch biologisch einem der 6 Genera zuordnen läßt. Das Virus ist sehr widerstandsfähig und bleibt im eingetrockneten Zustand mindestens ein Jahr lang infektiös. Die Züchtung ist schwierig, am besten gelingt die Vermehrung nach intrakutaner oder intravenöser Applikation beim Schwein. Das Schwein ist für das originäre Pockenvirus auch der spezifische Wirt.

Vorkommen und Epizootiologie. Schweinepocken sind weit verbreitet. Die Erkrankung wird von (inapparent) infizierten Tieren in bisher gesunde Bestände eingeschleppt. Die Virusausscheidung erfolgt bereits im Inkubationsstadium über Tränen- und Nasensekret. Eine einmal infizierte Herde wieder gesund zu bekommen ist schwierig, da das Virus in den abgefallenen Krusten sehr lange überlebt und die hochempfindlichen Ferkel es immer wieder aufnehmen können. Bei der Übertragung spielen neben Kontakt- und Schmierinfektionen Läuse, wahrscheinlich auch Fliegen, als Vektoren eine wichtige Rolle. Als Eintrittspforte dient die verletzte Haut. Ein virämisches Stadium mit Besiedlung des Zentralnervensystems ist möglich.

Symptome. Die Inkubationszeit beträgt 14 Tage. Die Erkrankung beginnt mit Apathie, Fieber und verminderter Futter- und Wasseraufnahme. Die Pocken bilden sich nach 3 bis 4 Tagen über die gesamte Körperoberfläche aus. Typisch ist die schubweise Entwicklung der Effloreszenzen, so daß nebeneinander verschiedene Pockenstadien bestehen. Sekundärpocken entwickeln sich meist zwischen 16 und 18 Tagen nach dem Krankheitsbeginn. Dabei

kann es auch zum Auftreten enzephalitischer Erscheinungen mit Schreikrämpfen und Laufbewegungen infolge einer nicht-eitrigen Enzephalitis kommen. Bei Sauen finden sich die Hauptveränderungen am Gesäuge.

Diagnose. Sie läßt sich aufgrund des klinischen Befundes stellen. Differentialdiagnostisch von Bedeutung sind die Dermatosis vegetans, gelegentlich der Ferkelruß oder Streptokokkenausschläge; bei zentralnervalen Erscheinungen die Schweinepest.

Therapie und Prophylaxe. Eine erfolgreiche Behandlung ist nicht bekannt. Zur Prophylaxe sind Sauen und Stallungen nach jeder Umstellung gründlich zu reinigen und zu desinfizieren (2%ige Jodophore).

Krankheiten durch nicht klassifizierte Viren

Bornasche Krankheit
(Infektiöse Gehirnrückenmarksentzündung des Pferdes und Schafes)

Die Bornasche Krankheit ist eine, durch ein neurotropes Virus hervorgerufene, seuchenhafte Gehirnrückenmarksentzündung vorwiegend der Pferde und Schafe, die in der Regel akut oder subakut und tödlich verläuft.

Ätiologie. Das Virus besitzt einheitlichen antigenen Charakter, aber unterschiedliche Pathogenität und Virulenz. In der Außenwelt ist es ziemlich resistent und verträgt auch pH-Schwankungen zwischen 5 und 12. Im Leitungswasser bleibt das Virus mindestens einen Monat, in Kuhmilch über drei Monate infektiös, und auch eine 22tägige Fäulnis schädigt es nicht. Eine Inaktivierung ist durch Kochen, chlorabspaltende Desinfektionsmittel und 1%iges Formalin möglich; Natronlauge und phenolhaltige Desinfektionsmittel sind ungeeignet. Das Virus kann im Kaninchengehirn, auf Hühnerembryonen und in Gehirn- und Nierenzellkulturen kultiviert werden.

Vorkommen und Epizootiologie. Die Krankheit tritt in bestimmten Gegenden meist im Spätfrühling und Frühsommer auf, wobei sich ein drei- oder vierjähriger Rhythmus erkennen läßt. Sie befällt vorwiegend Pferde in landwirt-

schaftlichen Betrieben, dort auch die Schafe und gelegentlich die Kaninchen. Fallweise können in Bornagebieten auch Rinder, Ziegen, Rehe usw. sowie andere Einhufer erkranken.

Das Virus wird frühzeitig mit Nasensekret, Speichel sowie Harn und Milch ausgeschieden und läßt sich experimentell aerogen, oral und durch den Deckakt übertragen. Der Übertragungsmechanismus bei natürlicher Infektion ist immer noch unbekannt. Die Krankheit wird zu den sogenannten „Slow-Virus-Infektionen" gerechnet, die beim Menschen eine große Rolle spielen. Sie kennzeichnen sich durch überaus lange Inkubationszeiten bzw. ein anscheinend latentes Virusträgertum, das aus z.T. unbekannten Ursachen plötzlich zu einer manifesten Erkrankung führt.

Pathogenese. Das Virus scheint über die Nasenschleimhaut und die den N. olfactorius begleitenden Lymphbahnen zum Gehirn zu gelangen; auch vom Darm her wäre eine Wanderung über die Eingeweidenerven denkbar. Die weitere Ausbreitung erfolgt rasch, und zwar vorwiegend entlang der Nerven. Dabei werden nur die Ganglienzellen geschädigt und nur in ihnen entstehen Einschlußkörperchen. Der Befall der Zelle löst noch keine klinischen Erscheinungen aus, sondern erst eine Reaktion des Erregers mit intrazellulär gebildeten Immunglobulinen (Immunopathie).

Symptome. Beim *Pferd* dürfte die Inkubationszeit 2 bis 3 Monate betragen, jedoch sind längere Latenzperioden nicht auszuschließen. Meist erkranken 3- bis 6jährige Pferde. Sie zeigen zunächst Verhaltensstörungen, ermüden fühzeitig oder verweigern den Gehorsam. Vielfach werden häufiges Gähnen, Strecken von Kopf und Hals bzw. Aufstützen auf den Krippenrand beobachtet. Mitunter blicken sich die Pferde nach dem Abdomen um, als ob dort ein Schmerz lokalisiert würde. Futter und Wasser werden nur langsam aufgenommen, und schließlich vergessen sich die Tiere beim Fressen und Trinken. Anfänglich ist die Hautsensibilität erhöht, vor allem im Bereich des Halses und Nackens. Weiterhin bemerkt man unphysiologisches Ohrspiel, gesteigerten Geschlechtstrieb, Kreisbewegungen und Zähneknirschen. Der Kotabsatz ist oft unregelmäßig; Verstopfungen, Durchfälle und Kolikanfälle können auftreten. Diese Erscheinungen verstärken sich allmählich, und innerhalb von 1 bis 3 Wochen entwickeln sich zunehmend Ataxien und schlafsüchtige Zustände, die von Erregungen unterbrochen werden, oder die Tiere brechen wiederholt plötzlich zusammen. Weiterhin werden lokale Krämpfe sowie Hyp- und Anästhesien beobachtet. Die Lähmungen nehmen zu, die Tiere können nicht mehr kauen und abschlucken und liegen schließlich fest. Die daraus resultierenden Komplikationen (Dekubitus, Schluckpneumonien) führen gemeinsam mit der hochgradigen Entkräftung und zunehmenden Herzschwächje zum Tode. Die Mortalität liegt zwischen 75 und 95%, und nur gelegentlich wird von Selbstheilung berichtet.

Die Inkubationszeit beträgt beim *Schaf* mindestens 4 Wochen, und es erkranken alle Altersstufen, Tiere unter 4 Monaten jedoch selten. Die ersten Symptome bei *akutem Verlauf* sind Absondern von der Herde, Teilnahmslosigkeit, Widersetzlichkeit gegen Hütehunde, gestörte oder aufgehobene Freßlust. Die Vormagentätigkeit ist vermindert, und es besteht mittel- bis hochgradiges Fieber. Bei Böcken ist der Geschlechtstrieb in der Regel reduziert, gelegentlich auch erhöht. Daneben bestehen Schreckhaftigkeit und gesteigerter Bewegungsdrang wobei sich die Tiere auch gegen Hindernisse stemmen. Der Gang wird stolpernd und tappend, die Bewußtseinsstörungen nehmen zu, die Tiere vollführen Manegebewegungen. Das Endstadium besteht im Festliegen, wobei die Schafe Ruderbewegungen ausführen. Die Krankheitsdauer beträgt 1–20 Tage. Die Letalität liegt bei 90%. Bei der selteneren *schleichenden Form* liegen die Tiere viel, stützen den Kopf auf den Boden auf und zeigen unphysiologische Beinstellungen. Diese Form kann gelegentlich auch in den akuten Verlauf übergehen.

Bei den *Ziegen* verläuft die Seuche ähnlich wie beim Schaf, aber wesentlich milder. Die wenigen bisher beim *Rind* beschriebenen Fälle ergaben kein charakteristisches Krankheitsbild.

Tiere, die eine Bornainfektion überstanden haben, sind in der Mehrzahl der Fälle gegen Reinfektionen immun. Wie lange diese Immunität jedoch anhält, ist nicht bekannt.

Sektion. Pathognomon sind die intranukleären Joest-Degenschen Einschlußkörperchen, die vorwiegend in den Ganglienzellen des Ammonshornes auftreten.

Diagnose. Aufgrund der klinischen Erscheinungen ist in Enzootiegebieten eine Vermutungsdiagnose möglich. Am lebenden Tier kann die Untersuchung von Serum- und Liquorproben mittels Immunofluoreszenz auf Antikörper zur Sicherung beitragen, wobei aber nur positive Ergebnisse beweisend sind. Beim toten Tier bestehen folgende Möglichkeiten: 1. Histologische Untersuchung des Gehirns (nicht-eitrige Meningoenzephalitis, Einschlußkörperchen). 2. Fluoreszenzserologischer Antigennachweis im Gehirn. 3. Anzüchtung des Virus in der Zellkultur mit nachfolgendem fluoreszenzserologischem Antigennachweis. 4. Fluoreszenzserologischer Nachweis von Antikörpern im Gehirn. 5. Je nach den Ergebnissen von 1 bis 4 muß gegebenenfalls der Tierversuch mit Kaninchen vollzogen werden, der aber mindestens 3 bis 4 Wochen dauert (bei negativen Ergebnissen 12 bis 13 Wochen). Differentialdiagnostisch sind neben anderen seuchenhaften Enzephalomyeliditen wie Wutkrankheit und Listeriose sowie Tetanus beim Pferde Botulismus, protrahiert verlaufende raumvermehrende Prozesse im Gehirn (Hirnhöhlenwassersucht, Neoplasmen) und Vergiftungen, beim Schaf die Aujeszkysche Krankheit, CCN, Zönurusbefall, die nervale Form der Enterotoxämie, Gehirngeschwülste, die Trächtigkeitstoxikose sowie die eiterige Meningitis auszuschließen.

Therapie und Prophylaxe. Bei Nutztieren ist die Schlachtung angezeigt. Eine eventuelle Selbstheilung kann mit einer symptomatischen Therapie wie sie bei Gehirnrückenmarksentzündungen und deren Komplikationen angewendet wird, gefördert werden.

Zur Prophylaxe steht eine Lebendvakzine aus Kaninchenhirn zur Verfügung, die nach 3 Monaten einen vollausgebildeten Impfschutz bewirkt, der etwa 1 Jahr lang anhält. Die Vakzinierung muß spätestens 6 Wochen vor Beginn der Seuchenperiode erfolgen und beim Schaf stets alle über 4 Monate alten Tiere erfassen. Mutterschafe sind 6 Wochen vor und 8 Wochen nach dem Lammen sowie während der Deckperiode von der Impfung auszuschließen. Da es sich um ein relativ virulentes Impfvirus handelt, darf nur in ständig verseuchten Gebieten geimpft werden.

Traberkrankheit des Schafes und der Ziege
(Gnubberkrankheit, Scrapie)

Darunter wird eine sehr langsam verlaufende, wahrscheinlich virusbedingte Infektionskrankheit verstanden, die durch Ataxien, Hautjukken, Tremor und Gewichtsverluste charakterisiert ist. Sie kommt in allen europäischen Ländern mit konzentrierter Schafhaltung vor.

Ätiologie. Der Erreger besitzt virusähnliche Eigenschaften und ist sehr widerstandsfähig. Eine Abtötung scheint durch 10%ige Hypochlorid- bzw. 90%ige Phenollauge zu erfolgen, während 30 Minuten Erhitzen auf 100 °C, 3%ige Formalinlösung oder 5%iges Chloroform keine Wirkung haben.

Epizootiologie und Pathogenese. Der Erreger wird von infizierten Schafen nur mit der Plazenta und dem Fruchtwasser ausgeschieden, vielleicht auch mit der Milch. Schafe jeden Alters stecken sich peroral durch die Aufnahme infizierter Nachgeburtsteile oder kontaminierten Futters und Wassers an. Feten können sich intrauterin, bei der Geburt durch Abschlucken von Fruchtwasser und möglicherweise nach der Geburt beim Belecken durch Mutterscha-

fe, die vorher Nachgeburtsteile gefressen haben, infizieren. Nach experimenteller intrazerebraler Infektion breitet sich der Erreger über den gesamten Organismus aus. Die Traberkrankheit gehört zu den „Slow-Virus-Infektionen", daneben scheint es auch eine genetisch bedingte Resistenz zu geben.

Symptome. Die Inkubationszeit beträgt Monate bis Jahre, so daß klinische Erscheinungen meist erst im Alter von 2 bis 5 Jahren zur Ausbildung kommen. Die Tiere äußern Schreckhaftigkeit, unruhigen Blick, eigenartiges Lippenspiel (Gnubbern, Bibbern), Ohrenzittern, nickende und seitliche Kopfbewegungen, vermehrten Speichelfluß und stürzen plötzlich zusammen. Pathognomon ist der Gang: Im Bereich der Vorderhand werden die Extremitäten wie beim Traber nach vorne geworfen, in der Nachhand erfolgt die Vorführung der Extremitäten hingegen hahnentrittartig. Die Schafe können nicht galoppieren und auch nicht Zäune oder Gräben überspringen. Daneben besteht in vielen Fällen im Bereich des Schwanzansatzes ein mittel- bis hochgradiger Juckreiz, der ständiges Benagen auslöst. Die Schafe magern sehr rasch ab, da sie nur wenig Futter aufnehmen, es kommt zum Festliegen und sie gehen nach 1 bis 2 Monaten zugrunde.

Sektion. Am Kadaver fallen der schlechte Ernährungszustand, Hautdefekte und Wollschäden auf. Histologisch finden sich Degenerationen und Vakuolisierung der Ganglienzellen vorwiegend in der Medulla oblongata, weniger im Kleinhirn, in der Brücke und im Rückenmark.

Diagnose. Auf Grund der klinischen Erscheinungen kann nur eine Verdachtsdiagnose gestellt werden. Zur Abklärung ist die histologische Untersuchung des Zentralnervensystems heranzuziehen. Differentialdiagnostisch sind Wutkrankheit, Aujeszkysche Krankheit, Bornasche Krankheit, Listeriose, CCN und Visna auszuschließen.

Bekämpfung und Prophylaxe. Erkrankte Tiere bzw. der ganze infizierte Bestand sind zu schlachten. Der Stall darf erst in frühestens 12 Monaten wieder mit Schafen belegt werden. Zukäufe dürfen nur aus seuchenfreien Herden erfolgen.

Chlamydiosen

Chlamydien (Familie Chlamydiaceae. Ordnung Chlamydiales) sind weit verbreitet und rufen bei Mensch (Chlamydia trachomatis, Chl. psittaci) sowie Säugetieren und Vögeln (Chl. psittaci) Krankheiten hervor.

Die Keime wachsen nicht auf Bakterien-Nährböden, lassen sich aber auf Hühnerembryonen und in der Gewebekultur züchten. Als Versuchstier benützt man die weiße Maus, weniger häufig Taube und Meerschweinchen. In den Zellen des Wirts machen sie einen Entwicklungszyklus durch und bilden dabei 200–400 nm große Elementarkörperchen sowie 800–1500 nm große Initialkörper, die lichtmikroskopisch nachgewiesen werden können.

Äußeren Einflüssen gegenüber sind die Chlamydien nicht sehr widerstandsfähig. Durch Fäulnis werden sie schnell zerstört. In eingetrocknetem Zustand überleben sie einige Wochen, bei Zimmertemperatur bzw. Sonnenlicht 6 Tage, im Wasser 17 Tage und bei 4 °C 2 Monate. Bei −70 °C bleiben sie durch Jahre hindurch aktiv. Durch 0,5%iges Phenol oder 0,1%iges Formalin werden Chlamydien innerhalb von 24 Stunden abgetötet.

Chlamydien haben eine komplexe Antigenstruktur, und für Chl. psittaci ist die Etablierung von Serotypen noch im Fluß. Zum serologischen Nachweis wird die Komplementbindungsreaktion mit hitzestabilem Antigen herangezogen, die aber nur eine gattungsspezifische Diagnose ermöglicht. Die Keime sind im Tierkörper lange Zeit persistent (bei anscheinend gesunden Katzen bis zu 2 Monate) und rufen nur eine schlechte Immunität hervor.

Chlamydiosen des Rindes

Chlamydien sind in den Rinderpopulationen weit verbreitet und lösen vorwiegend Spätabortus aus. Die Diagnose wird durch den Erregernachweis und die Komplementbindungsreaktion gestellt; letztere ist allerdings erst 2 bis 3 Wochen nach dem Abortus positiv. Weiters können Chlamydien bei jungen Rindern und Kälbern zu Enzephalomyelitis, fibrinöser Peritonitis und pneumoenteritischen Erscheinungen führen, wobei es sich um ausgesprochene Faktorenseuchen handelt.

Chlamydienabortus des Schafes

Der Chlamydienabortus (früher Virusabortus) des Schafes kommt weltweit vor.

Epizootiologie und Pathogenese. Die Ansteckung mit Chl. psittaci (früher Bedsonia ovis) erfolgt durch perorale Aufnahme mit dem Futter, Wasser oder Einstreu, bei Lämmern vorwiegend über die Milch. Bei nichtträchtigen Tieren sowie bei Infektion in der zweiten Trächtigkeitshälfte verläuft diese bis zur nächsten Trächtigkeit latent, wobei die Chlamydien sich in Milz und Lymphknoten befinden. Prädilektionsstelle für die Ansiedlung der Keime ist die Plazenta im 4. Trächtigkeitsmonat, die zur Nekrose der Kotyledonen führt. Bis zwei Tage nach dem Abortus sind die Chlamydien in Kotyledonen und Fruchtwasser nachweisbar. Aber auch normal gebärende Schafe können den Erreger über die Sekundinae und den Lochialfluß ausscheiden. Weitere Ausscheidungen sind über Harn (2 Monate), Milch (4 Monate), Kot und vermutlich Sperma möglich. Die Einschleppung in gesunde Bestände erfolgt durch infizierte weibliche Tiere. Die Kontinuität im infizierten Bestand wird durch die heranwachsende Lämmergeneration unterhalten.

Symptome. Die Inkubationszeit (künstliche Infektion) beträgt 40 bis 65 Tage, wahrscheinlich ist sie länger. Das Verlammen beginnt meist gegen Ende der Trächtigkeit. Frühgeburten und die Geburt schwacher Lämmer sind möglich. Bei Nachgeburtsverhaltungen tritt bräunlicher Lochialfluß auf. Die Muttertiere erkranken nicht.

Sektion. Die Sekundinae sind ödemisiert, die Kotyledonen nekrotisch und von graugelber Farbe. Der Fetus weist Ödeme in der Unterhaut auf und enthält in Brust- und Bauchhöhle hämorrhagisches Transsudat.

Diagnose. Eine ätiologische Diagnose ist nur durch den Erregernachweis (mikroskopische Untersuchung, Züchtung im bebrüteten Hühnerei, Tierversuch an Mäusen, Hamstern und Meerschweinchen) möglich. Die Komplementbindungsreaktion kann bis 10 Tage nach dem Abortus negativ sein; danach werden die Titer positiv und ab dem 3. bis 8. Monat wieder negativ. Weitere Nachweismethoden sind die Immunofluoreszenz und die Agargelpräzipitation. Differentialdiagnostisch kommen Abortusfälle anderer Ursachen in Frage.

Therapie und Prophylaxe. Im akut verseuchten Bestand ist eine mehrtägige Sulfonamid- oder Antibiotikabehandlung durchzuführen. Die trächtigen Schafe werden zweimal im Abstand von 10 bis 14 Tagen mit einer Adsorbatvakzine notgeimpft. In infizierten Herden sind, wenn die trächtigen Tiere bereits notgeimpft wurden, alle übrigen weiblichen Tiere, aber auch die Böcke zu vakzinieren. Weiters ist es angezeigt, in gesunde Bestände nur serologisch negative Tiere einzubringen.

Infektiöse Katzenpneumonie
(Feline Pneumonitis, Ansteckende Interstitielle Pneumonie der Katzen)

Die Krankheit stellt in den USA 10 bis 20% der Fälle des „Katzenstaupe-Komplexes" dar, wurde aber bisher in Europa noch nicht beobachtet. Es handelt sich um eine in der Regel afebril verlaufende Entzündung der Konjunktiven und Nasenschleimhaut, die u. U. auch mit schweren Pneumonien einhergeht. Die Ansteckung erfolgt durch Tröpfcheninfektion bzw. Kontakt.

Symptome. Die Inkubationszeit beträgt 6 bis 10 Tage. Die Krankheit beginnt mit serösem Augen- und Nasenausfluß, der später schleimig und eitrig werden kann; die Tiere niesen häufig und husten. Die Körpertemperatur bleibt meist im Bereich der Norm, gelegentlich ist sie gering- bis mittelgradig erhöht, und man findet eine Leukozytose. Nach massiverer Infektion verläuft sie protrahiert mit Inappetenz, Gewichtsverlust und Pneumonie, die vielfach übersehen wird (Röntgen!). Bei erwachsenen Katzen wird in der Regel nur das erste Stadium mit geringgradiger Mattigkeit beobachtet.

Der Verlauf beträgt bei Jungtieren und geschwächten Tieren 2 bis 4, bei erwachsenen Katzen 1 bis 2 Wochen und wird gelegentlich durch Sekundärinfektionen kompliziert. Die Mortalität kann bei Jungtieren 2 bis 3% erreichen.

Sektion. Man findet eine schleimige Laryngitis und Tracheitis sowie bei Lungenkomplikationen graukonsolidierte Herdchen, vor allem in den Spitzenlappen, aber auch erregerhaltiges Exsudat in den Alveolen mit mononukleären Zellen. Mit besonderen Färbungen sind Einschlußkörperchen bzw. Entwicklungsstadien der Chlamydien nachzuweisen.

Diagnose. Sie erfolgt durch den Nachweis intrazytoplasmatischer Elementarkörperchen bzw. Entwicklungsformen in Konjunktivalabstrichen frischer Fälle oder dem Bronchialexsudat. Damit können auch Hühnerembryonen oder weiße Mäuse beimpft werden. Die Aussagekraft der Komplementbindungsreaktion wurde bereits erwähnt. Differentialdiagnostisch kommen alle anderen Erreger des Katzenseuchenkomplexes in Frage, vorwiegend jene, die nur das Schnupfensyndrom hervorrufen.

Therapie. Durch mindestens 5 Tage Tetrazykline (insbesondere Chlortetrazyklin), Chloramphenikol oder Tylosin; ansonsten wird symptomatisch behandelt.

Prophylaxe. Jährliche Impfungen mit eiadaptierten Lebendvakzinen. Ansonsten sind die gleichen prophylaktischen Maßnahmen (Fernhalten von Tierasylen usw.) wie bei den anderen Seuchen des Katzenstaupe-Komplexes anzuwenden.

Cello hat bei Katzen eine anfangs oft fieberhaft verlaufende, serös-schleimige, später eitrige *Chlamydien-Konjunktivitis* beschrieben, die gehäuft in Tierheimen auftritt, sich vielfach zunächst nur auf ein Auge beschränkt und das zweite erst nach einer Woche erfaßt. Verlauf und Prognose sind in der Regel günstig. Ohne entsprechende Behandlung kann aber die Entzündung monatelang andauern.

Rickettsiosen

Rickettsien (Familie Rickettsiaceae, Ordnung Rickettsiales) sind zwischen Bakterien und großen Viren stehende pleomorphe, gramnegative, unbewegliche Organismen, die sich nur in lebenden Zellen (Hühnerembryonen, Gewebekultur) und nicht auf künstlichen Nährböden vermehren. Sie besitzen jedoch die für den Stoffwechsel notwendige Enzyme und sind gegen Antibiotika, besonders Chloramphenikol und Tetrazykline, empfindlich. In vielen Arthropoden (Flöhe, Läuse, Milben, Zecken) können sie sich vermehren und werden von diesen übertragen. Rickettsiosen beschränken sich entweder auf den Menschen (Fleckfieber) oder auf Tiere oder treten als Zoonosen auf (Q-Fieber). Veterinärmedizinische Bedeutung haben vor allem Angehörige des Tribus Rickettsiae (Gattung Coxiella) und des Tribus Erlichiae (Gattung Erlichia und Cowdria).

Q-Fieber

Als Q-Fieber (Query Fever: Fragezeichen-Fieber) wurde eine 1937 unter dem Personal eines Schlachthauses in Australien aufgetretene eigenartige fieberhafte Erkrankung bezeichnet.

Ätiologie. Coxiella burnetti ist eine 0,3–0,7 μm langer und 0,15 μm breiter Keim, der kokkoide, doppelkokkoide und bipolare Formen sowie Ketten bildet. Er ist äußerst resistent gegen Umwelteinflüsse, insbesondere Austrocknung und Sonnenbestrahlung. In Leitungswasser bei 20 bis 22 °C und in Milch bei Kühlschranktemperatur bleibt er etwa drei Monate lang infektionstüchtig; in Sauermilch dagegen nur 24 Stunden. Zur Desinfektion sind 3–8%ige Formalinlösungen oder Hypochloritlösungen, die pro Liter mindestens 200 mg aktives Chlor enthalten, geeignet.

Vorkommen und Epizootiologie. Das Q-Fieber ist eine über die ganze Welt verbreitete Zoonose, die neben Wiederkäuern gelegentlich Pferde, Hunde und Geflügel bzw. Vögel befällt. Unter den Menschen sind besonders Schäfer, Molkereiarbeiter, Schlachthofpersonal und Tierärzte gefährdet. Die infizierten Tiere enthalten die Erreger im Blut und scheiden sie mit Harn, Kot, Speichel, Milch, Nachgeburt, Lochien usw. aus. Mit dem Staub gelangen sie in die Luft bzw. werden damit weit verbreitet. Demgemäß erfolgt die Übertragung der Seuche sowohl durch Zecken als auch ohne Zeckenbiß durch Einatmen oder perorale Aufnahme des erregerhaltigen Staubes, Trinken von roher Milch, Fressen der Nachgeburt (Schäferhunde) usw.

Pathogenese und Symptome. Die Krankheitserscheinungen sind nicht sehr charakteristisch, und in der Regel verläuft die Infektion bei nichtträchtigen Tieren symptomlos. Die peroral aufgenommenen Erreger besiedeln nach einer bakteriämischen Phase regelmäßig den graviden Uterus und die Milchdrüsen. Dementsprechend kann es bei trächtigen Wiederkäuern häufig zu Aborten und Nachgeburtsverhaltungen kommen, Schafe gebären auch lebensschwache Lämmer. Die Besiedelung des Euters hat nur selten eine Mastitis zur Folge, obwoh die Keime mit der Milch ausgeschieden werden. Bei (künstlich infizierten) Schafen wurden ähnlich wie bei Ziegen neben Fieber auch Bronchopneumonien, Gelenksschwellungen und Gewichtsverluste beobachtet, bei (natürlich infizierten) Hunden Bronchopneumonien und Milzschwellung.

Diagnose. Die sicherste Methode ist der direkte Erregernachweis durch Verimpfung des verdächtigen Materials auf Hühnerembryonen, Mäuse- oder Hühnerfibroblastenkulturen. Der Erregernachweis gelingt auch in Ausstrichpräparaten von infizierten Kotyledonen oder Plazentateilen nach Giemsafärbung. Die Komplementbindungsreaktion fällt bereits 11 Tage nach der Infektion positiv aus und wird nach wenigen Monaten wiederum negativ. Reagenten müssen den Erreger nicht unbedingt beherbergen und ausscheiden, dagegen kann bei serologisch negativen Tieren eine Ausscheidung vorkommen.

Therapie und Bekämpfung. Tritt Q-Fieber bei Rindern auf, so sind die Reagenten zu isolieren und auszumerzen. Die Milch darf nicht im rohen Zustand verwendet werden. Für die Stalldesinfektion eignen sich die genannten Formalin- und Hypochloritlösungen. Die Sanierung akut verseuchter Schafherden mit einem hohen Prozentsatz an Reagenten ist praktisch nicht möglich: die ganze Herde muß der Schlachtung zugeführt werden. Da C. burneti unter freilebenden Säugern, Vögeln und Arthropoden weit verbreitet ist, ist in Seuchengebieten immer wieder mit Neuinfektionen bei Tier und Mensch zu rechnen.

Menschen erkranken nach Einatmung der Rickettsien an einer atypischen Bronchopneumonie. Neben Fieber, Kopf- und Gliederschmerzen tritt gelegentlich Erbrechen auf, und im großen und ganzen wird der Eindruck einer ernsteren Grippe erweckt.

Zeckenbißfieber

Darunter versteht man eine bei Rind, Schaf und Ziege enzootisch auftretende, fieberhaft verlaufende Krankheit, die durch Zecken übertragen wird. Erreger ist Ehrlichia phagozytophila, und als Überträger fungiert Ixodes ricinus. Die Seuche kommt im Norden Europas vor. Das Blut infizierter Tiere bleibt sehr lange ansteckungsfähig. Nymphen, die Blut aufgenommen haben, übertragen als adulte Zecken die Erreger.

Symptome. Klinische Erscheinungen bei jugendlichen Tieren sind 10 Tage lang anhaltendes Fieber, Mattigkeit, Inappetenz und Abmagerung. Nach dem ersten Fieberstadium folgt ein zweiter Temperaturanstieg. Beide Fieberphasen gehen mit einer Bakteriämie einher. Nicht immune trächtige Tiere verwerfen, wobei die Abortusquote in einer Herde bis zu 30% betragen kann. Als wesentliche pathologisch-anatomische Veränderung imponiert eine hochgradige Milzschwellung. Die *Diagnose* wird durch den Nachweis des Erregers während der Fieberstadien in nach Giemsa gefärbten Blutausstrichen gestellt.

Eine wirksame *Behandlung* ist bisher nicht bekannt. In verseuchten Gebieten findet eine natürliche Immunisierung der Jungtiere statt. Die Einfuhr weiblicher Tiere sollte aber nur im nichtträchtigen Zustand erfolgen.

Rickettsiose des Hundes

Diese Rickettsiose ist eine oft tödlich verlaufende Blutkrankheit, die durch Ehrlichia canis herorgerufen wird.

Vorkommen und Epizootiologie. Die Seuche wurde in Afrika, Indien, Südostasien, USA und Südeuropa festgestellt. Der Erreger wird durch die braune Hundezecke, Rhipicephalus sanguineus, übertragen. Er befällt die Monozyten und andere weiße Zellen des Blutes und kann dort mit entsprechenden Färbungen (Giemsa, Romanowsky, Leishman) nachgewiesen werden. E. canis hat zunächst eine kokkoide Form (Initialkörperchen), später entwickelt sich daraus eine sogenannte Morula und schließlich ein Einschlußkörperchen; die verschiedenen Entwicklungsstadien sind zwischen 0,5 und 10 μm groß.

Symptome. Die Inkubationszeit beträgt 1 bis 3 Wochen. Die Krankheit verläuft nur bei jungen oder geschwächten Hunden bzw. bei Infektionen mit anderen Blutparasiten bösartiger. Man bemerkt zunächst serösen, später serös-schleimigen und schließlich eitrigen Nasen- und Augenausfluß sowie Lichtscheue. Die Tiere erbrechen im weiteren Verlauf, weisen eine Milzschwellung auf, und relativ häufig werden zentralnervale Störungen beobachtet. Gelegentlich entwickeln sich Erosionen und Geschwüre an der Backenschleimhaut, und

die kutane Form der Rickettsiose ähnelt weitgehend dem Staupeexanthem. Bei jungen Hunden tritt gewöhnlich ein rekurrierendes Fieber um 41 °C auf. Die septikämische Form geht mit schweren Allgemeinstörungen, hohem Fieber und hochgradiger Anämie einher. Außerdem werden Magen-Darm-Entzündungen, Glomerulonephritis, Ödeme (Lunge, Bauchhöhle) sowie Leber- und Lymphknotenvergrößerungen beobachtet. Die Tiere sterben bei diesen schweren Verlaufsformen in der Regel 4 bis 5 Wochen p.i. in tiefem Koma.

Sektion. Neben den genannten Organveränderungen findet man gelegentlich petechiale Blutungen, und in der Lunge kann man histologisch die Rickettsien nachweisen.

Diagnose. Intra vitam sichert man die Diagnose durch den mikroskopischen Nachweis der Rickettsien in Blutausstrichen (und in Lungenpunktaten). Auch eine indirekte Immunofluoreszenz findet Anwendung. Differentialdiagnostisch kommen vor allem andere Blutparasitosen in Frage sowie die Staupe (katarrhalische und exanthematische Form).

Therapie und Bekämpfung. Zur Therapie werden Tetrazykline (Oxytetrazyklin), Sulfonamide (Sulfapyrimidin) und Trimethoprim empfohlen. Die Anämien sind symptomatisch zu behandeln, in hochgradigen Fällen ist eine Bluttransfusion von Nutzen. Zur Prophylaxe sind in gefährdeten Gebieten die Hunde vor einem Zeckenbefall zu bewahren.

Herzwasserkrankheit
(Heart water disease)

Diese Seuche, die bei Wiederkäuern im südlichen Afrika auftritt, charakterisiert sich durch vermehrte Flüssigkeitsansammlung im Herzbeutel. Der Erreger ist Cowdria ruminantium (früher Rickettsia ruminantium) und wird durch die Zecke Ablyomma hebraeum übertragen.

Infektiöse Keratokonjunktivitis von Rind, Schaf und Ziege

Die Infektiöse Keratokonjunktivitis kommt weltweit sowohl bei Stall- als auch bei Weidehaltung vor. Die ganzjährig auftretende Krankheit verläuft relativ gutartig mit Tendenz zur Selbstheilung und hat nur geringe wirtschaftliche Bedeutung.

Ätiologie. Die Ätiologie kann trotz Nachweises mehrerer, mit Sicherheit primär am Krankheitsgeschehen beteiligter Mikroorganismen, noch nicht als geklärt bezeichnet werden. Als spezifische Erreger werden angesehen: Colesiota conjunctivae (Rickettsia conjunctivae), Rocolesia bovis, Neisseria (Moraxella) bovis, Neisseria (Moraxella) ovis und Listeria monocytogenes. Staphylokokken, Streptokokken, Pseudomonas, Escherichia coli, Corynebacterium pyogenes und andere bei der Keratokonjunktivitis gefundene Mikroorganismen sind als Begleitkeime zu bewerten, da sie auch in gesunden Augen vorkommen.

Epizootiologie. Die natürliche Ansteckung erfolgt durch Kontakt sowie durch Fliegen und andere als Vektoren fungierende Insekten. Begünstigende Faktoren sind wahrscheinlich die UV-Strahlen des Sonnenlichts sowie Hitze, Zugluft und Staub. Die Infektion hinterläßt eine mit zunehmender Zeitdauer abnehmende Immunität, die bei erneuter Infektion einen milderen Krankheitsverlauf zur Folge hat.

Symptome. Die Inkubationszeit beträgt wahrscheinlich nur einige Tage bis 2 bis 3 Wochen. Das charakteristische Krankheitsbild wird in 5 Stadien eingeteilt: 1. Lichtscheue, Tränenfluß, gerötete Konjunktiven, injizierte Gefäße. 2. Übergreifen des Krankheitsprozesses auf die Hornhaut in Form hirsekorngroßer Trübungen, getrübtes Augensekret. 3. Verstärkung der Hornhauttrübung, Ausbildung gelber Herde, Vorwölbung der Hornhaut. 4. Regeneration der Hornhaut durch starke Gefäßeinsprossung vom Skleralrand her. Die Rötung durch die Gefäßeinsprossung nimmt ab und endet zentral in einem roten Fleck, der

in einen weißen Fleck übergeht. 5. Die Hornhaut klart vom Rand her wieder völlig auf, die Rötung der Bindehaut verschwindet. Eine Beeinträchtigung der Sehkraft bleibt nicht zurück. Die einzelnen Stadien müssen jedoch nicht immer voll ausgeprägt und können von unterschiedlicher Länge sein. Im allgemeinen dauert der ganze Krankheitsablauf bis zur Wiederherstellung der vollen Sehkraft durchschnittlich 2 bis 3 Wochen. Während der akuten Phase bestehen Sehstörungen, wodurch die Tiere an der Futteraufnahme behindert sind und daher im Nährzustand abnehmen.

Diagnose. Sie kann auf Grund der klinischen Erscheinungen gestellt werden. Für den Erregernachweis, sowohl im nach Giemsa gefärbten Ausstrich als auch durch die Kultur, wird Untersuchungsmaterial mit sterilen Wattetupfern zwischen Kornea und drittem Augenlid unter Herausziehen des unteren Augenlides entnommen. Differentialdiagnostisch sind traumatische Keratitiden, ausgelöst durch Getreidegrannen, andere Fremdkörper und Stöße, sowie Konjunktivitiden zu berücksichtigen.

Therapie und Bekämpfung. Ohne Behandlung heilen die Augenerkrankungen in 2 bis 3 Wochen ab. Ansonsten werden Jodoformpuder, 1%ige Rivanolsalbe, 5%ige Chloramphenikolsalbe, Spülungen mit 0,5%igen Chloramphenikollösungen, 0,5- bis 1%igen Tetrazyklinlösungen bzw. -Augensalben empfohlen. Die erkrankten Augen sind 3 bis 5 Tage lang ein- bis zweimal täglich zu behandeln.

Anaplasmosen

Anaplasmataceae sind weltweit verbreitete Blutparasiten, die hämolytische Anämien auslösen. Sie werden vor allem durch Arthropoden übertragen und bleiben oft lange Zeit im Wirt persistent. Im gefärbten Blutausstrich zeigen sie sich vielgestaltig, besitzen eine Zellwand und weisen eine den Rickettsien ähnliche Innenstruktur auf. Eine Züchtung gelang bisher nicht. Gegenüber Tetrazyklinen und organischen Arsenverbindungen sind sie empfindlich. Die Familie (Ordnung Rickettsiales) wird in die Gattungen Anaplasma, Paranaplasma,

Aegyptianella, Haemobartonella und Eperythrozoon unterteilt.

Anaplasmose der Wiederkäuer

Die Anaplasmose verläuft als fieberhafte, makrozytäre, hypochrome Anämie mit sekundärem Ikterus.

Ätiologie. Erreger sind Anaplasma marginale (Bösartige Anaplasmose des Rindes), A. centrale (Gutartige Anaplasmose des Rindes) und

A. ovis (Anaplasmose des Schafes und der Ziegen). Ihre Tenazität ist gering. Bei Temperaturen von 60 °C verlieren sie nach 30 Minuten ihre Infektiosität, und Zusatz von 0,5 % Phenol zu infektiösem Blut tötet die Erreger bei Zimmertemperatur innerhalb von 2 Stunden.

Vorkommen und Epizootiologie. Die Anaplasmose kommt weltweit vor und befällt Rinder aller Rassen und Schläge. Bodenständige Rassen sind jedoch widerstandsfähiger als importierte und Kälber weisen eine gewisse Jugendresistenz auf. Die Übertragung erfolgt durch belebte und unbelebte Zwischenträger (stechende Insekten, Zecken, tierärztliches Instrumentarium) und ist auch intrauterin möglich.

Pathogenese. Nach dem Stich dringen die Erreger in die Erythrozyten ein, bilden Einschlüsse und zerstören auch den jungen Erythrozyten im Knochenmark. Dies hat Hämoglobinämie und Ikterus, aber keine Hämoglobinurie zur Folge.

Symptome. Die ersten Krankheitserscheinungen treten beim *Rind* nach einer Inkubationszeit von 60–100 Tagen auf. Der perakute Verlauf ist durch hohes Fieber, Speichelfluß, Muskelzittern, Tachypnoe, Tachykardie und meningitische Erscheinungen gekennzeichnet. Der Tod tritt in wenigen Stunden bis zwei Tagen ein. Beim akuten Verlauf sind Inappetenz, Apathie, hohes Fieber, Anämie und Ikterus sowie frequenter Puls und frequente Atmung feststellbar. Die Milchproduktion sistiert. Nach 14 Tagen werden Ödeme an der Unterbrust sichtbar. Trächtige Tiere können abortieren. Nach 14 Tagen tritt der Tod ein. Die Erkrankung der *Schafe* und *Ziegen* verläuft unter den Erscheinungen einer geringgradigen fieberhaften Anämie, wobei es gelegentlich auch zur Ausbildung eines mäßigen Ikterus kommen kann.

Sektion. Die pathologisch-anatomischen Veränderungen bestehen beim *Rind* in sulzigen Ödemen am Hals und Unterbrust, hochgradiger Blutarmut mit Gelbsucht und stark gefüllter Gallenblase. Die Lymphknoten sind markig geschwollen, und es besteht akute Milzschwellung mit einer rotbraunen, weichen, aber nicht zerfließenden Pulpa. Ferner sind kleine Blutungen unter dem Epikard und eine Entartung des Herzmuskels zu erkennen. Bei den *kleinen Wiederkäuern* fallen die Milzschwellungen und der Ikterus auf.

Diagnose. Im akuten Stadium erfolgt der Erregernachweis im nach Romanovsky oder Giemsa gefärbten Blutausstrich. Außerdem liefert die Komplementbindungsreaktion gute Resultate. Differentialdiagnostisch sind andere Anämien, insbesondere solche durch Blutparasiten auszuschließen.

Therapie und Prophylaxe. Die Behandlung erfolgt mit Spirotrypan forte bzw. Tetrazyklinen. Zusätzlich sind Bluttransfusionen und eine Leberschutztherapie mit Novacoc angezeigt. Schutzimpfungen haben sich nicht bewährt. Das Verfahren der Wahl wäre die Ausmerzung der infizierten Tiere und die Vernichtung der für die Übertragung verantwortlichen Arthropoden.

Eperythrozoonosen

Auch die Eperythrozoonosen stellen weltweit verbreitete Blutparasitosen dar, die bei Rind, Schaf und Schwein enzootisch verlaufen können.

Ätiologie und Ansteckung. Als Erreger kommen beim Rind Eperythrozoon wenyoni, beim Schaf E. ovis und beim Schwein E. suis (bösartige Form) und E. parvum (gutartige Form) in Frage. Alle Arten bilden in den Erythrozyten Einschlüsse, die einen Durchmesser von 0,3 bis 0,4 μm aufweisen. Die Übertragung erfolgt beim Rind wahrscheinlich durch Zecken, bei Schaf und Ziege durch andere blutsaugende Insekten und beim Schwein durch Läuse.

Symptome. Natürliche Infektionen verlaufen beim *Rind* ohne besondere klinische Erscheinungen. Bei splenektomierten Kälbern wurde remittierendes Fieber, Anämie mit Anisozytose sowie basophiler Tüpfelung der Erythrozyten und Leukozytose festgestellt. Die Krankheitssymptome bestehen bei *Schaf* und *Ziege* in mittelgradigem Fieber, Anämie, Ikterus und Hämoglobinurie. Die Blutuntersuchung ergibt Erythropenie, Anisozytose, basophile Tüpfelung und Leukozytose. Die Symptome beim *Schwein* sind verminderte Freßlust, Apathie, mittel- bis hochgradiges Fieber, Anämie und mittel- bis hochgradiger Ikterus. Todesfälle infolge der Anämie kommen gelegentlich zur Beobachtung.

Sektion. Auffallend sind hochgradige Anämie und Ikterus sowie erhebliche Milzvergrößerung und fettige Leberdegeneration.

Diagnose. Sie stützt sich auf den Sektionsbefund und den Nachweis der teils ringförmigen, teils kugeligen, teils stäbchenförmigen Einschlüsse in den Erythrozyten. Bei Schafen und Ziegen sind die Erreger auch im Blutplasma nachweisbar. Differentialdiagnostisch sind alle anderen Anämieursachen auszuschließen.

Therapie und Prophylaxe. Die Behandlung erfolgt mit intramuskulären Tetazyklingaben über fünf Tage, während die gefährdeten Tiere es peroral erhalten.

Hämobartonellose der Katze und des Hundes
(Infektiöse Anämie der Katzen)

Bei der ansteckenden Blutarmut der Katzen handelt es sich um eine akut oder chronisch verlaufende Infektionskrankheit, die sich durch eine hämolytische Anämie kennzeichnet. Sie wurde erstmals in Südafrika, später in den USA, Australien und Europa beobachtet. Der Erreger konnte auch bei gesunden Katzen (latente Form der Erkrankung) festgestellt werden.

Zur Gattung Hämobartonella gehören die Arten H. muris (Hämobartonellose der Nager), H. felis (Hämobartonellose der Katze) und H. canis (Hämobartonellose des Hundes).

Ätiologie. H. felis findet sich als kokken- oder stäbchenähnliches, 0,1 bis 0,8 mal 0,9 bis 1,5 μm großes Gebilde meist an der Oberfläche der Erythrozyten oder in diese teilweise eingesunken (Giemsa-Färbung). Der Erreger ist streng wirtspezifisch, und über ein Vorkommen außerhalb des Tierkörpers ist nichts bekannt. Die Vermehrung wird durch Chloramphenikol, Tetrazykline und Arsphenamin-Derivate gehemmt.

Epizootiologie. Die natürlichen Infektionswege sind zum Teil noch unbekannt. Diesbezüglich werden Arthropoden (vor allem Flöhe und Zecken), Biß- und Kratzverletzungen durch infizierte Katzen sowie die intrauterine Übertragung diskutiert; sicher ist die Ansteckung durch Bluttransfusionen. Experimentell läßt sich H. felis i. v., i. p. und oral auf gesunde Katzen übertragen.

Pathogenese. Meist führt die Infektion gesunder Katzen nur zu latenten Verlaufsformen. Damit es zur klinischen Erkrankung kommt, müssen anscheinend resistenzschwächende Faktoren vorhanden sein: Andere Infektionskrankheiten, Parasitosen, Neoplasmen, Stressoreneinwirkungen, Trächtigkeit. Die entstehende Parasitämie nimmt unter Verminderung der Erythrozyten rasch zu und geht bei günsti-

gem Verlauf etwa um den 45. Tag p. i. in ein Stadium der Prämunität über, in dem nur noch zeitweilig und vereinzelt Erreger auf den Erythrozyten gefunden werden und die Blutwerte sich wieder normalisieren. In Katzen, die die Infektion überstanden haben, scheint der Erreger längere Zeit zu persistieren.

Symptome. Die Inkubationszeit beträgt 8 bis 15 Tage. Beim *akuten Verlauf* mit ausgeprägter Hämolyse ist die innere Körpertemperatur in der Regel bis auf 40 °C erhöht, und die Tiere sind entsprechend matt und ohne Appetit. Vielfach ist ein hämolytischer Ikterus, seltener auch eine mäßig Hämoglobinurie zu sehen, und präterminal können sich Untertemperaturen einstellen. Meist entwickelt sich die Anämie aber langsamer im Laufe mehrerer Wochen, und es tritt kein Fieber auf. Als Folge der zunehmenden Blutarmut findet man verminderte Lebhaftigkeit, leichte Ermüdbarkeit, frequenten Puls und Dyspnoe, vor allem nach Belastungen, sowie anämisch werdende Schleimhäute. Bei längerer Krankheitsdauer kommt es auch zu zunehmender Abmagerung. Die Blutuntersuchung ergibt eine meist normochrome, (später) makrozytäre Anämie mit Werten bis 3 Mill. Erythrozyten/mm^3, 6% Hämoglobin und 20% Hämatokrit; die Senkungsgeschwindigkeit der Erythrozyten ist stark beschleunigt. Die Leukozyten sind vielfach geringgradig vermehrt (Neutrophilie), seltener vermindert. Die *latente Form* kennzeichnet sich durch physiologische Blutwerte und einen zeitweiligen geringen Befall der Erythrozyten mit Hämobartonellen.

Sektion. Neben ausgeprägten Erscheinungen der Anämie findet man Vergrößerung der Milz und manchmal auch von Lymphknoten. Histologisch sind die Milzsinus vergrößert, zeigen sich Hämorrhagien in den Lymphknoten und eine Hyperplasie des Knochenmarks.

Verlauf und Prognose. Die akuten Verlaufsformen können spontan durch Immunitätsbildung abheilen, in das latente Trägerstadium übergehen und später rezidivieren, oder innerhalb einiger Tage bis Wochen zum Tode führen bzw. durch Sekundärinfektionen kompliziert werden. Die Mortalität schwankt zwischen 33 bis 75% und hängt davon ab, ob es sich um unkomplizierte Fälle oder durch andere Krankheiten usw. geschwächte Tiere handelt.

Diagnose. Sie wird gesichert durch den Erregernachweis im nach Giemsa gefärbten Blutausstrich. Die Keime liegen einzeln irregulär, paarweise oder kettenartig auf den Erythrozyten und sind oft nur zeitweilig nachzuweisen; ein einmaliger negativer Befund ist daher nicht beweisend. Zuverlässiger ist die Untersuchung der mit Akridinorange gefärbten Ausstriche im Fluoreszenzmikroskop (0,3 bis 0,4 μm große, orange leuchtende Kügelchen). Differentialdiagnostisch sind Leukose, Panleukopenie sowie Anämien anderer Genese zu berücksichtigen.

Therapie und Prophylaxe. Hierfür werden vorwiegend die Tetrazykline herangezogen, die durch mindestens 3 Wochen verabreicht werden müssen. Therapieresistente Fälle sind jedoch häufig, und auch dort, wo die Behandlung zum Erfolg geführt hat, ist nicht sicher, ob dies nicht eine Spontanheilung war. Wesentlich ist bei ausgeprägten Anämien eine Bluttransfusion durchzuführen. Vom Neoarsphenamin werden 4 mg/kg KM mehrmals im Abstand von 4 Tagen oder einmalig 30 mg/kg KM in 4,5%iger Lösung i.v. empfohlen (bei der hohen Dosis kommt es zum Erbrechen mancher Katzen). Damit konnten die Patienten angeblich von den Hämobartonellen befreit werden (sterilisatio magna).

Beim *Hund* treten Infektionen mit H. canis vornehmlich nach Milzexstirpationen auf. Die Erreger lassen sich in Blutausstrichen intensiver (30 bis 40 Minuten lang!) Giemsa-Färbung auf den Erythrozyten feststellen. Die Therapie mit Tetrazyklinen oder Chloramphenikol wird von manchen Autoren als wirkungslos abgelehnt.

Mykoplasmosen

Krankheiten durch Angehörige der Gattung Mykoplasma haben weltweit größte wirtschaftliche Bedeutung. Die Erreger sind 0,1–0,3 μm groß, gramnegativ, unbeweglich und pleomorph; ihre Vielgestaltigkeit ist auf das Fehlen einer Zellmembran sowie auf bestimmte Milieufaktoren zurückzuführen. Die Züchtung gelingt auf speziellen Nährböden. Sie sind in der Außenwelt sehr unbeständig. Durch 0,5%ige Formalinlösungen werden sie in 30 Sekunden, durch 1% Phenollösungen in 3 Minuten und durch Chlorkalk in 5 Minuten inaktiviert. Als Chemotherapeutika sind organische Arsenverbindungen, Tiamulin, Tylosin, Chloramphenikol und Tetrazykline wirksam. Für den Tierversuch eignet sich nur der spezifische Wirt.

Lungenseuche des Rindes
(Pleuropneumonia contagiosa bovum)

Die Lungenseuche ist eine spezifisch, subakute oder chronisch verlaufende, lobäre, kruppöse und nekrotisierende Pneumonie, die sich durch eine Beteiligung der interlobulären Lymphgefäße und des Bindegewebes sowie spätere serofibrinöse Pleuritis auszeichnet.

Ätiologie. Der Erreger ist M. mycoides var. mycoides, das nur eine geringe Tenazität besitzt. Angetrocknet an Kleidung bewahrt es 15 Tage seine Infektiosität. Sonnenlicht und die gebräuchlichen Desinfektionsmittel töten es sehr rasch, 55 °C feuchte Hitze in 5 Minuten ab. Temperaturen unter dem Gefrierpunkt wirken konservierend.

Vorkommen und Epizootiologie. Die Seuche ist in bestimmten Teilen Afrikas und Asiens (z.B. Äquatorgegenden, Teile der arabischen Halbinsel, China, Indien, Mongolei) verbreitet. Unter natürlichen Bedingungen sind nur Rind, Zebu, Büffel, Bison, Yak, vielleicht auch das Kamel, für die Infektion empfänglich. Dabei treten jedoch erhebliche Resistenzunterschiede zutage, die teils art- und rassenmäßig bedingt und zum Teil individueller Art sind.

Die Lungenseuche breitet sich besonders im Stall durch das beim Husten expektorierte Bronchialsekret aus. Die Epizootiologie wird von der Tatsache beherrscht, daß nicht nur die akut erkrankten, sondern auch die latent infizierten, und vor allen Dingen anscheinend genesene Tiere Seuchenverbreiter sind, da sich in ihnen die Erreger monate- bis jahrelang virulent erhalten. Mykoplasmen werden mit Harn, Milch und Fruchtwasser ausgeschieden; kongenitale Infektionen sind bekannt. Die Erreger wurden auch aus Zecken isoliert, die erkrankten Rindern abgenommen worden waren.

Pathogenese. Die typischen Lungenveränderungen entwickeln sich nach aerogener bzw. endobronchialer Infektion. Die Erreger greifen das Lungeninterstitium nicht hämatogen an, sondern der Prozeß geht von den feinsten Verzweigungen des Bronchialbaumes aus (s. auch Sektion).

Symptome. Die Inkubationszeit schwankt erheblich, nach künstlicher Infektion beträgt sie gewöhnlich 2 bis 5 Tage. Das erste Symptom ist ein kurzer, heller, trockener Husten, der anfangs nur selten, später jedoch häufiger ausgestoßen wird und schmerzhaft ist. Die Atmung wird frequent, und es besteht Fieber von 39,5 bis 40 °C. Futteraufnahme, Milchsekretion und Ernährungszustand gehen langsam zurück, das Haar wird glanzlos und struppig.

Mit dem Eintreten der Lungenhepatisation, der lobulären Ausbreitung des Krankheitsprozesses und seinem Übergreifen auf das Brustfell tritt eine wesentliche Verschlimmerung ein. Futteraufnahme und Milchsekretion sistieren. Das Fieber steigt auf 40–42 °C an, die Pulszahl auf 100/Min. und mehr und die Atemfrequenz auf 50–60/Min. Die Tiere ächzen und stöhnen, und es tritt ein schleimig-eiteriger, übelriechender Nasenausfluß auf. Sie atmen mit weitgeöffneten Nüstern unter starkem Flankenschlagen, suchen jede Bewegung zu vermeiden und halten den Kopf gesenkt. Mit Hilfe der Perkussion, die schmerzhaft ist, lassen sich Dämpfungen feststellen, die dort, wo das Pleuraexsudat liegt, horizontal nach oben abgegrenzt sind. Die Auskultation ergibt über den erkrankten Lungenteilen bronchiale Atemgeräusche. An tiefgelegenen Körperstellen entwickeln sich Ödeme. Unter zunehmender Abmagerung und Herzschwäche gehen die Tiere zugrunde. Die Krankheitsdauer wechselt stark, sie beträgt im Durchschnitt 2 bis 4 Wochen.

In einer größeren Anzahl der Fälle bessert sich jedoch das Krankheitsbild. Der Appetit kehrt wieder, und die Rinder machen schließlich nach zum Teil wochenlanger Rekonvaleszenz einen gesunden Eindruck. Häufig bleiben aber in den Lungen verkapselte Sequester zurück, die Mykoplasmen enthalten und von denen aus die Erreger immer wieder intermittierend ausgeschieden werden können.

Die Mortalität schwankt je nach Rinderrasse, Haltungs- und Fütterungsbedingungen zwischen 30 und 70%. Tiere, die die Krankheit überstanden haben erwerben eine bis zu zwei Jahre und länger anhaltende Immunität (oder möglicherweise eine von Erregerrestherden ausgehende Prämunität?).

Sektion. Durch die Ausbreitung über die Verzweigungen des Bronchialbaumes entwickeln sich zunächst multiple, lobuläre Herde serös-zelliger Natur. Da die daraus hervorgehende kruppöse Pneumonie mit Hepatisation die angrenzenden Lungenläppchen nacheinander befällt, entstehen verschiedenartige Prozesse, die in Gestalt der roten und grauen Hepatisation der Lungenschnittfläche das Bild der „bunten Marmorierung" verleihen. Daneben dehnt sich die Infektion peribronchial und lymphogen auf das Interstitium und die Pleura aus. Dieser Vorgang findet Ausdruck in interstitiellen Ödemen, sulzig-gallertiger Verbreitung des Interstitiums, Lymphangitis und Thrombosierung der Lymphbahnen. Die infolge der Verlegung der Lymphbahnen einsetzende Nekrobiose und Nekrose des Lungengewebes führen zu frühzeitiger Bildung von perivaskulären, peribronchialen und interstitiellen Granulationen und Organisationsherden. Die damit verknüpfte Verdickung der Gefäßwände und ihre Thrombosierung bedingen anämische Nekrose der versorgten Bezirke. Die Abgrenzung und Ausschaltung dieser Herde erfolgt entweder durch bindegewebige Organisation oder durch Sequestrierung und bindegewebige Abkapselung. Die Pleura ist verdickt, mit fibrinösen Belägen behaftet, bzw. im weiteren Verlauf sind die dicken schwartigen Bindegewebsmassen mit der Brustwand verwachsen. Die Lungenlymphknoten sind stark durchfeuchtet und geschwollen, dazu findet sich in der Brusthöhle eine wechselnde Menge geruchloses, klares oder trübes, mit Flocken durchsetztes Exsudat.

Diagnose. Die klinische Untersuchung vermag den Seuchenverdacht zu erbringen, und zwar besonders dann, wenn es Anhaltspunkte für eine mögliche Ansteckung gibt. Pathologisch-anatomisch sind die Marmorierung der Schnittfläche, Verbreiterung des Interstitiums und Sequesterbildung charakteristisch. Für den direkten Erregernachweis kann nur die Kultur herangezogen werden, und zwar sowohl aus dem strömenden Blut als auch postmortal aus Lungensaftfiltrat. Zur serologischen Diagnose eignet sich die Komplementbindungsreaktion. Differentialdiagnostisch kommen gehäuft auftretende Lungenaffektionen in Betracht wie etwa Pasteurellose, infektiöse Bronchitiden und Bronchopneumonien sowie verminöse Pneumonien.

Therapie und Bekämpfung. Eine chemotherapeutische Behandlung verspricht dann Erfolg, wenn sie frühzeitig vor der Ausbildung von Lungensequestern durchgeführt wird. Die Tiere werden aber nicht mit Sicherheit von den Erregern befreit und sollten deshalb möglichst bald geschlachtet werden. Man verwendet Neoarsphenamin, Sulfamezathin, Tylosin und Chloramphenikol. Eine Immunoprophylaxe kann mit Tot- und Lebendimpfstoffen erfolgen. In den europäischen Ländern wird die Lungenseuche veterinärpolizeilich durch Keulung bekämpft.

Erkrankungen durch M. bovis (Mastitis, Endometritis, Arthritis, Bronchopneumonie) breiten sich in den letzten Jahren in zunehmndem Maße durch den Viehverkehr und die künstliche Besamung aus. Da es keine wirksame Chemotherapie und Immunprophylaxe gibt, sind nach Sicherung der Diagnose durch den bakteriologischen Nachweis des Erregers die infizierten Bestände am besten zu keulen. Zur Verhinderung der Ausbreitung dürfen nur mykoplasmenfreie Samen und Tiere in den Verkehr kommen.

Ansteckende Lungenbrustfellentzündung der Ziege
(PLeuropneumonia contagiosa caprae)

Die Ansteckende Lungenbrustfellentzündung der Ziege ist eine perakut, akut oder chronisch verlaufende Infektionskrankheit, die durch fibrinöse Pneumonie und exsudative Pleuritis gekennzeichnet ist.

Ätiologie. M. mycoides var. caprae ist außerhalb des Tierkörpers nur bei entsprechendem Milieu relativ resistent. Wird keimhaltiges Lungengewebe lyophilisiert und bei 2–8 °C gehalten, so ist es über Jahre hindurch ansteckungsfähig.

Vorkommen und Epizootiologie. Die Seuche ist in Afrika und Asien weit verbreitet, greift aber nicht auf Schafe oder Rinder über. Die Einschleppung geschieht stets durch den Zukauf eines infizierten oder kranken Tieres, und die Übertragung erfolgt vor allem aerogen.

Symptome. Die Inkubationszeit beträgt im allgemeinen 8 bis 10, ausnahmsweise auch bis 20 Tage.

Bei der *perakuten Form* zeigen die Tiere eine rasch zunehmende Atemnot und sterben in der Regel nach 3 bis 5 Tagen, oft aber schon nach wenigen Stunden.

Das erste Symptom der *akuten Form* ist ein plötzlicher Temperaturanstieg auf 40–42 °C. Die Tiere folgen zwar noch der Herde, sind aber bei stärkeren körperlichen Anstrengungen sehr rasch erschöpft. In schweren Fällen bleiben sie zurück und suchen Schutz unter Büschen und Bäumen. Die Freßlust ist vermindert, der Durst hingegen auffallend groß. Die Pulsfrequenz ist erhöht und die Atmung beschleunigt, oberflächlich und unregelmäßig. Aus der Nase entleert sich schleimiger Ausfluß. Die Tiere husten zeitweilig tief und schmerzhaft. Bei der Auskultation vernimmt man verschärft vesikuläres Atmen, und die Perkussion ist stets schmerzhaft. Bei ungünstigem Verlauf stellt sich der Tod 4 bis 15 Tage nach Krankheitsbeginn ein, vielfach können die Tiere nach 10 bis 15 Tagen wieder gesund sein.

Trotz einer Krankheitsdauer von 3 bis 4 Wochen sind die klinischen Erscheinungen der Brustfellentzündung bei der *chronischen Form* nur wenig ausgeprägt. Die Tiere husten hin und wieder, magern stark ab und zeigen häufigen Durchfall. Durch erneute Kontaktinfektionen können chronische Fälle wieder akut werden.

Die Morbidität kann bis zu 95% betragen, die Mortalität schwankt zwischen 60 und 100%.

Sektion. Bei der *perakuten Verlaufsform* findet man nur Erscheinungen der Lungenkongestion. *Akute Form:* Alle Stadien einer fibrinösen Pneumonie, von der Anschoppung bis zur roten und grauen Hepatisation treten auf. In den Bronchien befindet sich vielfach geronnenes Exsudat. Über den entzündeten Lungenbezirken ist die Pleura mit einem zitronengelben, fibrinösen Belag bedeckt, der bis zu 3 cm dick werden kann und von Hohlräumen durchsetzt ist. *Chronische Form:* Die Lungen weisen in der Regel chronische, fibrinöse Entzündungsherde auf und sind in der Mehrzahl der Fälle mit der Brustwand verklebt oder verwachsen.

Diagnose. Hierfür müssen sowohl die klinischen Erscheinungen, die pathologischen Veränderungen und epizootiologischen Anhaltspunkte als auch der kulturelle Erregernachweis herangezogen werden. Die Komplementbindungsreaktion ist nicht geeignet. Differentialdiagnostisch kommt die durch Pasteurellen verursachte Hämorrhagische Septikämie in Frage.

Therapie und Bekämpfung. Eine Chemotherapie kann so wie beim Rind durchgeführt werden (ein Zehntel der Rinderdosis). In den Ländern, wo die Krankheit vorkommt, sind Impf-verfahren mit unterschiedlichem Erfolg ange-wendet worden. In unseren Breiten wird die Keulung vorgenommen bzw. sind bei Impor-ten sehr strenge Quarantänemaßnahmen vor-geschrieben.

Infektiöse Agalaktie der Ziege und des Schafes
(Agalactia contagiosa, Ansteckendes Versie-gen der Milch, Augendiesel)

Die Infektiöse Agalaktie der Schafe und Zie-gen ist eine durch M. agalactiae hervorgerufe-ne, meist seuchenhaft verlaufende Infektions-krankheit, die Euter, Augen und Gelenke be-trifft.

Vorkommen und Epizootiologie. Die Krank-heit wurde Mitte der 60er Jahre in Europa fest-gestellt. Empfänglich sind vor allem Ziegen, weniger Schafe. Die Ansteckung erfolgt durch direkten Kontakt und durch die Aufnahme von Futter, das mit infektiöser Milch oder Lid-bindehautsekret beschmutzt wurde. Für die Ausbreitung der Seuche in einem Bestand wird der Verschmutzung der Streu, die beim Aus-melken kranker Tiere oder durch Abtropfen der Milch aus einem erkrankten Euter erfolgt, besondere Bedeutung zugemessen. Auch durch das Pflegepersonal kann die Krankheit übertragen werden.

Pathogenese. Die von den Tieren peroral auf-genommenen Mykoplasmen sind bereits 12 bis 24 Stunden p.i. im Blut nachweisbar. Nach die-ser Generalisation folgt die Ansiedlung in Eu-ter, Augen und Gelenken.

Symptome. Die Inkubationszeit beträgt bei künstlicher Infektion 3 bis 28 Tage, bei natürli-cher Infektion bis zu 60 Tage. In den *akuten Fällen* kann die Seuche schon nach 5 bis 8 Ta-gen unter hohem Fieber und rasch zunehmen-dem Kräfteverfall zum Tode führen. Bei der häufigeren *chronischen Form* ist das Allge-meinbefinden zunächst nicht gestört. Die Temperatur schwankt zwischen 37,5 und 39,6 °C. Bei laktierenden Ziegen pflegen die ersten Krankheitserscheinungen am Euter auf-zutreten. Die Milch wird grauweiß, etwas kleb-rig und bildet beim Abstehen einen grauen, eitrigen Bodensatz. Die Milchmenge nimmt täglich ab, gleichzeitig tritt eine fortschreiten-de Atrophie des Euters ein, das bis zum Um-fang einer kleinen Kinderfaust zusammen-schrumpfen kann. Mehrere Wochen nach Be-ginn der Erkrankung können sich im Drüsen-parenchym kalte Abszesse ausbilden, die ei-nen gelblichweißen Eiter enthalten. Sie lassen sich bei der Palpation als engumschriebene Knoten durchfühlen und können in der Folge zu Metastasen an verschiedenen Körperstel-len, besonders im Bereich der Ohrspeichel-drüse führen. Verhärtung der Euterlymphkno-ten sowie Wärme und Schmerzhaftigkeit des Euters werden nur selten festgestellt. Die Drüse ist nach einer neuerlichen Geburt wie-der völlig funktionstüchtig.

Einige Zeit nach der Erkrankung des Euters, oft aber auch als einziges Symptom, tritt eine ein- oder beidseitige Erkrankung der Augen ein. Die Konjunktiven sind geschwollen und gerötet, es bestehen Tränenfluß, Lichtscheue und starker Juckreiz. Diese Erscheinungen ge-hen zunächst wieder zurück, um jedoch von neuem aufzutreten, wenn die Oberfläche der Kornea infolge der einsetzenden Verände-rungen uneben wird. In schweren Fällen wird die ganze Kornea in eine milchig-weiße Membran mit matter unebener Oberfläche umgewan-delt, auf der größere oder kleinere feuchte Ge-schwüre mit weißem Grund und oft wulstigem Rand auftreten.

Gleichzeitig mit der Keratitis oder einige Wo-chen später treten als drittes, für die Krankheit charakteristisches Symptom Gelenkentzün-dungen auf, von denen vornehmlich Sprung-, Karpal-, Knie- und Ellbogengelenk betroffen sind. Bei Böcken und Lämmern sind sie mitun-ter das einzige Symptom. Die Tiere zeigen ei-nen gespannten Gang und gehen hochgradig lahm. Die Gelenke sind vermehrt gefüllt, sehr heiß und schmerzhaft.

Bei einem Teil der Tiere stellt sich eine Er-krankung der Atmungsorgane ein, die ge-wöhnlich mit leichtem Nasenausfluß beginnt. Daran schließt sich eine mit mäßigem Husten-reiz verbundene Tracheitis an, der vielfach ei-ne letal endende Pneumonie folgt.

Diagnose. Für das Vorliegen der Seuche spre-chen die Veränderungen des Euters und der Milch sowie die Entzündungsprozesse an den Gelenken, Sehnenscheiden und Augen. Gesi-chert wird die Diagnose durch den kulturellen Nachweis des Erregers oder mit Hilfe der Komplementbindungsreaktion.

Therapie und Behandlung. Zur Behandlung eignen sich Tetrazykline und Chloramphenikol. Nach der Genesung sollen die Tiere ein halbes Jahr isoliert werden, weil mit einer längeren Keimausscheidung gerechnet werden muß. Da das Überstehen der Krankheit eine Immunität hinterläßt, wurden zur Prophylaxe Tot- und Lebendvakzinen verwendet.

Enzootische Pneumonie des Schweines
(Ferkelgrippe, Enzootische Viruspneumonie, Infectious pig cough, Infektiöse Pneumonie, Swine enzootic pneumonia, Virus pneumonia of pigs)

Die Enzootische Pneumonie ist eine chronisch verlaufende Krankheit des unteren Atmungstraktes und verursacht in allen Ländern mit intensiver Schweinehaltung durch erhöhten Futterverbrauch und Leistungsdepression erhebliche wirtschaftliche Verluste.

Ätiologie. M. hyopneumoniae ist gegen Tetrazykline, Streptomycin, Chloramphenikol, Tylosin, Spectinomycin und Tiamutin empfindlich, nicht aber gegen Penicillin.

Epizootiologie. Die Infektion eines Bestandes erfolgt durch Zukauf klinisch unauffälliger Tiere aus verseuchten Beständen. Ferkel werden in der Regel über die Muttersau im Anschluß an die Geburt infiziert, wobei es etwa 4 Tage bis zum sicheren Haften der Infektion dauert. Daneben ist auch eine horizontale Übertragung von Ferkel zu Ferkel möglich. In der Regel sind Saugferkel und Jungtiere am meisten gefährdet, und in einem chronisch verseuchten Bestand sind auch nur diese Nutzungsgruppen erkrankt. Bei Neueinschleppung der Seuche in einen nichtinfizierten Bestand können aber Tiere aller Altersgruppen rasch und akut erkranken.

Zum Angehen der Infektion und der Entstehung klinischer Erscheinungen bedarf es noch gewisser Umweltfaktoren wie sehr große Bestandsgröße, hohe Bestandsdichte, ungünstiges Haltungssystem (Umtriebsverfahren), Parasitenbefall, schlechtes Stallklima, hohe Schadgaskonzentrationen mit den dadurch bedingten massiven Sekundärinfektionen (Pasteurella multocida, Haemophilus suis, Mycoplasma hyorhinis, Bordetella bronchiseptica, Streptokokken, Staphylokokken, Corynebakterien, Salmonellen usw.). Die Enzootische Pneumonie des Schweines ist daher als Faktorenseuche zu betrachten.

Pathogenese. Die Mykoplasmen gelangen aerogen in die Lunge (Tröpfcheninfektion) und dringen intrakanalikulär bis zum respiratorischen Epithel der Acini und Alveolen vor. Hier verursachen sie eine schrittweise Proliferation und Infiltration von Zellen (vor allem Histiozyten, in geringerem Maße Lymphozyten), weiters die ödematöse Durchtränkung des Interstitiums, die darauffolgende Verbreitung der Alveolarsepten, und schließlich findet sich das Bild einer desquamativen Alveolarzellpneumonie.

Symptome. Die Inkubationszeit beträgt in der Regel 10 bis 16 Tage. Bei Ferkeln sind im Alter von 3 bis 4 Wochen die ersten Krankheitserscheinungen festzustellen, die in einer gering- bis mittelgradigen Störung des Allgemeinbefindens bestehen. Die Tiere verkriechen sich meist in der Streu, sind geringgradig apathisch und haben keine Sauglust. Der Husten ist trocken mit einem tiefen und bellenden Klang und bleibt oft einige Monate hindurch bestehen. Zwischen der 4. und 10. Lebenswoche treten die schwersten Verluste auf, die in Abhängigkeit von der Fütterung und den Umweltfaktoren zwischen 20 und 80 % betragen können und ihre Ursachen in einer sekundären bakteriellen Komplikation haben. Auskultatorisch und perkutorisch sind je nach Schwere der Erkrankung Symptome einer Bronchitis oder Bronchopneumonie nachzuweisen, gelegentlich können Pleuritis, Perikarditis oder Arthritis auftreten. In der Regel erholen sich die Tiere aber im Alter von 2 bis 3 Monaten, und es sind in der Folge keine Krankheitserscheinungen mehr festzustellen. Anscheinend gesunde Tiere können aber zu einem erheblichen Prozentsatz Lungenveränderungen, insbesondere interstitielle Pneumonien, aufweisen.

Verlauf und Prognose. Der Verlauf wird von zahlreichen Faktoren beeinflußt, und ist u. U. ganz unauffällig. Bei reiner Mykoplasmeninfektion sind die klinischen Symptome äußerst schwach ausgeprägt, so daß bei optimalen Luftverhältnissen ein chronischer Husten selten oder gar nicht wahrnehmbar ist und daher die Krankheit auch wirtschaftlich kaum Bedeutung hat. Wesentlich ist auch, ob die Tiere frisch infiziert sind oder eine chronische Infektion vorliegt. Bei einer Neueinschleppung verläuft die Krankheit akut, und schwere Störungen können besonders dann vorkommen, wenn sie mit Sekundärinfektionen kompliziert ist. In chronisch verseuchten Beständen tritt Husten seltener und meist nur bei Tieren unter 8 Monaten auf. Auch hier können fallweise Komplikationen durch Sekundärerreger beobachtet werden. Die klinischen Erscheinungen sind in Intensivbetrieben meist viel stärker ausgeprägt als in kleineren Beständen.

Sektion. Die wesentlichen Veränderungen finden sich vorwiegend in den Spitzenlappen und im Herzlappen in Form scharf abgegrenzter, grauroter Läsionen. Da es in den meisten Fällen zu einer Überlagerung mit Sekundärerregern kommt, treten Veränderungen auch an anderen Lokalisationen auf. Histologisch sind peribronchiale und perivaskuläre Hyperplasie der Lymphfollikel und eine desquamative Alveolarzellpneumonie zu erkennen.

Diagnose. Die klinische Untersuchung des Einzeltieres wird selten zu einer einwandfreien Entscheidung führen. Die Bestandsuntersuchung bringt genauere Resultate, und es empfiehlt sich, das Ergebnis mehrerer Untersuchungen, möglichst zu verschiedenen Jahreszeiten, zu beurteilen. Bei allen Ferkeln im Alter von 5 bis 7 Wochen sollte man die Körpertemperatur messen, auf Nasenausfluß und Husten achten, gegebenenfalls ist Husten durch heftiges Herumtreiben auszulösen. Auskultatorisch und perkutorisch sind oft Symptome einer Bronchitis oder Bronchopneumonie nachzuweisen. Eine weitere Sicherung der Diagnose in der Praxis ist durch die pathologisch-anatomische Beurteilung der Schweinelungen sowie deren histologische Untersuchung möglich. Alle anderen diagnostischen Verfahren, wie Immunofluoreszenz, Erregerisolierung, Abklatschmethode, Übertragungsversuch und Serologie (KBR, ELISA) sind wohl nur Speziallaboratorien vorbehalten.

Differentialdiagnostisch sind Schweineinfluenza, Einschlußkörperchenrhinitis sowie Erkrankungen durch Haemophilus, Pasteurellen, Bordetellen, andere Mykoplasmen (vor allem M. hyorhinis), Adenoviren, Parvoviren, Enteroviren und Parasiten (einschließlich wandernder Spulwurm- oder Strongyloideslarven) zu berücksichtigen.

Therapie und Bekämpfung. Obwohl die Mykoplasmen empfindlich gegen viele Antibiotika sind, müssen diese Substanzen in vivo nicht unbedingt wirksam sein, da man in der Regel in den Alveolarräumen und in den Bronchiallumina nicht ausreichend hohe Wirkstoffkonzentrationen erreicht. Erkrankte Saug- und Absetzferkel sowie Mastschweine bis zu 60 kg werden am zweckmäßigsten mit Tetrazyklinen (20 mg/kg KM), Chloramphenicol (25 mg/kg KM), Tylosin 20 mg/kg KM), Spectinomycin (15–20 mg/kg KM), Tiamutin (20 mg/kg KM)

oder deren Kombinationen behandelt, und zwar parenteral 3- bis 4mal im Abstand von jeweils 2 Tagen. Tiere, die noch fressen, können mit den gleichen Dosierungen über längere Zeit (14 bis 20 Tage) auch über das Futter behandelt werden. Die Erfolge sind umso besser, je mehr andere Faktoren, die die Krankheit negativ beeinflussen, beseitigt werden. Aus wirtschaftlichen Gründen sollten erkrankte schwere Mastschweine vorzeitig abgeschafft werden, da abgesehen von den schlechten Heilungserfolgen, Behandlungskosten und Futterverbrauch sehr hoch sind und dazu noch die Wartefristen nach der Therapie eingehalten werden müssen. Nur in einem frisch verseuchten Bestand mit 100%iger Morbidität sind alle Tiere einer einwöchigen Behandlung durch parenterale (1. Tag) und perorale Applikation (2. bis 7. Tag) zu unterziehen.

Im Hinblick auf die schlechten Behandlungserfolge werden weiterhin verschiedene Bekämpfungsverfahren empfohlen:

1. Ausmerzen der infizierten Zuchtsauen (Riemser Hüttenverfahren, Schwedisches Verfahren, Ontario-Verfahren).

2. Andere Möglichkeiten ergeben sich aus der Tatsache, daß Mykoplasmen die Plazentaschranke nicht passieren. Man hat daher die Hysterektomie, den konservativen Kaiserschnitt, das Auffangen der Ferkel mit der natürlichen Geburt in sterilen Plastikbeuteln (sterile Geburt) und die anschließende, möglichst sterile Aufzucht der Ferkel durchgeführt. Die so gewonnenen Ferkel werden als SPF-Tiere (specific pathogen free) bezeichnet.

3. Bei der prophylaktischen Chemotherapie erhalten die Ferkel im Anschluß an die Geburt täglich zweimal durch 8 Tage Tylosin oder Tiamutin oder Terramycin prolongatum jeden 4. Tag. Sie werden mit 4 Tagen von der Sau abgesetzt, mit Lysovet oder einer 2%igen Jodophorlösung völlig desinfiziert und in sterilen bzw. gut desinfizierten und 35 °C warmen Räumen aufgezogen. Eine sehr starke Keimverminderung und entsprechend weniger klinische Erscheinungen erzielt man auch, wenn die Ferkel am 3., 5., 9. und 12. Lebenstag mit Tylosin oder Tiamutin behandelt werden.

4. Zur weiteren Nachzucht geht man so vor, daß Ferkel durch Hysterektomie gewonnen und im SPF-Bestand an SPF-Sauen (Ammensauen) angelegt werden.

5. Hygienische Maßnahmen: „Rein-Raus"-Prinzip, Desinfektion, Optimierung des Stallklimas, geregelter Tierverkehr (der Mäster soll immer vom selben Ferkelerzeuger die Ferkel bekommen).

6. Abschaffung der serologisch positiven Reagenten. Dieses Verfahren ist zeitraubend, und es dauert etwa 1 bis 1½ Jahre, bis ein Bestand infektionsfrei gemacht werden kann.

Spezifische Vakzinen sind nicht bekannt.

Andere Mykoplasmosen des Schweines

Infektionen mit *M. hyorhinis* können bei Ferkeln und Läufern zu Lungen-, Serosen- und Gelenksentzündungen führen. Der Grad der klinischen Erscheinungen ist dabei vom Alter und von der Belastung der Tiere etwa durch Umgruppierungen (besonders häufig sind dann Gelenksentzündungen) abhängig. Weiterhin ist bekannt, daß bestimmte M.-hyorhinis-Stämme eher das Peri- und Epikard, andere die serösen Häute oder die Gelenke bevorzugen.

Die *Diagnose* kann aufgrund der beschriebenen Läsionen in Kombination mit der Isolierung von M. hyorhinis aus Gelenkspunktaten und den serösen Häuten gestellt werden. Differentialdiagnostisch ist auf Haemophilusinfektionen zu achten, die ähnliche Läsionen hervorrufen.

Soll die antibiotische *Behandlung* mit Streptomycin, Tetrazyklinen, Chloramphenicol, Trimethoprim, Tylan oder Tiamutin usw. erfolgreich sein, muß sie möglichst frühzeitig und über mehrere Tage erfolgen.

M. hyosynoviae verursacht vor allem Arthritiden. Die experimentell ermittelte Inkubationszeit beträgt 5 bis 10 Tage. Temperaturerhöhungen werden in der Regel nicht beobachtet. Lahmheiten treten gewöhnlich plötzlich auf und umfassen ein oder mehrere Gelenke. Das akute Stadium dauert 3 bis 10 Tage, dann erholen sich viele Tiere wieder. Bei 5–15% der erkrankten Tiere bestehen die Lahmheiten länger. Besonders häufig tritt diese Arthritis bei einem Körpergewicht von 35–75 kg auf.

Weiters wurden beim Schwein noch *M. floculare, M. gallinarum, M. iners, M. bovigenitalium* und *M. arginini* isoliert.

An Acholeplasmen wurden vom Schwein bisher *Acholeplasma laidlawii, A. granularum* sowie *A. ax-* *anthuum* isoliert. In der Literatur scheinen auch die Namen M. hyoarthrinosum und M. hyogenitalium auf. Beide Isolate wurden nicht genügend charakterisiert und können außerdem heute nicht mehr zu Vergleichszwecken herangezogen werden. Hinsichtlich Diagnose und Behandlung gilt das für M.-hyorhinis-Erkrankungen Gesagte.

Mykoplasmose der Fleischfresser

Mykoplasmen wurden auch bei Hund und Katze als anscheinend apathogene Besiedler von Organen insbesondere des Respirationstraktes gefunden, später als Sekundärerreger im Zusammenhang mit Virusinfektionen des Atmungstrakts festgestellt.

Brustseuche des Pferdes
(Pleuropneumonia contagiosa equorum)

Die Brustseuche ist eine akut verlaufende ansteckende kruppöse Lungenentzündung der Pferde, zu der häufig eine Brustfellentzündung hinzutritt.

Ätiologie. Der Erreger wurde niemals identifiziert, doch handelt es sich wahrscheinlich um Mykoplasmen. Das Kontagium ist zu Beginn der Erkrankung im Bronchialexsudat enthalten und verliert in der Außenwelt bald seine Ansteckungsfähigkeit. Durch Sekundärerreger kann das klinische Bild kompliziert werden.

Vorkommen und Epizootiologie. Ähnlich wie die Lungenseuche der Rinder war die Brustseuche bis zum Ersten Weltkrieg in Europa weit verbreitet. Die Ansteckung erfolgt unmittelbar durch Tröpfcheninfektion oder durch kontaminierts Futter bzw. Tränken, und zwar nicht nur durch kranke, sondern auch durch latent infizierte bzw. rekonvaleszente Tiere. Prädisponierend wirken Überanstrengung, Erkältung, schlecht ventilierte und belichtete Stallungen (Winter). Die Seuche tritt nur bei Einhufern auf. Bevorzugt erkranken Pferde im besten Alter, kaum solche unter einem Jahr. Häufig erkranken innerhalb von 1 bis 2 Wochen alle empfänglichen Tiere eines Stalles; in anderen Fällen verbreitet sich die Seuche langsam bzw. sprunghaft. Das Überstehen der Krankheit hinterläßt eine dauernde Immunität.

Pathogenese. Die Erreger dringen aerogen in die tieferen Luftwege der Lunge ein, verursachen dort kruppöse Entzündungen mit den typischen Stadien und führen anschließend zu einer allgemeinen Intoxikation ohne in die Blutbahn selbst einzubrechen (s. Lungenseuche des Rindes).

Symptome. Die Inkubationszeit schwankt zwischen einigen Tagen und 5 bis 6 Wochen, im allgemeinen dürfte sie 10 Tage betragen. Die Krankheit setzt in der Regel mit plötzlichem Fieber bis 41 °C ein, das von hochgradiger Mattigkeit, Muskelschwäche, Inappetenz sowie Benommenheit begleitet ist. Die Schleimhäute sind ikterisch bis schmutzigrot verfärbt, und die Pulsfrequenz steigt zunächst auf etwa 60/Min. an. In den meisten Fällen treten nach 2 bis 3 Tagen die klinischen Erscheinungen der kruppösen Pneumonie auf. Zunächst hört man (bei tiefem Inspirium) Knisterrasseln und nach weiteren 1 bis 2 Tagen entwickelt sich ein unbestimmtes bis bronchiales Atmen, dem ein abgekürzter und schließlich gedämpfter Perkussionsschall entspricht. Die Dämpfungen sitzen in der Regel in den unteren Lungenpartien und hinter der Schulter; gelegentlich liegen sie auch atypisch. Vielfach wird bereits in diesem Stadium ein safrangelber oder rostfarbiger Nasenausfluß sichtbar. Das Fieber verläuft kontinuierlich. Nach einigen Tagen kommt es zur Lösung der kruppösen Exsudation, was sich durch Temperatursturz, Auftreten von feuchten Rasselgeräuschen, Husten und Polyurie kennzeichnet. Der Lungenschall wird über den gedämpften Partien wieder tympanisch bzw. überlaut, und auch die Auskultationsphänomene gehen zurück. Erfolgt keine spezifische Behandlung, so entwickelt sich häufig ein Lungengangrän (Kavernensymptome) und in der Regel eine Pleuritis mit fibrinösem (Reibungsgeräusche) bzw. serofibrinösem (horizontale Dämpfungen) Exsudat, Schmerzhaftigkeit der Brustwand, Zunahme der Dyspnoe usw.

Verlauf und Prognose. Bei *typischem Verlauf* erreicht die Krankheit am 5. oder 6. Tag ihren Höhepunkt. Nach etwa einer Woche sind die meisten Krankheitserscheinungen verschwunden, bis zur vollständigen Genesung vergehen jedoch noch mehrere Wochen. Ein *atypischer schwerer Verlauf* wird vor allem bei geschwächten Pferden bzw. solchen beobachtet, die im kranken Zustand noch zur Arbeit benützt werden. Gelegentlich wird ein *abortiver milder Verlauf* beobachtet, bei dem die Lungenentzündung bzw. die Krankheitsdauer nur einige Tage beträgt (ephemere Pneumonie)

oder es tritt als einziges Symptom überhaupt nur eine fieberhafte vorübergehende Temperatursteigerung auf. Treten *Komplikationen* auf, dann kann sich die Krankheit über Wochen bis Monate erstrecken. Nachkrankheiten und Komplikationen sind u. a. Myokardentzündung und -degeneration, Gastroenteritis, Nephritis, Enzephalomyelitis, Neuritis (Rekurrens-Lähmung), Panophthalmie, Arthritiden, Tendovaginitiden, Endokarditis, Druse, Petechialfieber.

Die *Letalität* beträgt in der Regel 5–16%; werden die Tiere rechtzeitig spezifisch behandelt, dann gibt es meist keine Verluste. Je weiter fortgeschritten der Krankheitsverlauf ist bzw. je mehr Komplikationen entstanden sind, desto ungünstiger ist die Prognose.

Sektion. Die Brustseuche führt zum typischen Bild der kruppösen Pneumonie mit ihren verschiedenen Stadien (rote, graue, gelbe Hepatisation) und mit einer Neigung zur Nekrose der hepatisierten Lungenabschnitte. Die Entzündung des Brustfelles ist serofibrinös und äußert sich in Rötung und Trübung und der Auflagerung leicht abziehbarer eierkuchenartiger Fibrinmassen. In der Brusthöhle findet sich eine meist trübe, rotgelbe oder schmutziggraue mit Fibrinflocken durchmischte Flüssigkeit. Aus den nekrotischen Herden bzw. durch Sekundärerreger können sich Kavernen oder Abszesse entwickeln bzw. kann das Exsudat eitrig bis jauchig werden. Außerdem findet man parenchymatöse Degeneration des Herzens, der Leber und der Nieren, seröse Entzündungen der Sehnen und Sehnenscheiden, Schwellungen der Lymphknoten und häufig eine Gastroenteritis bzw. Erscheinungen der Sepsis.

Diagnose. Die Diagnose ist vor dem Auftreten der charakteristischen Lungenveränderungen bzw. bei abortiven oder abgekürzten Verlaufsformen kaum möglich. Sie kann gesichert werden durch eine Behandlung mit Neoarsphenamin (Fiebersturz). Differentialdiagnostisch kommen andere septikämisch verlaufende Pneumonien und Pleuritiden in Frage, jedoch sollte die kruppöse Pneumonie bei Beherrschung der klinischen Diagnostik unschwer erkannt und von anderen Krankheiten (Bronchopneumonien bei der Pferdegrippe) unterschieden werden können.

Therapie. Das Mittel der Wahl war Neoarsphenamin (Neosalvarsan), von dem man 3–4,5 g in etwa 100 ml Wasser gelöst streng intravenös (!) injizierte. Bei Verabreichung innerhalb der ersten drei Krankheitstage kam es nach 10 bis 24 Stunden zu raschem Fieberabfall und zur Kupierung des Krankheitsprozesses. Heute wäre eine entsprechende antibiotische Therapie (siehe Rind) zu versuchen. Die genannten Komplikationen einschließlich der Herzschwäche sind symptomatisch bzw. bei bakteriellen Sekundärinfektionen chemotherapeutisch zu behandeln.

In allen Fällen ist für Ruhigstellung der Pferde und gute Ventilation der Stallungen Sorge zu tragen. Die Stallgenossen müssen regelmäßig thermometriert und bei Temperaturanstieg sofort aus der Arbeit genommen werden. Rekonvaleszente Tiere sind mindestens noch 2 Wochen nach dem Fieberabfall stehen zu lassen. Die Seuche gilt als erloschen, wenn 6 Wochen nach der Entfernung der kranken und verdächtigen Pferde oder nach ihrer Abheilung keine neuen Erkrankungen mehr aufgetreten sind. Die frühzeitige und zuverlässige Absonderung der kranken und verdächtigen Pferde sowie das Reinigen und Entseuchen der Stallungen sind als prophylaktische Maßnahme angezeigt.

Beim Pferd hat man verschiedentlich Mykoplasmen vorwiegend aus dem Respirationstrakt (Luftsack) aber auch anderen Organen isoliert, die möglicherweise gelegentlich pathogene Bedeutung haben können.

Streptokokkosen

Die Gattung Streptococcus umfaßt sowohl pathogene als auch saprophytäre Arten bzw. solche der physiologischen Flora von Tieren. Die grampositiven rundlichen Keime sind paarweise oder in Ketten angeordnet und rufen auf Blutagar unterschiedliche Arten der Hämolyse (α, β) hervor. Die Differenzierung erfolgt auf Grund von Zellwandantigenen in Gruppen, die nach *Lancefield* mit Buchstaben bezeichnet werden. Innerhalb dieser serologischen Gruppen wird eine mehr oder weniger große Anzahl von Typen unterschieden.

Streptokokken sind weit verbreitet, und die meisten Arten halten sich kaum längere Zeit im Boden oder Wasser virulent. Wichtige Ausnahmen sind u. a. die Enterokokken sowie tierpathogene Erreger der serologischen Gruppe C, die in der Außenwelt eine beträchtliche Tenazität besitzen und auch indirekt übertragen werden. Ihre krankmachenden Eigenschaften beruhen auf „Toxinen", d.h. Bestandteilen der Zellwand oder des Protoplasmas, spezifischen Antigenen usw. Einige Arten sind ausschließlich für den Menschen pathogen (Sc. anginosus, Sc. sanguis, Sc. mutans), andere für Mensch und Tier (Sc. pyogenes, Sc. faecalis, Sc. pneumoniae, Sc. agalactiae) und viele vorwiegend oder ausschließlich für Tiere (Sc. zoopidemicus, Sc. equi, Sc. dysgalactiae, Sc. uberis); darunter finden sich die bedeutendsten Mastiserreger des Rindes. Charakteristisch ist vielfach das Vorkommen im Bereich des Atmungs-, Verdauungs- oder Genitaltraktes gesunder Tiere, wo sie erst durch Hinzutreten verschiedener Faktoren (Stressoren) krankheitsauslösend wirken können.

Druse des Pferdes

Die Druse ist eine fieberhafte Infektionskrankheit, die sich durch eitrige Entzündungen der Lymphknoten kennzeichnet. Sie ist über die ganze Welt verbreitet und kommt bei Pferden aller Altersstufen sowohl als selbständige Krankheit als auch im Gefolge von virusbedingten Entzündungen des Atmungstraktes (zweite Phase der Pferdegrippe nach *Gratzl*) vor.

Ätiologie. Erreger ist Sc. equi, serologische Gruppe C, der sich durch schleimiges Wachstum (Kapselbildung) mit β-Hämolyse und geringe biochemische Aktivität auszeichnet. Er findet sich auf den Schleimhäuten anscheinend gesunder Pferde und kann mehrere Wochen in der Außenwelt lebensfähig bleiben. Austrocknung und Fäulnis widerstehen diese Streptokokken durch mindestens 24 Tage, bei Zimmertemperatur halten sie sich im Wasser mindestens 6 bis 9 Tage. Unter den Labortieren sind insbesondere Mäuse empfindlich, weniger Meerschweinchen und Kaninchen. Drusestreptokokken können die Bildung von präzipitierenden und agglutinierenden Antikörpern veranlassen (meist IgG und IgT), die man auch im Nasenausfluß nachweisen kann.

Epizootiologie und Pathogenese. Der Ausbruch der Druse kann einerseits im Zusammenhang mit Erkrankungen des Atmungstrakts bzw. Stressoreneinwirkungen wie Erkältung, Überanstrengung, lange Transporte usw. erfolgen, ohne daß eine Einschleppung in den Bestand nachzuweisen ist. Anderseits ist eine Übertragung der Erreger möglich, und zwar vorwiegend aerogen (Tröpfcheninfektion), weiterhin bei engem Kontakt über Haut, Wunden und Schleimhäute (Deckakt) und peroral sowohl direkt (säugende Fohlen) als auch über kontaminierte Futtergeschirre, Tränkeimer usw. Gelegentlich sind auch intrauterine Ansteckungen beobachtet worden.

Die Drusestreptokokken wandern von der Schleimhaut des vorderen Atmungstrakts und des Rachens über die Lymphgefäße in die regionären Lymphknoten und rufen dort eine eitrige Entzündung mit Abszeßbildung hervor. Am häufigsten erkranken die Luftsacklymphknoten, während die Kehlgangslymphknoten am zweithäufigsten betroffen sind. Die Abszesse brechen durch und entleeren sich in den Luftsack bzw. nach außen. Insbesondere bei jungen, geschwächten oder unter Stressoreneinwirkung stehenden Tieren kann es zu einer hämatogenen Verschleppung der Erreger kommen und damit zur Entzündung anderer Lymphknoten oder auch zu eitrigen Metastasen in verschiedenen Organen. Die Gekröslymphknoten werden nach peroraler Infektion auch von der Darmschleimhaut her befallen. Zurückbleibende Eiterherde können die Ursache von Komplikationen und Spätschäden sein.

Symptome. Am häufigsten erkranken Pferde im Alter von ½ bis 5 Jahren, gelegentlich auch ältere.

Die Krankheit beginnt nach einer Inkubationszeit von 3 bis 8 (seltener 1 bis 18) Tagen mit mittel- bis hochgradigem Fieber, entsprechender Mattigkeit und Inappetenz. Gleichzeitig entwickelt sich ein seröser Nasenkatarrh, der bald schleimig wird.

Alsbald tritt eine schmerzhafte Schwellung der *Kehlgangslymphknoten* auf, deren Lappung und Verschieblichkeit infolge des kollateralen Ödems nicht mehr nachweisbar sind und die nach einiger Zeit fluktuieren und nach Spaltung oder Spontandurchbruch einen rahmarti-

gen gelblichen Eiter entleeren. Bei Vereiterung der *Luftsacklymphknoten* kommt es zu einer gestreckten Kopf-Hals-Haltung der Pferde und zum Regurgitieren. Beim Durchbruch entleert sich der Eiter in den Luftsack (Luftsackempyem) und dann schubweise während des Abschluckens durch die Nasenöffnung nach außen. Die obere Halsgegend ist nicht mehr durchtastbar und schmerzhaft. Das kollaterale Ödem kann sich auch auf den Larynx (Stenosengeräusche) oder das Gaumensegel (schlotternde Geräusche) senken.

Bei Erkrankung der *subparotidealen Lymphknoten* umfaßt das Ödem die Parotisgegend, so daß die Drüse nicht mehr einwandfrei abgrenzbar ist. Der Abszeß kann seitlich der Ohrspeicheldrüse, aber auch in die Rachenhöhle durchbrechen. Bei Erkrankung der *Halslymphknoten* kan es durch Druck auf den Ösophagus, die Trachea oder die großen Gefäße zu entsprechenden Störungen kommen: Schluckbeschwerden, Dyspnoe, Stauungen. Die seltenen Metastasen in die *Bronchial-* und *Mediastinallymphknoten* führen zur Kompression der Atemwege und der Gefäße und haben meist Dyspnoe und nicht selten Ödeme im Bereich der Unterbrust sowie Ergüsse in die Pleurahöhle zur Folge. Drusemetastasen in den *Gekröselymphknoten* können je nach Lage wechselnde gastrointestinale Störungen (Kolikanfälle) auslösen und werden bei der rektalen Untersuchungen bei günstiger Lage als mehr oder weniger große, derbe, zum Teil bewegliche Gebilde nachgewiesen. Bewegungsstörungen sind die Folge von Entzündungen der axillaren, inguinalen und anderer *Extremitätenlymphknoten.* Die *Deckdruse* äußert sich im Auftreten von Knötchen in der Umgebung der Vulva und in der Vaginalschleimhaut, aus denen eitrige Abszesse und Geschwüe entstehen. Manchmal erkranken auch oberflächlich gelegene Lymphgefäße, vorwiegend am Kopf, wobei die Umgebung anschwillt und sich nebeneinanderliegende Knoten entwickeln, die dann aufbrechen: *Hautdruse* (Lymphangitis ulcerosa).

Gemeinsam ist allen Druseabszessen im akuten Stadium das mittel- bis hochgradige Fieber, die sekundären lokalen Störungen sowie die Leukozytose und beschleunigte Erythrozytensenkung.

Nach dem Durchbruch der Abszesse bzw. deren Spaltung sinkt die Körpertemperatur rasch ab, die Ödeme gehen zurück und die Blutveränderungen normalisieren sich. Die Krankheitsdauer beträgt in der Regel 2 bis 3 Wochen. Manchmal verläuft die Druse protrahiert, insbesondere wenn die Abszesse nicht reifen oder nicht gespalten wurden (z.B. wenn versucht wurde, sie durch eine Chemotherapie zu beeinflussen), und es entwickeln sich chronische Lymphknotenentzündungen bzw. bleiben Eiterherde zurück. Die Tiere magern ab, sind leistungsschwach und haben gelegentlich Fieberanfälle. Die von den Herden streuenden Toxine und Streptokokken können Folgekrankheiten und Spätschäden auslösen: Streptokokken-Anämie, Petechialfieber, eitrige Entzündungen und Empyeme der Nebenhöhlen des Kopfes, Septikämien, seltener eitrige Pneumonien, Nephritiden, Bauchfell- und Gehirnentzündungen.

Sektion. Das Sektionsbild entspricht dem beschriebenen klinischen Verlauf mit Abszessen und phlegmonösen eitrigen Entzündungen in den verschiedensten Organen. Die Gekröselymphknoten können mit dem Darm verwachsen sein.

Diagnose. Sie bereitet bei oberflächlich gelegenen Lymphknoten mit charakteristischem Krankheitsbild keine Schwierigkeiten. Mittels Röntgenuntersuchung und Endoskopie kann die Erkrankung der Luftsacklymphknoten festgestellt werden. Im rahmartigen Eiter lassen sich die Streptokokken nachweisen. Differentialdiagnostisch kommen andere Streptokokkeninfektionen, Entzündungen des Pharynx (Verletzungen, Milzbrand) sowie Rotz und Lymphangitis epizootica in Betracht.

Die *Prognose* ist in typischen Fällen günstig. Treten Metastasen auf oder verläuft die Erkrankung protrahiert, dann ist sie wegen der sich anschließenden Komplikationsmöglichkeiten mit Vorsicht zu stellen. Vor allem bei schlechter Konstitution der Pferde ist sie zweifelhaft. Die Mortalität kann gelegentlich mehrere Prozent erreichen.

Therapie und Prophylaxe. Die Pferde sind ruhigzustellen und nach Möglichkeit ist die Reifung der Abszesse durch Wärmeapplikation zu fördern: hyperämisierende Salben (lösen oft Hautentzündungen aus), Dunstumschläge, Wärmebestrahlung. Bei deutlicher Fluktuation sind sie zu spalten; ein Spontandurchbruch sollte vermieden werden. Gelegentlich sind anschließend Spülungen mit 3%igen Wasserstoffperoxyd-Lösungen notwendig oder es muß eine Gegenöffnung gemacht bzw. ein Drain eingelegt werden. Die

Reifung der Luftsacklymphknotenabszesse kann man auch durch wiederholte Luftsackspülungen mit warmem Wasser beschleunigen. Ist bereits ein Luftsackempyem aufgetreten, so wird der Eiter durch wiederholte Luftsackspülungen entfernt. Eine Chemotherapie kommt nur dann in Frage, wenn eine Reifung der Abszesse nicht möglich ist (Gekröselymphknoten), keine Abszedierungstendenz besteht oder Metastasen auftreten. Sie muß mit besonders hohen Dosen eines wirksamen Antibiotikums durchgeführt werden, da dieses nur schwer in die Abszeßhöhlen diffundieren kann.

Bezüglich der Prophylaxe gilt im Prinzip das bei den virusbedingten Krankheiten des Atmungstraktes im Rahmen der Pferdegrippe Gesagte. In verschiedenen Ländern werden Vakzinen angeboten, über deren Wert aber die Meinungen sehr auseinandergehen.

Eitrige Katarrhe des Atmungstraktes des Pferdes

Diese Entzündungen treten ähnlich wie die Druse sowohl as selbständige Krankheit als auch im Gefolge virusbedingter Katarrhe auf (zweite Phase der Pferdegrippe nach *Gratzl*) und können alle Abschnitte des Atmungstrakts einschließlich der Nebenhöhlen und der Lunge umfassen.

Ätiologie. Erreger sind in erster Linie Streptokokken, und zwar vor allem Sc. zooepidemicus, seltener bzw. umstritten Sc. equi und Sc. equisimilis. Daneben können auch andere Eitererreger, z.B. Korynebakterien, ursächlich eine Rolle spielen. Die Keime finden sich bereits auf den Schleimhäuten anscheinend gesunder Pferde. Sc. zooepidemicus besitzt ähnliche Eigenschaften wie Sc. equi und unterscheidet sich im wesentlichen nur im biochemischen Verhalten.

Streptokokkeninfektionen kommen auch im Genitaltrakt und anderen Organen vor. Sc. zooepidemicus ist die Ursache von Eiterungen nach chirurgischen Eingriffen und Verletzungen, kann bei trächtigen Stuten Abortus auslösen und bewirkt beim Jungtier Nabel-, Nieren- und Gelenkentzündungen sowie Septikämien. Gelegentlich wird er auch bei Schaf, Schwein und anderen Tieren als Ursache meist septikämisch verlaufender Organkrankheiten und von Mastitiden gefunden.

Epizootiologie und Pathogenese. Die auf den Schleimhäuten vorhandenen Keime werden ähnlich wie der Druseerreger aktiviert und können dann weiter übertragen werden. Die aerogen inhalierten Streptokokken scheinen sich in erster Linie im Bereich des Siebbeinlabyrinths anzusiedeln. Bei der alimentären Infektion haften die Erreger meist im Bereich des lymphatischen Rachenrings, und zwar besonders an der vertebralen Rachenwand. Die Ausbreitung in den Atmungsorganen erfolgt vorwiegend kanalikulär, zum Teil auch lymphogen, und nur selten dürfte für das Zustandekommen von eitrigen Bronchopneumonien die hämatogene Aussaat in Frage kommen. Das Exsudat kann beim Schluckakt in den Luftsack eindringen, wird aber vor allem aspiriert und führt dann zu einer Infektion einerseits der Nebenhöhlen und anderseits der Bronchien und Lunge. Allerdings wird es zum Großteil wieder expektoriert, und eitrige Bronchitiden und Bronchopneumonien treten auf diese Weise in der Regel nur bei Resistenzminderung des Organismus oder einer Virusinfektion der Bronchialschleimhaut auf. Eine hämatogene Aussaat führt zu Metastasen und eitrigen Entzündungen in vielen Organen (Niere, Leber, Milz) wie auch in Muskulatur und im Gehirn.

Symptome. Die Inkubationszeit dürfte etwas kürzer als bei der Sc.-equi-Infektion sein. Die Erkrankung beginnt mit mittel- bis hochgradigem Fieber bei gleichzeitiger Mattigkeit und meist fehlender Freßlust. Der anfänglich seröse (von der Virusinfektion herrührende) Nasenausfluß wird innerhalb von 1 bis 2 Tagen eitrig. Die Kehlgangslymphknoten sind vergrößert und schmerzhaft. Die Tiere husten kräftig und feucht, und je nach der Lokalisation der eitrigen Entzündung im Atmungstrakt stellen sich weitere Symptome ein.

Bei höhergradiger Pharyngitis regurgitiert das Pferd, manchmal hört man Stenosengeräusche, und die obere Halsgegend ist schmerzhaft. Bei Laryngitis besteht heftiger, leicht auslösbarer und spontaner Husten, der manchmal auch schmerzhaft ist. Durch Endoskopie kann man die gerötete und ödemisierte Schwellung von Pharynx und Larynx erkennen, in älteren Fällen sind oft kleine Geschwüre sichtbar. Die akute Tracheitis wird durch Hustenauslösen bei Druck auf die Trachea diagnostiziert. Die Entzündung der großen Bronchien (Makrobronchitis) kennzeichnet sich durch großblasige Rasselgeräusche, die feucht oder giemend sind, die der kleinen Bronchien (Mikrobron-

chitis) durch ausgeprägtere Dyspnoe und kleinblasige Rasselgeräusche. Das Fieber wird ebenso wie bei einer Pneumonie wieder höhergradig. Letztere kann man klinisch nur einwandfrei diagnostizieren, wenn Dämpfungen und in deren Bereich bronchiales Atmen auftreten. Ansonsten sprechen die Verschlechterung des Allgemeinbefindens, der Fieberanstieg und die höhergradige Dyspnoe für eine Mitbeteiligung des Lungenparenchyms. Oft besteht eine gemischte Dyspnoe ohne deutlichen Lungenbefund und manchmal gleichzeitig ein Magendarmkatarrh.

In den meisten Fällen ist eine ausgeprägte Leukozytose mit Neutrophilie und Lymphopenie festzustellen, vielfach auch eine Erythrozytopenie und eventuell (hämolytischer) Ikterus.

Die gelegentlich solitär auftretenden Pharyngitiden (Pharyngitis simplex), wie auch die eitrigen Katarrhe der vorderen Luftwege verlaufen bei entsprechender Therapie meist innerhalb von 1 bis 2 Wochen gutartig. Vor allem wenn die Tiere nicht lange genug ruhiggestellt werden, kann sich relativ häufig eine resultierende chronische Entzündung über Monate hinziehen.

Weitere Komplikationen sind die Streptokokken-Anämie, die oft mit einer Granulozytopenie einhergeht, was dafür spricht, daß die Verminderung der Erythrozyten nicht nur durch die hämolytischen Eigenschaften der Streptokokken, sondern auch durch eine Knochenmarksschädigung bedingt sind (hypoplastische Anämie). Manchmal kommt es auch zum Petechialfieber oder zu septikämischen Krankheitsbildern (s. Druse).

Sektion. Man sieht ähnliche Veränderungen wie bei der Druse, insbesondere Entzündungen der Atemorgane mit eitrigem Exsudat und Infiltraten.

Diagnose. Sie kann in der Regel auf Grund der klinischen Untersuchung gestellt werden. Differentialdiagnostisch kommen andere Entzündungen des Respirationstrakts und Rachens in Frage, Verletzungen, eventuell Ösophagusverstopfung und Tetanus, bezüglich der Komplikationen die Infektiöse Anämie und Septikämien aus anderen Ursachen.

Therapie und Prognose. Die Pferde sind ruhigzustellen und nach Ausschluß einer Druse (Abszeßbildung) ist eine massive Chemotherapie einzuleiten, vorzugsweise mit Penicillin oder Sulfonamiden durch 5 bis 8 Tage (evtl. Antibiogramm).

Petechialfieber
(Morbus maculosus equi)

Die Krankheit kennzeichnet sich durch Blutungen und Ödembildungen (Hämorrhagische Diathese) infolge eines toxisch-allergischen Prozesses.

Ätiologie und Pathogenese. Das pathologische Geschehen geht in der Regel von Streptokokkenherden aus wie sie im Gefolge der Druse aber auch nach Wundinfektionen usw. persistieren können. Von diesen Herden streuen die Bakterien bzw. deren Toxine. Dadurch kommt es einerseits zu einer direkten Schädigung der Gefäßwände und anderseits zu einer indirekten Schädigung im Gefolge der Antigen-Antikörper-Reaktion. Bei geschwächten Tieren bzw. im weiteren Verlauf können durch streuende Streptokokken disseminierte eitrige Metastasen auftreten (s. oben).

Symptome. Die ersten Krankheitserscheinungen sind petechiale bis flächenförmige Blutungen besonders im Bereich der Nasenscheidewand aber auch auf anderen Schleimhäuten. Zuweilen entwickeln sich daraus geschwürähnliche Veränderungen, und es kommt zu einem blutigen Ausfluß. An der Haut entstehen teils quaddelartige, teils größere Ödeme, die sich senken und zu umfangreichen, vielfach schmerzhaften und von der Umgebung wallartig abgegrenzten Schwellungen führen (walzenförmige Verdickung der Beine, Nilpferdkopf usw.). Sie behindern die Bewegung und das Niederlegen der Pferde sowie die Futteraufnahme, und im Bereich des Larynx oder der Nüstern bzw. Nasengänge können sie Dyspnoe mit Stenosengeräuschen und sogar Erstickung verursachen. Längerdauernde Anschwellungen neigen zur Nekrose, insbesondere an der Innenfläche der Oberschenkel und in der Beugefläche der Gelenke.

Auch an inneren Organen können sich Blutungen und Ödeme mit entsprechenden Funktionsstörungen entwickeln: Pharyngitis, Laryngitis (Glottisödem), Gastroenteritis (Koliken), Peritonitis, Lungenblutung und Lungenentzündung, Lungenödem (Dyspnoe, blutigschaumiger Nasenausfluß), Nierenblutungen (Hämaturie), hämorrhagische und nektrotisierende Polyarthritis, Blutungen ins Auge, Störungen der Muskeltätigkeit, Herzschwäche, bei Gehirn- und Rückenmarksblutungen entsprechende Ausfallerscheinungen.

Anfangs sind Allgemeinbefinden und -verhalten noch nicht wesentlich gestört; später entwickelt sich mittelgradiges Fieber mit sehr hoher Pulsfrequenz. Im weiteren Verlauf können auch anämische Krankheitsbilder und (hämolytischer) Ikterus entstehen: *Streptokokken-Anämie.*

Prognose und Verlauf. Die Krankheit verläuft in der Regel akut, zuweilen jedoch auch chronisch (monatelange Dauer mit Remissionen: differentialdiagnostisch ist dann die Infektiöse Anämie zu berücksichtigen). Die Mortalität beträgt bei den akuten Verlaufsformen bis zu 50%, und der Tod tritt im allgemeinen infolge der Herzschwäche oder des Hinzutretens einer Septikämie ein. Gelegentlich beobachtet man auch mittelschwere und leichte Verlaufsformen mit baldiger Heilung. Abhängig vom klinischen Bild können auch Lähmungen, Narbenkontrakturen, Erblindung usw. zurückbleiben.

Therapie. Eine ätiotrope Therapie muß die Sanierung des Streptokokkenherdes versuchen, was aber in den meisten Fällen nicht möglich ist (s. Druse). Ansonsten wird symptomatisch behandelt und der Gefäßwandschädigung durch Kalziuminjektionen, Bluttransfusionen, Vitamin C, Rutin usw. entgegengewirkt. Besonders wichtig ist die Therapie der immer vorhandenen Herzmuskelschwäche mit Digitalis.

Spätlähme des Fohlens
(Fohlenseptikämie)

Sc. zooepidemicus ruft bei Fohlen entweder kurz nach der Geburt eine in der Regel zum Tode führende Septikämie oder etwa ab der zweiten Lebenswoche protrahiert verlaufende eitrige Gelenkentzündungen hervor.

Ätiologie und Pathogenese. Der Erreger wird oft auf den Schleimhäuten des Genitaltrakts von Stuten und Hengsten angetroffen. Gelegentlich kommt es zu Aborten und zu intrauterinen Infektionen der Fohlen. In der Regel erfolgt die Infektion aber nach der Geburt durch perorale oder aerogene Aufnahme der Keime (Fruchtwasser, Exsudat an den äußeren Genitalien) oder auf omphalogenem Wege. Nach hämatogener Ausbreitung kommt es zu septikämischen Prozessen bzw. zur Lokalisation der Entzündung in inneren Organen bzw. den Gelenken.

Symptome. Bei der akuten Septikämie werden die Fohlen meist schon lebensschwach geboren, sind träge, stehen ungern auf und haben eine verminderte Sauglust. Die Körpertemperatur ist erhöht und die Nabelgegend ödemisiert. Bald setzt Durchfall ein, der das Tier weiter entkräftet, es liegt dauernd, atmet oberflächlich und frequent und stirbt innerhalb von 12 bis 24 Stunden. Die subakuten und chronischen Formen führen erst in der zweiten Lebenswoche zu einer Erkrankung. Die Sauglust läßt nach, die Körpertemperatur steigt auf 40–41 °C, und es wird dünnflüssiger Kot abgesetzt. Insbesondere an den Fußwurzelgelenken, aber auch am Knie-, Ellbogen- und Buggelenk, bilden sich schmerzhafte Entzündungen, die zu ausgeprägten Lahmheiten führen. Vielfach ist der Nabel verdickt und verhärtet. Mit zunehmender Inappetenz kommen die Fohlen nicht mehr auf. Kurz vor dem Tod sinkt die innere Körpertemperatur unter die Norm.

Sektion. Bei der akuten Form sieht man septikämische Blutungen an allen Organen und serösen Häuten, und es lassen sich in der Regel die Streptokokken in Reinkultur isolieren. Die protrahierten Verlaufsformen werden durch die eitrige Entzündung der Gelenke geprägt. Vielfach finden sich auch Metastasen in Lunge und Leber und fibrinöse Entzündungen an verschiedenen serösen Häuten.

Therapie und Bekämpfung. Die Krankheit muß frühzeitig mit hohen Dosen eines Chemotherapeutikums (Tetrazykline, Chloramphenikol, Kombination von Penicillin und Streptomycin, Sulfonamide) behandelt werden. Gleichzeitig sind die Exsikkose und die Kreislaufschwäche symptomatisch und der allgemeine Zustand durch Vitamingaben bzw. künstliche Ernährung zu bessern. Die Entzündungen der Gelenke werden lokal behandelt.

Zur Bekämpfung sind in den Gestüten die hygienischen Bedingungen zu verbessern. Stallungen und Abfohlstände müssen sauber gehalten und laufend desinfiziert werden. Die Stuten sollten prophylaktisch mit Vitaminpräparaten behandelt und entwurmt werden. Seit altersher wird die Impfung der Stuten mit (stallspezifischen) Vakzinen oder die Mutterblutbehandlung der Fohlen empfohlen.

Pneumokokkenpneumonie des Kalbes

Es handelt sich um eine meist perakut verlaufende septische Pneumonie.

Ätiologie. Erreger ist Sc. pneumoniae, von dem auf Gund der verschiedenen Kapselantigene bis heute etwa 80 verschiedene Typen bekannt sind. Die Keime bilden kurze Ketten oder liegen als Diplokokken vor (Diplokokkenpneumonie). Sie sind gegen die gebräuchlichsten Desinfektionsmittel sehr empfindlich.

Epizootiologie. Sc. pneumonie wird meist vom ausscheidenden Stallpersonal auf die Kälber und von diesen wieder auf andere Kälber aerogen übertragen (Anthropozoonose). Die Infektion erfolgt meist in der 3. oder 4. Lebenswoche, selten früher oder später. Die Krankheit tritt vorwiegend in den Wintermonaten auf.

Symptome. Die Seuche verläuft in der Regel sehr stürmisch, wobei die Tiere hochgradig apathisch sind und eine ausgeprägte Dyspnoe mit kleinem, frequentem Puls und verwaschenen geröteten Schleimhäuten als Ausdruck einer hochgradigen Intoxikation aufweisen. Eine Reizung der Gehirnhäute ist möglich. Die Kälber liegen auf der Seite und führen Laufbewegungen aus. Der Tod tritt in wenigen Stunden, in den protrahierteren Fällen in 1 bis 2 Tagen ein.

Sektion. Beim perakuten Verlauf sind in der Regel keine Lungenveränderungen feststellbar. Als typisch für die Pneumokokkeninfektion gilt die „Gummimilz": Die Milz ist erheblich vergrößert und weist eine derbelastische, gummiartige Konsistenz auf.

Diagnose. Sie wird durch den Nachweis der Gummimilz und den bakteriologischen Befund gesichert. Differentialdiagnostisch kommen alle anderen septikämischen Zustände (Koliseptikämie usw.) in Frage.

Therapie und Prophylaxe. Infolge des stürmischen Verlaufs kommt jede tierärztliche Intervention zu spät. Alle Maßnahmen haben sich auf die Ermittlung und Fernhaltung des den Keim ausscheidenden Personals zu konzentrieren. Die Muttertiere sind mit einer Formolvakzine zu immunisieren.

Streptokokkenlymphadenitis und -lymphangitis des Schweines

Ätiologie. Erreger ist Sc. suis, serologische Gruppe E, der peroral aufgenommen wird, über die Gaumentonsillen in den Tierkörper eindringt und eine eitrige Lymphgefäßentzündung mit Abszeßbildung verursacht. Corynebacterium pyogenes, Staphylokokken oder andere Keime haben nur sekundäre Bedeutung.

Symptome. Empfänglich sind Tiere im Alter von 6 Wochen bis zu einem Jahr. Die Inkubationszeit beträgt 8 bis 15 Tage. Hierauf werden im Bereich der Lymphknoten und -gefäße von Hals, Schultergürtel und Vorderextremitäten Schwellungen sichtbar, die Tauben- bis Hühnereigröße erreichen können, später fluktuieren und nach außen aufbrechen. Die innere Körpertemperatur ist mittel- bis hochgradig erhöht. Ob diese Streptokokken-Lymphadenitis auch für die gelegentlich bei Schlacht-schweinen vorgefundenen multiplen Muskelabszesse verantwortlich zeichnet, ist nicht geklärt.

Therapie. Spaltung der Abszesse. Perorale Verabreichung von Tetrazyklinen in einer Menge von 200 g/1000 kg Futter.

Prophylaxe. In erkrankten Beständen sind die Muttersauen eine Woche vor bis eine Woche nach dem Abferkeln mit Tetrazyklinen peroral zu behandeln; ebenso die Ferkel durch 2 Wochen nach dem Absetzen. Die bisher versuchten Lebend- oder Totvakzinen erbrachten keinen Erfolg.

Korynebakteriosen

Die Vertreter der Gattung Corynebacterium sind weit verbreitet und umfassen Arten, die für den Menschen (C. diphtheriae), andere, die für Tiere pathogen sind (C. pyogenes, C. pseudotuberculosis, C. equi) und viele, die fakultativ pathogen oder apathogen sind.

Die vom Tier stammenden Keime sind meist zarte, grampositive unbewegliche Stäbchen von 1–4 μm Länge, die vielfach pleomorph wachsen. Die Züchtung gelingt in der Regel auf allen eiweißhaltigen Nährmedien sowohl unter aeroben als auch anaeroben Bedingungen. Die Differenzierung erfolgt mit Hilfe kulturmorphologischer, biochemischer und serologischer Methoden. Ihre Tenazität ist zumeist relativ gering. Die üblichen Desinfektionsmittel töten sie schnell ab: 2%ige Formalin-, 5%ige Phenol-, 2%ige Sodalösung usw. In Sekreten und Exsudaten sind sie aber ziemlich resistent.

Die Erreger treten in Organen, Sekreten, Sperma usw. auf, ohne daß die betreffenden Tiere erkrankt sind. Für das Angehen der Infektion sind prädestinierende Faktoren notwendig, außerdem werden stammesabhängige Virulenzunterschiede und unterschiedliche Fähigkeit zur Toxinbildung diskutiert. Ungenügende Kenntnisse besitzen wir über die Immunitätsausbildung bei Korynebakterien-Infektionen. Dies hat sich auch auf die Entwicklung von Impfstoffen ausgewirkt, die bisher nicht befriedigen konnten.

Fohlenpneumonie

Eine pyämische Erkrankung der Fohlen, die hauptsächlich als eitrige Lungenentzündung mit disseminierten Abszessen und Metastasen in den zugehörigen Lymphknoten verläuft, sich aber auch in anderen Organen lokalisieren kann.

Ätiologie. Erreger ist C. equi, das vorwiegend Pferde befällt, aber auch eitrige Lymphknotenentzündungen bei Schweinen und eine ulzerative Lymphangitis bei Pferd und Rind hervorrufen kann. Seltener sind C. pseudotuberculosis, C. pyogenes, Proteus vulgaris und Pasteurellen die Ursache der Krankheit; in manchen Fällen können keine Bakterien nachgewiesen werden. C. equi ist nicht sehr widerstandsfähig gegenüber Umwelteinflüssen, kann jedoch in feuchter Erde mehr als ein Jahr lebensfähig bleiben.

Epizootiologie und Pathogenese. Die Krankheit tritt am häufigsten in den Sommermonaten auf bzw. werden vor allem Fohlen im Alter von 4 bis 8 Wochen befallen, selten ältere.

Die Infektion dürfte entweder pränatal oder bald nach der Geburt über den Nabel erfolgen. Experimentell gelingt die Ansteckung nach intranasaler und peroraler Infektion. Auch wandernde Parasitenlarven sollen den Erreger im Körper verschleppen. Unterstützend für die Erkrankung wirken Umwelteinflüsse, wie schlechte Haltungs- oder Klimabedingungen usw. Nach einer initialen Bakteriämie entwickeln sich in vielen Organen Eiterherde, insbesondere in den Lungen bzw. in den zugehörigen Lymphknoten.

Symptome. Je jünger die Tiere sind, desto schwerer verläuft die Erkrankung. Gleichzeitig mit einem fieberhaften Anstieg der inneren Körpertemperatur und Inappetenz treten ausgeprägte Symptome einer Pneumonie (Dyspnoe, Rasselgeräusche, gelegentlich Dämpfungen und bronchiales Atmen) und in einigen Fällen akute Gelenkentzündungen sowie subkutane Abszesse auf. Bei älteren Fohlen entwickelt sich vorwiegend eine subakute bis chronische Pneumonie mit zunehmender Dyspnoe, Husten und lauten Rasselgeräuschen sowie Durchfall. Die Temperatur ist in der Regel nicht oder nicht wesentlich erhöht, die Tiere hören zu saugen auf, werden schwächer, magern ab und sterben innerhalb von 1 bis 2 Wochen. Die Mortalität kann bei jungen Fohlen bis zu 80% betragen. Tiere, die die akute Erkrankung überstehen, entwickeln sich selten normal weiter.

Sektion. Bei der Sektion imponiert die eitrige Bronchopneumonie mit zahlreichen Abszessen, vorwiegend im Bereich der ventralen Lungengrenzen und den bronchialen Lymphknoten. Gelegentlich findet man Abszesse auch in den Gekröselymphknoten, der Darmwand, der Subkutis und manchmal eine eitrige Arthritis.

Diagnose. Differentialdiagnostisch sind die durch Act. equuli, E. coli, Sc. zooepidemicus und Salmonellen hervorgerufenen Fohlenkrankheiten auszuschließen, die aber vorwiegend Gelenk- und nur selten Lungenentzündungen verursachen. Weiterhin müssen, vor allem bei älteren Tieren, auch alle mit dem Pferdegrippe-Komplex zusammenhängenden Krankheiten berücksichtigt werden. Die Diagnose kann im späteren Stadium durch Nachweis des Erregers in Nasen- oder Trachealabstrichen gesichert werden. Einen frühzeitigen Hinweis gibt der Erregernachweis in Zervixabstrichen der Mutterstute oder von Stuten, die verworfen oder kranke Fohlen produziert haben.

Therapie und Prophylaxe. Infolge des Vorhandenseins zahlreicher Abszesse ist eine antibiotische Therapie meist nicht von Erfolg begleitet. Das Mittel der Wahl ist Penicillin, das man aus diesem Grunde in extrem hohen Dosen durch 3 Wochen verabreichen muß. Die Behandlung darf nach Besserung nicht sofort abgebrochen werden, da es zu Rezidiven kommen kann.

Zur Prophylaxe sollten in verseuchten Gestüten die keimtragenden Stuten saniert oder entfernt werden. Die Geburt muß unter einwandfreien hygienischen Bedingungen erfolgen, das Belecken des Fohlens bzw. dessen Saugen darf erst erfolgen, wenn die Stute gründlich gewaschen ist. Die prophylaktische Injektion von Depotpenicillin-Präparaten während der ersten Lebenswoche scheint gleichfalls die Erkrankungshäufigkeit zu reduzieren.

Geschwürige Lymphgefäßentzündung
(Lymphangitis ulcerosa)

Man versteht darunter eine chronische Infektionskrankheit der Einhufer, die mit fortschreitender Knoten- und Geschwürsbildung in Haut und Unterhaut sowie einer Entzündung der Lymphgefäße, vorwiegend der Extremitäten, einhergeht.

Ätiologie. C. pseudotuberculosis verursacht die klassische Erkrankung, jedoch können ähnliche Entzündungen auch durch Streptokokken (Sc. zooepidemicus bei Fohlen, Sc. equi), Staphylokokken, C. equi, Pseudomonas aeruginosa usw. hervorgerufen werden. Der Übergang zu den nicht ansteckenden und sporadisch auftretenden Lymphangitiden ist fließend. C. pseudotuberculosis ist ein grampositives, pleomorphes, aerob wachsendes Kurzstäbchen, gegenüber Austrocknung sehr widerstandsfähig und hält sich in Fleisch, Kot, Eiter und Erdboden lange lebensfähig. Vom Sonnenlicht wird es innerhalb von 24 Stunden abgetötet.

Epizootiologie. Die Ansteckung erfolgt durch Hautwunden, namentlich der Hintergliedmaßen (ausgehend von Schlagverletzungen, Einrissen usw.), die mit kontaminiertem Dünger, Streu, Erde usw. verunreinigt werden. Dementsprechend findet man die Krankheit häufig bei Pferdemassierungen in schmutzigen, unhygienischen Räumen, während sie in normalen Ställen nur selten vorkommt. Gelegentlich tritt die C.-pseudotuberculosis-Infektion auch bei Rindern, Schweinen, Kaninchen und Meerschweinchen auf.

Symptome. Als Folge der Invasion der Lymphgefäße entstehen im Verlauf der Lymphstränge anfänglich harte, später erweichende Knoten. Sie wandeln sich in Abszesse um, brechen durch und entleeren in typischen Fällen (C.-pseudotuberculosis-Infektion) einen cremigen grünlichen Eiter. Zurück bleiben Geschwüre mit unregelmäßigem, gebuchtetem Rand und unebenem, speckigem Grund. Nach ihrer Heilung bilden sich derbe Narben. In der Umgebung schwellen die Lymphgefäße zu Strängen an, entlang deren neue Knoten und Geschwüre auftreten. In der Regel sind die zugehörigen Lymphknoten nicht betroffen. Die Veränderungen treten beim Pferd vorwiegend im Fesselbereich auf und führen infolge des kollateralen Ödems und der Schmerzen zu mehr oder weniger ausgeprägter Lahmheit und Minderung der Leistungsfähigkeit. Sie heilen in etwa 1 bis 2 Wochen ab, aber es können immer wieder neue auftreten, so daß die Krankheit bis 1 Jahr lang andauern kann. Nur selten kommt es zur Bakteriämie und Metastasierung in anderen Organen.

Diagnose. Wichtig ist die Abgrenzung gegenüber dem Hautrotz und der Lymphangitis epizootica. Hinweise geben die Begrenzung der Veränderungen auf die distalen (Hinter-)Extremitäten und das Fehlen von Lymphknotenreaktionen (was auch für die Sporotrichose gilt). Die Diagnose kann durch die Isolierung des Erregers gesichert werden. In jedem Fall sollte der Rotz durch entsprechende diagnostische Verfahren ausgeschlossen werden.

Therapie. In der Regel führt eine lokale Behandlung (Abszeßreifung, Spaltung, Antiseptika) zum Erfolg. Nur in schweren Fällen ist eine massive Penicillintherapie angezeigt. Zur Prophylaxe sind die gleichen Maßnahmen wie bei der Lymphangitis epizootica durchzuführen (Stall, Wundhygiene usw.).

Weitere Korynebakteriosen des Pferdes

Die bei der Fohlenpneumonie erwähnten Darmstörungen können auch ohne Erscheinungen einer Lungenentzündung bis zum Alter von 8 Monaten auftreten. Dabei kommt es zu plötzlichem Fieberanstieg, entsprechender Störung des Allgemeinverhaltens und -befindens und flüssigem Durchfall. Vielfach findet sich gleichzeitig eine Bauchfellentzündung, und *C. equi* kann im Bauchpunktat nachgewiesen werden. Im Blutbild imponiert ebenso wie bei der Fohlenpneumonie eine deutliche Leukozytose. Differentialdiagnostisch müssen die anderen ruhrartigen Erkrankungen der Fohlen ausgeschlossen werden.

C. equi kann beim Pferd gelegentlich Abortus hervorrufen, wobei die Infektion des Uterus und des Fetus vermutlich aufsteigend von der Vagina über die Zervix erfolgt.

Die durch *C. pseudotuberculosis* hervorgerufene ansteckende Akne der Pferde (Kanadische Pferdepokke) wird bei den Hautkrankheiten abgehandelt.

Eine andere Pyodermie wurde in Kalifornien beschrieben („False distemper"). Sie kennzeichnet sich durch die Bildung großer tiefsitzender Abszesse, vorwiegend im Brustbereich, die sich manchmal auch bis zum Euter ausbreiten. Die Krankheit tritt vorwiegend in Gebieten auf, wo auch die Schafe an der durch C. pseudotuberculosis hervorgerufenen käsigen Lymphangitis erkranken.

Pseudotuberkulose

Darunter wird eine chronisch verlaufende, mit stark vergrößerten Lymphknoten einhergehende Krankheit der Schafe, seltener der Ziegen oder Wildtiere verstanden, die durch C. pseudotuberculosis hervorgerufen wird.

Epizootiologie. Die Tiere stecken sich mit infiziertem Futter, Wasser, Schermaschinen, Badeflüssigkeit usw. an. Der Erreger kann oral, aerogen und kutan in den Körper eindringen. Die Infektion wird durch ein feuchtes maritimes Klima begünstigt, wobei dann vor allem der Atmungstrakt betroffen ist. Die Ausscheidung erfolgt mit dem Abszeßeiter und dem Kot.

Symptome. Die im Bereich von Kopf und Hals vergrößerten Lymphknoten fühlen sich vorerst weich und warm an, werden aber später durch Eintrocknung des Inhalts hart. Oft entstehen Fistelöffnungen, aus denen sich zuerst eine graugrünliche Masse, später ein blutig-eitriges Exsudat entleert. Derartige knotige Verdickungen mit Fistelbildungen sind auch am Euter und Hoden möglich. Durch den Druck vergrößerter Mediastinallymphknoten kann es zu chronischer rezidivierenden Tympanie kommen. Bei Mitbeteiligung der Lunge stehen die Dyspnoe und je nach Ausbreitung der Prozesse auch pneumonische Symptome im Vordergrund. Daneben magern die Tiere allgemein ab. Gelegentlich sind bei trächtigen Tieren Aborte oder die Geburt lebensschwacher Lämmer zu beobachten, die an Gelenksentzündungen erkranken.

Sektion. Die vergrößerten Lymphknoten bestehen meist nur mehr aus einer schwieligen Kapsel, in der sich eine stark eingedickte, krümelige graugrüne geruchslose Masse befindet (Pseudotuberkulose). In der Lunge befinden sich viele kleine Knötchen mit graugrünem Inhalt, der mit der Zeit eintrocknet und eine konzentrische Schichtung aufweist. Ähnliche Herde sind in Leber, Niere, Milz, Euter, Hoden und Nebenhoden nachzuweisen.

Diagnose. Am lebenden Tier ist eine ätiologische Diagnosestellung nur bei Miterkrankung der an der Körperoberfläche gelegenen Lymphknoten möglich. In Verdachtsfällen sind die Tiere zu töten, und anhand des Sektionsbildes und des Erregernachweises kann die Diagnose gestellt werden. Differentialdiagnostisch kommt die Tuberkulose in Frage.

Therapie. Der Erreger ist zwar gegen Penicillin und Tetrazykline empfindlich, doch erbrachten alle damit durchgeführten Behandlungen nicht den gewünschten Erfolg.

Prophylaxe. Bei der Schur nur gut gereinigte und desinfizierte Schermaschinen benützen. Außerdem sollten immer die jungen vor den alten Tieren geschoren werden. In die Badeflüssigkeit zur Ektoparasitenbehandlung sind auch gut wirkende Desinfektionsmittel hineinzugeben. Zur Immunisierung haben sich nur durch 0,5%iges Formalin inaktivierte, konzentrierte Vakzinen bewährt. Da der Impfschutz höchstens 4 Monate anhält, sind die Tiere kurz vor einer erhöhten Ansteckungsgefahr (Schur) zu vakzinieren.

Listeriosen

Die Listeriose ist eine sporadisch auftretende und meist fütterungsbedingte Infektionskrankheit der Tiere und des Menschen, die klinisch vor allem als Enzephalitis, Sepsis oder mit Abortus verläuft.

Listeria monocytogenes ist ein grampositives, vielfach peritrich begeißeltes Kurzstäbchen von 0,5 μm Breite und 0,6–2,5 μm Länge, das auf Traubenzucker- oder Blutagar am besten bei verminderter Sauerstoffspannung wächst. Bei stark kontaminiertem Material bereitet die Kultivierung Schwierigkeiten. In diesen Fällen werden Mäuse und Kaninchen als Versuchstiere herangezogen. Der Erreger besitzt O- und H-Antigene auf Grund derer eine Unterteilung in mindestens 4 serologische Typen bzw. 19 Subtypen möglich ist. Für die serologische Untersuchung eignen sich Agglutination, Komplementbindungsreaktion und Hämagglutination. Das Überstehen der Krankheit hinterläßt keine sichere Immunität.

Die Hitzeresistenz ist gering, bei 60 °C erfolgt nach 30 Min., bei höheren Temperaturen nach kürzeren Zeiten eine Abtötung. Gegen Umwelteinflüsse besteht ansonsten eine erhebliche Resistenz. Listerien halten sich in feuchter Erde länger als 11, in feuchtem Dünger 16 Monate, in lufttrockener Erde und trockenem Kot länger als 2 Jahre. In Streu und Stallmist überleben sie mehr als 4 bis 6 Monate, im Schlamm von Gewässern bis 700 Tage und in Futtermitteln 6 bis 26 Wochen.

Listerien sind ubiquitär verbreitete, wenig pathogene Schmutz- bzw. Bodenkeime. Nur eine massive Erregeraufnahme führt zur Infektion (z.B. Keimanreicherung in Silagen); Kontaktinfektionen von Tier zu Tier sind von untergeordneter Bedeutung. Die Ausscheidung erfolgt über Milch, Lochien, Harn, Kot und Nasensekrete.
Eintrittspforten sind Verdauungskanal und Nasenschleimhaut. Die Bakterien vermehren sich zunächst in den Epithelzellen, während extrazellulär liegende bzw. aus den Zellen austretende Listerien von polymorphkernigen Leukozyten vernichtet werden. Nach wenigen Stunden treten Monozyten auf, deren Anzahl bald die der Granulozyten übersteigt. Sie phagozytieren die Erreger, die sich jedoch in ihnen weiter vermehren. Später entwickeln sich intraepitheliale Mikroabszesse. Nach Durchdringen der Epithelschranke verbreiten sich die Listerien zunächst lymphogen und später hämatogen, und es kommt zu einer meist latenten Besiedlung verschiedener Organe und der Lymphknoten. Die Infektion der Feten erfolgt diaplazentar über die Nabelvene. In das Zentralnervensystem gelangen sie über Zweige des N. trigeminus bzw. N. facialis. Zunächst werden periphere Abschnitte der Nerven entzündlich verändert, es kommt zu einer Keimvermehrung und Aszendieren der Neuritis zum Gehirn. Nach ein bis mehreren Wochen entwickeln sich dann die zentralnervalen Störungen.

Listeriose des Rindes

Diese Listeriose ist weltweit verbreitet und entspricht auch epizootiologisch weitgehend der des Schafes.

Symptome. Bei der *zentralnervalen Form* fällt auf, daß sich die erkrankten Tiere von der Herde absondern, längere Zeit an einem Ort stehen beiben, Umzäunungen entlang gehen, sich gegen im Weg stehende Hindernisse stemmen und Drehbewegungen ausführen. Schließlich kommt es zum Festliegen, wobei die Tiere oft auf der Seite liegend mit den Extremitäten rudernde Bewegungen ausführen. Der Tod tritt innerhalb von 2 Wochen ein. Gelegentlich besteht neben der Konjunktivitis auch eine Keratitis. Abortus tritt bei trächtigen Tieren in der zweiten Trächtigkeitshälfte auf, dem eine Retentio folgt. An der *septikämischen Form* erkranken nur ganz junge Kälber, die sich schon im Mutterleib infiziert haben können. Sie sind völlig apathisch, haben hohes Fieber, verweigern jede Nahrungsaufnahme, Gelenksentzündungen können sich entwickeln, und der Tod tritt infolge hochgradiger Schwäche in längstens einer Woche ein.

Bei der *Listerienmastitis* ist das Euter in der Mehrzahl klinisch unverändert. Der Zellgehalt der listerienhaltigen Milch ist aber hochgradig erhöht und das Sekret kann gelbflockig verändert sein.

Sektion. Der Sektionsbefund ähnelt dem des Schafes. Bei der Mastitis sind einzelne Drüsenläppchen verhärtet und im Interstitium histologisch kleine Nekroseherde nachweisbar.

Diagnose. Sie erfolgt wie beim Schaf. Differentialdiagnostisch von Bedeutung sind CCN, Botulismus, die nervale Form der Azetonämie, Grastetanie, Bleivergiftung, Wutkrankheit, Aujeszkysche Krankheit und BVD. Bei Abortusfällen sind alle übrigen Abortuserreger auszuschließen. Bei septikämischem Verlauf kommen beim Kalb die Koliseptikämie und die akute Pasteurellose in Frage.

Therapie und Prophylaxe. Bei allen Formen der Erkrankung sind die mehrtägige Applikation von Penicillin, Streptomycin, Tetrazyklinen oder Chloramphenikol, beim septikämischen Verlauf zusätzlich Traubenzucker und Novalgin intravenös angezeigt.

Die Milch infizierter Euter ist für den menschlichen Konsum ungeeignet. Futterumstellungen besonders auf neue Silagearten sollten über eine längere Zeit (mindestens 14 Tage) erfolgen.

Schaflisteriose
(Circling disease)

Die Hauptinfektionsquelle ist schlechte Silage mit einem pH-Wert von über 5,6. Gesunde Schafe können den Erreger in den Tonsillen, im Nasenrachenraum sowie im Magendarmtrakt beherbergen und scheiden ihn über die genannten Substrate aus.

Symptome. Die Inkubationszeit beträgt bis zu 3 Wochen. Klinisch ist die *zentralnervale* die häufigste *Form.* Die Mehrzahl der Krankheitsfälle tritt von Januar bis Juni auf. Die ersten Symptome sind Apathie, gesenkte Kopfhaltung, Hängenlassen der Ohren, Schluckstörungen, Drehbewegungen (circling disease), Festliegen mit Aufstützen des Kopfes. Später legen sich die Tiere auf die Seite und führen mit den Beinen, bei stark nach oben und hinten gebogenem Kopf (Opisthotonus) Lauf- oder Ruderbewegungen aus. Nach 1 bis 2 Wochen endet die Krankheit tödlich. Bei der *metrogenen Form,* die oft ohne zentralnervale Symptome verlaufen kann, abortieren in der Regel nur Erstlinge. Die *septikämische Form* tritt nur bei Lämmern auf und endet in 1 bis 2 Tagen tödlich. Auch die *okuläre Form,* eine Keratokonjunktivitis, verläuft in der Regel ohne nervale Symptome.

Sektion. Bei der zentralnervalen Form stehen im Vordergrund die hochgradig eingetrockneten Pansen-

inhalt, Rötung der Nasenschleimhaut, Konjunktivitis und Hyperämie der Gehirnhäute. Der Liquor ist vermehrt und meist trüb. Histologisch ist eine eitrige Enzephalitis besonders im Hirnstamm feststellbar. Bei der septikämischen Form der Erkrankung finden sich in Leber und Lunge viele kleine grauweiße (miliare) Nekroseherdchen.

Diagnose. Die Diagnose wird gestellt durch den klinischen Befund (zentralnervale Symptome), den Erregernachweis und die serologische Untersuchung. Differentialdiagnostisch von Bedeutung sind Zoenurose, Wutkrankheit, Borna-Krankheit, CCN, gelegentlich die Trächtigkeitstoxikose und Nasendasselbefall, Border disease und Traberkrankheit. Bei Abortus sind alle anderen Ursachen durch serologische und mikrobiologische Untersuchungen auszuschließen.

Therapie und Prophylaxe. Die Behandlung besteht in der mehrtägigen hochdosierten Applikation von Penicillin-Streptomycin-Gemischen oder Tetrazyklinen. Die Verfütterung der verdorbenen Silage ist einzustellen. Alle noch gesund erscheinenden Tiere werden im Abstand von zwei Wochen mit einer Lebendvakzine geimpft. Durch ordentliche Reinigung und Desinfektion der Fahr- und Hochsilos vor der neuerlichen Beschickung, Verwendung von Silierhilfen (organische Säuren: Ameisensäure, Propionsäure) sowie sachgemäße Entnahme des Silofutters (Schneidgeräte) kann die Infektionsgefahr vermindert werden. Ansonsten sind gefährdete Herden mit einer Lebendvakzine zu impfen, wobei die erste Impfung etwa 5 Wochen vor Beginn der Silagefütterung zu erfolgen hat.

Listeriose der Ziege

Die Listeriose der Ziege kommt in allen Ländern mit vermehrter Ziegenhaltung vor. Hinsichtlich der Infektion, des Krankheitsgeschehens, der Therapie und Prophylaxe gilt das beim Schaf Gesagte. Bei Enzephalitisfällen wurden vor allem die Typen 1 und 4 und beim Abortus die Typen 1 isoliert.

Listeriose des Schweines

Die Seuche tritt meist sporadisch, äußerst selten enzootisch und unabhängig von der Jahreszeit auf. Als Infektionsquellen wird verunreinigtes Futter angesehen. Ferkel sind weniger widerstandsfähig als Mastschweine und Alttiere. Auch beim Schwein kommt es zur Ausbildung enzephalitischer Erscheinungen vorwiegend bei älteren Tieren, zur Septikämie bei Saugferkeln und zu gelegentlichem Abortus bei trächtigen Tieren.

Diagnose. Die Diagnose wird durch den Erregernachweis (Leber, Milz, Fetus, Liquor) und die zweimalige serologische Untersuchung gesichert. Bei septikämischem Verlauf sind Rotlauf, Streptokokkeninfektionen, die Glässersche Krankheit, bei Vorliegen zentralnervaler Symptome Schweinelähmung, Kolienterotoxämie, Glässersche Krankheit, Aujeszkysche Krankheit und Schweinepest, bei Abortus alle Abortusursachen auszuschließen.

Therapie und Prophylaxe. Zur Behandlung eignen sich Streptomycin, Penicillin, Tetrazykline, Chloramphenikol oder Kombinationen. Zur raschen Verbesserung des subjektiven Befindens werden je nach Größe der Tiere 2–5 ml Novalgin oder Tomanol intramuskulär injiziert. Vorbeugend ist größte Vorsicht bei der Grünfütterung, insbesondere der Silagefütterung geboten.

Listeriose des Pferdes und der Fleischfresser

Symptome. Erwachsene *Pferde* erkranken unter den Erscheinungen einer Enzephalitis mit Erregungszuständen und Ataxien. Abortus tritt selten auf. Fohlen zeigen mangelnde Sauglust, Steifheit der Gelenke und Gelenksentzündungen. Bei Ponys wurden milde Kolikanfälle, Ikterus, erhöhte Körpertemperatur, Inappetenz und Mattigkeit festgestellt.

Bei *Hunden* werden gleichfalls vorwiegend zentralnervale Erscheinungen beobachtet, und zwar epileptiforme Anfälle, Manegebewegungen, Sehstörungen, Opisthotonus, Schiefhalten des Kopfes usw. Weiterhin wurden auch Abortusfälle sowie Erkrankungen des Atmungs- und Verdauungstraktes mit Fieber, Konjunktividen und wiederum Monozytose festgestellt. Auch hier sind junge Tiere empfänglicher als alte, und Welpen sterben oftmals unter dem Bild einer Sepsis.

Die wenigen Berichte von *Katzen* lassen vermuten, daß diese Tierart vielfach unter septikämischen Erscheinungen erkrankt.

Diagnose. Die Diagnose kann am toten Tier durch die beim Schaf genannten histologischen Veränderungen im Zentralnervensystem bzw. durch den kulturellen Nachweis der Erreger gesichert werden. Die intravitale Diagnose ist dagegen mit Schwierigkeiten behaftet; die Monozytose gibt einen gewissen Hinweis. Differentialdiagnostisch sind Enzephalomyeltiden und Abortusursachen anderer Art sowie andere septikämisch verlaufende Infektionskrankheiten zu berücksichtigen.

Therapie und Prophylaxe. Bei fortgeschrittenen Krankheitsstadien kommt eine Therapie in der Regel zu spät bzw. bleiben irreversible Ausfallerscheinungen bestehen. Bei Pferden wurden mit täglichen Gaben von Penicillin und Sulfadimidin bis 2 Tage nach Absinken der inneren Körpertemperatur gute Erfolge erzielt. Eine völlige Genesung stellte sich erst nach 2 bis 3 Wochen ein. Für den Hund werden Ampicillin oder eine Kombination von Tetrazyklinen mit Sulfonamiden in hoher Dosierung und langer Verabreichung empfohlen.

Rotlauf des Schweines

(Rhusiopathia suis, Backsteinblattern, Erysipelas suis)

Der Schweinerotlauf ist eine Infektionskrankheit, die klinisch in Form der Septikämie, der Backsteinblattern, der Hautnekrose, der Rotlaufendokarditis und der Rotlaufpolyarthritis in Erscheinung tritt.

Ätiologie. Erysipelothrix insidiosa gehört zur Familie Lactobacillaceae und ist ein Kurzstäbchen, das sich grampositiv färbt. Die Tenazität ist erheblich: Rotlaufbakterien überleben im Sonnenlicht mehrere Tage, wachsen in schwach alkalischem Milieu, vermehren sich in faulenden Kadavern, überleben in Jauche 350 Tage und in Schweinemist 120 Tage. Als wirksame Desinfektionsmittel erwiesen sich 1%ige Natronlauge, 2%ige Formalin- und 5%ige Phenollösungen.

Der Antigenaufbau ist nicht einheitlich. Allgemein wird serologisch zwischen den pathogenen Serotypen A und B und den apathogenen „N-Stämmen" unterschieden. Für das Schwein sind Stämme des Serotyps A am virulentesten. Sie erzeugen das septikämische Krankheitsbild während die Stämme des Serotyps B mehr für die Backsteinblattern verantwortlich zeichnen. Auch immunologisch bestehen Unterschiede. Alle gut immunisierenden Rotlaufstämme gehören zum Serotyp B.

Vorkommen und Epizootiologie. Rotlaufbakterien finden sich im Erd- und Stallboden, in Abwässern, besonders von Schlachthöfen, Märkten und Verarbeitungsbetrieben und wurden selbst auf der Oberfläche von Fischen nachgewiesen. Die Erreger ernster Rotlauferkrankungen bzw. von Seuchenausbrüchen sind besonders virulent und wahrscheinlich nicht ubiquitär.

Pathogenese. Die Infektionspforte sind der Nasenrachenring und der Darm. Von hier gelangen die Erreger über den Weg des Lymphsystems in die Blutbahn, wo es zur Verbreitung über den gesamten Organismus kommt. Gelingt den Keimen die Durchbrechung der Endothelzellen in den Parenchymen, so erfolgt auch hier eine Vermehrung und Besiedlung.

Bei genügender Virulenz (Typ A) kommt es während der Bakteriämie zur Ausbildung des septikämischen Krankheitsbildes und in kurzer Zeit zum Tod. Im Anschluß an die Allgemeininfektion können sich die Erreger aber auch in der Haut ansiedeln und hier zur Ausbildung der typischen Backsteinblattern führen. Die Backsteinblattern sind als ein örtlicher Infektionsvorgang (Keimanreicherung) inklusive Abwehrreaktionen (Plasmazellanreicherung) aufzufassen. Rotlaufendokarditis und Rotlaufpolyarthritis sind als echte Infektionen zu verstehen (keine Allergie). Bei jüngeren Tieren ist es möglich, daß die Erreger auch in die Zwischenwirbelscheiben und den Nucleus pulposus eindringen.

Symptome. Die Inkubationszeit beträgt in der Regel 3 bis 5, in Extremfällen 1 bis 8 Tage. Rotlauf tritt im allgemeinen bei jüngeren Tieren häufiger auf als bei älteren. Saugferkel sind in der Regel durch das Kolostrum passiv geschützt, können aber je nach Immunitätslage des Muttertieres auch akut erkranken. Bei der *Rotlaufseptikämie* sondern sich die erkrankten Tiere von den übrigen ab, verkriechen sich in der Streu und nehmen weder Futter noch Wasser auf. Die Haut fühlt sich an den extremen Körperstellen heiß an. Bei etwas protrahiertem Verlauf ist die unpigmentierte Haut an Unterbauch, Schenkelinnenfläche usw. zuerst hellrot, später wird sie flächenweise livid und violett und bei Überstehen der Krankheit kann sie nekrotisch werden. Die Tiere stehen nur ungerne auf. Werden sie aufgetrieben, so stoßen sie heisere Laute aus, legen sich aber sofort wieder hin. Die innere Körpertemperatur kann bis 43 °C betragen. Die Lidbindehäute sind hochgradig gerötet. Der Puls ist frequent und klein, die Herztätigkeit pochend. Infolge des Fiebers besteht eine hochgradige Obstipation. Trächtige Muttertiere können frisch abgestorbene Feten abortieren. Ohne Behandlung tritt der Tod in 1 bis 2 Tagen infolge Herzversagens ein.

Die *Backsteinblattern* stellen eine mildere Verlaufsform dar. Im Verhalten sind die Tiere nicht so apathisch und matt, sie nehmen sogar Futter und Wasser auf. Die Hauttemperatur ist erhöht, es besteht mittel- bis hochgradiges Fieber. Die Blattern stellen sich als rechteckige oder quadratische beetartige, 1–3 mm starke hellrote Erhebungen der Haut im Ausmaß von 2×2 oder 2×3 cm Seitenlänge dar. Sie können vereinzelt am Hals, Rücken, Seitenbrust, Schenkel, Flanke usw. vorhanden sein oder massenhaft nebeneinanderliegend die gesamte Körperoberfläche bedecken und auch konfluieren. Später verfärben sie sich zusehends dunkler, können zyanotisch und sogar nekrotisch werden und abfallen. Mehr als die Hälfte der Fälle heilt spontan aus; die Hautveränderungen verschwinden in 3 bis 12 Tagen.

Bei der *abortiven Verlaufsform* kann es ohne Störungen des Allgemeinbefundes und ohne Hautveränderungen zum Abortus oder der Geburt toter Ferkel kommen. Die *Polyarthritis* tritt besonders häufig bei Absetzferkeln und Läuferschweinen auf. Meist lahmen die Tiere anfangs nur an einer Extremität, wobei eines oder auch zwei Gelenke höher temperiert, vermehrt gefüllt und schmerzhaft sind. Die erkrankte Extremität wird entweder mit der Zehenspitze belastet oder völlig entlastet. 2 bis 3 Tage später können weitere Extremitäten erfaßt sein. In diesem Stadium liegen die Tiere viel, stehen nur ungerne auf und belasten nur die Zehenspitzen. Sie führen die Extremitäten sehr steif und kurz vor, sie gehen „spießig". Bei Nekrose der Gelenkknorpel können die Tiere nur gewaltsam zum Stehen gebracht werden und schreien bei der Fortbewegung kläglich.

Sind die Wirbelkörper vom Krankheitsgeschehen erfaßt, so kann es zu Paresen und Paralysen in der Nachhand und bei Miterkrankung der Gehirnhäute auch zu ataktischen Bewegungen kommen.

Sektion. Beim *septikämischen Verlauf* ist die Haut oft flächenhaft gerötet, wobei die Rötung mitunter einen lividen oder violetten Farbton annehmen kann. Magen- und Darmschleimhaut können entzündlich geschwollen sein. Die Milz ist hochgradig hyperplastisch, blutreich und von rotbrauner Farbe, die Ränder sind stumpf. Lymphknoten und Leber sind ebenfalls vergrößert. Die Nieren sind dunkelrot verfärbt, die Rindensubstanz ist von zahlreichen Blutungen durchsetzt. Bei der *chronischen Polyarthritis* weisen die Gelenke meist eine starke Umfangsvermehrung auf, die Gelenkkapseln können verdickt sein. Die Gelenkflüssigkeit ist vermehrt, von rötlich-schmieriger Beschaffenheit und kann Fibrin, niemals aber Eiter enthalten. Die Synovialis ist entzündlch geschwollen, gerötet und weist Zottenbildung auf. Die oberen Schichten der Gelenkknorpel sind in längerwährenden Fällen nekrotisch. Bei der *Rotlaufendokarditis* handelt es sich um eine Endocarditis simplex oder ulcerosa. In den Zwischenwirbelscheiben können die Veränderungen am Nucleus pulposus von einer geringgradigen Rötung bis zum völligen Ersatz durch Granulationsgewebe reichen.

Verlauf und Prognose. Innerhalb eines Bestandes oder einer Gruppe erkranken nie alle Tiere. Ohne Behandlung gehen bei der septikämischen Form bis zu 80%, bei den Backsteinblattern bis zu 30% der Tiere zugrunde. Rotlaufendokarditis und Rotlaufpolyarthritis lassen sich therapeutisch kaum beeinflussen.

Diagnose. Beim septikämischen Rotlauf kann bei unveränderter Haut nur eine Vermutungsdiagnose gestellt werden, die dann durch die erfolgreiche Behandlung bestätigt wird. Bei den Backsteinblattern bereitet die Diagnose keine Schwierigkeiten. Bei den chronischen Formen kann klinisch auch nur eine Vermutungsdiagnose gestellt werden. Zur Sicherung der Diagnose sind bakteriologische, serologische (Agglutination, Wachstumsprobe, Hämagglutination, Hämagglutinations-Hemmprobe, Präzipitation usw.) Verfahren und der Tierversuch (Maus) einzusetzen. Differential-

diagnostisch ist bei der septikämischen Verlaufsform insbesondere an Schweinepest zu denken, bei der es im akuten Stadium ebenfalls zu hohem Fieber kommen kann; weiterhin an Salmonellose, von der aber meist nur Jungschweine erfaßt werden.

Therapie und Bekämpfung. Beim septikämischen Verlauf und bei den Backsteinblattern ist die Behandlung der Wahl Penicillin (0,5–1 Mill. E. je nach Größe des Tieres) plus Rotlaufserum vom Rind (1 ml pro 10 kg KM). Steht kein Rotlaufserum zur Verfügung, kann mit Depotpenicillinen und Novalgin das Auslangen gefunden werden. Die klinisch gesunden Stallkumpane sind mit Rotlaufserum vom Rind einer Notimpfung zu unterziehen und alle Tiere (erkrankte und gesunde) eine Woche später aktiv zu vakzinieren (Erysorb, Erysylat usw.). Will der Besitzer dies nicht durchführen lassen, so hat der Tierarzt ihn über die Möglichkeiten einer jederzeitigen neuerlichen Erkrankung der nicht vakzinierten Tiere aufzuklären. In der kühlen Jahreszeit ist zur Behandlung auch die Kombination von Depotpenicillin plus Adsorbatvakzine möglich (im Sommer ist mit Durchbrüchen zu rechnen). Die Rotlaufendokarditis und -polyarthritis sind therapeutisch kaum zu beeinflussen. Vorbeugend sind die Tiere am besten mit Adsorbatvakzinen (2 ml/Tier) zu schützen. In der heißen Jahreszeit empfiehlt sich die Applikation von Vakzine plus Rotlaufserum vom Pferd.

Bei *anderen Tieren* wurden sowohl vereinzelt septikämischer (Kalb, Lamm) als auch chronischer (Rotlaufendokarditis bei der Kuh) Rotlauf beobachtet. *Rotlauferkrankungen des Menschen* werden insbesondere bei Metzgern, Landwirten, Tierärzten, Abdeckern usw. festgestellt. Die durch die örtliche Infektion entstehende Effloreszenz (scharf abgegrenzte leicht erhabene Rötung, die sich später blaurot verfärbt) wird als Erysipeloid bezeichnet und ist nicht zu verwechseln mit dem streptokokkenbedingten Erysipel. Nur eine mehrtägige hochdosierte Antibiotikabehandlung (Penicillin, Streptomycin, Tetrazykline) und Ruhigstellung bringen einen sicheren Erfolg.

Salmonellosen

Man versteht darunter weltweit vorkommende Krankheiten, die durch Angehörige der Gattung Salmonella verursacht werden und vorwiegend mit septikämischen und gastrointestinalen Manifestationen verlaufen, aber auch klinisch inapparent auftreten können.

Die Salmonellen sind 2–3 μm lange und ca. 0,5 μm breite gramnegative stäbchenförmige Bakterien, die mit Ausnahme von S. gallinarum peritrich begeißelt und daher beweglich sind. Sie gehören zur Familie der Enterobacteriaceae und besitzen demnach thermostabile O- oder Zellwandantigene, thermolabile H- oder Geißelantigene und unterschiedlich wärmeempfindliche K- oder Kapselantigene. Die weitere Unterteilung erfolgt in vier Subgenera mit ca. 2000 Arten (Subspezies, Serotypen). Die O- und unspezifischen H-Antigene werden nach dem Kauffmann-White-Schema mit Zahlen, die spezifischen H-Antigene mit Kleinbuchstaben bezeichnet.

Die Widerstandsfähigkeit gegen physiklische und chemische Einflüsse ist außerordentlich groß, insbesondere werden Temperatur- und pH-Schwankungen (4–8,7) vertragen. Durch direktes Sonnenlicht werden Salmonellen rasch abgetötet, ansonsten können sie in der Außenwelt monate- und jahrelang überleben, z.B. in (trockenem) Kot 8 bis 36 Monate, Mist und Gülle über 9 Monate, Einstreu 1 bis 4 Monate, Stallungen 1 bis 6 Monate, Erde 1 bis über 9 Monate, Abwässer 11 Tage, Wasser 26 bis 45 Tage, Futtermittel bis 1 Jahr, Milch 2 bis 4½ Monate, auf Eischalen 3 Wochen bis 11 Monate, im Fleisch (Kühlschranktemperatur) bis 18 Tage. Die meisten gängigen Desinfektionsmittel weisen eine Wirkung auf, wie z.B. 3%iges Formalin, 2%ige Natronlauge, 3%iges Kreolin, 5%ige Kalkmilch, Jodophore, quaternäre Ammoniumbasen; sie müssen aber in der Regel einige Stunden lang einwirken. Salmonellen sind im allgemein gegen Tetrazykline, Chloramphenikol, Furazolidon und bestimmte Sulfonamide empfindlich. Vereinzelt wurden jedoch Resistenzen beobachtet.

Grundlagen des Seuchengeschehens sind klinisch inapparente Ausscheider und die hohe Tenazität der Erreger, die sich unter günstigen Klima- und Milieubedingungen in der Außenwelt sogar vermehren können. Dementsprechend finden wir im Zusammenhang mit der vermehrten Kontamination von Futtermitteln und der Konzentration von Tieren in Intensivhaltungen und Ballungsräumen eine Zunahme der Salmonellosen bzw. von Salmonellenträgern sowohl bei den landwirtschaftlichen Nutztieren wie auch bei Heimtieren und über Tierprodukte und tierische Lebensmittel auch beim Menschen.

Bezüglich ihrer krankmachenden Eigenschaften verhalten sich die einzelnen Serotypen zum Teil sehr unterschiedlich. Einige „wirtsspezifische" Salmonellen haben sich an bestimmte Tierarten oder den Menschen adaptiert und erzeugen nur bei diesen ein bestimmtes Krankheitsbild. Die beim Menschen durch S. typhi und S. paratyphi A, B oder C hervorgerufenen Krankheiten werden als Typhus und Paratyphus bezeichnet und gehen mit Darmentzündungen und septikämischen Allgemeinstörungen einher. Die wirtsspezifischen oder primären Salmonellosen werden bei den Tieren vor allem durch S. enteritidis (Pferd, Schwein, Hund, Ente), S. typhi-murium (Pferd, Rind, Schaf, Ziege, Schwein, Hund, Katze, Geflügel), S. dublin (Rind, Schaf, Ziege), S. cholerae suis (Schwein), S. abortus equi (Pferd), S. abortus ovis (Schaf) und S. gallinarum-pullorum (Huhn) hervorgerufen. Sowohl diese wie auch die nichtadaptierten (unspezifischen) übrigen Salmonellen sind tier- und menschenpathogen. Letztere verursachen vorübergehende Darmkatarrhe und nur unter gewissen Umständen und bei bestimmten Individuen (Säuglinge, alte und kranke Personen, Jungtiere, starke Streßzustände) gefährliche Allgemeinerkrankungen. Man bezeichnet sie daher auch als sekundäre Salmonellosen und die Erreger als „enteritische" Salmonellen. Neben Art, Virulenz und Infektionsdosis der Erreger ist für den Ausbruch der Krankheit somit vor allem die Empfänglichkeit des Wirtes ausschlaggebend.

Die pathogene Wirkung der Salmonellen beruht auf den Endotoxinen, d.s. toxische Lipidanteile des O-Antigens, und den Enterotoxinen; möglicherweise sind auch noch andere Proteinkomponenten beteiligt. Nach peroraler Aufnahme werden die Erreger im Magen zum

Teil abgetötet und im Dünndarm die freigesetzten Toxine über Darmwand und Lymphe resorbiert. Die Endotoxine sind Parenchymgifte und führen zu Fieber, Kreislaufstörungen sowie heftigen Durchfällen. Letztere dürften aber auch durch die unmittelbare Wirkung der Enterotoxine bedingt sein. Erreichen bei einer hohen Infektionsdosis oder ungenügender Abtötung im Magen (pH-Wert) genügend Keime den Darm und finden hier ein günstiges Milieu, so vermehren sie sich und bilden zunehmend Toxine. Die toxisch geschädigte Darmwand wird schließlich auch für die Salmonellen durchlässig. Zunächst werden Leber (Galle) und Darmlymphknoten befallen und anschließend können sich (oft nach einem fieberfreien Intervall) allgemeine Bakteriämie bzw. Septikämie und die verschiedensten Organmanifestationen entwickeln: Uterus (Abortus), Gelenke (Entzündungen), Nabel, Eierstöcke (Pullorumseuche). Im Prinzip ist auch ein Eindringen der Keime über den lymphatischen Rachenring möglich. Nach Überstehen der Krankheit bleiben vielfach Keimträger zurück.

Eine sichere Diagnose ist nur durch den bakteriologischen Nachweis der Salmonellen in Organen und Körperausscheidungen möglich. Agglutinierende und komplementbindende Antikörper entwickeln sich sehr langsam (2 bis 3 Wochen p.i.) bzw. erst dann, wenn die Bakterien in den Kreislauf gelangt sind, weisen wechselnde Titerhöhen sowie nicht immer einen Bezug zur Keimbesiedlung auf und können mit Ausnahme von S. gallinarum-pullorum in der Regel nur zur Bestandsdiagnostik oder Verlaufskontrolle verwendet werden. Sie bieten auch keinen ausreichenden Schutz gegen weitere Infektionen. Diesbezüglich haben größere Bedeutung lokale (IgA) und zelluläre Abwehrmechanismen.

Mit einer entsprechenden Chemotherapie ist es zwar möglich, kranke Tiere zu heilen, jedoch kann niemals mit Sicherheit die Bildung von Keimträgern verhindert bzw. ein Bestand saniert werden. Die Wirkung der Immunsera ist unterschiedlich, und die aktive Immunisierung mit Totimpfstoffen, die auch zur Notimpfung eingesetzt werden, vermittelt zwar gleichfalls keinen sicheren Schutz, stimuliert aber die Abwehrkräfte des Organismus und führt damit doch zu einer Besserung des Seuchengeschehens im Bestand.

Das Hauptaugenmerk ist daher auf hygienische Maßnahmen zu richten, d.h. der Infektionskreislauf sollte nach Möglichkeit unterbrochen werden (Futtermittel, Dauerausscheider, Wildtiere, Kot, Abwässer usw.).

Salmonellenenteritis des Pferdes

Die Krankheit kommt selten vor, jedoch finden sich immer wieder latente Salmonellenträger, und es besteht daher die potentielle Möglichkeit von Ausbrüchen.

Ätiologie und Ansteckung. Als Erreger kommen vor allem S. typhi-murium, seltener S. enteritidis und andere Subspezies in Frage. Im Zusammenhang mit Transporten, insbesondere Kolikerkrankungen und anderen Stressoren können die peroral aufgenommenen bzw. im Darm vorhandenen Salmonellen zu klinisch manifesten Formen führen. Eine iatrogene Übertragung ist durch Sonden oder die rektale Untersuchung möglich.

Symptome. Die Erkrankung beginnt etwa 1 bis 2 Tage nach der Einwirkung eines Stressors bzw. dem anscheinenden Abheilen einer Kolik. Plötzlich treten hochgradiges Fieber, beschleunigter und oft fadenförmiger Puls, weiterhin schmutzigrote bis zyanotische Verfärbung der Schleimhäute, beschleunigte Atmung und bald auch Durchfall auf, der aasartig stinkend, dünnflüssig und zum Schluß sogar blutig sein kann. Nach dem initialen Fieberanstieg sinkt die Temperatur oft ab und kann einige Tage (fast) physiologisch verlaufen. Anschließend kommt es wieder zum Fieberanstieg, und es tritt meist der Tod ein. Man darf daher den Fieberabfall nicht als Zeichen der Genesung ansehen. Bei Besichtigung der Schleimhäute, Kontrolle des Pulses usw. bemerkt man den bedrohlichen Krankheitszustand.

Diagnose. Diese wird durch den Nachweis der Erreger im Kot gesichert; eventuell auch durch serologische Untersuchung (gepaarte Serumproben). Ein negatives Ergebnis schließt in keinem Falle die Salmonellose aus.

Therapie und Prophylaxe. Die Behandlung erfolgt wie bei anderen infektiösen Darmentzündungen: Wiederholte Gaben von Carbo adsorbens sowie eine parenterale Chemotherapie (Chloramphenikol, Tetrazykline, Sulfadimidin) durch 5 bis 8 Tage. Zusätzlich wird eine Kreislauf- und Leberschutztherapie durchgeführt und bei Durchfällen ein entsprechender

Flüssigkeitsersatz geboten. Die Prognose ist mit Vorsicht zu stellen. Wichtig ist die Verhinderung der Weiterverbreitung der Erreger auf andere Tiere des Bestandes.

Salmonellose des Fohlens

Die sogenannte *Fohlenseptikämie* kann auch durch Salmonellen, und zwar S. typhi-murium, S. enteritidis und S. abortus equi verursacht werden. Bei intrauteriner Infektion werfen die Stuten lebensschwache oder bereits kranke Fohlen bzw. erkranken diese zwischen dem 2. und 4. Lebenstag, vorwiegend bei peroraler Infektion auch erst in der 2. und 3. Lebenswoche (selten später). Charakteristisch sind septikämische Erscheinungen mit Fieber, profusen, zum Teil übelriechenden oder blutigen Durchfällen, die bald zum Tode führen. Bei den später erkrankten Tieren entwickeln sich neben Fieber, verminderter Sauglust usw. Abszesse und eitrige Lungenentzündungen (pyämische Form) sowie Gelenkentzündungen. Die Tiere können nach 1- bis 4wöchiger Krankheitsdauer sterben. Differentialdiagnostisch sind alle anderen Ursachen der septikämischen Erkrankungen der Neugeborenen in Betracht zu ziehen. Die Diagnose muß wieder durch den Nachweis der Erreger gesichert werden und die Behandlung ist im Prinzip die gleiche wie bei anderen Salmonellosen (s. oben).

Die Prophylaxe besteht in entsprechender Stall- und Geburtshygiene. Eine passive Immunisierung der Neugeborenen und die aktive Impfung der Muttertiere wird vielfach auch mit Mischseren und Mischvakzinen gegen andere Erreger der Fohlenseptikämien bzw. mit stallspezifischen Vakzinen durchgeführt.

Salmonellenabortus der Stute

Dieses heute nur mehr selten vorkommende Verfohlen mit septikämischen Allgemeinstörungen wird durch S. abortus equi verursacht.

Ansteckung. Die Seuche wird in der Regel durch anscheinend gesunde Bakterienträger eingeschleppt und breitet sich mit Harn und Kot, vor allem aber mit beim Verwerfen kontaminiertem Futter, Trinkwasser, Streu usw. aus. Die Erreger werden vorwiegend über den Verdauungstrakt aufgenommen; eine Übertragung kann aber auch durch den Deckakt erfolgen.

Symptome. Die Inkubationszeit beträgt mindestens 2 bis 4 Wochen. Nach einer vorübergehenden Septikämie mit wenige Tage anhaltendem Fieber kommt es zum Absterben der Frucht bzw. zum Abortus, und zwar in der Regel zwischen 7. und 10. (selten früher) Trächtigkeitsmonat. Gelegentlich wird ein Prodromalstadium mit Scheidenausfluß, Ödemen und Kolikerscheinungen beobachtet, und nach dem Verwerfen steigt die Temperatur für einige Tage an. In der Regel erholen sich die Stuten ohne weitere Behandlung; nur selten kommt es im Anschluß zur Retentio oder Metritiden.

S. abortus equi war seinerzeit als bakterieller Sekundärerreger für die dritte Phase der Pferdegrippe mit ihren oft tödlich verlaufenden Pneumonien und septikämischen Krankheitsbildern verantwortlich. Sowohl nach dieser Erkrankung wie auch nach dem Salmonellenabortus können sich auf der Basis von Metastasierungen Spätschäden wie Tendovaginitiden, Arthritiden, Hufrehe, Abszesse, Widerristfisteln, Orchitiden usw. entwickeln.

Jährlinge können sich durch Kontakt mit infizierten Fohlen anstecken und vorwiegend an chronischen eitrigen Entzündungen der Sehnenscheiden erkranken. Im Zusammenhang mit anderen Krankheiten oder Stressoreneinwirkungen treten gelegentlich fieberhafte septikämische Verlaufsformen auf. Diese Komplikationen werden gelegentlich auch durch andere Salmonellen ausgelöst.

Diagnose. Bei charakteristischem Krankheitsbild ergibt sich eine Verdachtsdiagnose, die durch den Nachweis des Erregers in der Frucht, der Nachgeburt usw. gesichert werden muß. Über das Ausmaß der Herdenverseuchung kann man sich durch wiederholte serologische Untersuchungen informieren, wobei eventuelle Impftiter zu berücksichtigen sind.

Therapie und Prophylaxe. Allgemeinstörungen werden auf die beschriebene Weise, Nachgeburtsverhaltungen usw. gynäkologisch behandelt. Obwohl sich keine sichere Immunität entwickelt, verfohlen die Stuten in der Regel nur einmal. Das Hauptaugenmerk ist daher auf die Prophylaxe (s. auch beim Rind) zu richten.

Salmonellenenteritis des Rindes

Ätiologie. Erreger sind vorwiegend S. typhi-murium und S. dublin, die sich epidemiologisch unterschiedlich verhalten. S. typhi-murium ist ubiquitär verbreitet und kann praktisch als

Umweltsalmonelle bezeichnewt werden. Bei S. dublin haben unbelebte Überträger dagegen kaum Bedeutung, und der Infektionsweg Mutter–Kalb ist vorrangig. Tritt eine S.-dublin-Infektion beim Schwein auf, so hat sich der Bestand vom Rind infiziert. Beim erwachsenen Rind kommen salmonellenbedingte Darmerkrankungen nur sporadisch vor. Seine Bedeutung liegt aber darin, daß es oft Salmonellendauerausscheider ist und für die Kälber zum Infektionsherd werden kann. Die *Ansteckung* erfolgt stets peroral über kontaminiertes Futter oder Wasser.

Symptome. Die *septikämische Verlaufsform* beginnt plötzlich mit hochgradiger Apathie und Intoxikationserscheinungen. Die Tiere fressen nicht, liegen viel, und es besteht mittel- bis hochgradiges Fieber. Die Schleimhäute sind mittel- bis hochgradig gerötet und schmutzig verwaschen. Der Puls ist frequent und klein, die Herztätigkeit pochend. Der Tod tritt infolge allgemeiner Schwäche nach 24 bis 36 Stunden ein.

Die häufigere *protrahierte Verlaufsform* beginnt ebenfalls mit verminderter Freßlust, Fieber und erhöhter Pulsfrequenz. Nach 2 bis 3 Tagen tritt profuser übelriechender Durchfall auf, wobei der Kot mit Schleim- oder Fibrinklumpen vermischt sein kann. Die Pansenmotorik ist vermindert. Bei jüngeren Tieren entwickeln sich oft an mehreren Extremitäten Gelenk- und Sehnenscheidenentzündungen mit entsprechenden Lahmheiten. Bei der gelegentlich auftretenden Mastitis kann die Milch zu Erkrankungen des Menschen führen, wodurch der Tierarzt in vielen Fällen erst auf die Salmonellose hingewiesen wird.

Sektion. Auffallend ist die Rötung der Magendarmschleimhaut; gelegentlich finden sich auch Blutungen. Die Mediastinal- und Mesenteriallymphknoten sind markig geschwollen, daneben besteht ein hyperplastischer Milztumor. Bei sehr langsam verlaufenden Fällen findet man in der Leber Nekroseherdchen. Die Gelenke sind gelegentlich vermehrt gefüllt und enthalten Fibrinflocken.

Diagnose. Auf Grund des klinischen Bildes kann nur eine Verdachtsdiagnose gestellt werden. Gesichert wird sie durch den Nachweis der Salmonellen vor allem in der Gallenblase, der Muskulatur und den Körperlymphknoten. Mit Hilfe serologischer Untersuchungen kann lediglich die Infektion des Bestandes festgestellt werden. Differentialdiagnostisch kommen Bovine Virusdiarrhöe, die Darmform des Bösartigen Katarrhalfiebers, Paratuberkulose und parasitäre Darmerkrankungen in Frage.

Therapie. Bei der septikämischen Verlaufsform kommt jede Behandlung meist zu spät. In den protrahierten Fällen sind salmonellenwirksame Antibiotika (Chloramphenikol, Neomycin, Ampicillin, Furazolidon) oder Sulfonamide mehrere Tage hindurch peroral und parenteral und gleichzeitig Tierkohle zu verabreichen. Zusätzlich ist eine wiederholte Allgemeinbehandlung mit Traubenzucker, Novalgin, Kreislaufmitteln (Novacoc) usw. angezeigt. Der Behandlungserfolg ist durch bakteriologische Kotuntersuchungen, dreimal im Abstand von je einer Woche, zu kontrollieren. Eine Sanierung von Dauerausscheidern ist nicht möglich; deren Nachzucht muß separat aufgezogen werden.

Prophylaxe. Das Hauptaugenmerk ist auf hygienische Maßnahmen zu legen: Dauerausscheider entfernen, gründliche Reinigung und Desinfektion der Futterbehälter und -lagerräume, der Stallungen, Jaucherinnen, Düngerstätten und Jauchebehälter, anschließendes Weißigen der genannten Räume. Gülle muß 2½ Monate lagern, dann enthält sie keine lebenden Salmonellen mehr. Zugekauftes Handelsfutter muß frei von Salmonellen sein (Vorlage von Zertifikaten). Zur Verminderung der Keimzahl in den Silos werden Propionate und Propylenglykol eingesetzt. Immunprophylaktische Maßnahmen haben sich nicht bewährt.

Salmonellose des Kalbes

Ansteckung und Epidemiologie. Wahrscheinlich ist das erwachsene Rind die Infektionsquelle für die post partale Infektion. Junge Kälber sind weniger widerstandsfähig und erkranken häufiger. Besondere Vorsicht ist in Kälber- und Rindermastbeständen gegeben, da dort aus vielen Beständen oft ganz junge Tiere zugekauft werden und Transporte, Futterumstellungen, Zusammenbringen vieler Tiere als resistenzmindernde Faktoren von Bedeutung sind. Untersuchungen im norddeutschen Raum ergaben, daß 20% der Kälbermastbestände und etwa 6% der Kälber infiziert, jedoch nur einzelne erkrankt waren.

Symptome. Die klinischen Erscheinungen entwickeln sich frühestens am Ende der ersten Lebenswoche. Beim septikämischen Verlauf bestehen hochgradige Inappetenz, Teilnahmslosigkeit, Hinfälligkeit, hohes Fieber, frequenter Puls und frequente Atmung. Durchfall muß noch nicht vorhanden sein. Der Tod tritt innerhalb von 1 bis 2 Tagen ein. In den protrahierten Fällen ist die Hinfälligkeit nicht so ausgeprägt. Die Tiere fiebern wohl, aber setze nach 2 bis 3 Tagen bereits einen breiigen, zum Teil übelriechenden, mit Blut und Fibrin vermengten Kot ab. Mitunter husten die Tiere und weisen in vielen Fällen pneumonische Erscheinungen auf (Dämpfungen, bronchiales Atmen). Der Harn kann eiweißhaltig sein. In noch langsamer verlaufenden Fällen besteht oft nur etwas Niedergeschlagenheit und Fieber, und die Tiere erholen sich wieder. Mitunter sind wie bei erwachsenen Tieren auch Gelenkentzündungen feststellbar.

Sektion. Beim septikämischen Verlauf fallen kleine Blutungen am Bauchfell, die diffus entzündete Schleimhaut des Labmagens, des Dünndarms und der Harnblase, die akute Schwellung der Gekröse- und Mediastinallymphknoten sowie die hyperämische oder hyperplastische Milzschwellung auf. In der Leber sind diffus zerstreut hanfkorngroße graugelbe Herde nachweisbar. Bei Miterkrankung der Gelenke sind diese vermehrt gefüllt und ebenfalls fibrinhaltig.

Diagnose. Sie kann nur durch die bakteriologische Untersuchung gesichert werden. Differentialdiagnostisch kommen Koliseptikämie, Koliruhr sowie Diarrhöen durch Rota-, Coronaviren oder Mischinfektionen bzw. infolge diätetischer Störungen in Frage.

Therapie. Hinsichtlich der Behandlung gilt das beim Rind Gesagte. Wichtig ist bei Durchfall die Zufuhr von Elektrolyten und Bikarbonatlösungen, da sich bei den Kälbern sofort eine Azidose einstellt.

Prophylaxe. Vorsicht beim Zukauf der Kälber. Die Kotprobenentnahme zur Abklärung einer zur Zeit der Übernahme schon vorhanden gewesenen Infektion muß innerhalb von 4 Stunden nach Ankunft im neuen Bestand erfolgen. Alle angebotenen Impfprogramme sind mit Zurückhaltung zu beurteilen, da die Reduzierung der Ausscheider höchstwahrscheinlich nicht auf die Vakzination, sondern auf eine „selbstreinigende Wirkung" zurückzuführen ist. Die Kälber stoßen, wenn sie nicht schwer erkrankt sind, die Infektion von selbst ab. Kommen Impfprogramme zur Anwendung, so sollten nur Totimpfstoffe verwendet werden. Ist ein Kälber- oder Rindermastbestand infiziert, so sind nach dem Verkauf aller Kälber

die oben angeführten Reinigungs- und Desinfektionsmaßnahmen sowie Weißigungsarbeiten vorzunehmen.

Salmonellenabortus des Rindes

Beim Rind kann S. abortus bovis gelegentlich in der zweiten Trächtigkeitshälfte Abortus verursachen. Die Sekundinae bleiben häufig zurück. Die Diagnose erfolgt duch entsprechende bakteriologische Untersuchungen.

Salmonellenenteritis des Schafes und der Ziege

Ätiologie und Ansteckung. Haupterreger sind S. dublin und S. typhi-murium. Die Infektion erfolgt über kontaminiertes Futter und Wasser, die Ansteckungsquellen können andere Haustiere sein. Infizierte Schafe und Ziegen sind nur vorübergehend Ausscheider, sie stoßen die Infektion in der Regel ab. Im Euter der Ziegen können Salmonellen längere Zeit persistieren.

Symptome. Krankheitserscheinungen sind Apathie, Freßunlust, Durst, Schwäche, mittel- bis hochgradiges Fieber, Rötung der Schleimhäute, frequenter kleiner schwacher Puls, Vormagenstillstand, profuser übelriechender grünlichgelber Durchfall mit hochgradiger Verschmutzung und Verklebung der Wolle oder des Haarkleides in der Analgegend. Die Tiere gehen letzlich an einer Exsikkose zugrunde.

Sektion. Der Tierkörper erscheint durch den Durchfall ausgetrocknet. Die Schleimhaut von Labmagen-, Dünn- und Dickdarm ist abschnittsweise gerötet, der Darminhalt wäßrig. Die Gallenblase ist meist stark gefüllt, die Leber blutreich und von zahlreichen Nekroseherdchen durchsetzt. Die Lunge ist hyperämisch.

Diagnose. Diese muß durch die bakteriologische Untersuchung gesichert werden. Differentialdiagnostisch sind Magendarmwurmbefall, Koliruhr, bei sehr akutem Verlauf auch Enterotoxämie zu beachten.

Therapie. Eine erfolgreiche Behandlung ist nur zu Krankheitsbeginn mit Streptomycin, Chloramphenikol, Neomycin oder Furanderivaten in Verbindung mit parenteraler Flüssigkeitszufuhr möglich. Breitet sich die Infektion im Bestand aus, so ist die Notimpfung aller noch gesund erscheinenden Tiere mit einer Totvakzine erforderlich.

Prophylaxe. Errichtung einwandfreier Futter- und Tränkestellen. Fernhalten der Tiere von verseuchten Weiden oder verseuchten Oberflächengewässern. Schutzimpfungen in Problembeständen mit einer stallspezifischen Totvakzine.

Salmonellenabortus des Schafes

Ätiologie und Ansteckung. Der Erreger ist S. abortus ovis. Die Einschleppung erfolgt durch zugekaufte Dauerausscheider oder Beweiden infizierter Wiesen, Felder oder Äcker. Innerhalb einer Herde wird die Infektion durch Dauerausscheider aufrechterhalten. Die Erreger werden mit dem Sperma, Scheiden- und Lochialfluß sowie über den Kot verbreitet. Die Ansteckung der weiblichen Tiere kann somit beim Deckakt und peroral erfolgen. Die natürliche Infektion hinterläßt eine gute Immunität, die mindestens ein Jahr lang anhält.

Symptome. Der Abortus erfolgt in der zweiten Trächtigkeitshälfte; es können auch lebensschwache Lämmer oder mumifizierte Früchte geboren werden. Ein bis zwei Tage vorher tritt vermehrt blutiger Scheidenausfluß auf. Die Tiere sind matt, inappetent, stehen mit gekrümmtem Rücken und pressen. Im Anschluß an den Abortus kann es zu Retentio und Endometritis kommen, Todesfälle sind selten.

Sektion. Der abortierte Fetus ist meist braunrot verfärbt, die Subkutis blutig-serös durchtränkt. Die Plazenta weist Nekrosen auf.

Diagnose. Sie erfolgt durch den bakteriologischen Nachweis der Erreger in den abortierten Feten (Labmagen, parenchymatöse Organe), den frisch abgelösten Sekundinae und gelegentlich auch im Lochialfluß bzw. Scheidensekret. Eine serologische Diagnose mit Hilfe der Langsamagglutination ist möglich, wobei ein Titer von 1:400 und darüber als positiv zu beurteilen ist. Dieser fällt bis zum Ende der Lammperiode sehr stark ab, so daß die serologische Untersuchung der Herde nur während der Ablammperiode sinnvoll ist. Differentialdiagnostisch sind Abortusfälle anderer Genese auszuschließen.

Therapie. Wird S. abortus ovis im Bestand nachgewiesen, so sind alle übrigen trächtigen Tiere einer Notimpfung zu unterziehen. Die Nachimpfungen im Abstand von 2 Wochen sollen dann mit einer stallspezifischen Vakzine erfolgen. Ist die Abortusquote aber sehr hoch, so bringt die Vakzination infolge der langsamen Immunitätsausbildung nicht den erhofften Erfolg. In diesen Fällen sind alle trächtigen Tiere mit Chloramphenikol parenteral zu behandeln.

Prophylaxe. In verseuchten Herden sind die erstmals zur Belegung zugelassenen Tiere 2 bis 3 Wochen vor und nach der Bockzeit oder zweimal nach der Bockzeit zu vakzinieren. Weibliche Tiere, die zugekauft werden, müssen ebenfalls zweimal im Abstand von 2 bis 3 Wochen mit einer stallspezifischen Vakzine geimpft werden.

Salmonellose des Schweines

Die Schweine-Salmonellose ist insbesondere in Ländern mit kühlen maritimen Klimazonen und großen konzentrierten Schweinehaltungen verbreitet.

Ätiologie. Von Bedeutung ist vor allem S. cholerae suis, die vorwiegend über zugekaufte infizierte Absetzferkel oder Mastläufer eingeschleppt wird. S. dublin, S. typhi-murium oder S. enteritidis kommen seltener in Frage und werden nur durch kontaminierte Futtermittel oder Tränkwasser übertragen. Ansteckungsquellen sind infizierte Rinder- oder Geflügelbestände.

Zu klinischen Erscheinungen kommt es, wenn sich durch schlechte Haltungsbedingungen oder andere Krankheiten die Widerstandskraft der Tiere stark vermindert. Vorwiegend erkranken Läufer oder Mastschweine, während Saugferkel infizierter Mütter meist über das Kolostrum passiv geschützt sind. Die kranken Tiere scheiden die Salmonellen über Bronchialschleim, Harn und Kot aus. Ältere Tiere können zu Dauerausscheidern werden.

Symptome. Die Inkubationszeit ist unterschiedlich und wird wie das klinische Bild vom Erregertyp, der Keimmenge und der Widerstandskraft der Tiere bestimmt. Nach Einwirken einer Noxe dauert es bei infizierten Tieren etwa 4 bis 5 Tage bis die ersten klinischen Erscheinungen sichtbar werden.

Die *akute Verlaufsform* ist durch ein septik-
ämisches Krankheitsgeschehen mit hochgradiger Teilnahmslosigkeit, Apathie, Inappetenz,
Zyanose (Rüsselscheibe, Ohrenspitzen, Ex-
tremitätenenden, Schwanzspitze, Schenkelinnenfläche, Unterbauch), hochgradig geröteten
Schleimhäuten, frequentem Puls und frequenter Atmung gekennzeichnet. Durchfall ist in
diesem Stadium selten. Der Tod tritt innerhalb
eines Tages ein.

Beim *protrahierten Verlauf* ist die Zyanose
nicht so hochgradig, die Tiere sind anfangs
noch lebhaft. Das vorherrschende Symptom ist
der profuse, dünnflüssige, gelblich verfärbte
und übelriechende Durchfall, der gelegentlich
sistieren und auch wiederkehren kann. Die
Tiere verfallen allmählich, bekommen ein langes Borstenkleid, der Rücken ist gekrümmt
und schließlich werden sie zum typischen
Kümmerer.

Sektion. Bei den verendeten Tieren imponiert die
hochgradige Zyanose. Nach Eröffnung der Körper-
höhle fallen die hyperplastische Milzschwellung, Petechien in der Nierenrinde, subepikardiale und sub-
pleurale Blutungen sowie die vergrößerten Gekröselymphknoten auf. Die Darmschleimhaut erscheint
gerötet und geschwollen. Beim subakuten Verlauf ist
die Schleimhaut des Magens gerötet, die von Dünn-
und Dickdarm verdickt und von fibrinösen Membra-
nen bedeckt, aus denen später diphtheroide Ver-
schorfungen entstehen. Die Lymphfollikel sind geschwollen und können Geschwüre und nekrotische
Herde entwickeln. Nekrotische Herde sind auch in
der Leber, seltener in anderen parenchymatösen Organen anzutreffen. In der Lunge sind kruppös-pneu-
monische Herde feststellbar.

Diagnose. Klinisch kann insbesondere bei
hochgradiger Zyanose und akuter Kreislaufschwäche eine Verdachtsdiagnose gestellt werden. Sie wird durch die pathologischen Veränderungen und die bakteriologische Untersuchung gesichert. Differentialdiagnostisch von
Bedeutung sind Schweinepest, Treponema-
Dysenterie, Koliruhr, bei jungen Ferkeln
TGE, EVD, gelegentlich auch Strongyloidesbefall.

Therapie. Zur Behandlung eignen sich Sulfonamide, Neomycin, Chloramphenikol und
Furanderivate, die peroral durch 5 bis 7 Tage
gegeben werden. Bei der akuten Verlaufsform
bewährt sich Chloromugon mit Novacoc oder
Traubenzucker mit Novalgin und Effortil, die
nach 12 bis 14 Stunden nochmals injiziert werden.

Nach Abklingen der klinischen Erscheinungen
ist der Bestand auf Dauerausscheider zu untersuchen bzw. sind diese zu entfernen. Im Mastbestand sind alle Tiere abzumästen und die
Stallungen samt Futterlagerräumen, Kotrinnen, Düngeplätzen usw. zu reinigen, zu desinfizieren und anschließend zu weißigen.

Prophylaxe. Durch alle verfügbaren Impfprogramme kann wohl die Morbidität reduziert,
nicht aber Salmonellenfreiheit erreicht werden. Aus klinisch erkrankten Zucht- oder
Mastbeständen dürfen Tiere nur zum Schlacht-
hof abverkauft werden. In kleineren oder mittleren Zuchtbetrieben ist die Abmästung aller
Tiere mit nachfolgender Desinfektion und
Zukauf aus salmonellenfreien Beständen zu
empfehlen, um den Bestand seuchenfrei zu bekommen. Auch für den Großbestand wäre dies
die sicherste Methode. Ansonsten wendet man
eine periodische Antibiotikabeifütterung sowie die „Rein-Raus-Methode" an. Vakzinationen sollten nur mit stallspezifischen Totvakzinen durchgeführt werden, wobei in den Mastbeständen die zugekauften Ferkel im Alter von
6 bis 8 Wochen im Abstand von 14 Tagen zweimal zu impfen sind.

Salmonellenabortus des Schweines

S. cholerae suis kann in der zweiten Trächtigkeitshälfte im Gefolge einer akuten Salmonellose gelegentlich Abortus verursachen.

Salmonellose der Fleischfresser

Bei Hunden und Katzen scheinen Salmonellosen
häufiger vorzukommen als man bisher angenommen
hat. Reihenuntersuchungen ergaben, daß 4–15%
der auf den Straßen gesammelten Hundekotproben
und 25–90% der in Tierhandlungen von Junghunden
entnommenen Kotproben salmonellenhaltig waren.
Möglicherweise entwickelt sich mit zunehmendem
Alter eine Schleimhautimmunität (IgA). Bei Katzen
waren 3–5% der untersuchten Kotproben positiv.

Ätiologie und Ansteckung. Am häufigsten wird
S. typhi-murium gefunden, die zusammen mit
S. enteritidis auch als Sekundärerreger der Hunde-
staupe eine Rolle spielt. Die Infektion erfolgt in er-
ster Linie durch Verfütterung von rohem Fleisch; bei
Katzen dürften auch Mäuse eine Rolle spielen.

Symptome. Im Zusammenhang mit der Einwirkung
von Stressoren (z.B. Wurmkuren, andere Krankheiten wie Staupe usw.) entwickeln sich zum Teil fieber-

hafte Magen-Darm-Entzündungen mit mehr oder weniger heftigen Durchfällen, vielfach auch Tonsillitiden, Lungenentzündungen und gelegentlich zentralnervale Störungen.

Therapie. Diese erfolgt wie bei den anderen Haustieren: diätetische Maßnahmen, Carbo adsorbens, Chemotherapie, Kreislauf- und Flüssigkeitstherapie.

Kolibazillosen

(Koliseptikämie, Koliruhr, Kolienterotoxämie)

Escherichia coli ist ein natürlicher Bewohner des Dickdarms bei Mensch und Tier (10^4–10^9/g Kot). Siedelt sie sich im Dünndarm oder in anderen Organen an, so können bestimmte Stämme bei günstigen Milieubedingungen nach starker Vermehrung schwere Erkrankungen auslösen. Abhängig von Lokalisation und Toxinbildung entstehen dabei unterschiedliche Krankheitsbilder: Koliseptikämie, Koliruhr, Kolienterotoxämie, Gelenksentzündungen und gelegentlich Pneumonien. E. coli bildet 2–6 μm lange und 0,6–1,5 μm dicke, plumpe, gramnegative Stäbchen, die meist peritrich begeißelt und beweglich sind. Die meisten Stämme haben eine Schleimkapsel und viele außerdem auch Fimbrien (Pili). Eine Reihe von Stämmen bildet Hämolysine, die jedoch in keinem bewiesenen Zusammenhang mit einer besonderen Pathogenität stehen.

E. coli gehört zu den Enterobacteriaceae und besitzt mehrere Antigene. Das O-Antigen, ein Lipopolysaccharid, ist ein hitzestabiles Oberflächenantigen. Das K-Antigen findet sich sowohl in der Kapsel als auch in den Fimbrien. Dieses Kapselantigen, ein Polysaccharid, ist typenspezifisch, bisher sind davon 100 Serotypen bekannt. Das Fimbrienantigen ist ein Protein und vor allem für die Adhäsion der Keime an der Schleimhautzelle verantwortlich. Bisher wurden drei derartige Antigene gefunden, und zwar K 88 und P 987 (Iowa) vorwiegend beim Ferkel und K 99 vorwiegend beim Kalb. Die beweglichen Kolistämme verfügen in den Geißeln über ein typenspezifisches Geißel- oder H-Antigen, von dem bisher 50 Typen erfaßt wurden. Das M-Antigen befindet sich in der bei manchen Keimen vorhandenen Schleimkapsel, besteht aus Polysacchariden und ist nicht typenspezifisch.

Enteropathogene Typen bilden außerdem ein hitzelabiles (LT) und ein hitzestabiles (ST) Enterotoxin (Exotoxine). Für deren Nachweis eignet sich u. a. der Darmligaturtest. Die Fähigkeit, Toxine zu bilden, ist an Plasmide gebunden und daher übertragbar. E.-coli-Stämme, die Ödemkrankheit auslösen, erzeugen ein als Neurotoxin bezeichnetes Exotoxin. Ebenso wie bei den meisten anderen gramnegativen Bakterien werden in der Zellwand auch Endotoxine gebildet, die einen Komplex aus Polysacchariden und Phospholipiden darstellen und zu hochgradigen Permeabilitätsstörungen (Endotoxinschock) führen.

Für die Immunisierung gegen Kolibazillose werden vorderhand thermolabile Enterotoxine, die Fimbrien-Antigene sowie die gesamte Bakterienzelle verwendet.

Alle gebräuchlichen Desinfektionsmittel, wie 2%ige Natronlauge, 2–3%iges Formalin, 2%ige Jodophore usw., sind gut wirksam. Gegenüber den meisten Antibiotika (ausgenommen Penicillin) und Sulfonamiden war E. coli ursprünglich hoch empfindlich. Durch deren breite Anwendung ist es bei vielen Stämmen zur Ausbildung von Einfach- und Mehrfachresistenzen gekommen, die überdies mittels bestimmter Pili auf noch empfindliche E. coli, aber auch andere Enterobacteriaceae übertragen werden können.

Für das Zustandekommen von Erkrankungen sind insbesondere Umweltfaktoren von Bedeutung (Aufstallungsdichte, Klima, Tierverkehr, Kondition der Tiere, Alter).

Koliseptikämie des Kalbes

Diese durch Hypogammaglobulinämie bedingte zyklische Infektionskrankheit der neugeborenen oder nur wenige Tage alten Kälber ist mit Fieber, Hinfälligkeit und hoher Letalität verbunden.

Ätiologie. Nachstehende E.-coli-Serotypen gelten als besonders pathogen für das Kalb: O1, O9, O178, O15, O86, O114, O115, O119. Die krankmachende Wirkung bewerkstelligt das Endotoxin.

Epizootiologie und Pathogenese. Die Infektion erfolgt peroral oder pernasal, gelegentlich auch über die Nabelgefäße. 73% der spontan geborenen und 87% der durch Kaiserschnitt entwickelten Kälber weisen bereits eine mikrobielle Besiedlung des Nasenrachenraumes auch mit E. coli auf. Das Angehen der Infektion wird begünstigt, wenn die Kälber das Kolostrum zu spät erhalten, sie von frisch in den Bestand zugekauften hochträchtigen Kalbinnen oder Kühen stammen bzw. nach der Geburt in eine kalte feuchte und zugige Kälberbox verbracht werden, die vor der Belegung nicht gründlich desinfiziert wurde. Vom Nasenrachenring oder von den Nabelgefäßen aus gelangen die Keime in die Blutbahn, vermehren sich dort und besiedeln alle Organe.

Symptome. Der Krankheitsverlauf ist perakut bis akut. Das neugeborene oder wenige Tage alte Kalb verweigert jede Milchaufnahme. Die Tiere stehen ungerne auf oder liegen überhaupt fest. Die Bulbi sind eingesunken. Des weiteren besteht hohes Fieber; Puls und Atmung sind frequent. Bei manchen Kälbern sind die Gelenke geschwollen und schmerzhaft. Gelegentlich kann es durch eine Meningitis zu Somnolenz, Ataxien oder Opisthotonus kommen.

Sektion. Beim perakuten Verlauf erscheint die Milz geschwollen. Petechiale Blutungen finden sich subkapsulär in der Milz und subepikardial und subendokardial am Herzen. Dauert der Krankheitsverlauf mehrere Tage, besteht sehr häufig auch eine fibrinöse Peritonitis und Polyarthritis. Des weiteren können die Hirnhäute entzündet sein, gelegentlich wird eine hämorrhagische Enzephalomalazie festgestellt.

Diagnose. Sie wird durch die klinischen Erscheinungen, die Sektion und den bakteriologischen Befund gesichert. Differentialdiagnostisch kommen Septikämien durch Listerien, Clostridien, Diplokokken, seltener Salmonellen in Frage.

Therapie und Bekämpfung. Die Behandlung muß intensiv und sowohl gegen E. coli als auch die allgemeine Körperschwäche gerichtet sein.

Für die parenterale Therapie stehen zur Verfügung: Chloramphenikol (25 mg/kg KM), Streptomycin (30–40 mg/kg KM), Trimethoprim, Borgal (30–40 mg/kg KM), Tetrazykline (20 mg/kg KM) oder Kombinationspräparate. Zusätzlich sind den Tieren Immunglobuline (auch selbst hergestellter Kolostrum- oder Serumpool) in einer Dosierung von 80–100 ml an mehreren Stellen subkutan oder intramuskulär, 200–300 ml Mutterblut (besser von mehreren älteren Kühen) intravenös oder an mehreren Stellen subkutan, Traubenzucker, Novalgin und Effortil (Novacoc) intravenös zu applizieren. Die Behandlung ist nach längstens 24 Stunden zu wiederholen. Auch Serovakzinen sind angezeigt.

Vorbeugend sind mehrere Dinge zu berücksichtigen:

a) Kein Zukauf von Kalbinnen oder Kühen, die innerhalb weniger Tage im neuen Bestand abkalben sollen. In diesen Fällen ist Kolostrum anderer Kühe oder Serum von anderen Kühen dem Kolostrum der zugekauften Kuh beizumischen.

b) Die Geburt hat in eigenen gereinigten und desinfizierten Abkalbeboxen unter sauberen Bedingungen zu erfolgen. Nach der Geburt ist der Nabel zu desinfizieren und das Kalb in eine warme Kälberkiste oder Kälberbox zu verbringen.

c) Das Kalb muß spätestens 2 bis 3 Stunden nach der Geburt 1 l Kolostrum erhalten. Der Rest des ersten Kolostrums ist zu kühlen und im Laufe des ersten Lebenstages, gewärmt auf 40 °C, zu verabreichen.

d) Jeder Tierarzt sollte sich einen Kolostrum- oder Serumpool von 20 bis 30 Altkühen eingefroren bereithalten. Damit dadurch aber keine pathogenen Mikroorganismen übertragen werden, ist er mit Merthiolat 1:4000 zu versetzen; nach dem Aufwärmen können auch Antibiotika oder Sulfonamide zugemischt werden.

e) Die aktive Immunisierung der hochträchtigen Kühe mit stallspezifischen Vakzinen erbringt unterschiedliche Erfolge, da hier im Gegensatz zu den Kolidiarrhöen eine streng keimspezifische Wirkung notwendig ist.

Koliruhr des Kalbes

Die vorwiegend auf den Darmtrakt beschränkte Krankheit tritt erst 2 bis 4 Tage post partum bis zu einem Alter von 2 bis 3 Wochen auf. Die Keime dringen nicht in die Blutbahn ein, und das Durchfallgeschehen ist ausschließlich auf die Wirkung des Enterotoxins zurückzuführen. Die Ansicht, daß es beim Kalb eine Koliruhr nicht gibt, ist unrichtig. Allerdings können Rota- und Corona- oder auch andere Viren das Krankheitsgeschehen verschlimmern. In vielen Fällen ist die Koliruhr milieubedingt (schlechte Tränkhygiene, Stallhygiene usw.).

Symptome. Das erste Symptom ist ein dünnbreiiger bis wässeriger gelblicher Kot. Nach einem weiteren Tag werden die Tiere matt, sind teilnahmslos, stehen mit gekrümmtem Rücken und aufgezogenem Abdomen und pressen auf den Kot. Die innere Körpertemperatur kann erhöht sein. Die Bulbi sind eingefallen und die Hautelastizität ist vermindert. Der Puls ist frequent, die Herztöne sind pochend. Infolge der Exsikkose bzw. des Elektrolyt- und Bikarbonatverlustes gehen die Tiere nach 2- bis 3tägigen Krankheitsverlauf zugrunde.

Sektion. Bei der Sektion fallen die Exsikkose, die katarrhalische Entzündung der Darmschleimhaut und die Schwellung der Darmlymphknoten auf.

Diagnose. Klinisch ist nur eine Verdachtsdiagnose möglich. Gesichert wird sie durch den Nachweis von E. coli in den Darmlymphknoten. Differentialdiagnostisch kommen Bovine Virusdiarrhöe, Parvo-, Corona- und Rotavirusinfektionen, Kokzidiose und diätetische Durchfälle in Frage.

Therapie. Als koliwirksame Präparate sind peroral durch mehrere Tage zu verabreichen: Streptomycin (2–3 g), Neomycinsulfat (0,5–1 g), Neoterramycin (1 g), Furazolidon (0,4–0,5 g), Chloramphenikol (1–2 g), Supronal, Sulfadimidin oder andere Sulfonamide (5–10 g) bzw. Kombinationspräparate. Daneben gibt man Tierkohle, Novalgin, Huminsäure usw. Dem Flüssigkeitsverlust wird durch perorale oder parenterale Infusionen von Elektrolytlösungen (bis zu 1 l) mit Traubenzucker und Bikarbonat begegnet. In schweren Fällen ist die Behandlung nach 12 und 24 Stunden zu wiederholen.

Polyarthritis des Kalbes
(Kälberlähme)

Die Kälberlähme tritt in den ersten Lebenswochen auf. An ihrer Entstehung sind Mykoplasmen, koliforme Keime, Streptokokken, Sta-

phylokokken und das Corynebacterium pyogenes beteiligt. Die Infektion erfolgt zum Teil peroral, zum Teil auch omphalogen. Die in die Blutbahn eindringenden Keime besiedeln zuerst parenchymatöse Organe und gelangen von hier aus auf metastatischem Wege in die Gelenke, wo sie eine Synovitis erzeugen, die serös bis eitrig sein kann. Befallen werden meist mehrere Gelenke, besonders häufig Ellbogen- und Karpalgelenke sowie Sprung- und Kniegelenke.

Symptome. Die Tiere liegen sehr viel. Das Aufstehen bereitet hochgradige Schmerzen; es besteht Stützbeinlahmheit aller Grade. Die befallenen Gelenke sind vergrößert, auf Druck schmerzhaft, fühlen sich heiß an und fluktuieren. Bei längerem Verlauf und eitriger Entzündung sind die Gelenkkapseln verdickt. Die Freßlust ist vermindert; es bestehen mittel- bis hochgradiges Fieber und gelegentlich auch Durchfall.

Sektion. Die Gelenkkapseln sind meist verdickt. Die Gelenkflüssigkeit ist vermehrt und mit Fibrinflocken oder Eiter vermengt.

Diagnose. Eine ätiologische Diagnose ist nur durch bakteriologische Untersuchung möglich, wozu die Gelenke unter sterilen Kautelen zu punktieren sind. Differentialdiagnostisch sind Rachitis, Frakturen und Muskelentartungen auszuschließen.

Therpie. Den Kälbern werden Antibiotika (insbesondere Tetrazykline, Chloramphenikol, Penicillin-Streptomycin-Gemische, Tylosin) oder Sulfonamide parenteral verabreicht. Gleichzeitig empfiehlt es sich, die befallenen Gelenke wiederholt mit Lugolscher Lösung zu bestreichen und heiße Umschläge aufzulegen (Diphlogen). Intraartikuläre Antibiotikainjektionen dürfen nur unter sterilsten Kautelen vorgenommen werden (Glukokortikoide sind intraartikulär kontraindiziert!). An schmerzstillenden Mitteln gibt man Novalgin, Tomanol oder Finadyne. Die Prognose ist stets vorsichtig zu stellen.

Koliruhr des Saugferkels

Darunter wird eine mit profusen Durchfällen einhergehende Krankheit der neugeborenen bzw. bis zu mehreren Wochen alten Saugferkel verstanden. In der Regel erkranken in der Folge weitere Würfe eines Bestandes, so daß man geneigt ist, von einer „seuchenhaften" Erkrankung zu sprechen. Die Ferkel werden aber gesund geboren!

Ätiologie. Besonders pathogen sind die Serotypen O8, O138, O141, O147, O149.

Epizootiologie und Pathogenese. Die Koliruhr tritt wesentlich häufiger bei Ferkeln von Erstlingssauen (vor allem zugekauften) als bei Ferkeln von Altsauen auf. Ihr Kolostrum enthält anscheinend weniger spezifische (vielleicht auch unspezifische) Immunglobuline, als das von Altsauen. Das Ferkel verfügt zur Zeit seiner Geburt über keine gut funktionierende Magendarmsaft-Sekretion. Der pH-Wert der Mageninhalt liegt etwa 3 Stunden nach der Geburt noch bei 6,0 und einen Tag später bei 3,8 bis 4,2. Am ersten Lebenstag kann somit der gesamte Verdauungstrakt mit Bakterien aller Art überflutet werden. Die pathogenen E.-coli-Stämme haften mit Hilfe der Fimbrien an der Schleimhaut des Jejunums und Ileums und bilden Enterotoxine, die von den Epithelzellen rasch aufgenommen werden. Durch diese werden das Adenylzyklasesystem bzw. Prostaglandine der Darmschleimhautzellen stimuliert, die unter anderem für die vermehrte Flüssigkeits- und Elektrolytausscheidung verantwortlich sind. Durch den hohen Flüssigkeitsverlust gehen die Tierchen schließlich zugrunde.

Symptome. Die Durchfälle können bereits wenige Stunden nach der Geburt einsetzen. Die Ferkel sind dabei anfangs noch sehr lebhaft und bei guter Sauglust. Bei der Adspektion fällt besonders die Nässe der Hinterextremitäten auf. Der abgesetzte Kot ist dünnflüssig, grünlich-gelb und übelriechend. Hält der Durchfall über einen Tag an, so verlieren die Tiere stark an Gewicht, sie „rinnen" gleichsam aus. Der Tod tritt bei den wenige Tage alten Ferkeln infolge Exsikkose, metabolischer Azidose und Hypoglykämie in längstens zwei Tagen ein. Bei älteren Ferkeln ist die Krankheitsdauer etwas länger und die Mortalität geringer.

Sektion. Die Tierkörper sind hochgradig exsikkotisch. Der Magen ist stark erweitert und von geronnener Milch angefüllt. In den unteren Abschnitten des Dünndarms und im Dickdarm ist der Darminhalt dünnflüssig und hellgelb. Die Schleimhaut einzelner Darmabschnitte kann blaß, andere Teile können vermehrt mit Blut gefüllt sein. Anzeichen einer Entzündung sind im allgemeinen nicht feststellbar.

Diagnose. Sie wird durch den Nachweis enteropathogener Serotypen von E. coli in großer Zahl in der Darmschleimhaut gesichert. Für diese Untersuchungen sind moribunde Ferkel zu verwenden. Differentialdiagnostisch sind TGE, Epizootische Virusdiarrhöe, Rotavirusinfektion, die durch Clostridium perfringens Typ C bedingte infektiöse nekrotisierende Darmentzündung der Saugferkel, seltener Strongyloidosis und Aujeszkysche Krankheit zu berücksichtigen.

Therapie und Bekämpfung. Die Behandlung muß schon bei Auftreten des ersten Durchfalls bei einem Ferkel erfolgen und den ganzen Wurf erfassen. Die verwendeten Chemotherapeutika müssen koliwirksam sein (Antibiogramm) und werden in der Regel peroral gegeben: Tetrazykline (0,3–0,4 g), Neomycin (0,2 g), Chloramphenikol (0,3–0,5 g), Dihydrostreptomycin (0,4–0,5 g), Furazolidon (0,1–0,2 g), Sulfonamide (0,3–0,5 g), Trimethoprim, Borgal (0,08–0,1 g). An Kombinationspräparaten sind u.a. Socatylpaste, Enterotononpaste, Neo-Terramycin wirksam. Die Behandlung ist nach 24 Stunden zu wiederholen. Die zusätzliche perorale Applikation von immunglobulinhaltigen Präparaten (Gammalin, Gammaserin, Chlorogammin, Sauenkolostrumpool, Altsauenserumpool usw.) erbrachte beste Erfolge. Schwerkranke Ferkeln erhalten intraperitoneal 5–10 ml einer 5%igen Traubenzuckerlösung. Den Tierchen ist darüber hinaus frisches Trinkwasser täglich mehrmals anzubieten.

Vorbeugend sollte kein Zukauf hochträchtiger Jungsauen erfolgen; nur kurz- oder nichtträchtige Tiere dürfen mit den übrigen Sauen des Bestandes in Kontakt kommen. In Problembeständen ist die aktive zweimalige Immunisierung der hochträchtigen Muttertiere 4 und 2 Wochen vor der Geburt mit einer stallspezifischen Vakzine oder einer Vakzine, die LT und K 88 enthält, die Methode der Wahl. Die perorale Vakzinierung der Ferkel mit kurzzeiterhitzten Kolistämmen im Anschluß an die Geburt ist zu arbeitsaufwendig, da die Tiere täglich durch 10 Tage die Vakzine erhalten müssen. Auch eine perorale Vakzination der Muttersau ist möglich. Die pathogenen Kulturen werden 4 bis 2 Wochen ante partum durch 10 bis 14 Tage beigefüttert.

Kolienterotoxämie des Ferkels (Ödemkrankheit)

Die Kolienterotoxämie ist auf eine massive Vermehrung bestimmter, meist hämolysierender E.-coli-Stämme, vor allem der Serogruppe O139, und nachfolgender Freisetzung von Exotoxin (Neurotoxin) im Darm zurückzuführen. Vermutlich sind auch Endotoxine am Krankheitsgeschehen beteiligt. Die Krankheit tritt vorwiegend bei 4 bis 8 Wochen alten Absetzferkeln oder bei Einstellferkeln auf. Gelegentlich können auch jüngere und ältere Tiere erkranken.

Ätiologie. Nachstehende hämolysierende Serotypen von E. coli können die Kolienterotoxämie verursachen: O138, O139, O141, O147 und O149.

Pathogenese. Mit dem Absetzen wird der Darminhalt chemisch und physikalisch (andere Nahrungsbestandteile, pH-Erhöhung, Verdauungsenzyme) verändert. In der Folge kommt es zu einer Umschichtung der Darmbakterien, wobei die autochthonen Kolikeime ab- und die pathogenen hämolysierenden Kolikeime erheblich zunehmen. Die übrigen Darmbakterien bleiben mehr oder weniger unverändert. Überleben die Tiere diese bakterielle Umstellung, so pendelt sich der ursprüngliche Zustand in längstens drei Wochen wieder ein. Die freigesetzten Entero- und Endotoxinmengen erreichen etwa zwischen dem 4. und 10. Tag nach dem Absetzen ihr Maximum. Sie werden resorbiert und schädigen in allen Organen insbesondere die terminalen Strombahnen. Abhängig von der resorbierten Toxinmenge kommt es entweder zum plötzlichen Toxinschock (Endotoxin) oder zur Ödemkrankheit mit gelegentlich nervalen Erscheinungen (Endotoxin, Neurotoxin). Manche Stämme produzieren auch Enterotoxine und lösen damit profuse mehrtägige Durchfälle aus.

Symptome. Nie erkranken alle Tiere eines Wurfes. Erste Krankheitszeichen sind zwischen 4. und 10. Tag nach dem Absetzen zu erwarten. Beim *Toxinschock* fallen die Tiere ohne sichtbare vorherige Anzeichen tot um. Bei der *Ödemkrankheit* frißt zuerst das eine oder andere Tier schlecht. Die innere Körpertemperatur ist erhöht und die Lidbindehäute sind hochgradig gerötet. Besonders auffällig sind die ödemisierten Lider; außerdem treten Ödeme an den Ohren, am Nasenrücken und im Kehlgang auf. Infolge Ödemisierung des Zungengrundes und der Kehlkopfschleimhaut sind Stenosengeräusche hörbar und die Tiere können ersticken. Fallweise tritt Durchfall auf. An nervalen Erscheinungen werden Schwanken in

der Nachhand, Taumeln, Ataxien und kurz vor dem Tode Lauf-, Schrei- und Kaukrämpfe in seitlicher Lage beobachtet. Gelegentlich können die Tiere erblinden. Die Krankheitsdauer beträgt 1 bis 2 Tage. Selbstheilungen sind möglich. Bei der *enteritischen Form* ist das erste Krankheitssymptom profuser Durchfall bei noch erhaltener Freßlust. Bereits einen Tag später sind Ohren, Rüssel und Unterbauch zyanotisch und die Lidbindehäute hochgradig gerötet. Der Puls ist frequent, die Herztätigkeit pochend. Schließlich können die Tiere nicht mehr aufstehen; sie liegen in seitlicher Lage und führen Laufbewegungen aus. Die Krankheitsdauer beträgt 2 bis 4 Tage. Auch hier sind Selbstheilungen möglich.

Sektion. Tiere, die am Toxinschock zugrunde gehen, weisen keine charakteristischen Veränderungen auf. Die Haut an Ohren und Unterbauch ist gerötet oder zyanotisch. Der Magen ist mit Futter angereichert, die Darmschleimhaut teilweise gerötet. Die Darmlymphknoten können vergrößert sein. Bei der Ödemkrankheit fallen außer den schon klinisch feststellbaren Ödemen solche des Magens und besonders des Dickdarmgekröses auf. Histologisch sind hochgradige Permeabilitätsstörungen in den terminalen Strombahnen in Herz, Lunge, Niere und an den Sulkokommissuralgefäßen des Rückenmarks feststellbar. Bei der enteritischen Verlaufsform stehen die Zyanose der Haut und die starke Rötung der Darmschleimhaut im Vordergrund. Die Mesenteriallymphknoten sind vergrößert.

Diagnose. Sie wird aufgrund des Vorberichtes, des klinischen Befundes und die Beschränkung auf Absetzferkel gestellt. Differentialdiagnostisch von Bedeutung sind TGE, Epizootische Virusdiarrhöe, Rotavirusinfektionen, Schweinepest, Teschener Schweinelähmung, Aujeszkysche Krankheit, Schweinedysenterie, Salmonellose und gelegentlich auch der Strongyloidesbefall.

Therapie und Bekämpfung. In die Behandlung ist grundsätzlich der ganze Wurf einzubeziehen. Zunächst wird für 2 Tage die Nahrung entzogen, und mit dem Trinkwasser erhalten die noch Wasser aufnehmenden Tiere durch 4 Tage pro Tag 5–10 g Carbo adsorbens und 1 g Dihydrostreptomycin oder andere koliwirksame Chemotherapeutika. Am 3. Tag wird wieder langsam mit der Beifütterung begonnen. Bei den nicht mehr Wasser aufnehmenden Tieren hat sich folgende Therapie an zwei aufeinanderfolgenden Tagen sehr gut bewährt: 5 ml Chloromugon intramuskulär, 3 ml Novalgin intramuskulär, 2 ml Effortil subkutan. Schwerkranken Tieren mit großem Flüssigkeitsverlust werden zusätzlich intravenös sehr langsam 20–40 ml Novacoc, 10%ige Traubenzuckerlösungen oder Normolytlösungen körperwarm infundiert.

Das Ziel aller vorbeugenden Maßnahmen ist die Verhinderung der bakteriellen Umschichtung. Fütterungstechnisch ist es zweckmäßig, den Ferkeln schon beim Muttertier den Ferkelstarter mit allen Zusätzen zu füttern, den sie auch nach dem Absetzen bekommen. Werden Prästarter und Starter verwendet, soll der Übergang vom reinen Prästarterfutter zum reinen Starter eine Woche dauern. Zur Hintanhaltung des pH-Anstiegs in den oberen Darmabschnitten können organische Säuren (Milchsäure, Apfelsäure, Weinsäure) oder auch Kulturen von Laktobazillen (L. bulgaricus) beigefüttert werden, am besten auch schon zwei Wochen vor dem Absetzen.

Am sichersten sind Erkrankungen jedoch zu vermeiden, wenn neben diesen Maßnahmen, die allein erfolgreich sein können, noch Medizinalkonzentrate mit koliwirksamen Chemotherapeutika durch 12 bis 14 Tage beigefüttert werden. Die perorale Vakzination der Ferkel mit abgeschwächten, stallspezifischen Lebendkulturen, 2 bis 3 Wochen vor bis 3 Wochen nach dem Absetzen beigefüttert, bietet ebenso wie die perorale Lebendvakzination der Muttersau beinahe einen sicheren Schutz.

Koliseptikämie des Schafes und der Ziege

Die Krankheit tritt vor allem bei jenen Neugeborenen auf, die zu spät mit Kolostrum versorgt werden, das ist besonders häufig bei Mehrlingsgeburten. Bei der mutterlosen Aufzucht, bei der die Lämmer bereits 24 Stunden post partum abgesetzt werden, sind Kolierkrankungen mitunter sehr verlustreich. Die Keime dringen dabei vorwiegend über den Nasenrachenring ein und gelangen mit dem Blut in kurzer Zeit in alle Organe einschließlich Gehirn. Für das Krankheitsgeschehen verantwortlich zeichnen vor allem E.-coli-Stämme der Serotypen O78:80, O15, O20, O35, O114, O115, O125 und O137.

Symptome. Die Koliseptikämie tritt in den ersten Lebenswochen auf und verläuft perakut, so daß klinische Symptome in der Mehrzahl nicht zur Beobachtung gelangen. Gelegentlich können die Tiere Durchfälle und Ataxien aufweisen.

Sektion. Bei der Sektion fallen die Leber- und Milzschwellung auf.

Diagnose. Sie ist aufgrund des bakteriologischen Befundes aus allen parenchymatösen Organen zu sichern. Differentialdiagnostisch kommt Pasteurellose in Frage.

Therapie und Bekämpfung. Parenterale Zufuhr koliwirksamer Chemotherapeutika (ein Zehntel der Kälberdosis). Der größte Wert ist auf die rechtzeitige Kolostrumversorgung der neugeborenen Tiere und auf die gründlichste Desinfektion der Ablammboxen zu legen.

Koliruhr des Schafes und der Ziege

Bei der Koliruhr besiedeln die enteropathogenen Kolikeime das Jejunum und die Mesenteriallymphknoten und dringen in der Regel nicht in die Blutbahn ein. Krankheitsauslösend sind die von den Keimen gebildeten Enterotoxine.

Symptome. Vorwiegend erkranken bis 8 Tage alte Schaf- und Ziegenlämmer. Die Tiere sind weniger lebhaft als normal, der Rücken ist gekrümmt und die Sauglust vermindert. Die Tiere pressen auf den Kot. Die Analgegend ist mit übelriechendem dünnbreiigem Kot verschmiert. Durch den profusen Durchfall kommt es sehr rasch zu Exsikkose und Tod.

Sektion. Auffallend ist die hochgradige Exsikkose. Der Labmagen ist mit geronnener Milch gefüllt, der Darminhalt dünnflüssig und die Darmschleimhaut katarrhalisch entzündet.

Diagnose. Sie wird durch den Nachweis der enteropathogenen E.-coli-Stämme in allen Darmbereichen gestellt. Differentialdiagnostisch ist die Lämmerdysenterie zu berücksichtigen.

Therapie und Bekämpfung. Perorale Zufuhr von Chloramphenikol, Neomycin, Furazolidon, Borgal, Trimethoprim (Dosierung s. oben). Bei der mutterlosen Aufzucht sind gute Hygiene und sorgfältige Betreuung der Lämmer unumgänglich notwendig.

E.-coli-Infektionen können bei protrahiertem Verlauf bei Schaf- und Ziegenlämmern auch sehr therapieresistente *Polyarthritiden* und *Meningitiden* hervorrufen. Hinsichtlich Diagnose, Differentialdiagnose, Therapie und Bekämpfung gilt das beim Kalb Gesagte.

Koliruhr und *Koliseptikämie* treten gelegentlich auch bei *Fohlen* und *Hundewelpen* auf, wobei ähnliche Umwelt- und pathogenetische Faktoren wie beim Kalb oder Schwein am Zustandekommen der Erkrankung beteiligt sind. Insbesondere hämolysierende E.-coli-Stämme sind als Ursache von Enteritiden bei Junghunden festgestellt worden. Die Diagnose kann nur durch den bakteriologischen Nachweis der Erreger gesichert werden. Die Behandlung erfolgt nach den gleichen Prinzipien wie bei den oben abgehandelten Tierarten.

Pasteurellosen

(Hämorrhagische Septikämie, Septicaemia haemorrhagica)

Mit diesem Sammelnamen faßt man Krankheiten verschiedener Tierarten zusammen, die in ihrer akuten Form als Septikämie verlaufen und durch Pasteurellen verursacht werden. Als *primäre Pasteurellosen* gelten die Geflügelcholera, die Wild- und Rinderseuche, die Büffelseuche, der Schafrotz, zum Teil die Schnüffelkrankheit des Schweines. Als *sekundäre Pasteurellosen* werden jene Krankheiten bezeichnet, bei denen Pasteurellen ihre pathogenen Eigenschaften erst erwerben, wenn der Körper durch andere Krankheitserreger (Viren, Mykoplasmen, Chlamydien), geänderte Umwelteinflüsse, lange Transporte oder Tiermassierungen (industrielle Tierhaltung) schon geschwächt ist und sie demnach nur als Sekundärerreger wirken. Hierzu gehören in den gemäßigten Klimazonen das sogenannte Shipping fever, die Pasteurellose der Kälber und die Enzootische Pneumonie des Schweines.

Pasteurellen sind 0,3–1,25 μm große, unbewegliche, ovoide, gramnegative Stäbchen, die sich an den Polen etwas stärker anfärben (bipolare Bakterien). Zur Zeit sind vier Spezies bekannt, die allein oder mit anderen Keimarten Krankheiten auslösen: Pasteurella multocida, P. haemolytica, P. pneumotropica, P. urea.

Aufgrund der Analyse der O- und K-Antigene sind bei P. multocida sechs verschiedene Serotypen und von P. haemolytica zwei unterschiedliche Biotypen bekannt. Die Tenazität der Keime ist gering. Bei Eintrocknung gehen sie in 2 bis 3 Tagen, bei Temperaturen über 60 °C in wenigen Minuten und mit 1 %iger Natronlauge oder 2 %iger Formalinlösung in einer Minute zugrunde. Im Gegensatz zu anderen gramnegativen Bakterien sind sie gegenüber den meisten Antibiotika einschließlich Penicillin hoch empfindlich. Für den Tierversuch eignen sich Kaninchen, Mäuse und Tauben.

Wild- und Rinderseuche
(Pasteurellose des Rindes, Septicaemia haemorrhagica)

Darunter wird eine bei Rindern und wildlebenden Wiederkäuern in tropischen und subtropischen Gebieten als akute Septikämie oder kruppöse Pneumonie verlaufende Pasteurellose verstanden.

Ätiologie. Als Erreger kommt P. multocida Serotyp 6:B oder 6:E in Frage. Inwieweit P. haemolytica die echte Wild- und Rinderseuche auszulösen vermag, bedarf einer weiteren Klärung.

Epizootiologie. Als Erregerreservoire gelten ausschließlich stationäre Rinder- oder Büffelherden. Die Aufnahme der Keime erfolgt peroral. Kranke Tiere scheiden die Erreger über Speichel, Kot, Harn und Milch aus.

Pathogenese. Nach Überwindung des lymphatischen Nasenrachenringes kommt es zur Bakteriämie und intensiven Endotoxinbildung. Das Endotoxin wirkt als Entzündungsreiz, hat diffuse Permeabilitätsstörungen zur Folge und beeinflußt auch das Blutgerinnungssystem, so daß es zu einer sich ausbreitenden intravaskulären Koagulation kommt. Die Folge sind septikämische, mit Ödembildung einhergehende akute Krankheitsprozesse und fibrinöse Pleuropneumonien.

Symptome. Die *septikämische Verlaufsform* ist gekennzeichnet durch hochgradige Störung des Allgemeinbefindens, hochgradige Apathie und Tod innerhalb weniger Stunden bis längstens eines Tages. Bei etwas *protrahierterem*

Verlauf kommt es zur Ausbildung subkutaner und submuköser Ödeme im Bereich der Lider, der oberen Halsgegend, des Kehlganges, des Triels und der Unterbrust. Dabei sind hohes Fieber und durch die Ödeme bedingt Stenosengeräusche mit mittel- bis hochgradiger in- und exspiratorischer Dyspnoe feststellbar. Der Tod tritt in längstens zwei Tagen ein. Durchfall ist stets vorhanden. Bei der *pektoralen Form* kann es zur Ausbildung einer serofibrinösen Pneumonie und Pleuritis mit Dämpfungen, Reibegeräuschen und bronchialem Atmen über den ventralen Lungenpartien kommen. Auch in diesen Fällen tritt der Tod in wenigen Tagen ein.

Sektion. Man findet nicht nur die bereits klinisch erkennbaren Ödeme, sondern auch solche im peritrachealen Bindegewebe, im Mediastinum sowie im interlobulären Bindegewebe der Lunge. Daneben treten – unabhängig von der Krankheitsdauer – pneumonische Herde mit Nekrosen auf. In Brust- und Bauchhöhle sowie im Herzbeutel befindet sich häufig ein klares, gelbliches, mitunter auch etwas rötlich gefärbtes Transsudat. Die Milz weist gelegentlich kleine Petechien auf.

Diagnose. Charakteristisch ist der akute oder perakute Verlauf sowie das Auftreten von Ödemen in der Rachengegend. Da die Tiere in der Regel im Stadium der Bakteriämie sterben, ist der Nachweis der Pasteurellen in Blut- und Exsudatausstrichen leicht möglich. Gelingt dies wegen vorgeschrittener Fäulnis nicht, so können aus den Organen antigenhaltige Extrakte gewonnen und mittels Komplementbindungsreaktion oder Präzipitation untersucht werden.

Therapie und Bekämpfung. Eine Chemotherapie verspricht nur dann Erfolg, wenn sie vor dem Einsetzen der Bakteriämie durchgeführt werden kann. Hierfür eignen sich Penicillin, Streptomycin und Breitbandantibiotika in hoher Dosierung. In Ländern, in denen die Seuche heimisch ist, kann ihr nur durch Impfprogramme erfolgreich begegnet werden.

Büffelseuche

Die Büffelseuche kommt im südlichen Europa (Italien, Siebenbürgen, Bulgarien, Südrußland), in Nord-, Süd- und Ostafrika, im gesamten südlichen Asien, auf den Philippinen sowie in Mittel- und Südamerika vor. Sie verläuft perakut bis akut; klinische Erscheinungen und Therapie entsprechen der Wild-

und Rinderseuche. In den betroffenen Ländern sind Impfprogramme mit Formol- oder mit Adjuvantien (Alaun, Mineralölen usw.) versehenen Vakzinen die einzig möglichen Maßnahmen.

Schafrotz
(Hämorrhagische Septikämie des Schafes)

Der Schafrotz tritt in einer septikämischen und einer Lungenform auf.

Ätiologie. Erreger ist P. haemolytica, während P. multocida wahrscheinlich nur sekundäre Bedeutung hat. Für den Keim besonders empfänglich sind Lämmer.

Epizootiologie. Die Seuche ist weltweit bekannt. Der Erreger kommt auch bei gesunden Schafen im Nasen-Rachen-Raum, in den Tonsillen und in der Lunge vor. Die Ansteckung erfolgt aerogen über Dauerausscheider. Das Angehen der Infektion wird begünstigt durch kalte, feuchte, zugige Stallungen, lange Triebe usw. Bei SPF-Lämmern gelingt durch intratracheale Infektion die Auslösung des Krankheitsbildes. Als Wegbereiter der Erkrankung werden Viren, Mykoplasmen und Chlamydien angesehen. Das schwere Krankheitsgeschehen wird durch das Endotoxin ausgelöst.

Symptome. Bei der *septikämischen Verlaufsform* werden vor allem Lämmer, seltener erwachsene Tiere plötzlich tot aufgefunden. Trifft man die Tiere noch lebend an, so sind sie hochgradig apathisch, liegen fest, fressen nicht, haben hochgradiges Fieber, die Schleimhäute sind hochgradig gerötet, die Atmung ist hochgradig erschwert (Mundatmung), und aus dem Mund entleert sich Schaum.

Beim akuten Verlauf der *Lungenform* werden ebenfalls nur selten kranke Tiere angetroffen. Sie liegen fest, die Atmung ist hochgradig erschwert, es besteht serös-schleimiger Nasenausfluß und gelegentlich wird auch Husten beobachtet. Pulsfrequenz und innere Körpertemperatur sind stark erhöht. Beim protrahierten Verlauf überwiegen die Erscheinungen von seiten des Atmungstraktes, gleichzeitig bestehen Freßunlust, hohes Fieber und Tachykardie. Die Atmung ist frequent, oberflächlich, und die Tiere husten spontan und feucht. Über der Lunge sind Dämpfungen und bronchiales Atmen nachweisbar. Die wenigen Tiere, die die Krankheit überstehen, magern sehr stark ab und werden zu Kümmerern und Dauerausscheidern.

Sektion. Bei der septikämischen Form sind die Lymphknoten hämorrhagisch geschwollen und auf allen serösen Häuten Blutungen feststellbar. Leber, Niere und Milz sind vergrößert und die Lungen sehr blutreich. Bei der akuten Lungenform ist die Lunge schlecht kollabiert, blutreich und sieht purpurrot aus. Das erkrankte Lungengewebe fühlt sich kompakt an und ist vom gesunden Gewebe scharf getrennt. Aus der Schnittfläche entleert sich auf Druck schaumig-hämorrhagische Flüssigkeit (akutes Lungenödem). Ist der Verlauf protrahierter, kommt es zur Ausbildung einer serofibrinösen lobulären Pleuropneumonie (kruppöse Pneumonie).

Diagnose. Sie wird aufgrund der Sektion und des bakteriologischen Befundes gestellt. Differentialdiagnostisch kommen einerseits Koliseptikämie, andererseits Lungenadenomatose, Maedi, Pseudotuberkulose und Wurmpneumonien in Frage.

Therapie und Bekämpfung. Die intensive und rechtzeitige Behandlung der Tiere mit Penicillin, Streptomycin, Tetrazyklinen, Chloramphenikol und Sulfonamiden ist erfolgreich. Chronisch kranke Tiere können nicht geheilt werden und sind auszumerzen. Die im Handel erhältlichen Pasteurellaimpfstoffe wirken nicht immer. Wesentlich sind hygienische Maßnahmen. In den Lämmerboxen darf keine Zugluft herrschen, die relative Luftfeuchtigkeit soll nicht über 60% ansteigen, und die Stalltemperatur muß bei 10° liegen. Genügen diese Maßnahmen allein nicht, sind die Tiere mehrmals pro Jahr in zeitlichen Abständen von 2 bis 3 Monaten mit den bei der Therapie genannten Präparaten eine Woche lang peroral zu behandeln.

Pasteurellose der Ziege

Diese durch P. multocida hervorgerufene Seuche hat nur dort Bedeutung, wo eine intensive Ziegenhaltung unter schlechten hygienischen und Fütterungsverhältnissen (insbesondere Vitamin-A-Mangel) betrieben wird. Die Krankheit befällt vorwiegend Zicklein und tritt meist als hämorrhagische Septikämie mit perakutem Verlauf und tödlichem Ausgang zur Ausbildung einer serofibrinösen Pleuropneumonie. Die Behandlung kommt fast immer zu spät. Daher ist auch hier das Hauptaugenmerk auf die Verbesserung der Haltung und Fütterung (Vitamin A) zu legen.

Pasteurellose des Schweines (Schweineseuche)

Diese Seuche kommt eigentlich nicht mehr vor bzw. hat man erkannt, daß die festgestellten Pasteurellen nicht die Primärerreger sind.

Pasteurellose des Kalbes

Diese sekundäre Pasteurellose tritt gelegentlich als Stallenzootie in Kälbermastbeständen auf.

Ätiologie und Epizootiologie. Als Erreger steht P. haemolytica zur Diskussion. Prädisponierend wirken die Verbringung der 1 bis 2 Wochen alten Kälber mit längeren Transporten in den Mastbestand und die dort vorgenommene Futterumstellung. Wegbereitend sind Viren, Chlamydien und Mykoplasmen.

Symptome. Die Inkubationszeit beträgt 1 bis 3 Tage. Die Krankheit verläuft perakut unter dem Bilde einer hämorrhagischen Septikämie. Die Tiere sind völlig apathisch, niedergeschlagen, haben hohes Fieber, liegen fest und verenden wenige Stunden nach Krankheitsbeginn.

Diagnose. Sie kann nur durch die bakteriologische Untersuchung gestellt werden. Differentialdiagnostisch hat die Koliseptikämie Bedeutung.

Therapie und Prophylaxe. Zu versuchen sind die beim Schaf verwendeten Antibiotika sowie Immunserum (nötigenfalls auch Geflügelcholeraserum), außerdem Traubenzucker, Novalgin, Kreislaufmittel, Natriumbikarbonat. Meist kommt die Behandlung aber zu spät.

Vorbeugend sind Transport-, Haltungs- und Fütterungsbedingungen bei der Umstellung zu verbessern. Es sollen nicht zu junge Kälber zur Mast eingestellt werden. In Problembeständen sind zusätzlich kombinierte Impfstoffe (Virus plus Pasteurellen) zu versuchen.

Pasteurellosen wurden gelegentlich bei *Equiden* und *Katzen* festgestellt; bei letzteren gibt es auch eine nervale Form. Vorwiegend treten sie aber als Sekundärerreger im Laufe anderer Krankheiten (Brustseuche, Panleukopenie) auf und führen dann zu Pneumonien und Brustfellentzündungen. Vereinzelt ist über Erkrankungen des *Menschen* berichtet worden, die meist als örtliche Entzündungen verlaufen.

Aktinobazillosen

Infektionskrankheiten durch Angehörige der Gattung Actinobacillus treten bei Tieren und vereinzelt auch beim Menschen auf. Erstmalig wurden die Erreger von *Ligenières* und *Spitz* (1902) bei der Rinderaktinomykose festgestellt, als trotz des Vorhandenseins der kennzeichnenden Drusen keine Aktinomyzeten gefunden werden konnten. Wegen dieser und anderer Ähnlichkeiten wird heute noch trotz unterschiedlicher Ätiologie die Strahlenpilzkrankheit als Einheit angesehen und beschrieben (s. S. 175). Derzeit unterscheidet man die Arten A. lignieresii und A. equuli und mit Vorbehalt A. suis.

Frühlähme des Fohlens
(Pyoseptikuminfektion, Shigellose der Fohlen, Sleepy foal disease)

Die Frühlähme der Fohlen tritt in den ersten Lebenstagen als akute, meist tödlich verlaufende Septikämie auf, die bei etwas protrahierterem Verlauf mit Arthritis, eitriger Glomerulonephritis und anderen Organlokalisationen einhergeht.

Ätiologie. A. equuli (Bact. pyosepticum viscosum equi, Shigella equirulis usw.) ist ein kapsel- und geißelloses, gramnegatives pleomorphes Stäbchen, das am besten auf Pferdeblutagar wächst. Frische Kolonien weisen eine schleimig-visköse Konsistenz auf. Der Erreger ist gegen Umwelteinflüsse und die üblichen Desinfektionsmittel sehr empfindlich. Eine Antigenverwandtschaft besteht zu anderen Aktinobazillen. A. equuli ist apathogen für kleine Versuchstiere, dagegen wurden mitunter Infektionen bei Schweinen und Hunden festgestellt. Der Keim kann beim Pferd außer als Abortusursache auch als Sekundärerreger der Pferdegrippe eine Rolle spielen.

Vorkommen und Epizootiologie. Die Krankheit ist weltweit verbreitet und tritt in großen Beständen oft seuchenartig auf. A. equuli findet sich auf den Tonsillen und im Darm gesunder Pferde, so daß die Erkrankung meist nicht mit einer Einschleppung in einen Bestand zusammenhängt. Die Infektion erfolgt intrauterin, zum Großteil aber nach der Geburt vom Nabel aus oder peroral. Bei älteren Tieren dringen die Erreger unter dem Einfluß resistenzmindernder Faktoren aus dem Verdauungstrakt in die Blutbahn ein. Auch wandernde Larven von Strongylus vulgaris sollen sie verschleppen können. Falls die daraus resultierende Septikämie nicht zum Tode führt, kommt es zu persistierenden Herden in verschiedenen Organen, die über Jahre hinaus streuen.

Symptome. Die Fohlen erkranken in der Regel am ersten bis vierten Lebenstag mit Fieber über 40 °C, beschleunigter Atmung und frequentem Puls. Sie hören zu saugen auf, werden zunehmend schwach, bekommen Durchfall mit Kolikerscheinungen, Gelbsucht, und können sich schließlich nicht mehr erheben. Manche Tiere befinden sich von Anfang an in einem somnolenten oder komatösen Zustand („Sleepers"). In der Regel verenden sie innerhalb von 24 Stunden. Fohlen, die diese akute Phase überleben, entwickeln nach 1 bis 2 Tagen Schwellungen bzw. Entzündungen der Gelenke und Sehnenscheiden und dementsprechende Lahmheit sowie vielfach Erscheinungen einer Nephritis (gekrümmter Rücken, Schmerzen in der Nierengegend, vermehrter Harnabsatz, urämischer Geruch) oder auch pneumonische Erscheinungen. Bei Erkrankung des Atlantookzipitalgelenkes besteht eine gestreckte Kopf-Hals-Haltung. Diese Tiere sterben in der Regel am dritten oder vierten, gelegentich erst am siebten Krankheitstag. Durch A. equuli verursachte Aborte bzw. Geburten lebensschwacher Fohlen, die meist innerhalb weniger Stunden sterben, kommen nur sporadisch vor. Bei älteren Fohlen und erwachsenen Pferden verläuft die Krankheit akut bis subakut mit hohem kontinuierlichem Fieber, Inappetenz, Ataxien, Gelenkentzündungen und entsprechenden Störungen des Allgemeinbefindens.

Morbidität und Mortalität der neugeborenen Fohlen können bis 100% betragen, bei älteren Pferden bis zu 40%.

Sektion. Bei den innerhalb von 24 Stunden gestorbenen Fohlen findet man lediglich die Erscheinungen der Septikämie und einer hochgradigen Enteritis. Nach längerem Krankheitsverlauf sieht man die typische eitrige, herdförmige Glomerulonephritis mit zahlreichen herdförmigen Mikroabszessen sowie nekrotische Herde in anderen inneren Organen, vorwiegend der Leber. Später kann man die Entzündung der Gelenke und Sehnenscheiden mit einem rötlichgelben, stark fadenziehenden Exsudat feststellen. Bei erwachsenen Pferden sind herdförmige Nekrosen und Degenerationen in den inneren Organen und punktförmige Blutungen im Verdauungskanal die auffälligsten Merkmale.

Diagnose. Zur Diagnose kann aus den verendeten Fohlen bzw. von den verdächtigen Muttertieren (Zervixtupfer), während der septikämischen Phase auch aus dem Blut, die Erregerisolierung versucht werden. Charakteristisch ist weiterhin die herdförmige eitrige Glomerulonephritis. Differentialdiagnostisch kommen alle anderen septikämisch verlaufenden Krankheiten der Fohlen in Frage. Ähnlich akute Krankheitsbilder werden auch bei der hämolytischen Anämie der neugeborenen Fohlen, bei der Retention von Mekonium, Blasenrupturen und angeborenen Herzfehlern beobachtet.

Therapie und Bekämpfung. Zur Therapie werden Chloramphenikol, Tetrazykline und Streptomycin durch 5 Tage empfohlen. Ansonsten wird symptomatisch behandelt: Kreislauftherapie, Flüssigkeitsersatz usw., evtl. Bluttransfusionen.

Die Vorbeugung besteht vorwiegend in der Geburtshygiene (Abfohlboxen, sorgfältige Nabelpflege, Reinigung und Desinfektion des Euters usw.) und prophylaktischen Gaben der genannten Antibiotika während der ersten Lebenstage. Gute Ergebnisse erbrachte die Impfung mit einer Formolvakzine im letzten Drittel der Trächtigkeit und die Notimpfung der Fohlen mit einem A.-equuli-Serum bzw. die passive Schutzimpfung der Muttertiere 14 Tage ante partum in verseuchten Beständen. Auch die subkutane Applikation von 200–300 ml Mutterblut hat sich bewährt. Bei erwachsenen Pferden beschränkt sich die Prophylaxe auf die Ausschaltung von resistenzmindernden Faktoren.

Aktinobazillose des Schweines

Erreger ist A. suis (auch A. equuli), der auch bei gesunden Schweinen vorkommt. Die Erkrankung tritt meist nur sporadisch im Zusammenhang mit resistenzmindernden Einwirkungen auf; gelegentlich erkranken gehäuft bestimmte Würfe oder Altersgruppen. Die Pathogenese entspricht weitgehend der des Pferdes. Vor allem bei wenige Tage alten Ferkeln verläuft die Seuche perakut bis akut mit septikämischem Erscheinungsbild und Gelenksentzündungen. Ältere Tiere und Läufer erkranken vorwiegend subakut bis chronisch mit Gelenksentzündungen, insbesondere der Karpal- und Tarsalgelenke, Endokarditis und subkutanen Abszessen in verschiedenen Körperregionen. Bei erwachsenen Tieren kommen Herdinfektionen vornehmlich in den Nieren vor.

Die Diagnose ist nur durch Erregernachweis mittels der Kultur auf Blutagar möglich. Die Therapie erfolgt mit Chloramphenikol, Streptomycin oder Tetrazyklinen.

Krankheiten durch Keime der Gattung Haemophilus

In der Gattung Haemophilus werden gramnegative, unbewegliche und pleomorphe Bakterien zusammengefaßt, die kokkoid und auch fadenförmig vorkommen können. Für die Züchtung eignet sich am besten Kochblutagar, und vielfach werden auch Ammenstämme, z.B. Staphylokokken, benützt.

Fibrinöse Serosen- und Gelenksentzündung des Ferkels
(Glässersche Krankheit)

Darunter wird eine akut verlaufende, serofibrinöse Entzündung der Gelenke, gelegentlich auch der serösen Überzüge der Leibeshöhle verstanden, wobei auch zentralnervale Erscheinungen zur Beobachtung kommen.

Ätiologie und Epizootiologie. Erreger ist H. parasuis, der auch mit Mykoplasmen vergesellschaftet vorkommen kann. Auf diese Tatsache dürften die fallweise schlechten Behandlungserfolge mit Penicillin zurückzuführen sein. Der Keim ist an das Tier gebunden und auch bei gesunden Tieren nachweisbar. Zur Auslösung der Krankheit sind belastende Faktoren, insbesondere längere Transporte und schlechtes Stallklima, notwendig.

Symptome. Mehrere Tage nach Transporten weisen Absetzlinge und Läuferschweine hochgradiges Fieber (41–43°), hochgradige Apathie sowie sehr schmerzhafte Gelenksentzündungen auf (Sprung-, Knie-, Ellbogen-, Karpalgelenke). Längstens 1 bis 2 Tage später sind infolge der eiterigen Meningitis auch Taumeln, Ataxien, Hinfälligkeit sowie im Liegen Schrei- und Laufkrämpfe zu beobachten.

Sektion. Die Gelenkskapseln sind verdickt, die Gelenke vermehrt mit fibrinhaltiger Flüssigkeit gefüllt. Das Peritoneum weist eine serofibrinöse Entzündung auf. Gelegentlich besteht eine eitrige Gehirnhautentzündung.

Diagnose. Sie wird auf Grund der hochfieberhaften Gelenksentzündung gestellt und durch den Erregernachweis gesichert. Differentialdiagnostisch kommen Gelenksentzündungen anderer Genese, insbesondere die mykoplasmen- und streptokokkenbedingten, seltener die Rotlaufpolyarthritis in Frage.

Therapie. Die reine Haemophilus-Infektion ist mit Penicillin gut zu behandeln. Bestehen bereits meningitische Erscheinungen, so wird es sofort auch intravenös verabreicht. Falls auf die erste Injektion keine sichtbare Besserung eintritt, muß man die Therapie mit Chloramphenikol, Tetrazyklinen, Tylosin oder Spectinomycin fortsetzen.

Haemophilus-Pleuropneumonie des Schweines

Man versteht darunter eine meist in Mastbeständen vorkommende, akut verlaufende, zum Teil fibrinöse, zum Teil auch hämorrhagisch-nekrotisierende Pleuropneumonie.

Ätiologie. H. pleuropneumoniae (früher H. parahaemolyticus) ist durch hohe Virulenz und hohe Kontagiosität gekennzeichnet. Zwischen den bisher 5 bekannten Serotypen besteht eine Kreuzimmunität.

Vorkommen und Epizootiologie. Die Krankheit wurde u. a. in Deutschland, der Schweiz, Dänemark, Kanada festgestellt. Die Ausbreitung erfolgt durch den Tierverkehr, und die Seuche tritt vorwiegend in Mastbeständen auf, die von vielen Betrieben mit Läufern beschickt werden. Die Übertragung erfolgt durch Tröpfcheninfektion aber auch über Zwischenträger. Schon nach Stunden können die ersten Tiere verenden. Am häufigsten erkranken Tiere zwischen 25 und 60 kg Körpermasse. In Zuchtbeständen, in denen die Schweine nicht so dicht aufgestallt sind, erkranken sie kaum oder nur ganz milde.

Symptome. Die *perakute Verlaufsform* ist durch plötzlich einsetzendes Fieber von 41–42 °C gekennzeichnet. Die Tiere weisen hochgradige Dyspnoe, Mundatmung, schmerzhaften Husten, Zyanose an Ohren und Rüsselscheibe sowie einen kleinen, schwachen, frequenten Puls auf. Der Tod tritt in 24 Stunden ein. Pneumonische Symptome sind klinisch noch nicht feststellbar. Bei der *akuten Verlaufsform* ist die Temperatur ebenfalls hoch (40–41 °C). Neben der Inappetenz sind pneumonische Symptome (Dämpfungen, bronchiales Atmen) wahrnehmbar. Dieser Zustand kann sich in 2 bis 3 Tagen verschlechtern und zum Tode führen oder aber es geht in die *chronische Form* über, bei der neben schlechter Entwicklung nur spontaner oder anfallsweiser Husten feststellbar ist.

Sektion. Das typische Merkmal ist eine fibrinöse und hämorrhagisch-nekrotisierende Pleuropneumonie. Die Lungenherde liegen dabei auch dorsomedial an den Basislappen, sind im akuten Stadium kompakte und feste Knoten und wölben sich beetartig über die Lungenoberfläche vor. Auf der Schnittfläche wechseln dunkelrote mit grauroten und gelblichen scharf begrenzten Bezirken ab. Die Lungenlymphknoten sind stark ödemisiert und geschwollen. Im chronischen Stadium werden Knoten mit dicker Bindegewebskapsel und krümelig-nekrotischem Zentrum und chronische Pleuritis festgestellt.

Diagnose. Sie stützt sich auf den klinischen Befund, das Sektionsbild, den Erregernachweis und die Komplementbindungsreaktion. Im akuten Stadium sind differentialdiagnostisch bei jüngeren Tieren Maul- und Klauenseuche, Schweinepest, Enzootische Pneumonie, Schweineinfluenza sowie Infektionen mit Bordetellen, Chlamydien und anderen hämophilen Keimen auszuschließen.

Therapie und Bekämpfung. In perakuten Fällen kommt die Behandlung zu spät. Alle anderen erkrankten und auch die gefährdeten Tiere sind wiederholt mit Penicillin oder Tetrazyklinen zu behandeln. Prophylaktisch werden die trächtigen Tiere 6 bis 8 Wochen und 3 bis 4 Wochen vor der Geburt, die Ferkel im Alter von 3 und 6 Wochen und die Mastschweine in jedem Alter zweimal im Abstand von 3 Wochen mit stallspezifischen Totvakzinen geimpft.

Andere Haemophilusinfektionen

H. Parasuis, H. parainfluenzae und H. suis werden seit längerer Zeit als Sekundärerreger bei der Schweineinfluenza diskutiert.

Bestimmte, noch nicht näher differenzierte oder immer wieder umbenannte hämophile Keime (H. agni, H. somnus, H. citreus und H. ovis) können beim erwachsenen Rind, beim Kalb und beim Schaf sowohl septikämische Zustände als auch meningitische, laryngitische und pneumonische Erkrankungen auslösen. Da die Infektionen immer hochfieberhaft verlaufen, ist eine wiederholte hochdosierte Antibiotika- sowie Allgemeinbehandlung nötig.

Kontagiöse Equine Metritis
(CEM)

Die Ansteckende Gebärmutterentzündung der Pferde ist eine erstmalig 1977 in England beschriebene Deckseuche, die durch gramnegative „Kokkobazillen" hervorgerufen wird und zu einer beträchtlichen Verminderung der Fruchtbarkeitsrate führt. Sie wurde inzwischen auch in Irland, USA, Australien, Frankreich, Deutschland und Österreich festgestellt.

Ätiologie. Der Erreger wird vorläufig H. equigenitalis genannt, obwohl ihm wesentliche Eigenschaften der Gattung fehlen (u. a. keine Hämin- bzw. NAD-Abhängigkeit beim Wachstum). Im angelsächsischen Schrifttum findet man daher auch die Bezeichnung Contagious Equine Metritis Organism (CEMO). Die kokkoiden unbeweglichen Stäbchen sind $0,3–0,6 \times 1–2\ \mu m$ groß und neigen gelegentlich zu Pleomorphismus. Sie wachsen sehr langsam und nur auf Kochblutagar unter mikroaeroben Bedingungen. Empfindlichkeit besteht gegenüber den meisten in der Veterinärmedizin üblichen Antibiotika sowie gegen Trimethoprim und Furazolidon.

Epizootiologie und Ansteckung. Die Seuche wurde vorwiegend bei Vollblütern und Trabern beobachtet, kann aber auch andere Pferderassen und Equiden befallen. Die Übertragung erfolgt vorwiegend durch den Deckakt, ist jedoch auch indirekt (Probierstand, Schweifschützer, Personal), durch direkten Kontakt (Weideaufenthalt) und bei der Geburt möglich. Dabei spielen klinisch gesunde Keimträger vermutlich eine große Rolle. Die infizierten Tiere können die Bakterien monatelang ausscheiden und übertragen (bis zur nächsten Decksaison bzw. in andere Gestüte und Länder).

Pathogenese. Die Erreger besiedeln die Genitalschleimhaut der Stuten und Hengste und lassen sich dort äußerst lange (jedoch nicht bei jeder Probeentnahme) nachweisen. Sie führen nach etwa 2 Tagen zu einer Proliferation der Epithelzellen mit intrazellulärer Vakuolisierung der Basalregion und mononukleären Infiltraten. Die einzelnen Stämme dürften unterschiedlich virulent sein, und bei klinisch inapparenten Trägern sind in der Regel Entzündungen nicht nachweisbar.

Symptome. Die Stuten erkranken 2 bis 3 Tage nach dem Deckakt an einer Vaginitis bzw. Zervizitis mit trübem bis schleimig-eitrigem Ausfluß, der aber auch fehlen kann. Gelegentlich werden Endometritiden beobachtet, und der Scheidenausfluß kann entweder von akuten Entzündungsprozessen herrühren oder von Epithelnekrosen der Uterusschleimhaut. Im infizierten Bestand bemerkt man oftmals vermehrtes Um- und Nachrossen, vermehrt Sterilität und auch Frühaborte. In vielen Fällen verläuft die Infektion ohne deutliche klinische Krankheitserscheinungen, und insbesondere beim Hengst sind in der Regel keine Symptome feststellbar.

Diagnose. Hierfür ist der Nachweis der Erreger mittels wiederholter (!) Tupferproben notwendig. Die Probenentnahme erfolgt bei der Stute hauptsächlich vom dorsalen Klitorissinus bzw. der Scheidenschleimhaut, der Zervix und dem Uteruskörper, beim Hengst vom Penisschaft, der Eichelgrube, der Harnröhrenmündung, aus dem Vorsekret und gegebenenfalls dem Ejakulat. Die Proben müssen in speziellen Transportmedien auf schnellstem Wege zur bakteriologischen Untersuchung gebracht werden. Serologische Untersuchungsverfahren haben bisher keine praktische Bedeutung erlangt.

Therapie. Parenterale hochdosierte Antibiotika-Therapie, vorzugsweise mit Penicillin, Chloramphenikol bzw. auf Grund eines Antibiogramms, sowie bei den Stuten intrauterine Antibiotikainstillation 3mal im Abstand von 2 Tagen. Wiederholte Waschungen der Vulva und insbesondere des Klitorisbereiches bzw. des Penisschaftes mit 0,5%iger Chlorhexidinlösung durch 4 bis 5 Tage im Abstand von 2 bis 3 Tagen und bei den Hengsten anschließende Applikation einer entsprechenden Antibiotikasalbe werden empfohlen. Der Erfolg der Therapie sollte mittels mindestens dreimaligen Tupferproben in 8tägigen Abständen kontrolliert werden.

Die infizierten bzw. erkrankten Tiere sind getrennt aufzustallen und zu pflegen, der verseuchte Betrieb ist zu sperren und ein Deckverbot auszusprechen, und alle geschlechtsreifen Tiere sind wiederholt bakteriologisch zu untersuchen. Eine Flächendesinfektion mit 1%iger Chlorhexidinlösung ist angezeigt.

Prophylaxe. Die Aufnahme von Pferden in ein Gestüt darf erst nach (wiederholter) bakteriologischer Kontrolle erfolgen und bis dahin sind sie in Quarantäneställen aufzustallen. Im Deckbetrieb sollte auf die Herkunft bzw. den Aufenthalt während des vergangenen Jahres geachtet werden. Der Transport darf nur in vorschriftsmäßig desinfizierten Wagen erfolgen, eine kurzfristige Einstellung von Stuten ist zu vermeiden, und für gestüteigene und gestütsfremde Pferde sollte das Pflegepersonal getrennt bleiben. Zur Seuchenverhütung kann auch die künstliche Besamung herangezogen werden mit Samenspendern, die nachweislich frei vom Erreger sind.

Rotz

(Malleus)

Rotz ist eine auf den Menschen übertragbare Pferdeseuche, die sich durch Knötchen und Geschwüre der Haut und Schleimhäute sowie der inneren Organe kennzeichnet. Sie wurde weitgehend getilgt und tritt nur noch in Süd- und Vorderasien auf.

Ätiologie. Pseudomonas mallei (Malleomyces mallei) bildet unbewegliche, gramnegative Stäbchen mit abgerundeten Enden von 2–4 μm Dicke, die im Gewebe gewöhnlich zu zweien oder in garbenähnlichen Gruppen liegen. Ihre Widerstandsfähigkeit ist gering. Durch Sonnenlicht werden die Rotzerreger in 24 Stunden vernichtet, im Magensaft gehen sie in 30 Minuten, im Harn innerhalb von 40 Minuten zugrunde; Erwärmen auf 55 °C tötet sie in 10 Minuten, auf 80 °C in 5 Minuten ab. Lediglich in feuchtem und dunklem Milieu halten sie sich Tage und Wochen lang. Die gebräuchlichen Desinfektionsmittel vernichten sie in wenigen Minuten.

Ansteckung und Epizootiologie. Die Ansteckung erfolgt meist durch Aufnahme des mit den Absonderungen kranker Tiere (Nasenausfluß, Lungenauswurf, Eiter, Geschwürflüssigkeit, evtl. Kot, Harn) verunreinigten Futters und Trinkwassers. Seltener ist die direkte oder indirekte (Putzzeug, Geschirr usw.) Infektion durch die (verletzte) Haut oder Schleimhaut (Deckakt); nur ausnahmsweise wird die Krankheit aerogen übertragen. Dementsprechend erkranken bei der Einschleppung in gesunde Bestände durch infizierte Pferde in der Regel deren Stallnachbarn (Stallseuche).

Empfänglich sind vor allem Esel und Maultier, bei denen die Krankheit meist akut verläuft, während das Pferd vorwiegend chronisch erkrankt. Selten erkranken Fleischfresser (vor allem Großkatzen) sowie Schafe, Ziegen und Kamele. Als Versuchstiere werden Goldhamster, Meerschweinchen und Frettchen verwendet.

Pathogenese. Die peroral aufgenommenen Erreger dringen durch die Schleimhaut des Rachens, seltener des Darmes, in das submuköse Gewebe ein und gelangen in den lymphatischen Rachenring bzw. – ebenso wie die von anderen Schleimhäuten oder durch die Haut eingedrungenen Keime – in die nächsten Lymphknoten, wo sie sich vermehren oder gelegentlich auch vernichtet werden. Von dort werden sie mit dem Blut insbesondere in die Lunge verschleppt, in der sie die Bildung von umschriebenen, zelligen Infiltrationen (Rotzknötchen) und Geschwüren verursachen. Manchmal bleibt der Prozeß in diesem Stadium stehen oder es tritt sogar Heilung ein (primärer Rotz). In den meisten Fällen kommt es aber zu metastatischen Veränderungen in anderen Organen, und zwar vor allem im Bereich der Nasenschleimhaut und der Haut: sekundärer Nasen- und Hautrotz bzw. generalisierter Rotz (primärer Haut- und Nasenrotz kommt kaum vor).

Symptome. Die Inkubationszeit schwankt in der Regel zwischen 2 bis 5 Tagen, kann aber auch mehrere Monate betragen und hängt einerseits von der Virulenz der Rotzbakterien, der Art und Intensität der Ansteckung, anderseits von der Widerstandsfähigkeit des befallenen Tieres ab.

Der *akute Rotz* beginnt mit Schüttelfrost, Fieber bis 42 °C und ist durch die rasche Entwicklung der typischen Knötchen und Geschwüre an der Nasenschleimhaut sowie im Bereich der Rachenhöhle und des Kehlkopfes gekennzeichnet. Der anfangs schleimig-eitrige Nasenausfluß wird bald blutig und mißfarben, und infolge der Schleimhautschwellung kommt es zu hochgradiger Erschwerung der Atmung, Schluckstörungen und Regurgitieren sowie laryngealen Stenosengeräuschen (Glottisödem). Kehlgang und Kehlgangslymphknoten sind stark ödemisiert und vergrößert. Häufig tritt sekundär akuter Hautrotz mit Knoten, Geschwüren, strangförmiger Verdickung der Lymphgefäße, phlegmonösen Schwellungen und Vergrößerung der Lymphknoten auf. Vielfach wird auch die Lunge in das akute Geschehen einbezogen: Bronchopneumonien, Pleuritis. Die Tiere magern ab und sterben meist in der zweiten oder dritten Krankheitswoche.

Beim *chronischen Rotz* weisen die Tiere meist unregelmäßiges, rekurrierendes Fieber auf. Die *Erkrankung der Lunge* verläuft unter dem Erscheinungsbild einer chronischen Bronchitis mit kraftlosem, trockenem Husten, zunehmender oder wechselnder Dyspnoe, gelegentlichen feuchten und trockenen Rasselgeräuschen und einem meist verschärften, seltener rauhen Atemgeräusch. Allmählich kommt es zur Leistungsminderung und Abmagerung, und manchmal tritt Nasenbluten auf. Der *Nasenrotz* beginnt oft mit einem serösen, später

schleimig-eitrigem, nicht selten auch blutigem und oft einseitigem Nasenausfluß und einer Anschwellung der (bzw. des gleichseitigen) Kehlgangslymphknoten, die zunächst weich und schmerzhaft sind, später aber derb, höckerig und indolent werden und mit der Unterlage oder der Haut verwachsen. Die Nasenschleimhaut kann lange Zeit nur katarrhalisch gerötet sein. Die charakteristischen Veränderungen manifestieren sich im Bereich der Nasenscheidewand und unter der Flügelfalte als graugelbe, hirsekorngroße Knötchen bzw. mehr flächenförmige Erhabenheiten, die oft glasig durchscheinend und von einem roten Hof umgeben sind. Sie zerfallen meist schnell und bilden dann Geschwüre mit wallartig zernagtem Rand und blaßgelbem, speckig-glänzendem und mit mißfarbenem Eiter bedecktem Grund. Daraus entwickeln sich schließlich feinstrahlige, stern- oder eisblumenähnliche Narben. Der *Hautrotz* verläuft als Lymphangitis mit perlschnurartig angeordneten erbsen- bis bohnengroßen Knoten an Hals, Seitenbrust, Unterbauch und Gliedmaßen. Sie sind mit einer trüben graurouten oder dickbraunen Flüssigkeit gefüllt und brechen vielfach nach außen durch. Die daraus entstehenden Geschwüre kennzeichnen sich durch ihre kraterförmige Vertiefung, den wallartigen Rand, der zur starken Granulationsbildung neigt, sowie einen speckigglänzenden Grund, der von einem mißfarbigen, teils blutigem Exsudat bedeckt ist. Die Stränge ziehen zu einem derb vergrößerten Lymphknoten, der oft vereitert. Eine *Rotzphlegmone* findet man besonders an den Extremitäten, die oft säulenförmig anschwellen (Elephantiasis). Die Schwellungen sind teigig, schmerzlos und setzen sich meist deutlich von der Umgebung ab. Sie können auch am Unterbauch und an der Unterbrust auftreten. Innerhalb der veränderten Extremitäten kann man wiederum die typischen Knoten und Geschwüre erkennen. Die Tiere nehmen zunehmend ab und gehen manchmal erst nach monate- bis jahrelangem Siechtum, das gelegentlich von akuten Nachschüben unterbrochen sein kann, an Kachexie, Herzschwäche oder einer plötzlichen Lungenblutung zugrunde. Vielfach kommt es auch unter der Einwirkung von Stressoren zu einem Übergang in die akute Form der Erkrankung, die dann zum Tode führt.

Die *latente Form des Rotzes* kann jahrelang bestehen, ohne daß es zu äußerlich erkennbaren Veränderungen kommt. In einem Teil der Fälle kann die Seuche anscheinend in Heilung übergehen.

Sektion. Am häufigsten werden vom Rotz die Lungen, die Schleimhäute der vorderen Luftwege sowie die Lymphknoten und Lymphgefäße der Haut befallen (in der angegebenen Reihenfolge). Weniger oft findet man Veränderungen im Bereich von Milz, Leber, Hoden und Knochen. Die typischen Rotzknötchen sind stecknadelkopf- bis hirsekorngroße, graue, durchscheinende oder grauweiße Gebilde, die von einem roten Hof umgeben werden. Ihr Zentrum ist infolge Zellzerfalls gelbweiß. Man findet sie in akuten Fällen vor allem im Atmungstrakt. Bei chronischem Verlauf sieht man auch verkäste oder verkalkte Knötchen, die von einer grauweißen, derben, bindegewebigen Kapsel umgeben sind. Bei der katarrhalisch-pneumonischen Form treten linsenbis erbsengroße, braunrote hepatisierte Herde auf, die im Zentrum zerfallen und einschmelzen, während das angrenzende Gewebe gelbsulzig infiltriert ist. Teilweise beginnt die Lungenerkrankung mit einem entzündlichen Ödem, aus dem sich eine katarrhalisch-eitrige Pneumonie entwickelt, die schließlich in eine chronische Induration übergeht. Die Veränderungen an den Schleimhäuten der vorderen Atmungswege einschließlich der Rachen- und Nebenhöhlen entsprechen ansonsten den beim Nasenrotz geschilderten klinischen Erscheinungen.

Diagnose. Die klinische Untersuchung gestattet nur beim Nasen- oder Hautrotz in manchen Fällen eine sichere Diagnose. Differentialdiagnostisch sind insbesondere Lymphangitis epizootica, kruppöse Nasenentzündungen, tuberkulöse Geschwüre, Rhinitis follicularis, streptokokkenbedingte Entzündungen und Traumen auszuschließen. Beim Hautrotz ist in erster Linie an Lymphangitis epizootica und andere Lymphangitiden sowie an Akne und Sporotrichose zu denken. Der Lungenrotz wird mit chronischen Bronchitiden und Bronchopneumonien anderer Genese einschließlich der Tuberkulose verwechselt.

Im Zweifelsfalle sind eine bakteriologische Untersuchung und der Tierversuch anzuschließen. Das zu untersuchende Material wird mehreren männlichen Meerschweinchen am Bauch subkutan zwischen beide Hinterschenkel injiziert. Im positiven Falle entwickelt sich ein Geschwür, die regionären Lymphknoten abszedieren, und es entsteht eine Hodenentzündung. Zur Sicherung sollte das Exsudat bakteriologisch untersucht werden (Mischinfektion).

Die Diagnose wird intra vitam vor allem mittels allergischer Proben gesichert, für die man das aus Rotzkulturen gewonnene Mallein verwendet.

Die *Ophthalmoprobe* (Augenprobe, konjunktivale Malleinisierung) darf nur an einem unveränderten Auge vorgenommen werden. Mallein wird mittels einer Pipette auf die Bindehaut des unteren Augenlides gebracht, wobei das Instrument die Lidbindehaut nicht berühren darf. Die Beurteilung soll womöglich nach 8 bis 12 und 16 bis 24 Stunden vorgenommen werden. Ansonsten erfolgt eine einmalige Beurteilung in der 12. bis 16. Stunde. Gleichzeitig wird die innere Körpertemperatur gemessen. Bis zum Ablesen der Probe müssen die Tiere ruhig im Stall stehen.

Die spezifische Reaktion beginnt meist schon 3 bis 6 Stunden nach der Instillation und dauert 24 bis 38 Stunden an. Sie besteht im Prinzip in einer *eitrigen* (!) *Konjunktivitis:* Schwach *positiv* ist die Probe dann, wenn die Lidbindehaut gerötet und im inneren Augenwinkel ein etwa linsengroßes Eiterklümpchen vorhanden ist. Ein ausgeprägter positiver Ausfall liegt vor, wenn mäßige Schwellung der Lidbindehaut und geringgradige Verengung der Lidspalte vorhanden sind und der Eiter im inneren Augenwinkel abzufließen beginnt. Bei hochgradiger Reaktion sind die Augenlider stark ödemisiert, verengt oder ganz verschlossen, und das eitrige Exsudat fließt über den ganzen Lidrand ab. In 50–75% der Fälle ist die Temperatur über 38,5 °C erhöht, und die Tiere sind matt und freßunlustig.

Bei *negativer Reaktion* fehlen die Rötung der Bindehaut und der Augenausfluß oder es sind nur geringgradige Rötung und seröser Ausfluß vorhanden (traumatische Reaktion, unspezifischer Reiz des Malleins).

Bei *zweifelhafter Reaktion* besteht eine geringgradige Rötung der Bindehaut, und im inneren Augenwinkel befindet sich ein grauweißes, undurchsichtiges Schleimklümpchen. In diesem Falle wird die Augenprobe am selben (sensibilisierten) Auge sofort wiederholt. Die Beurteilung erfolgt dann bereits nach 5 bis 6 Stunden, und zwar wiederum nach den genannten Grundsätzen, wobei auch hier ein Temperaturanstieg über 38,5 °C den positiven Ausfall bekräftigt.

Die Augenprobe hat sich als ein sehr wertvolles, einfaches und für Massenuntersuchungen geeignetes Diagnostikum bewährt (90 bis 100% richtige Diagnosen). Sie wird in der 2. bis 3. Woche nach erfolgter Infektion positiv, verliert aber ante mortem stark an Intensität. Der positive Ausfall ist praktisch beweisend dafür, daß sich das Tier eine Rotzinfektion akquiriert hat. Zweifelhafte Reaktionen lassen eine Rotzinfektion vermuten, wenn gleichzeitig eine Temperaturerhöhung auftritt. Eine negative Reaktion kann nur bei gut genährten und ausgeruhten Tieren als Beweis dafür angesehen werden, daß bis 3 Wochen vor Anstellung der Probe keine Rotzinfektion stattgefunden hat.

Die intrakutane *Lidprobe* und die *Hautprobe* (kutane Malleinisierung) sind weniger verläßlich. Die *subkutane Malleinisierung* (Thermoreaktion) ist verboten.

Unter den *serologischen Verfahren* ist die Komplementbindungsreaktion die gebräuchlichste Methode mit hoher Spezifität. In der Regel lassen sich damit Infektionen bereits ab dem 12. bis 14. Tag nachweisen (selten erst nach 3 bis 4 Wochen). Gelegentlich kommt es vor, daß sie bei chronisch kranken Pferden versagt bzw. bei Infektionen mit Pseudorotzerregern (P. pseudomallei) falsch positive Resultate liefert. In Zweifelsfällen wird die Probe im Abstand von 14 Tagen wiederholt und der Titerverlauf beurteilt.

Therapie und Prophylaxe. Eine Behandlung rotzkranker oder verdächtiger Tiere ist auf Grund der Tierseuchengesetzgebung verboten. Im Prinzip ist sie mit Sulfonamiden (Sulfadimidin, Sulfathiazin) oder Tetrazyklinen (Chlortetrazyklin) möglich. Die Bekämpfung der Seuche erfolgt durch veterinärpolizeiliche Maßnahmen, d.i. die Tötung der kranken und latent infizierten Tiere. Die Kadaver sind unschädlich zu beseitigen. Alle ansteckungsverdächtigen Einhufer sind abzusondern und unterliegen einer sechsmonatigen Beobachtung, während welcher Zeit sie regelmäßig klinisch, serologisch und allergisch (Augenprobe) zu untersuchen sind. Die betreffenden Bestände sind zu sperren und werden veterinärpolizeilich überwacht. Der Import von Pferden darf nur erfolgen, wenn die entsprechenden rotzdiagnostischen Verfahren negativ sind (allergische Proben und Blutuntersuchungen bei der Grenzkontrolle bzw. anschließende Quarantäne).

Der **Pseudorotz** *(Melioidose)* wird durch P. pseudomallei hervorgerufen und ist eine vornehmlich bei Ratten und anderen Nagetieren auftretende Infektionskrankheit, die selten auch beim Menschen und bei Pferd, Rind und Schaf festgestellt wurde. Die Krankheit ist vorwiegend in Südostasien heimisch und durch ein dem Rotz ähnliches Krankheitsbild gekennzeichnet.

Tularämie

(Hasenpest, Nagerpest)

Die Tularämie ist eine Zoonose, die vorwiegend Nagetiere in Form einer akuten tödlichen Septikämie oder einer chronischen Erkrankung mit Abszeßbildung befällt, aber auch bei anderen wild lebenden Tieren und gelegentlich bei Haustieren auftritt.

Die Seuche kommt nahezu in allen nördlichen Gebieten der Erde vor, wobei man in Mittel- und Westeuropa vielfach vom Osten her kommende periodische Epizootien, aber auch Enzootien feststellen kann.

Ätiologie. Francisella tularensis, Familie Brucellaceae, ist ein pleomorphes 0,2–0,7 μm messendes, gramnegatives Bakterium, das nur auf Spezialnährböden bei 37 °C aerob wächst. Die Widerstandsfähigkeit gegen Kälte und Feuchtigkeit ist hoch: im Wasser bleibt der Erreger bei 13–15 °C 3 Monate, in verendeten Tieren 4 Monate und in Häuten 1½ Monate lang lebensfähig. Durch die üblichen Desinfektionsmittel wird er rasch vernichtet, desgleichen durch höhere Temperaturen.

Epizootiologie. Die Haupterregerreservoire sind Ektoparasiten (Zecken, Culicidae, Muscidae, Tabanidae, Flöhe, Läuse, Wanzen) und (mäuseartige) Nager, die unter bestimmten landschaftlichen und ökologischen Bedingungen die Francisellen wechselseitig lange Zeit virulent beherbergen (z.B. in Zecken über 2 Jahre). In Mitteleuropa werden am häufigsten Hasen, in Nordeuropa Lemminge befallen. In Jahren starker Nagervermehrung kann es im Zusammenhang mit einer vermehrten Zeckenplage zu ausgesprochenen Nagerepizootien kommen. Auch die Übertragung auf die Haustiere erfolgt meist durch blutsaugende Insekten, wodurch sich eine jahreszeitliche

Abhängigkeit ergibt. Sie kann aber auch alimentär mit dem Futter oder Wasser, das durch die Ausscheidungen erkrankter und Kadaver verendeter Nager verseucht wurde, oder durch die Aufnahme von Fleisch erkrankter Hasen (Jagdhunde, streunende Hunde) erfolgen.

Bezüglich der Empfindlichkeit gegenüber dem Tularämieerreger kann man drei Gruppen unterscheiden: 1. Arten mit hoher Empfindlichkeit, bei denen die Krankheit akut als Septikämie verläuft und meist tödlich endet (nahezu ausschließlich Nager). 2. Tiere mit meist subakutem Verlauf, wobei sich die Krankheit vor allem auf die Lymphknoten lokalisiert und nur nach massiver Infektion tödlich ist (Kaninchen, verschiedene Rattenarten usw., Schaf).
3. Tiere mit geringer Empfindlichkeit, die in der Regel nur subakut und gutartig erkranken (Wild, Vögel, Kaltblüter und vor allem Haustiere). Die in Nordamerika vorkommende Variante von Fr. tularensis besitzt im Gegensatz zu der im europäisch-asiatischen Raum verbreiteten eine stärkere Pathogenität für Mäuse, Meerschweinchen, Kaninchen und den Menschen.

Ansteckung und Pathogenese. Die Ansteckung kann peroral, aerogen oder über Hautverletzungen bzw. durch Insekten erfolgen. Die in den Organismus eingedrungenen Erreger vermehren sich zunächst an der Infektionsstelle und lösen dann über eine Lymphangitis eine Entzündung des regionären Lymphknotens aus: Primärkomplex. Vor allem bei den Nagern verbreiten sie sich anschließend in der Regel lymphogen und hämatogen, wobei in verschiedenen Organen (vor allem Milz, Leber, Lymphknoten) miliare Nekrosen entstehen.

Symptome. Die Inkubationszeit beträgt bei *Nagern* 2 bis 3 (bei Nerzen 6) Tage.

Pferde und *Rinder* durchseuchen meist unauffällig. Neben Fieber werden gelegentlich Aborte und Lähmungserscheinungen beobachtet.

Bei *Schafen,* insbesondere Lämmern, verläuft die Krankheit mit Fieber bis 42 °C, Mattigkeit, Tachypnoe und anderen septikämischen Erscheinungen. Im weiteren Verlauf kommt es zu Lymphknotenschwellungen, zunehmender Abmagerung, gelegentlich Pneumonien und Nachhandschwäche, die sich bis zum Festliegen steigern kann. Etwa 10% der Fälle verlaufen nach 1 bis 2 Monaten tödlich.

Auch das *Schwein* erkrankt unter Fieber bis 42 °C mit Inappetenz und Tachypnoe, das bis zu einer Woche lang anhalten kann. Ebenso wie bei den Lämmern, kommt es bei Saugferkeln oft zum Tode.

Nach peroraler Infektion beginnt beim *Hund* die Erkrankung mit Fieber, eitrigem Augen- und Nasenausfluß und Durchfällen. Die Pneumonie kennzeichnet sich im Röntgenbild durch besonders dichte Infiltrationen, die eine gewisse Ähnlichkeit mit Tumorschatten haben können. Als Ausdruck der Enzephalomyelitis werden episklerale Gefäßinjektion, Kaukrämpfe, epileptiforme Anfälle, Myoklonien der Extremitätenmuskulatur sowie Paresen der Nachhand beobachtet. Im Blutbild imponieren geringgradige Leukozytose, gelegentlich auch Monozytose und Eosinophilie bei gleichzeitiger Lymphopenie.

Erfolgt die Infektion über eine Verletzung, so beobachtet man eiternde Wunden, Abszesse, Geschwüre und zunächst eine Schwellung des regionären und später unter Umständen mehrerer oberflächlich gelegener Lymphknoten. In vielen Fällen kommt es aber nur zu einer vorübergehenden generalisierten Lymphknotenschwellung oder nur zu einer stummen Infektion (Erhöhung des Agglutinationstiters).

Fieber, Regurgitieren und zunehmende Schwäche wurde bei *Katzen* beobchtet.

Sektion. Bei *Schafen* finden sich Nekrosen und Hämorrhagien in der Subkutis und den vergrößerten Lymphknoten, Leberschwellung und pneumonische Herde. Ähnliche Veränderungen weisen gestorbene *Hunde* auf, wobei vor allem die ausgedehnten Nekrosen und Abszesse imponieren.

Diagnose. Ein Verdacht auf Tularämie ist immer dann gegeben, wenn in einem bestimmten Gebiet vermehrtes Nagersterben auftritt und die Haustiere anschließend erkranken. Bei Hunden gibt der charakteristische Vorbericht (Fressen oder Apportieren von Hasen, Nagern usw.) einen weiteren Hinweis. Die Lymphknotenabszesse mit fistelartigen Durchbrüchen (Primärkomplex) sind besonders kennzeichnend.

Bereits ab dem 8. Krankheitstag treten Antikörper auf, die über Jahre hindurch persistieren und mittels Serum-Langsamagglutination (nach Möglichkeit gepaarte Serumproben) nachgewiesen werden. Kreuzreaktionen mit Brucellen müssen gegebenenfalls durch Absättigungsversuche abgeklärt werden. Für den Hund wurde auch eine Frischblut-Schnellagglutination entwickelt. Der Erregernachweis aus den Organen ist nur über den Tierversuch möglich. Differentialdiagnostisch müssen beim Hund die Staupe und alle staupenähnlichen Krankheiten in Betracht gezogen werden.

Therapie und Prophylaxe. Das Mittel der Wahl ist Streptomycin, es können aber auch Tetrazykline angewendet werden. Die dabei in der Regel erfolgende Heilung auch der nervalen Komplikationen bildet beim Hund ein weiteres differentialdiagnostisches Kriterium zur Staupe. Diese Therapie muß durch längere Zeit erfolgen (ein bis zwei Wochen). Oberflächliche Abszesse und Geschwüre sind symptomatisch zu behandeln.

Zur Prophylaxe ist der Kontakt mit verdächtigen Tieren und Material zu verhindern. In den gefährdeten Stallungen und Zwingern sind regelmäßig Ektoparasitenbekämpfungen durch-

zuführen, und in der Umgebung größerer Haustierbestände ist auch die Kleinnagerpopulation zu dezimieren.

Der *Mensch* infiziert sich zumeist über Hautverletzungen (Wildpretschlächter und -händler, Jagdpersonal) beim Kontakt mit kranken Tieren, kontaminiertem Wasser, aber auch durch Aufnahme von infiziertem, ungekochtem Fleisch sowie durch Insektenstiche. Eine aerogene Infektion wurde bei Zuckerfabrikarbeitern beobachtet, wenn in Tularämie-Jahren mit den Zuckerrüben auch zahlreiche tote Feldmäuse in die Rübenzerkleinerungsmaschinen gelangen. Die akute Erkrankung verläuft mit hohem Fieber und schmerzhafter Schwellung und Vereiterung der Achsel- und Leistenlymphknoten (Bubonen); auch Milzschwellungen können vorkommen. Nach aerogener Inhalation kommt es zu disseminierten Lungenentzündungen. Lokale Infektionen verursachen Abszesse und Geschwüre an der Eintrittspforte, eitrigen Bindehautkatarrh und Schwellungen der regionären Lymphknoten.

Bordetella-bedingte Krankheiten

Die Gattung Bordetella, Familie Brucellaceae, umfaßt B. pertussis, den Erreger des Keuchhustens des Menschen, B. parapertussis sowie B. bronchiseptica, zwischen denen Antigengemeinschaften bestehen. Es handelt sich um 1,5–2,5 μm lange, schmale, bewegliche, gramnegative Stäbchen, die bei Zimmertemperatur und 37 °C auf den üblichen Nährböden wachsen. B. bronchiseptica ist pathogen für Schwein, Hund und kleine Nager und ruft dort allein oder gemeinsam mit anderen Bakterien und Viren enzootisch auftretende Entzündungen der Atmungswege und der Lunge hervor. Gegen die gebräuchlichsten Desinfektionsmittel sowie gegenüber Sulfonamiden und Breitbandantibiotika ist sie hochempfindlich.

Schnüffelkrankheit des Schweines
(Dystrophische Rhinitis, Rhinitis atrophica)

Die Atrophische Rhinitis des Schweines ist eine chronisch verlaufende Infektionskrankheit, die sich durch Atrophie der Nasenschleimhaut charakterisiert und in schweren Fällen zur Rückbildung der nasalen, prämaxillaren und maxillaren Knochen führen kann. Ihre wirt-

schaftliche Bedeutung liegt in der verminderten Futterumwandlung und Wachstumsdepression.

Ätiologie. Obwohl die Ätiologie der Krankheit bis heute diskutiert wird, können doch B. bronchiseptica und Pasteurella multocida als Primärerreger angesehen werden.

Vorkommen, Epizootiologie und Pathogenese. Die Seuche ist weltweit verbreitet und seit über 100 Jahren bekannt. Die Einschleppung in einen Bestand geschieht vorwiegend über infizierte Schweine; aber auch infizierte Hunde, Katzen oder Ratten können Krankheitsüberträger sein. Die Ausbreitung erfolgt dann durch Kontakt und Tröpfcheninfektion, wobei junge Ferkel und Läuferschweine besonders empfänglich sind; erkranken können aber auch ältere Tiere. Damit die Krankheit überhaupt zum Ausbruch kommt, müssen in der Regel zwei Voraussetzungen zutreffen: Die Infektion muß in den ersten drei Lebenswochen erfolgen und das Tier muß mit einem virulenten Stamm infiziert werden. Hinsichtlich der Pathogenese nimmt man an, daß die Keime ein die Osteoblasten hemmendes Endotoxin bilden, es daher durch die weiterbestehende Funktion der Osteoklasten zum Knochenabbau kommt und Kalzium in die Knochen nicht mehr eingebaut werden kann.

Symptome. Die ersten Symptome beim Saugferkel sind Niesen und Schniefen, was ab einem Alter von ca. 2 Wochen feststellbar ist. Anschließend wird seromuköser Nasenausfluß, der sogar blutig werden kann, beobachtet. Ab ca. der 3. bis 4. Lebenswoche kann es zu einer Verkürzung des Oberkiefers kommen, was sich durch Hautfaltenbildung am Nasenrücken unmittelbar hinter der Rüsselscheibe bemerkbar macht; der Oberkieferknochen erscheint auch breiter. Dieses Bild zeigt sich, wenn die Läsionen in beiden Nasengängen im selben Grad ausgebildet sind. Sind sie jedoch nicht symmetrisch vorhanden, wird der Oberkiefer manchmal nach oben oder zur Seite verbogen. Durch die Knochenveränderungen kann es zum Verschluß des Tränenkanals kommen, die Tränenflüssigkeit fließt aus dem medialen Augenwinkel ab und wird oft durch Staub braun oder schwarz verschmutzt (Sekretrinne). In den meisten Herden ist die Schnüffelkrankheit mit Pneumonien vergesellschaftet. Durch die Zerstörung des Reinigungssystems der Atemluft (Nasenmuscheln) gelangen insbesondere bei ungünstigen Klimaverhältnissen Fremdmaterial und Bakterien relativ leicht in die Lunge, wo sie bereits existierende Pneumonien komplizieren oder selbst Pneumonien erzeugen. Daher wird es in gut ventilierten Betrieben kaum zu großen wirtschaftlichen Schäden kommen.

Sektion. Auf der Schleimhautoberfläche des Nasenraums befindet sich fast immer schleimig-eiterige Flüssigkeit. Vom Krankheitsprozeß am meisten betroffen sind die ventralen Turbinalien, die oft völlig zerstört oder verbogen sein können, so daß nur mehr kleine Reste von Schleimhaut zu sehen sind. In der Regel ist jedoch nur die untere Biegung zumindest rückgebildet. Mitunter sind auch die dorsalen Nasenmuscheln und sehr oft der Oberkieferknochen mitbetroffen.

Diagnose. Wenn die typischen Oberkieferverkürzungen bzw. Verbiegungen des Rüssels vorhanden sind, kann man in der Regel die Diagnose stellen. Ansonsten werden folgende Maßnahmen empfohlen: Genaue klinische Untersuchung von Tieren aller Altersstufen. Ein Teil der verdächtigen Schweine sollte der Sektion zugeführt werden. Von 10–12% aller Tiere, besonders jener die 10 bis 12 Wochen alt sind, müssen Nasentupfer entnommen und innerhalb von 4 Stunden bakteriologisch untersucht werden. Bei positivem Befund ist ein An-

tibiogramm zu erstellen. Differentialdiagnostisch sind die Einschlußkörperchenrhinitis sowie andere Rhinitiden auszuschließen.

Therapie und Bekämpfung. Die bereits bestehenden Veränderungen sind irreversibel, daher ist das Hauptaugenmerk auf die Prophylaxe zu legen. Folgende Schritte sind dazu erforderlich: Abstoßen aller klinisch erkrankten Tiere; Entnahme von Nasentupfern und Erstellung eines Antibiogrammes bei positivem Befund; die gesamte Herde und Nachzucht wird für 3 bis 4 Wochen unter Medikation gestellt (Sulfonamide, Tetrazykline), Saugferkel werden über ein Injektionsprogramm mit denselben Präparaten versorgt; die Vakzination von trächtigen Tieren zur Immunisierung der Saugferkel über das Kolostrum hat zum selben Zeitpunkt zu beginnen. Es muß jedoch sichergestellt sein, daß in dem Betrieb möglichst wenig MMA vorkommt; der Ferkelstarter soll bis zu einem Alter von 10 Wochen mit den vorhin genannten Chemotherapeutika medikiert werden. Wird ein derartiges Programm konsequent über ein Jahr durchgeführt, so sind sehr gute Ergebnisse zu erwarten.

Bordetellainfektion des Hundes

B. bronchiseptica hat man lange Zeit als gelegentlichen Sekundärerreger bei pulmonalen Formen der Staupe angesehen.

Epizootiologie. Die Übertragung kann von Hund zu Hund als auch von anderen Tierarten zum Hund und umgekehrt erfolgen, wobei für das Zustandekommen der Erkrankungen hygienische Mängel, ungenügende Ernährung und andere Stressoreneinwirkungen sowie Viren des Respirationssyndroms (Zwingerhusten, Staupe) beitragen können. Der Erreger wird von kranken oder infizierten Hunden mindestes 2 Monate hindurch ausgeschieden und verschwindet erst nach 3 Monaten aus dem Atmungstrakt. Er kann auch längere Zeit außerhalb des Wirtes überleben und auf diese Weise Zwinger, aber auch andere Haustierbestände, ständig verseuchen.

Pathogenese. Nach aerogener Applikation mehrerer sogenannter Sekundärerreger der Staupe (Streptokokken, Pasteurellen, Staphylokokken und B. bronchiseptica) auf gesunde Hunde verschwinden in der Regel die anderen Erreger ohne besondere Behandlung aus dem Respirationstrakt innerhalb von 24 Stunden.

Bordetella heftet sich aber spezifisch an den Zilien der Bronchien und der Trachea an und persistiert dort durch annähernd 3 Monate. Nach seiner Ansiedlung bildet der Erreger Ekto- und Endotoxine, die das Nasen- und Lungenepithel schädigen. Dabei kommt es zu regressiven Endothelveränderungen und Hämorrhagien bzw. ausgeprägten Hyperämien und katarrhalischen Entzündungen.

Symptome. Klinische Erscheinungen treten vor allem kurz nach der Infektion auf, das ist insbesondere bei den Welpen bis zwei Wochen nach dem Abspänen der Fall. Erwachsene Hunde dürften eine Immunität gegen Reinfektionen entwickeln. Es kommt zu katarrhalischen Entzündungen der vorderen Atmungswege, seltener auch der Bronchien und der Lunge, wobei Husten in den ersten Tagen der Erkrankung besonders charakteristisch ist. Ansonsten ähnelt der klinische Verlauf weitestgehend dem milden Typ des Zwingerhustens und wird nur dann schwerer, wenn andere der bei dieser Krankheit beteiligte Erreger den Verlauf komplizieren oder eine primäre Virusinfektion der Erkrankung zugrundeliegt.

Diagnose. Der Erreger kommt auch bei gesunden Tieren vor, so daß eine Isolierung, die technisch schwierig ist, nicht zur Diagnose beiträgt.

Therapie und Bekämpfung. Eine wirksame Chemotherapie gegen B. bronchiseptica ist nur auf aerogenem Wege (Aerosol) möglich (siehe Zwingerhusten). Auch ohne Behandlung wird die Krankheit nach einiger Zeit besser, da die Erreger aus dem Atmungstrakt verschwinden.

Beim *Menschen* können gelegentlich Infektionen durch die erwähnten Tierarten (Schweine, Hunde) vorkommen, wobei nach aerogener Übertragung keuchhustenähnliche Symptome auftreten.

Brucellose

Als Brucellosen faßt man Krankheitsbilder zusammen, die durch Angehörige der Gattung Brucella hervorgerufen werden. Die Erkrankungen beginnen mit einer Bakteriämie und verlaufen in akuter oder subakuter Form mit Organveränderungen entzündlich-nekrotischen Charakters.

Brucellen sind 0,8–1,8 μm lange und 0,5 bis 0,7 μm breite, unbewegliche Bakterien, die sich gramnegativ bzw. selektiv nach *Köster* und *Hansen* färben. Auf künstlichen Nährböden ist die Anzüchtung nur unter Kohlendioxyd-Atmosphäre möglich. Brucellen werden durch Pasteurisieren und die gebräuchlichsten Desinfektionsmittel (Laugen, Formalin, Phenole, Jodophore) sicher abgetötet. Im Harn gehen sie in einigen Tagen zugrunde. Im feuchten Kot bleiben sie bis zu 75 Tage infektiös. In Fruchthüllen können sie bei kühler Witterung so wie in der Butter bis zu 4 Monate am Leben bleiben. Im gekühlten Fleisch überleben sie 14 Tage. Für den Nachweis in verunreinigtem Material eignet sich der Tierversuch mit Meerschweinchen. Als wichtigste serologische Diagnoseverfahren gelten Serumlangsamagglutination und Komplementbindungsreaktion.

Brucella abortus ist der Erreger der Rinderbrucellose und der Bangschen Krankheit des Menschen. B. melitensis ruft die Schaf- und Ziegenbrucellose sowie das Maltafieber des Menschen (Febris melitensis) hervor. B. suis ist der Erreger der Schweinebrucellose und auch für den Menschen pathogen. B. neotomae kommt bei Wüstenratten vor. B. ovis ist für das Schaf pathogen. B. canis erzeugt bei Kaniden Nebenhodenentzündungen und Abortus.

Brucellose des Rindes
(Seuchenhaftes Verwerfen, Abortus Bang, Bangsche Krankheit)

Die Rinderbrucellose war bis vor 15 Jahren in Gebieten mit intensiver Rinderhaltung weit verbreitet und kam in ganz Europa, Teilen Amerikas, Asiens, Afrikas und Australiens vor. Bedeutung erlangte sie durch die erheblichen wirtschaftlichen Verluste und als Zooanthroponose.

Ätiologie. Sie wird fast ausschließlich durch B. abortus, seltener durch B. suis oder B. melitensis hervorgerufen.

Epizootiologie und Ansteckung. Die Seuche wird in der Regel durch infizierte trächtige Tiere eingeschleppt, die dann beim Abortus oder auch bei der normal verlaufenden Geburt, insbesondere mit der Frucht, dem Fruchtwasser und den Fruchthüllen, Unmengen von Brucellen ausscheiden. Die Infektion kann auch durch Tiere geschehen, die kurz nach dem Verwerfen als nichtträchtig zugekauft werden und mit Scheidensekret die Erreger ausscheiden, sowie durch Zukauf scheinbar gesunder Kühe, deren Milch brucellenhaltig ist. Seltener wird die Seuche eingeschleppt, wenn Stiere, die an Hoden-, Nebenhoden- oder Samenblasenentzündungen leiden, zum Deckakt herangezogen werden. Eine Übertragung durch Katzen ist möglich, wenn diese nicht ordnungsgemäß verscharrter Nachgeburts- oder Fruchtteile von infizierten Nachbargehöften habhaft werden. Für das Einzeltier sind die wichtigsten Ansteckungsquellen die Eihäute, das Fruchtwasser und die Frucht angesteckter Tiere, denn sie vermögen den Stallboden, die Streu, das Futter, die Weide und unter Umständen auch das Trinkwasser zu infizieren.

Die Ansteckung erfolgt in den meisten Fällen peroral. Die Empfänglichkeit nimmt mit dem Herannahen der Geschlechtsreife zu. Das Überstehen einer Ansteckung im jugendlichen Alter hat nicht unbedingt eine Erhöhung der Widerstandsfähigkeit zur Folge. Daher sind Kälber, auch wenn sie sich vom Muttertier infiziert haben, im geschlechtsreifen Alter durchaus wieder für eine Neuansteckung empfänglich. Das Serum neugeborener Kälber von infizierten Kühen enthält in der Regel keine Antikörper gegen Brucellen.

Pathogenese. Die Brucellen gelangen von der Ansteckungspforte in die nächstgelegenen Lymphknoten und von hier aus ins Blut, wo sie 10 bis 21 Tage verweilen können. Mit dem Blut werden sie in verschiedene Organe (Leber, Milz usw.) vertragen, wo sie krankhafte Veränderungen hervorrufen können. Oft aber hat die Ansteckung keinerlei pathologische Vorgänge zur Folge. Nach maximal 50 Tagen gehen die Erreger in den genannten Organen zugrunde und werden später gewöhnlich nur in den Lymphknoten angetroffen.

Größere Bedeutung hat die Ansiedlung der Brucellen im Euter und dessen Lymphknoten, denn hier können sie bei geschlechtsreifen Rindern drei Jahre hindurch am Leben bleiben, auch wenn die Drüse noch keine Milch absondert. Auch in Knochen (Wirbeln), Gelenken, Sehnenscheiden und Schleimbeuteln bleiben sie oft dauernd haften.

Eine besondere Vorliebe haben Brucellen für die Plazenta sowie die Frucht und ihre Hüllen. Sie vermehren sich im trächtigen Uterus, zunächst hauptsächlich im Deckepithel der embryonalen Chorionzotten, sehr stark und breiten sich zwischen Chorion und Gebärmutterschleimhaut aus. Die Zotten fallen einer Nekrobiose anheim und außerdem bildet sich eine fibrinös-eitrige Exsudatschicht, die allmählich den Zusammenhang zwischen fetaler und müttlerlicher Plazenta lockert. Die Brucellen gelangen auch in die Eihäute und teils mit dem Blutstrom, teils durch Abschlucken der Amnionflüssigkeit in den Körper der Frucht. Die Lockerung zwischen der fetalen und mütterlichen Plazenta und die hierdurch bedingte Ernährungsstörung der Frucht, anderseits die unmittelbare Erkrankung der Frucht selbst, können allmählich das Absterben und das Ausstoßen (Abortus) der Frucht zur Folge haben. Die Nachgeburt wird meist nicht abgestoßen (Retentio secundinae), da in langsamer verlaufenden Fällen die Bindegewebsvermehrung in den erkrankten Plazentateilen eine feste Verbindung zwischen fetaler und mütterlicher Plazenta bewirkt. Die im Euter und in den Lymphknoten angesiedelten Erreger können gelegentlich einer neuerlichen Befruchtung auf dem Blutwege in die Gebärmutter eindringen und ohne neuerliche Ansteckung abermaliges Verwerfen verursachen. Dies wird aber infolge Ausbildung einer Immunität nur selten und fast nie mehrmals beobachtet.

Bei männlichen Tieren können sich die Brucellen in den Hoden, Nebenhoden und den Samenblasen festsetzen und hier entzündlich-nekrotische Veränderungen hervorrufen.

Symptome. Die Inkubationszeit beträgt bei natürlicher Infektion mindestens 10, bei künstlicher mindestens 6 Tage. Während der Trächtigkeit werden keine auffälligen Erscheinungen wahrgenommen. Das Verwerfen kann sich in jeder Periode der Trächtigkeit einstellen. Am häufigsten wverwerfen die Tiere aber im

6. bis 8. Trächtigkeitsmonat, manchmal auch noch später. Rinder, die bereits früher verworfen haben, abortieren im allgemeinen in einem späteren Trächtigkeitsstadium als solche, die das erstemal verwerfen.

Das Verwerfen wird durch Vorboten der Geburt, wie Anschwellung der Scham und des Euters, Einsinken der Beckenkreuzbeinbänder und der Flanke, kolostrale Beschaffenheit der Milch, eingeleitet. Nach 2 bis Tagen, hin und wieder auch ein wenig später, erfolgt die Ausstoßung der Frucht unter mäßigen Wehen. Die Fruchthüllen können in normaler Weise abgehen, häufig wird jedoch, besonders beim Verwerfen in einem vorgeschrittenen Trächtigkeitsstadium, das zweite wichtige klinische Erscheinungsbild der Brucellose, das Zurückbleiben der Nachgeburt, beobachtet, und in vielen Fällen führt die Retentio zur Endometritis. Frühzeitig verworfene Kälber kommen gewöhnlich tot, weiterentwickelte häufig lebend zur Welt und gehen nach mehreren Klagelauten zugrunde.

Bei männlichen Tieren werden manchmal Rötung und Anschwellung des Penis, häufiger Entzündungen des Hodens und Nebenhodens beobachtet. Der Hoden ist in akuten Fällen angeschwollen, heiß und schmerzhaft, und es können auch mäßiges Fieber und Freßunlust bestehen.

Weitere Folgen einer Brucelloseinfektion sind Gelenksentzündungen, die manchmal auch gehäuft und selbst bei Rindern, die nicht verwerfen, auftreten. Die Schwellungen können alle Gelenke betreffen (besonders Knie-, Karpal-, Ellbogen- und Sprunggelenke), ja selbst Schleimbeutel (Bursitis praecarpalis: Knieschwamm) und Sehnenscheiden. Dadurch haben die Tiere Schmerzen, stehen schwer auf und liegen viel. Der Befall des Eutergewebes bedingt keine auffälligen Krankheitserscheinungen.

Verlauf. Bleibt nach dem Verwerfen oder der Geburt die Nachgeburt nicht zurück, so erholen sich die Muttertiere rasch und vermögen wieder aufzunehmen. Nach neuerlicher Befruchtung können sie jedoch abermals verwerfen oder lebensunfähige Nachkommen gebären. In der Regel verwerfen die meisten Tiere im Bestand einmal, ein kleiner Prozentsatz verwirft überhaupt nicht, und ein weiterer noch ein zweitesmal. In frisch verseuchten Beständen treten die Verkalbefälle zuerst sporadisch auf, und erst 3 bis 4 Monate später folgen die Abortusfälle in rascher Folge aufeinander. Wird der Bestand zeitweilig durch frische empfängliche Tiere ergänzt, bleibt die Seuche im Bestand stationär. Dagegen hört sie in nicht erneuerten Beständen anscheinend nach einiger Zeit von selbst auf, da Tiere, die ein- oder zweimal verworfen haben, später wieder zum normalen Termin abkalben. Aber die jungen Tiere die nachkommen, infizieren sich immer wieder, und es dauert das Durchseuchen oft 8 bis 10 Jahre.

Sektion. Die Fruchthüllen weisen keine spezifischen Veränderungen auf. Im Labmagen der Frucht sieht man gelbliche oder weiße, schleimige oder flockige Massen, während unter den serösen Häuten sowie in der Magendarmschleimhaut und in der Harnblase streifenförmige Blutungen vorhanden sein können. In Milz und Leber sind häufig entzündlich-nekrotische Herdchen feststellbar.

Im Euter findet man mikroskopisch zunächst im Parenchym, später aber auch im Interstitium und in den Ausführungsgängen kleine entzündliche Herde, die in chronischen Fällen aus Epitheloidzellen aufgebaut sind und auch Riesenzellen enthalten können (interstitielle Mastitis).

Bei Erkrankung der männlichen Geschlechtsorgane können die Samenblasen nekrotische Herde enthalten, und in chronischen Fällen erscheint sowohl ihre Wand wie auch die Ampullen der Samenleiter verdickt und verhärtet. Die Erkrankung der Hoden und Nebenhoden kennzeichnet sich entweder durch bis haselnußgroße entzündlich-nekrotische Eiterherde, oder es ist der ganze Hoden abgestorben und zu einer fahlgelben homogenen Masse umgewandelt.

Diagnose. Stumme Infektionen lassen sich nur durch die serologischen Proben erfassen, und auch seltenere Lokalisationen der Krankheit, wie etwa Gelenks-, Sehnenscheiden- und Schleimbeutelentzündungen, desgleichen Hoden- und Nebenhodenentzündungen lassen sich mit Sicherheit nur durch den Nachweis der Erreger in den Exsudaten bzw. durch den positiven Ausfall von immundiagnostischen Proben als Brucellose erkennen.

Zur mikrobiologischen Untersuchung (s. oben) sind Lochien, Sekundinae, Feten und Kolostrum geeignet. Sind Sekundinae und Früchte nicht mehr vorhanden oder stark verunreinigt, empfiehlt es sich zwei bis drei große Karunkeln im Bereich der Hornspitzen abzudrehen.

Für die serologische Diagnostik (s. oben) werden Serum, Molke, Speichel und Sekrete der männlichen Geschlechtsdrüsen verwendet. Zum Nachweis von Antikörpern in der Milch wird die Abortus-Bang-Ringprobe (ABR-Probe) herangezogen: 1 ml Milch wird in einem Röhrchen mit 1 Tropfen Bangtest vermischt und für eine Stunde bei 37 °C inkubiert. Positiv ist die Probe dann, wenn sich die aufgerahmte Fettschicht durch die agglutinierten Bakterien intensiv gefärbt hat und die darunter befindliche Milch weiß erscheint. Negativ ist die Probe, wenn die nicht aufgerahmte Milch weiterhin gefärbt bleibt und die Fettschicht weiß ist. Ein Nachteil dieser Probe ist, daß sie für frischlaktierende und altmelkende Kühe sowie Kühe mit Sekretionsstörungen (immerhin 30% der Tiere) nicht geeignet ist.

Leptospirose, Listeriose, Toxoplasmose, Salmonellose, Infektiöse Bovine Rhinotracheitis, Bovine Virusdiarrhöe, Campylobacter-, Chlamydienabortus usw. sind durch virologische, mikrobiologische und mindestens zweimalige serologische Untersuchungen differentialdiagnostisch auszuschließen.

Therapie und Bekämpfung. Eine Behandlung ist in den europäischen Ländern verboten. Die Bekämpfung erfolgt mittels veterinärpolizeilicher Maßnahmen. Alle Tiere, die über ein Jahr alt sind, werden periodisch auf ihren Gehalt an Brucellenantikörpern untersucht, und positive Reagenten sind zu entfernen. Jeder Abortus und jede Nachgeburtsverhaltung sind anzeigepflichtig.

Die Vakzination ist in vielen Staaten verboten. In außereuropäischen Ländern mit extensiver Rinderhaltung (Weidehaltung in Steppengebieten) werden weibliche Kälber im Alter zwischen 6 und 10 Monaten z.B. mit dem Lebendstamm Buck 19 vakziniert.

Brucellose des Schafes und der Ziege

Ätiologie. Bei der Schafbrucellose kommen als Erreger B. melitensis, B. abortus und B. ovis, bei der Ziege B. melitensis und B. abortus in Frage.

Vorkommen und Epizootiologie. Die Brucellose der Schafe und Ziegen kommt in sämtlichen Mittelmeerländern sowie in den meisten tropischen und subtropischen Gebieten vor. Nach Mitteleuropa wird sie gelegentlich aus dem Mittelmeerraum eingeschleppt. Die Ansteckung erfolgt zumeist vom Verdauungstrakt aus, aber auch durch den Deckakt infizierter Böcke sowie durch stechende Insekten und über die Schleimhäute. Die Ausscheidung der

Erreger erfolgt in der gleichen Weise wie beim Rind, auch hinsichtlich der Pathogenese gilt das beimRind Gesagte. Die natürliche Infektion mit B. melitensis hinterläßt eine dauernde Immunität.

Symptome. Die Inkubationszeit beträgt mehrere Monate. Die wesentlichsten Symptome sind Abortus, Frühgeburten und hohe neonatale Sterblichkeit. An den Muttertieren geht der Abortus ohne besondere Krankheitserscheinungen vorüber. Auch das Euter infizierter Tiere ist in der Regel klinisch nicht verändert; nur ausnahmsweise kommt es zu akuten Entzündungen mit der Ausbildung fester derber Knoten im Drüsengewebe. Bei männlichen Tieren werden Entzündungen der Hoden und Nebenhoden, Nebenhodenatrophie und Lahmheiten infolge von Knochenerkrankungen sowie Gelenks- und Sehnenscheidenentzündungen festgestellt.

Sektion. Die Feten können gelblich verfärbt sein, Lymphknoten, Leber und Milz sind vergrößert und enthalten gelbe nekrotische Herdchen.

Diagnose. Die Sicherung der Diagnose erfolgt durch den Erregernachweis (Kultur, Tierversuch), die serologische Untersuchung (s. Rind) und bei der Infektion mit B. melitensis zusätzlich mit einer allergischen Probe, wobei 0,2 ml des Allergens intradermopalpebral injiziert werden. Die Probe ist positiv, wenn es nach 50 bis 60 Stunden zur Ödemisierung des Lides kommt. Differentialdiagnostisch sind Campylobacter- und Chlamydienabortus, Leptospirose, Listeriose, Toxoplasmose und Salmonellenabortus auszuschließen.

Bekämpfung. Serologisch positive Bestände sind auszumerzen. Schutzimpfungen sind in den mitteleuropäischen Ländern verboten. Vor Infektionen der Bestände schützt man sich durch den Zukauf sicher negativer Tiere aus brucellosefreien Beständen.

Brucellose des Schweines

Ätiologie. Die Brucellose des Schweines wird durch B. suis, B. melitensis, seltener durch B. abortus verursacht.

Vorkommen und Epizootiologie. Die durch B. melitensis oder B. abortus verursachte Schweinebrucellose tritt vor allem dort auf, wo Schweinen Molkereiprodukte von infizierten Schaf-, Ziegen- oder Rinderbeständen verfüttert werden, oder wenn Schweine Gelegenheit haben, infizierte Lochien, Sekundinae oder abortierte Feten dieser Tiere zu fressen. Die Ansteckung mit B. suis erfolgt vorwiegend durch den Deckakt. Die Seuche kommt in Europa und weiten Teilen Nord- und Südamerikas vor.

Pathogenese. Auch hier gelangen die Erreger zunächst ins Blut und dann in verschiedene Organe, so in Lymphknoten, Milz, Euter, Knochen usw., wo sie entzündlich-nekrotische Veränderungen und eiterige Einschmelzungen erzeugen können. Häufiger als bei den Wiederkäuern siedeln sich die Keime in Hoden und Nebenhoden an, während bei trächtigen Schweinen die Fruchthüllen und Früchte sowie die Gebärmutterschleimhaut die Lieblingssitze der Brucellen sind. Da bei Schweinen die Hüllen der einzelnen Früchte miteinander nicht in Verbindung stehen und nicht notwendigerweise alle Fruchthüllen infiziert werden, gestaltet sich der Ausgang der Trächtigkeit bei angesteckten Muttertieren sehr verschieden.

Symptome. Die hervorragendste Erscheinungsform der Brucellose ist auch beim Schwein das Verwerfen. Am häufigsten tritt es in der 4. bis 12. Trächtigkeitswoche auf, manchmal bedeutend früher in Form einer Frühgeburt, die meist nicht beobachtet wird. Gewöhnlich geht dem Verwerfen eine 1 bis 3 Tage andauernde Abgeschlagenheit voran, ferner schwellen die Schamlippen und das Euter ein wenig an, und manchmal macht sich auch ein schleimiger oder schleimig-eiteriger Scheidenausfluß bemerkbar.

Sektion. Die Früchte sind ähnlich verändert wie beim Rind. In den Hoden und Nebenhoden finden sich bis erbsengroße, seltener auch haselnußgroße, nekrotische oder Eiterherde, in denen auch Kalkablagerung stattgefunden haben kann. Schließlich können auch Abszesse in den Röhrenknochen und verhältnismäßig häufig auch in den Wirbelknochen, besonders der Lenden- und Kreuzwirbel, festgestellt werden.

Diagnose. Sie wird durch den Nachweis der Brucellen in den Krankheitsprodukten oder durch den Nachweis von Antikörpern im Blutserum gesichert, da sich der Brucellenabortus von Aborten anderer Genese klinisch nicht unterscheiden läßt. Für die serologische Diagnose eignet sich wegen des schnellen Agglutinationstiterabfalles vor allem die Komplementbindungsreaktion. Differentialdiagnostisch sind Rotlauf, Leptospirose, Listeriose, Aujeszkysche Krankheit, gelegentlich Toxoplas-

mose, Salmonellose und das Smedisyndrom zu beachten.

Bekämpfung. Sie erfolgt durch Ausmerzung der infizierten Bestände.

Brucellose des Hundes

Ätiologie. Der Erreger ist in erster Linie B. canis, obwohl auch andere Brucellen beim Hund zu Erkrankungen führen können.

Vorkommen und Epizootiologie. Die Brucellose des Hundes wurde erstmals in großen kommerziell betriebenen Beagle-Zuchten festgestellt. Die Einschleppung erfolgt durch infizierte Tiere. Die häufigste Art der Übertragung von Tier zu Tier geschieht durch die perorale Aufnahme von Plazentateilen und Lochialsekreten im Anschluß an einen Abortus. Für die Aufrechterhaltung der Infektion im Bestand scheint wesentlich zu sein, daß B. canis bis zu einem Jahr lang im Blut infizierter Hunde zu zirkulieren vermag.

Symptome. Abortus tritt zwischen dem 45. und 55. Trächtigkeitstag ein. Gelegentlich werden neben lebenden auch tote Welpen geboren. Bei Hündinnen und Rüden kann es in der Folge zu Fruchtbarkeitsstörungen kommen. Bei Rüden sind Hoden- und Nebenhodenentzündungen sowie Hodenatrophien feststellbar, wobei das Sperma abnorme Formen und eine stark verminderte Beweglichkeit aufweist. Ansonsten sind beim Hund gelegentlich Apathie und Müdigkeit feststellbar.

Diagnose. Sie wird durch die bakteriologische Untersuchung der abortierten Feten und durch die serologische Blutuntersuchung gestellt. Differentialdiagnostisch sind mikrobiologisch und serologisch alle anderen Abortusursachen auszuschließen.

Behandlung und Bekämpfung. Als Behandlung empfiehlt sich die ein- bis zweiwöchige Applikation von Streptomycin oder Tetrazyklinen in hoher Dosierung.

Die *Brucellose des Menschen* wird in südlichen Ländern, wo sie auch häufiger vorkommt, durch B. melitensis (Maltafieber, Mittelmeerfieber), in nördlicheren Gegenden durch B. abortus (Bangsche Krankheit oder Morbus Bang) verursacht; gelegentlich kommt auch B. suis in Frage. Die Ansteckung erfolgt beim Maltafieber durch den Genuß roher Milch angesteckter Ziegen und Schafe, seltener Kühe, bei der Bangschen Krankheit auf ähnliche Weise durch Milch von Kühen, ferner bei Landwirten, Schlächtern, Molkereiarbeitern und Tierärzten über Hautabschürfungen beim Berühren von brucellahaltigen Ausscheidungen und Organen und bei Tierärzten vor allem bei der Geburt bzw. der Ablösung von Nachgeburtsteilen.

Campylobakteriosen
(Vibrionenabortus bei Rind und Schaf)

Schon lange Zeit ist das durch Campylobacter (früher Vibrionen) bei Rindern und Schafen verursachte Verwerfen bekannt. Neuere Untersuchungen sprechen dafür, daß diese Infektionen viel häufiger vorkommen und eine weitaus größere Bedeutung haben als man bisher angenommen hat. So sollen die durch C. fetus verursachten Seuchen in manchen Ländern die wirtschaftlich wichtigste Ursache von Fortpflanzungsstörungen bei Rindern und Schafen überhaupt sein (z.B. Niederlande, USA, Frankreich, Schweden).

Campylobacter stellt innerhalb der Familie der Spirillaceae eine eigene Gattung dar und wurde von der Gattung Vibrio getrennt. C. fetus, ein stark S-förmig gekrümmtes Schraubenbakterium, ist 0,5–5 μm lang und 0,2–0,3 μm breit, monotrich an einem Pol begeißelt, gramnegativ und färbt sich mit 3%iger Viktoriablaulösung intensiv blau. Der Keim ist gegenüber Austrocknung und Lichteinwirkung sehr empfindlich und stirbt bereits in wenigen Stunden ab. In Heu, in Mist und am Stallboden hält er sich 20 bis 30 Tage lang am Leben. C. fetus bzw. seine drei Subspezies C. f. fetus, intestinalis und jejuni sind im Gegensatz zu nichtpathogenen Arten katalasepositiv.

Campylobacter-Abortus des Rindes

Ätiologie. Wenn auch die Subspezies C. f. intestinalis gelegentlich beim Rind Aborte hervorzurufen vermag (C. f. jejuni hingegen nicht), so bleibt doch C. f. fetus der Erreger enzootischer Rindersterilität schlechthin. C. f. jejuni verursacht vor allem Aborte beim Schaf und wurde auch aus Kotproben von Ziegen und Schweinen isoliert.

Epizootiologie und Pathogenese. Die Ansteckung erfolgt in der Regel durch Stiere, in deren Präputialsack und Harnröhre sich der Erreger angesiedelt hat. Daher wird die Krankheit in Betrieben mit gemeinsamen Stieren stark verbreitet, und ebenso können bei der künstlichen Besamung viele Kühe und Kalbinnen infiziert werden. Stiere stecken sich beim Bespringen an, da Kühe den Erreger mehrere Monate hindurch (auch über eine normal abgelaufene Geburt hinaus) beherbergen können. In Besamungsanstalten sind Übertragungen von Stier zu Stier mit Hilfe kontaminierter Gerätschaften möglich (künstliche Vagina, Phantome usw.). Da insbesondere C. f. intestinalis, weniger C. f. jejuni, auch im Darminhalt durchfallkranker Kälber, Kalbinnen und Kühe vorkommt, ist eine Infektion des Präputiums über den Kot denkbar. Nach der Begattung dringen die Erreger meist am 10. Tag in die Gebärmutter ein und von hier bis in die Eileiter vor, wo sie sich vermehren und Entzündungen verursachen. Bei trächtigen Kalbinnen und Kühen kann C. f. intestinalis auch direkt über die Blutbahn in den Uterus gelangen.

Symptome. Bei Kalbinnen sind wenige Tage nach dem Deckakt Zervizitis, Endometritis und Scheidenkatarrhe feststellbar. Die Folge sind früher Fruchttod, Resorption der Frucht und damit Nachrindern. Ein Abortus ist dagegen bei der Subspezies C. f. fetus nicht das Hauptsymptom und wird gelegentlich auch von C. f. intestinalis ausgelöst. Das Verwerfen stellt sich meist im 4. bis 6. Trächtigkeitsmonat ein, kann aber auch früher auftreten. Der Abortus hat für das Muttertier gewöhnlich keine nachteiligen Folgen; manchmal kommt es zur Retentio mit den bekannten Nachkrankheiten. Bei Stieren ruft Campylobacter keine krankhaften Erscheinungen hervor; höchstens stellt sich vorübergehend eine mäßige, unbemerkt bleibende Rötung der Schleimhaut des Präputiums ein.

Wird eine Herde neu infiziert, so tritt eine rasche Ausbreitung bei den geschlechtsreifen Tieren, unabhängig von der Altersstufe, ein. In verseuchten Herden sind dagegen die 2- bis 3jährigen Tiere anfälliger, da die alten Kühe eine Immunität erworben haben. In den Geschlechtsorganen der weiblichen Tiere gehen die Erreger meist innerhalb von 3 bis 4 Monaten zugrunde.

Diagnose. Treten Fortpflanzungsstörungen gehäuft auf, so hat man bei Ausschluß anderer Ursachen den Nachweis von C. fetus oder gegen ihn gerichteter Antikörper anzustreben. Der Erregernachweis gelingt aus verschiedenen Organausscheidungen, der Flüssigkeit der serösen Höhlen, dem Magen- und Darminhalt, in Feten sowie aus den Fruchthüllen. Schwieriger ist die Reinzucht aus dem Scheidenschleim (am ehesten während der Brunst) und aus Gebärmutterschleimhautbiopsien. Scheidenschleim kann man von der Umgebung der Portio entnehmen, mit Spezialgeräten heraussaugen, mit Hilfe eines Tupfers oder durch Ausspülen der Scheide mit physiologischer Kochsalzlösung gewinnen. Bei Stieren gelingt der Nachweis des Erregers am besten aus Vorhautspülflüssigkeit und gelegentlich aus dem Samen. Im Verdachtsfalle sollte man bei negativem Ausfall der bakteriologischen Untersuchung zum Versuch an mehreren jungfräulichen Kalbinnen greifen und das Los des Stieres vom Verhalten der durch ihn belegten oder mit seinem Samen intrauterin behandelten Kalbinnen abhängig machen.

Zum Nachweis von Antikörpern im Serum bzw. im Scheidenschleim können Komplementbindungsreaktion, Serumlangsam- bzw. Mukoagglutination benützt werden. Mit ersterer werden etwa 50% der infizierten Tiere erfaßt.

Therapie und Bekämpfung. Bei Retentio secundinarum wird die übliche Behandlung durchgeführt. Angesteckte weibliche Tiere können mit Antibiotika intrauterin behandelt werden (Tetrazykline 1 g, Chloramphenikol 1,5 g oder Streptomycin 2 g), wobei die Infusionslösungen zu je einem Drittel in Uterus, Zervix und Scheide deponiert werden. Daneben ist eine dreimonatige Decksperre zu verhängen. Infizierte Stiere sind abzuschaffen.

In extensiven Rinderhaltungen mit natürlichem Deckakt bringt die zweimalige Impfung der Kalbinnen mit Totvakzinen vor dem Belegen sowie die weitere jährliche Vakzination der Kühe insofern gute Erfolge, als eine Fruchtbarkeitsrate von 90% erreicht wird.

Campylobacter-Abortus des Schafes

Ätiologie. Als Erreger kommt C. f. intestinalis in Frage, während die beiden anderen Subspezies nur selten nachgewiesen werden.

Vorkommen und Epizootiologie. Die Seuche ist in allen Ländern mit intensiver Schafzucht weit verbreitet. Das Reservoir sind Dauerausscheider, wobei die Ausscheidung auch über den Kot möglich ist. Die Infektion einer gesunden Herde erfolgt durch den Zukauf infizierter Tiere oder auf kontaminierten Weiden, kann aber auch durch Vögel geschehen.

Ansteckung und Pathogenese. Die Aufnahme des Erregers erfolgt mit Trinkwasser, Futter oder Einstreu. Bei trächtigen Schafen siedeln sich die Keime in Leber, Leberlymphknoten und Gallenblase aber auch im trächtigen Uterus an, wo sie zur Nekrose der Kotyledonen führen. Die Infektion bleibt frühestens nach dem ersten Trächtigkeitsmonat im Uterus haften; am empfänglichsten ist der Uterus jedoch im 3. und 4. Trächtigkeitsmonat. Beim Abortus erfolgt die Erregerausscheidung mit Fetus, Sekundinae und Fruchtwasser und kann anschließend aus dem Genitaltrakt bis zu 16 Wochen lang anhalten. Die natürliche Infektion hinterläßt eine langdauernde Immunität.

Symptome. Der Abortus tritt in der Regel im 3. und 4. Trächtigkeitsmonat, seltener im zweiten auf und verläuft für das Muttertier komplikationslos. Danach kommt es, da die Tiere inzwischen, immun geworden sind, wieder zur Konzeption und normalen Trächtigkeit.

Diagnose. Sie kann nur durch den bakteriologischen Nachweis des Erregers in den veränderten und abortierten Feten und Sekundinae erfolgen. Die serologische Diagnose ist mit Hilfe der Komplementbindungsreaktion und der Serumlangsamagglutination möglich. Differentialdiagnostisch von Bedeutung sind Brucellose, Listeriose, Toxoplasmose, Salmonellose, Chlamydienabortus, Leptospirose usw.

Therapie und Bekämpfung. Abortierende Tiere sind aus der Herde zu entfernen. Der Rest der hochträchtigen Tiere wird mit einer Totvakzine notgeimpft. In Problembetrieben empfiehlt sich die Schutzimpfung der weiblichen Tiere 3 bis 4 Wochen vor der Decksaison im September.

Vibriose des Darmes

C. f. interstinalis und jejuni können bei Jungrindern, seltener Schafen und Ziegen, gelegentlich profuse Durchfälle erzeugen, C. f. jejuni auch bei (meist weniger als 6 Monate alten) Hunden und beim Menschen. Man findet ihn aber auch im Kot von gesunden Hunden bzw. kann er den Verlauf anderer Enteritiden (z.B. durch Parvoviren) als Sekundärerreger beeinflussen. Zur Therapie wird Erythromycin empfohlen.

Moderhinke des Schafes

(Infektiöse Klauenentzündung, Panaritium der Schafe, Foot rot)

Die Moderhinke ist weit verbreitet und tritt häufiger und schwerer bei veredelten Schafrassen, weniger bei Landrassen auf. Durch Abmagerung, geringe Säugeleistung, verminderte Wollqualität und -quantität können erhebliche wirtschaftliche Schäden entstehen.

Ätiologie. Der Primärerreger ist Bacteroides (früher Fusiformis) nodosus, ein gramnegatives, nicht sporenbildendes Stäbchen, das in mehreren Typen vorkommt. An Sekundärerregern ist vor allem Fusobacterium necrophorum (früher Spherophorus necrophorus) von Bedeutung, weniger Corynebacterium pyogenes, Parapockenvirus (Erreger des Ecthyma contagiosum) und andere. B. nodosus und F. necrophorum sind Anaerobier und können durch die Unterstützung aerober Begleitkeime Klauen jahrelang infizieren und als Anstekkungsquelle erhalten. Außerhalb der Klauen (Weide, Pferche usw.) gehen beide Keime innerhalb eines Monats zugrunde.

Epizootiologie. Die Ansteckung einer Herde erfolgt durch Zukauf infizierter Tiere oder auf kontaminierten Ausläufen und Weiden. Das Baden der Schafe kann zur Verbreitung der Seuche beitragen. Da B. nodosus auch bei Rindern vorkommt, ist eine Ansteckung durch diese möglich.

Pathogenese. Zum Angehen der Infektion bedarf es prädisponierender Faktoren, vor allem feuchtes, niederschlagreiches Wetter. Die im Zwischenklauenspalt festgeklebte, eingetrocknete Erde verursacht Läsionen, durch die die Keime eindringen. Ähnliche Verletzungen entstehen auch auf Stoppelfeldern sowie auf Schotter bzw. steinigen Wegen. Mangelhafte Klauenpflege begünstigt die Entstehung der Moderhinke.

Symptome. Anfangs wird hochgradige Stützbeinlahmheit festgestellt: Bei Erkrankung beider Vorderextremitäten stützen und bewegen sich die Tiere auf dem Karpalgelenk und bleiben von der Herde zurück. Bei Erkrankung der Hintergliedmaßen kommt es zum wechselseitigen Unterschieben eines Beines unter den Körper und abwechselnder Entlastung. Die Haut ist im Bereich des Klauenspaltes, der Krone und des Ballens gerötet, vermehrt warm, geschwollen und äußerst schmerzhaft. Später erfolgt die Loslösung des Klauenhornes, eventuell sogar des gesamten Klauenschuhes, und man sieht schmierige, stinkende Zerfallsprodukte zwischen Klauenhorn und Lederhaut. In chronischen Fällen finden sich hier oft diffuse Verdickungen der Klaue, und nach mehrwöchiger Krankheitsdauer mit zunehmender Abmagerung kommt es zum Sohlendurchbruch. Der Verlauf wird entscheidend von den Witterungs- und Bodenverhältnissen bestimmt. Selbstheilung tritt ausnahmsweise bei Weidegang während eines sehr trockenen Sommers oder bei Austrieb im Schnee ein.

Sektion. Die Loslösung des Wand- und Sohlenhorns und Nekrosen der Klauenlederhaut sind die wesentlichsten Veränderungen.

Diagnose. Sie ist auf Grund der charakteristischen Symptome ohne Schwierigkeiten zu stellen. Differentialdiagnostisch sind Verletzungen im Bereich der Klauen, die Klauenform des Lippengrindes sowie Maul- und Klauenseuche zu berücksichtigen.

Therapie und Bekämpfung. Bei festliegenden Schafen kommt jede Behandlung zu spät. Bei allen anderen Tieren wird das veränderte Klauenhorn entfernt, möglichst unter Vermeidung von Blutungen. Das Beschneiden hat außerhalb des eigentlichen Stallraumes bzw. Standpferches zu erfolgen. Für die anschließende lokale Behandlung kann man u. a. folgende Medikamente verwenden: 3- bis 5%ige Formalin-, 5- bis 10%ige Kupfersulfatlösung, 2,5 oder 10%ige Chloramphenikoltinktur; 5- bis 25%iges Kupfersulfat-Kohle-Puder, pulverisiertes Kupfersulfat, Marfanil-Prontalbin-Puder; Sulfonamid-, 2- bis 3%ige Terramycinsalben; in letzter Zeit auch antimykotische Salben. Hierauf wird ein Verband angelegt.

Die Tilgung der Moderhinke in einer Herde ist nur möglich, wenn gleichzeitig alle übrigen Schafe einer prophylaktischen Behandlung unterzogen werden: Sie werden wenigstens zweimal wöchentlich langsam durch ein Fußbad mit 5- bis 10%iger Kupfersulfat- oder 5%iger Formalinlösung getrieben. Die zu erstellende Wanne muß 3 m lang, 1,5 m breit und 0,2 bis 0,3 m hoch sein. Die Flüssigkeit muß darin mindestens 10 cm hoch stehen. Das Fußbad ist bis zu 30 Tage nach dem letzten Krankheitsfall anzuwenden. Des weiteren wird die zweimalige Impfung der erkrankten Tiere mit einer Moderhinkevakzine im Abstand von 6 bis 12 Wochen, erstmals bei Behandlungsbeginn, empfohlen. Die Impfung allein führt nicht zur Heilung, sie fördert aber den Heilungsprozeß. Zum Schutz moderhinkefreier Herden bedarf es einer gewissenhaften Klauenpflege, insbesondere während der Aufstallung im Winter. Sie muß spätestens zwei Wochen vor dem Frühjahraustrieb abgeschlossen sein. Triebwege und Weiden anderer Herden dürfen nicht benützt und nicht gekreuzt werden. Zugekaufte Schafe dürfen auch bei gesund erscheinenden Klauen erst eingestellt werden, wenn die Klauen zweimal im Abstand von einer Woche in eine 3- bis 5%ige Formalinlösung getaucht oder mit einem Chloramphenikolspray behandelt worden und die Tiere bis zwei Tage nach der letzten Klauenbehandlung in Quarantäne gehalten worden sind.

Milzbrand

(Anthrax)

Der Milzbrand ist eine durch Bacillus anthracis verursachte Infektionskrankheit mit vorwiegend septikämischem Charakter, die in der Regel tödlich verläuft und sich durch Milzschwellung, Ödeme, Blutungen sowie schlechte Gerinnungsfähigkeit des dunkel verfärbten Blutes kennzeichnet.

Die Krankheit ist weltweit verbreitet, als Bodenseuche gewöhnlich aber nur in gewissen Gegenden (feuchte, sumpfige oder zeitweilig überschwemmte Weiden, Almen usw.: sogenannte Milzbranddistrikte) heimisch, wo sie insbesondere in der warmen Jahreszeit enzootisch auftritt. Anderenorts kommt Milzbrand sporadisch vor und wird durch Fütterung sporenhaltiger (z.T. importierter) tierischer oder pflanzlicher Futtermittel verursacht.

Ätiologie. Die Milzbrandbazillen sind 3–10 μm lange und 1–1,3 μm breite grampositive unbewegliche aerobe Sporenbildner. In Kulturen bilden sie Ketten, in Blut- und Organausstrichen liegen die Stäbchen einzeln oder in kürzeren Verbänden und sind vielfach von einer Kapsel umgeben, die als Schutz gegenüber den Abwehrkräften des Körpers dient und mit Hilfe von Kapselfärbungen dargestellt werden kann (bambusähnliche Form).

Die vegetativen Formen der Milzbrandbazillen sind nicht sehr widerstandsfähig und werden durch die gebräuchlichen Desinfektionsmittel, Erwärmen auf 58 °C und im Magensaft nach 10 bis 20 Minuten, in Jauche nach 2 bis 3 Stunden abgetötet. Im uneröffneten Kadaver gehen sie innerhalb von 2 bis 4 Tagen, durch

Fäulnis oft schon in 1 bis 2 Tagen zugrunde. In eingetrocknetem Blut können sie sich einen Monat und länger lebensfähig erhalten.

Die Sporen entwickeln sich im feuchten Milieu unter Einwirkung von Sauerstoff bei einer Temperatur zwischen 12 bis 43 °C, also niemals im kranken Tier und im uneröffneten Kadaver (Verbot der Schlachtung!). Sie sind sehr widerstandsfähig, werden weder durch Eintrocknen noch durch Fäulnis, Pökeln, Salzen und Gerben der Häute sowie im Magensaft vernichtet und können außerhalb des Tierkörpers in Wasser, Jauche usw. Monate bis Jahre, im Boden (Aasplatz) jahrzehntelang keimfähig bleiben. In gepacktem Dünger gehen sie nach 4 Tagen zugrunde. Direktes Sonnenlicht tötet sie nach 100, trockene Hitze von 120 bis 140 °C nach 3 Stunden, gespannter Wasserdampf nach 5 Minuten. Wirksame Desinfektionsmittel sind 20%iges Formalin (Einwirkungszeit 5–7 Minuten), 3%iges Wasserstoffperoxyd, 0,4%ige Peressigsäure (30 Minuten), 5%iges Formalin und frischer 5%iger Chlorkalk (6 Stunden).

Am häufigsten erkranken Schafe, Ziegen, Rinder und Pferde, seltener und erst nach massiver Ansteckung Schweine und Fleischfresser. Wildtiere verhalten sich wie die verwandten Haustierarten. Besonders empfänglich sind Mäuse, Meerschweinchen und Kaninchen, weniger Ratten, und bei Vögeln tritt Milzbrand kaum auf (ausgenommen Strauße).

Ansteckung. Die Infektion kann über den Verdauungstrakt (Rachen- und Darmmilzbrand), Hautwunden (Hautmilzbrand) und die Luftwege (Inhalationsmilzbrand) zustande kommen. Bei den Pflanzenfressern erfolgt die Ansteckung gewöhnlich durch Aufnahme von Futter oder Trinkwasser, das mit Milzbrandsporen verunreinigt ist.

Infektionsquellen sind am häufigsten nicht sachgemäß vernichtete Kadaver oder Kadaverteile von an Milzbrand gefallenen Tieren. Die Bazillen gelangen mit Blut und blutigen Entleerungen ins Freie, besonders wenn die Kadaver geöffnet oder abgehäutet wurden, wo sie dann in Sporen übergehen, die Futter und Wasser kontaminieren. Auch von tief vergrabenem Material können Sporen durch steigendes Grundwasser auf die Erdoberfläche gelangen. Wiesen oder Weiden, auf denen Kadaver verscharrt wurden, stellen oft jahrzehntelang eine Infektionsquelle dar. Durch Über-

schwemmungen können die Sporen über große Flächen ausgebreitet werden. Weiden und Oberflächengewässer werden auch durch die Ausscheidungen kranker Tiere (insbesondere Kot, weniger Harn und Speichel), durch Abwässer von Gerbereien (Verarbeitung von Häuten milzbrandkranker Tiere) sowie durch Wildtiere, die von Milzbrandkadavern gefressen haben, verseucht. Fütterungsmilzbrand entsteht durch kontaminierte Futtermittel, wie Fleisch-, Fisch-, Blut- und Knochenmehl, gelegentlich auch Gerste, Kleie, Mais- und Sojabohnenmehl. Fleischfresser und Schweine (Zootiere) infizieren sich durch Aufnahme von Fleisch und Blut milzbrandkranker Tiere. Ob primärer Lungenmilzbrand durch die Einatmung der Erreger bei Haustieren vorkommt, ist nicht sichergestellt. Da aber beim Schwein manchmal kruppöse Pneumonien auftreten, ist die aerogene Infektion nicht ganz von der Hand zu weisen. Unmittelbar von Tier zu Tier greift der Milzbrand höchstens dann über, wenn Entleerungen kranker Tiere auf frische Haut- oder Schleimhautverletzungen gesunder Tiere geraten oder durch den Stich von Insekten übertragen werden.

Pathogenese. Die Krankheit verläuft bei den einzelnen Tierarten sehr unterschiedlich, und zwar als Septikämie, als metastatischer oder als örtlicher Milzbrand. Maßgebend für den jeweiligen Verlauf ist die Resistenz der betroffenen Tierart gegenüber dem Erreger.

Bei der weitaus häufigsten alimentären Infektion gelangen die Sporen vom Nasen-Rachenraum oder Dünndarm aus in die Lymphspalten der Schleimhaut, keimen dort aus und beginnen sich zu vermehren. Nach perkutaner Infektion geschieht dies in der Subkutis. Dieser Vorgang wird durch Abwehrmechanismen des Organismus gehemmt bzw. werden die Bazillen zum Teil sogar abgetötet. Abhängig von der Virulenz der Keime einerseits und der Stärke der körpereigenen Abwehrkräfte anderseits gelingt es einer mehr oder weniger großen Anzahl von Bazillen, sich mit einer schützenden Polypeptidkapsel zu umgeben und bei der Teilung wieder bekapselte Zellen zu erzeugen, so daß sie in der Folge von den Abwehrkräften des Organismus geschützt sind. Damit gelangen sie von der Ansteckungsstelle aus in die Lymphbahnen und schließlich in die Blutbahn, wo sie sich weiterhin ungehindert vermehren und schließlich zur Septikämie führen können.

Fast widerstandslos gegenüber einer Infektion verhalten sich kleine Laboratoriumstiere und das Schaf. Infiziert man diese Tiere subkutan, so stoßen die Milzbrandbazillen an der Impfstelle auf keine nennenswerte örtliche Abwehr. Sie finden in kürzester Zeit ihren Weg in die Lymph- und Blutbahn, so daß es sehr rasch zu einer allgemeinen Überschwemmung des Körpers kommt. Daraus resultiert das allgemeine Bild einer Septikämie mit auffallendem hyperämischen Milztumor.

Die Resistenz des Rindes ist etwas größer. An der Eintrittsstelle reagiert der Körper mit einer akuten, blutig-serösen Entzündung. Doch diese Abwehr hat nur beschränkte Wirkung, und die Erreger gelangen sehr rasch in den Kreislauf. Das Ergebnis ist auch hier eine Septikämie mit stark hyperämischem Milztumor.

Sehr hoch ist die Resistenz des Schweines gegenüber einer Milzbrandinfektion. Es entsteht ein Milzbrandkarbunkel, und mit dieser Reaktion ist in der Mehrzahl der Fälle die Milzbrandinfektion des Schweines erledigt. Gelangen ausnahmsweise Milzbrandbazillen über Lymphbahnen oder Lymphknoten in den Blutkreislauf, so kommt es zu keiner Septikämie, sondern es entwickeln sich lediglich in Leber, Milz oder den Nieren Karbunkel: metastatischer Milzbrand.

Infolge seiner hohen Widerstandskraft geht beim Menschen die örtliche Reaktion über die einfache hämorrhagische Entzündung hinaus und nimmt nekrotisierenden Charakter an. An der Eintrittsstelle entsteht der typische Milzbrandkarbunkel.

Die Gefäßwände werden primär von Toxinen geschädigt, wodurch es zur Entwicklung ödematöser Schwellungen an Stellen mit lockerem Bindegewebe sowie zu Blutungen in verschiedenen Organen kommt.

Symptome. Die Inkubationszeit beträgt bei Pferd und Rind mindestens drei Tage, beim Schaf u. U. nur einen Tag. der *perakute Verlauf* ist die Folge einer Gehirnblutung (Apoplexie, Milzbrandblutschlag). Gut genährte, anscheinend ganz gesunde Tiere taumeln, knirschen mit den Zähnen bzw. stürzen plötzlich zusammen. Aus Mund und Nase entleert sich blutiger Schaum, aus dem After auch reines Blut, und unter hochgradiger Atemnot und Krämpfen erfolgt rasch der Tod. Diese Milzbrandform wird namentlich zu Beginn von Seuchenausbrüchen, und zwar vor allem bei Schafen, aber auch bei Pferd und Rind beobachtet.

In den *akuten und subakuten Fällen* verläuft die Krankheit septikämisch mit raschem Anstieg der Körpertemperatur auf 40–42,5 °C, die erst kurz vor dem Tod wieder absinkt. Die manchmal anfangs noch lebhaften Tiere äußern bald Schüttelfrost, Unruhe und Aufregungserscheinungen bzw. werden zunehmend matt und benommen. Die Freßlust ist unterdrückt, und später stellt sich blutiger Durchfall ein; auch der Harn ist bald blutig. Der Puls wird frequent und klein, die Herztöne sind pochend und metallisch klingend, die Atmung ist auffallend beschleunigt und hochgradig erschwert. Die Schleimhäute sind mehr oder weniger gerötet und verwaschen; beim Rachenmilzbrand hört man auch pfeifende Stenosengeräusche. Manchmal treten zunächst heiße schmerzhafte, später kalt und indolent werdende Ödeme auf. Die Milchsekretion sistiert, und trächtige Tiere können verwerfen. Der Tod tritt schließlich unter Erstickungserscheinungen ein.

Die *chronische Form*, die vorwiegend bei Schweinen vorkommt, verläuft oft ohne wahrnehmbare klinische Veränderungen.

Bei den Tieren ist eine primäre Erkrankung der Haut selten: *primärer Hautmilzbrand*. Sie besteht in der Bildung von Blasen mit braunrotem, serösem oder blutigem Inhalt (Pustula maligna) oder es entwickeln sich umschriebene derbe, schmerzhafte und warme Anschwellungen, die dann nekrotisch werden und geschwürig zerfallen (Milzbrandkarbunkel).

Beim *Pferd* kommt am häufigsten der Darmmilzbrand mit anschließender Septikämie vor, seltener findet man zentrale Erregungserscheinungen, während Ödeme im Pharynx, am Hals und an der Vorderbrust häufiger auftreten. Die Pferde äußern gering- bis mittelgradige, seltener hochgradige Kolikerscheinungen, die von hohem Fieber, Atemnot, verwaschenen und zyanotischen Schleimhäuten sowie vielfach auch blutigen Entleerungen aus Darm und Harnblase begleitet sind. Die Temperatur sinkt vor dem Tode rasch ab, und bei fehlenden blutigen Ausscheidungen vermutet man dann kaum eine Infektionskrankheit. Der schlechte frequente Puls und die mißfarbenen Schleimhäute lassen auch an eine Lageveränderung des Darmes denken, wogegen der oft negative oder uncharakteristische Rektalbefund spricht. Mitunter lassen sich Ödemisierung einzelner Darmabschnitte (besonders Dünndarm), eine Milzschwellung bzw. Schmerzhaftigkeit der Lymphknoten an der kranialen Gekrösewurzel nachweisen. Die

Krankheitsdauer beträgt etwa 3 bis 8 Tage, in seltenen Fällen kann der Tod auch schon früher (unter Umständen sogar nach 8 bis 12 Stunden) eintreten. Dies ist durch die bei Pferd und Rind vorhandene größere Resistenz gegen die Erreger bedingt, wodurch zunächst heftigere Abwehrvorgänge an der Infektionspforte (akute blutige Entzündungen im Darmbereich) aber mit nur verzögernder Wirkung auftreten.

Bei *Rindern* beginnt die Krankheit manchmal unauffällig. Die Tiere fressen zu Beginn trotz hohen Fiebers gut. Etwas später stellen sich warme ödematöse Schwellungen am Hals, an der Brust, in den Flanken, in der Lumbalgegend und an den äußeren Geschlechtsteilen ein, aus denen sich bei Einrissen eine zitronengelbe Flüssigkeit entleert. Ist es im Bereich der Mastdarmschleimhaut zur Ausbildung von karbunkelähnlichen Schwellungen gekommen, so besteht ein heftiges Drängen auf den Kot, und die Tiere setzen dunkles teerfarbiges Blut ab. Die Krankheit dauert meist 10 bis 36 Stunden und endet tödlich.

Bei *Schafen* verläuft die Krankheit unter dem beschriebenen Bilde der Gehirnapoplexie. Auch bei weniger raschem Verlauf dauert sie nur einige Stunden und äußert sich in Unruhe, Zittern, Taumeln, Dyspnoe, pochendem Herzschlag und Entleerung von blutigem Speichel, Kot und Harn.

Bei *Schweinen* äußert sich der Milzbrand am häufigsten in einer fieberhaften Rachenentzündung mit einer hochgradigen Schwellung der Kehlkopfgegend. Die Schleimhäute sind zyanotisch, auf der Haut entstehen blaurote Flecken, und die Tiere gehen an Erstickung zugrunde.

Bei den *Fleischfressern,* die eine relativ große Resistenz gegen den Erreger aufweisen, äußert sich der Milzbrand hauptsächlich in einer Entzündung des Rachens oder der Zunge, wobei Ödeme am Kopf und Hals auftreten können; außerdem kommt es zu Magen- und Darmentzündungen. Ähnlich wie beim Schwein entwickeln sich typische Milzbrandkarbunkel an der Infektionsstelle (Tonsillen, Rachen, Darm) und damit ein örtlich begrenzter Milzbrand (Anthraxbräune), und auch bei Einbruch in die Lymph- und Blutbahn kommt es in der Regel zu keiner Septikämie, sondern die Erreger rufen in anderen Organen metastatische Veränderungen hervor.

Sektion. Nach *septikämischem Verlauf* faulen die Kadaver rasch, und die Totenstarre ist nur unvollkommen. Aus den Körperöffnungen sickert dunkelrotes Blut, und die Schleimhäute sind zyanotisch verwaschen. Beim Anschneiden fällt dann das schwarzrote, teerartige und nicht geronnene Blut auf. Nahezu in allen Organen finden sich Blutungen, weiterhin ausgedehnte serös-sulzige Ergüsse und Blutungen in die Unterhaut und das subseröse und submuköse Gewebe, insbesondere im Larynx-Pharynx-Bereich, im Gekröse, in der Umgebung der Nieren und im Mediastinum. Die Lymphknoten sind geschwollen, saftreich, gerötet und mit Blutungen durchsetzt. Die Milz ist meist stark vergrößert, ihre Kapsel gespannt, die Pulpa schwarzrot verfärbt und stark erweicht. Das Myokard erscheint schlaff, mürb und graurot verfärbt. Leber und Nieren sind blutreich, vergrößert und parenchymatös entartet. Die Schleimhaut und Submukosa des Magen-Darm-Trakts, insbesondere des Dünndarmes, ist geschwollen, gerötet und von kleinen Blutungen durchsetzt bzw. weist einzelne mehr oder weniger hochgradige Anschwellungen von kugeliger und länglicher Form auf, die geschwürig zerfallen sein können (Karbunkel). Lunge, Gehirn und Gehirnhäute sind gleichfalls hyperämisch und weisen Blutungen auf. Nach *perakutem Verlauf* und bei Notschlachtungen sind die genannten Veränderungen weniger ausgeprägt oder können fehlen.

Der *Rachenmilzbrand* (Rachenbräune) bei Schwein und Fleischfressern (aber auch Pferd) kennzeichnet sich durch lokale Karbunkel, fleckige Rötung mit Nekrose der Tonsillen und blutig-sulziger Durchtränkung der Nachbarschaft einschließlich der Lymphkoten sowie Glottisödem. Beim *lokalen Darmmilzbrand* findet sich eine diffuse hämorrhagisch nekrotisierende Enteritis mit Milzbrandkarbunkeln. Vorwiegend die Dünndarmschleimhaut ist stellenweise hochgradig entzündet und teilweise geschwürig oder nekrotisch-diphtheroid verändert. Die Gekröselymphknoten sind entzündlich vergrößert, und auch die Milz ist in der Reel stark vergrößert und von dunkel- bis schwarzroter Farbe. Beim *lokalen chronischen Milzbrand* sind die Veränderungen auf einzelne Lymphknoten des Rachens oder Gekröses beschränkt, die teils geschwollen und gerötet, teils nekrotisch verändert sind, wobei wiederum das umgebende Bindegewebe blutig-sulzig durchtränkt sein kann.

Diagnose. Die perakuten Verlaufsformen können mit Hirnblutungen anderer Genese, Sonnenstich, akuten Gehirnödemen und -hyperämien, akuten Lungenödemen und -hyperämien, Glottisödem und sonstigen apoplektiform verlaufenden Krankheiten verwechselt werden. Beim akuten Verlauf kommen differentialdiagnostisch Septikämien anderer Genese, insbesondere Pasteurellose, hämorrhagische Magen-Darm-Entzündungen und beim Pferd namentlich Koliken in Frage (s. oben).

Durch Gasödemerreger bedingte Hautschwellungen sind kühl, knistern und haben die typische puffige Konsistenz. Bei Vergiftungen fehlt in der Regel anfangs das Fieber.

Am lebenden Tier kann die Diagnose durch den Nachweis der Bazillen im Blute gesichert werden, der aber frühestens 16 bis 18 Stunden vor dem Tode gelingt. Man muß daher in Verdachtsfällen dann laufend in kurzen Intervallen Blutausstriche anfertigen, die mit Kapselfärbemethoden untersucht werden.

Oltsche Kapselfärbung: Nach Lufttrocknen und Hitzefixierung 3 Minuten lang eine 3%ige wässerige Safraninlösung unter Erhitzen bis zur Dampfbildung einwirken lassen (Kapsel quittengelb, Bazillen rotbraun). Methode nach *Foth:* Färbung mit Giemsa-Lösung (Kapsel hellrot-violett, Bazillen dunkelblau-violett).

Am Kadaver bilden die akute Schwellung der Milz und der Lymphknoten, die blutigen Ödeme in der Unterhaut und im subserösen Bindegewebe und die hämorrhagische Darmentzündung zusammen mit dem veränderten Blut einen für den Milzbrand bezeichnenden Befund. Gesichert wird die Diagnose durch die bakteriologische Untersuchung: Man führt an Abklatschpräparaten von Milzanschnitten eine Kapselfärbung durch, und auch der kulturelle Nachweis bereitet bei frischem Organmaterial meist keine Schwierigkeiten. In Zweifelsfällen wird die Thermopräzipitation nach *Ascoli* angewendet, die auch durch Fäulnisvorgänge nicht verändert wird. Der positive Ausfall spricht mit Sicherheit für Milzbrand.

Prognose. Die Prognose ist bei perakutem und meist auch bei akutem Verlauf ungünstig bis infaust (Mortalität 70–100%), am günstigsten noch beim primären Hautmilzbrand. Im Verlaufe eines Seuchenzuges dürften aber mehr Erkrankungsfälle ausheilen als allgemein angenommen wird. Häufig werden Tiere nur vorübergehend von leichten Störungen des Allgemeinbefindens betroffen und genesen wieder.

Die genesenen Tiere sind in der Regel etwa 1 Jahr lang immun.

Therapie. Das Mittel der Wahl ist – sofern eine Behandlung erlaubt ist – Penicillin, das hoch dosiert sehr gut wirkt; auch Tetrazykline können angewendet werden. Die Therapie mit einem Immunserum leistet vor allem in frischen Fällen gute Dienste und kann mit der Antibiotikabehandlung kombiniert werden. Man injiziert Großtieren 100–200 ml langsam und eventuell fraktioniert i.v. (oder die Hälfte i.v. und die Hälfte subkutan) und wiederholt die Injektion nach 6 bis 12 Stunden. Die übrigen Krankheitserscheinungen sind symptomatisch zu behandeln, insbesondere die Kreislaufschwäche (Strophanthin oder Digitalis, Glukose). Bei gesunden Nachbartieren ist durch mehrere Tage hindurch wiederholt Fieber zu messen und bei erhöhter innerer Körpertemperatur die vorhin genannte Behandlung auch bei diesen Tieren vorzunehmen.

Prophylaxe. Nicht vakzinierte Tiere sind von verseuchten Weiden fernzuhalten. Von Milzbrand befallene Tiere dürfen nicht abgehäutet oder eröffnet werden (ausgenommen durch den Tierarzt) und sind unschädlich zu beseitigen (Tierkörperverwertungsanstalt). Der Platz, auf dem Kadaver lagen, ist zu desinfizieren (s. oben) oder die betreffenden Stellen sind abzubrennen und einzuzäunen. Auf gefährdete Weiden oder in Milzbranddistrikten dürfen nur vakzinierte Tiere aufgetrieben werden. Die Vakzination mit Formol- oder Adsorbatvakzinen erfolgt am zweckmäßigsten 3 bis 4 Wochen vor dem Weideaustrieb. Der Impfschutz hält in der Regel 1 Jahr an.

Zur passiven Immunisierung und zur Heilimpfung wird Hochimmunserum von Pferd oder Rind verwendet. Gefährdete Tiere (das sind alle Tiere eines Bestandes, in denen der Milzbrand aufgetreten ist) werden mit 20–50 ml (Pferd und Rind) subkutan behandelt. Die Immunität hält etwa 8 bis 12 Tage lang an.

Clostridiosen

Clostridiosen sind nicht kontagiöse Infektions- oder Intoxikationskrankheiten, die durch Angehörige des Genus Clostridium verursacht werden. Die Gattung umfaßt grampositive anaerob wachsende sporenbildende Bazillen, die mit Ausnahme von Cl. perfringens und einiger apathogener Arten peritrich begeißelt und daher beweglich sind. Die Erreger sind weltweit verbreitet und finden sich vor allem in mit organischen Verbindungen angereicherten Böden und Gewässern sowie im Darminhalt (gesunder) Menschen und Tiere.

Clostridien sind mehr oder weniger plumpe Stäbchen, 2–20 μm lang und 0,4–2 μm breit, die medial, subterminal und terminal angeordnete Sporen und im Tierkörper z.T. auch Kapseln bilden. Bisher wurden mehr als 300 Angehörige des Genus beschrieben, die auf Grund des Sporensitzes und der Gelatineverflüssigung in vier Gruppen unterteilt werden: nahezu alle pathogenen Arten zählen zur Gruppe II (subterminale Sporen), Cl. tetani zur Gruppe IV (terminale Sporen).

Die vegetativen Formen werden durch Erwärmen (80 °C) und die meisten Desinfektionsmittel (insbesondere Peroxyde) vernichtet und sind empfindlich besonders gegenüber Penicillinen, aber auch Chloramphenikol und Nitroimidazolen. Die Sporen sind im höchsten Grade resistent gegen Austrocknung, Bestrahlen, Erhitzen und Desinfektionsmittel. Eintrocknen im Gewebe oder Kulturmedium wird über Jahre vertragen, ebenso 70- bis 90%iger Alkohol. 5- bis 10%ige Formalinlösungen benötigen mindestens 1 Stunde und mehr um Sporen abzutöten, durch Erhitzen auf 100 °C gelingt dies nach mehreren Minuten, z.T. aber auch erst nach Stunden. Die biologische Selbsterhitzung des gepackten Düngers wird ohne Schädigung überstanden.

Clostridien besitzen hitzestabile O-Antigene und zumeist auch hitzelabile H-(Geißel-)Antigene, die mittels Agglutination, Komplementbindung oder Präzipitation nachzuweisen sind. Die Sporen enthalten gleichfalls ein Antigen und sofern Kapseln gebildet werden diese ein weiteres Antigen.

Alle pathogenen Clostridienarten produzieren Exotoxine, die ausgeschieden werden und antigene Eigenschaften besitzen, Cl. perfringens außerdem in den Sporen ein Endo(Entero)toxin. Die Toxine sind im wesentlichen für das Krankheitsgeschehen verantwortlich und in der Regel artspezifisch; nur wenige, insbesondere Hämolysine, werden von mehreren Spezies gebildet. Die meisten Arten produzieren mehrere Toxine, und vielfach treten Toxinvarianten auf, die mit Großbuchstaben bezeichnet werden. Die Toxine werden entweder außerhalb des Wirtes gebildet und dann aufgenommen (Botulismus, Lebensmittelintoxikationen) oder entstehen erst nach Eintritt des Erregers in den Körper (Wundclostridiosen, Enterotoxämien). Zur Sicherung der Diagnose ist der Toxinnachweis bzw. die Toxinbestimmung (Tierversuch, Gewebekultur) oft wichtiger als der Erregernachweis. Die antitoxischen Seren werden nicht nur zur Toxintypisierung sondern auch zur Krankheitsbekämpfung herangezogen. Eine unmittelbare Ansteckung von Tier zu Tier ist nicht möglich. Von „seuchenhaften" Clostridiosen spricht man dann, wenn die Krankheitsfälle in Enzootiegebieten gehäuft auftreten und periodisch wiederkehren.

Für die Erkrankung sind bei den meisten Clostridiosen Verletzungen von Haut oder Schleimhaut notwendig, damit die Erreger in den Körper eindringen, sowie anaerobe Verhältnisse (niedriges Redoxpotential) an der Eintrittspforte, damit sie auskeimen und Toxine produzieren können, d.h. nekrotisches Gewebe, verminderte oder fehlende Durchblutung, Schmutz, Fremdkörper bzw. eine sauerstoffzehrende Begleitflora (Eitererreger, Fäulniskeime) in der Wunde. Die Erreger der Enterotoxämien werden durch Änderungen des Darmmilieus und der Darmflora (Streßzustände, Chemotherapie, plötzliche Futterumstellungen) zu vermehrter Toxinproduktion veranlaßt. Cl. botulinum reagiert ähnlich im Tierkadaver oder bei entsprechenden Milieuänderungen in Futtermitteln und dgl.

Die Buntheit der entstehenden Krankheitsbilder wird dadurch gefördert, daß innerhalb der Arten Tendenzen zur Varianten- und Mutantenbildung bestehen, die im eigentlichen Lebensraum der Keime, dem Erdboden, vor sich gehen. Weiterhin können vor allem Wundinfektionen durch mehrere Clostridienstämme oder -arten bedingt sein bzw. liegen auch Mischinfektionen mit anderen anaeroben Keimen vor. Die Gebundenheit an den Erdboden oder an bestimmte, die Gewebsnekrose fördernde Hilfsfaktoren führt zu den bekannten lokalisierten Erkrankungen, die sich z.B. in bestimmten Rauschbranddistrikten, Tetanusgegenden usw. manifestieren. Seit altersher ist daher die Zuordnung bestimmter Krankheitsbilder zu bestimmten Clostridienarten üblich gewesen, jedoch vielfach heute nicht mehr zu rechtfertigen.

Die *klassischen Gasödemkrankheiten* kennzeichnen sich durch mehr oder weniger starke Gasbildung, entzündliche Ödeme, Hämorrhagien, Nekrosen und jauchig-eitrige Exsudationen (Brand) mit einer Ausbreitungsneigung über den ganzen Organismus. Sie führen meist zum Tode und haben oft seuchenartigen Charakter. Von diesen grenzt man neuerdings die sogenannte *aerobe Zellulitis* ab, bei der sich die Veränderungen auf das intermuskuläre Bindegewebe und die Unterhaut beschränken und die ohne Toxämie meist gutartig verläuft. Die einfachen *Wundclostridiosen* treten in der Umgebung der Verletzung auf und sind oft durch Mischinfektionen bedingt. Die wichtigsten Erreger von seuchenhaften Gasödemkrankheiten sind Cl. chauvoei (Rauschbrand), Cl. novyi Typ B (Deutscher Bradsot), Cl. novyi Typ D (Bazilläre Hämoglobinurie), Cl. septicum (Nordischer Bradsot) während Cl. novyi Typ A (Malignes Ödem), Cl. perfringens Typ A u.a. eher lokalisierte Wundclostridiosen auslösen, die aber u.U. auch durch die zuerst genannten Arten bedingt sein können (die Übergänge sind fließend).

Enterotoxämien verursachen oft unheilbare Darmentzündungen mit anschließenden Septikämien. Sie werden vorwiegend durch Cl. perfringens Typ A (Colitis X der Pferde?), B (Fohlen-, Lämmerdysenterie), C (Struck der Schafe, Nekrotisierende Enteritis der Saugferkel), D (Breinierenkrankheit der Schafe) bzw. mehrere dieser Typen (Enterotoxämien der Rinder bzw. Schweine) ausgelöst. Pathogenetisch und epizootiologisch davon abzugrenzen sind die *Lebensmittel- und Futtermittelvergiftungen* des Menschen und der Tiere, die durch das Enterotoxin von Cl. perfringens verursacht werden und im allgemeinen milder verlaufen. Gemeinsam ist ihnen, daß vor allem Säuglinge bzw. Jungtiere und nur unter bestimmten Um-

ständen auch ältere Individuen (oft seuchenhaft) erkranken.

Neurotoxine werden von Cl. tetani (Wundstarrkrampf) und Cl. botulinum (Botulismus) gebildet, bei letzterem in der Regel außerhalb des Tierkörpers („Wurstvergiftung").

Von *weiteren pathogenen Arten,* die spezifische Krankheiten verursachen, sei Cl. difficile genannt, das bei Hamstern und beim Menschen eine oft unheilbare Enteritis nach Behandlung mit bestimmten Antibiotika auslöst. Ähnlich zustandekommende Darmentzündungen wurden in den letzten Jahren auch bei anderen Tierarten (Pferd, Kalb, Schwein, Kaninchen) beobachtet, ohne daß sie immer einer bestimmten Clostridienart zugeschrieben werden konnten.

Beim Überstehen klinisch manifester Infektionen und Intoxikationen entwickelt sich eine in der Regel mehrjährig anhaltende Immunität, wobei die gebildeten Antitoxine in erster Linie gegen die pathogenetisch bedeutsamen Exotoxine und gegen das Enterotoxin von Cl. perfringens gerichtet sind. Wegen der hohen Mortalität der meisten Clostridiosen hat dies allerdings nur wenig praktische Bedeutung. Dennoch besitzen manche Tiere eine natürliche Immunität gegen Gasödemkrankheiten bzw. Enterotoxämien mit der auch die früher angenommene Altersresistenz erklärt werden kann, was subklinisch verlaufende Clostridiosen vermuten läßt. Auch Neugeborene können mit dem Kolostrum eine passagere Immunität erwerben.

Zur aktiven Immunisierung werden vorwiegend Formol-Impfstoffe verwendet. Durch Formaldehyd werden die Clostridien abgetötet und die Toxine entgiftet (Toxoidbildung), wobei die Antigenität voll erhalten bleibt. Im Anfangsstadium der Erkrankung kann auch die Verabreichung von Hochimmunseren (Antitoxine) und der Einsatz von Antibiotika angezeigt sein.

Seuchenhafte Clostridiosen

Rauschbrand
(Gangraena emphysematosa, Emphysema gangraenosum)

Der Rauschbrand ist eine weltweit verbreitete Clostridiose des Rindes und Schafes, bei der sich in der Muskulatur knisternde Anschwellungen bilden.

Ätiologie. Cl. chauvoei, ein 2–6 μm langes, 0,5–1,0 μm dickes Stäbchen, bildet mittel- oder endständige ovale Sporen, die erst nach zweistündigem Kochen zugrundegehen; bei Zimmertemperatur oder im Erdboden bleiben sie jahrelang lebensfähig.

Epizootiologie und Ansteckung. Als Boden- krankheit beschränkt sich der Rauschbrand auf bestimmte Gegenden, die aber für Rind und Schaf nicht identisch sind. Der Weide- rauschbrand kommt beim Rind vorwiegend in der warmen Jahreszeit (Mai bis September) während des Weideganges vor, beim Schaf eher im Spätsommer, Herbst und Frühwinter. Der Stallrauschbrand tritt sporadisch und un- abhängig von der Jahreszeit beim Rind auf. Die Ansteckung erfolgt beim Rind durch Auf- nahme von sporenhaltigem Futter oder Was- ser, beim Schaf ist der Rauschbrand in erster Linie die Folge einer Wundinfektion (Schur, Kastration, Geburt, Kupieren des Schwanzes, Markeneinziehen, Hundebisse usw.). Meist erkranken jugendliche Rinder, während ältere Tiere immun sind. Kälber von nicht immunen Tieren und ältere Tiere aus rauschbrandfreien Gegenden erkranken, wenn sie in Rausch- brandgegenden geweidet werden. Beim Schaf ist der Rauschbrand nicht altersgebunden.

Pathogenese. Die vom Verdauungskanal oder von Wunden in die Muskulatur gelangten Spo- ren können auskeimen bzw. sich vermehren, wenn das betroffene Gewebe bereits geschä- digt ist (Blutungen, Quetschungen, Hornstöße usw.). Die Folge ist eine blutig-seröse Entzün- dung. Das Muskelglykogen wird unter Gasbil- dung zu flüchtigen Fettsäuren, insbesondere Buttersäure, abgebaut, und die Muskulatur entartet. Die Keime können sich sekundär auch in anderen Organen (Rachen, Leber, Niere, Milz, Herzmuskel) festsetzen und dort ähnliche Veränderungen hervorrufen.

Symptome. Die Inkubationszeit beträgt 1 bis 3 Tage. Der Krankheitsverlauf ist akut. Weidende *Rinder* werden in der Regel tot aufgefunden. Bei Stallhaltung feststellbare Symptome sind Inappetenz, Pansenstillstand, gelegentlich Tympanie, anfangs mittelgradige, später hoch- gradige Lahmheit an einer oder mehreren Extremitäten. Der entsprechende Schulter- oder Beckengürtel ist angeschwollen, beim Betasten der Haut sind knisternde Geräusche feststellbar, die Schwellung selbst ist heiß. We- nige Stunden später liegen die Tiere fest und verenden nach kürzester Zeit. Bei Rindern,

die die Krankheit überstehen, kommt es zu umfangreichen Muskelnekrosen und anschlie- ßender Muskelatrophie. Beim *Schaf* entwik- kelt sich an der Infektionsstelle (Verletzung) in 1 bis 2 Tagen eine blaurot verfärbte, auf Druck knisternde Schwellung. Befindet sie sich an ei- ner Extremität, so besteht zusätzlich hochgra- dige Lahmheit. Sonst sind die Symptome wie beim Rind.

Sektion. Frische Kadaver zeigen neben den schon klinisch wahrnehmbaren Anschwellungen außer in heißen Sommermonaten keine oder nur geringe Fäulnis und verbreiten bei der Zerlegung einen an ranzige Butter erinnernden Geruch. Die Muskulatur ist in der Regel trocken, zunderartig verfärbt und enthält ebenfalls viele Gasbläschen; auch das brüchi- ge Myokard kann diese Veränderungen aufweisen. Die Milz enthält gelegentlich Gasbläschen. Die Le- ber erscheint häufig auf der Schnittfläche durch erb- sen- bis walnußgroße, ockergelbe, trockene Herde bunt gestaltet und ist infolge Gasbildung vergrößert.

Diagnose. Aufgrund des klinischen Befundes ist beim Rind die Diagnose möglich, beim Schaf kann sie nur vermutet werden. Gesichert wird sie durch die bakteriologische Untersu- chung, die Immunofluoreszenz und den Tier- versuch. Differentialdiagnostisch sind Milz- brand (es fehlen die knisternden Schwellun- gen), das Maligne Ödem, Geburtspararausch- brand und subkutane Emphyseme auszuschlie- ßen.

Therapie. Eine erfolgreiche Behandlung ist mit wiederholten hochdosierten Penicillingaben nur dann möglich, wenn sie noch vor dem Auf- treten schwerer Krankheitserscheinungen er- folgt.

Prophylaxe. Die Kadaver sind unschädlich zu beseitigen, die Haut darf nicht in den Verkehr gebracht werden. In gefährdeten Gebieten sind Jungrinder bis zu 2 Jahren 4 Wochen vor dem Weidegang mit einer Rauschbrand-For- molvakzine oder einer Rauschbrand-Para- rauschbrand-Formolvakzine bzw. einer Rauschbrand-Wutvakzine und Schafe aller Al- tersstufen mit einer polyvalenten Clostridien- vakzine zu immunisieren. Der Impfschutz hält mindestens ein halbes Jahr lang an.

Nordischer Bradsot
(Labmagenpararauschbrand des Schafes)

Der Nordische Bradsot (= schnelle Seuche) wird durch Cl. septicum verursacht und tritt vorwiegend in Island, Norwegen, Irland,

Schottland, England und Norddeutschland auf, und zwar meist bei Jungtieren.

Ansteckung und Pathogenese. Die Infektion erfolgt peroral. Prädisponierende Faktoren sind die Aufnahme von gefrorenem oder stark verunreinigtem Futter (Kraftfutter), vielleicht spielt auch eine Entgleisung des Kohlenhydratstoffwechsels eine Rolle. Durch diese Noxen wird die Widerstandskraft der Labmagenschleimhaut stark vermindert und die Keime können leicht eindringen.

Symptome. Die Krankheit bricht plötzlich aus und verläuft meist perakut. An Symptomen sind hochgradige Apathie, schwankender Gang, Zähneknirschen, hochfrequente erschwerte Atmung und hochfrequenter kleiner Puls zu beobachten; der Kopf kann geschwollen sein. Die Tiere liegen bald fest und sterben längstens 5 bis 6 Stunden nach Krankheitsbeginn.

Sektion. Zahlreiche scharfbegrenzte dunkelrote Geschwüre in der Labmagenschleimhaut beherrschen das Bild. Submukosa und Muskularis sind ödematös geschwollen, von der Schnittfläche tropft in der Regel eine hellgelbe klare Flüssigkeit ab.

Diagnose. Sie stützt sich auf den Vorbericht, den perakuten Krankheitsverlauf, den Sektionsbefund und den Erregernachweis. Differentialdiagnostisch sind Rauschbrand, Malignes Ödem, Clostridium-perfringens-Enterotoxämie und akute Vergiftungen zu berücksichtigen.

Therapie und Prophylaxe. Klinisch noch gesund erscheinende Tiere sind sofort aktiv zu immunisieren. Die Prophylaxe besteht in der rechtzeitigen aktiven Immunisierung aller Jungtiere unter 6 Monaten mit einer polyvalenten Clostridienvakzine (Cl. septicum, Cl. novyi, Cl. chauvoei, Cl. perfringens Typ C und D, Cl. tetani usw.).

Bradsot-ähnliche Krankheiten des Schweines

Zu ähnlichen Erkrankungen mit plötzlich auftretenden Todesfällen kann es bei Läufer- und Mastschweinen dann kommen, wenn die Tiere die Möglichkeit haben, wiederholt in einer sehr kalten Umgebung gefrorenes und verdorbenes Futter aufzunehmen. Schweinepest oder Rotlauf können das Angehen der Clostridieninfektion begünstigen.

Symptome. Man beobachtet hochgradige Intoxikationserscheinungen, Zyanose und Rötung der verwaschenen Schleimhäute; die Futteraufnahme sistiert. Die Tiere liegen fest und gehen in wenigen Stunden zugrunde.

Sektion. Die Magenwand ist ödematös verdickt. Beim Anschneiden entleert sich eine gelblich-seröse Flüssigkeit, die mit Gasbläschen durchsetzt sein kann.

Diagnose. Sie wird auf Grund des Vorberichtes, der Sektion und des bakteriologischen Befundes gestellt. Differentialdiagnostisch von Bedeutung ist die Kolienterotoxämie. Eine *Behandlung* ist nicht bekannt, sie würde auch zu spät kommen.

Deutscher Bradsot
(Infektiöse Lebernekrose, Black disease)

Ätiologie und Pathogenese. Der Erreger ist Cl. novyi Typ B. Die von den Schafen aufgenommenen Sporen gelangen in die Leber. Leberegel- oder Cysticercus-tenuicollis-Befall begünstigen das Angehen der Infektion, und auf Grund der Toxinwirkung entstehen gallertig-sulzige Ödeme. Vom Magendarmtrakt aus ist das Toxin aber unwirksam.

Symptome. Vorwiegend erkranken gut genährte, über 1 Jahr alte Tiere. In der Regel werden sie nur mehr tot aufgefunden. In den seltenen klinisch ausgeprägteren Fällen bemerkt man hochgradige Schwäche, Festliegen, Zähneknirschen, hochfrequente Atmung, hochfrequenten und schwachen Puls, sowie Schwellungen im Bereiche des Unterkiefers.

Sektion. Im Vordergrund stehen die stecknadel- bis erbsengroßen, graugelben Nekroseherde in der Leber, die von einem mehrere Millimeter breiten dunkelroten Hof umgeben sind. Mehrere Stunden nach dem Tode tritt bereits Fäulnis ein, wobei die Leber brüchig und lehmfarben wird und die Nekroseherde nicht mehr erkennbar sind.

Diagnose. Mit Hilfe des Sektionsbefundes und der bakteriologischen Untersuchung ist eine Diagnose nur bis 24 Stunden nach Todeseintritt möglich. Später isolierte Erreger haben keine Bedeutung, da sie fäulnisbedingt sein können.

Therapie und Prophylaxe. Eine Therapie kommt immer zu spät bzw. ist sie infolge des perakuten Verlaufs aussichtslos. Gefährdete Tiere sind mit Hochimmunserum zu impfen und 2 Wochen später aktiv zu vakzinieren. Ist kein Serum vorhanden, so wird gleich eine polyvalente Clostridienvakzine verabreicht. In den Bradsot-gefährdeten Gebieten sind alle über 1 Jahr alte Tiere im Frühjahr oder Frühsommer mit einer polyvalenten Clostridienvakzine zu immunisieren.

Wundclostridiosen

(Malignes Ödem, Gasbrand, Gasödem, Pararauschbrand)

Man versteht darunter in der Regel lokale akute Entzündungen des subkutanen Bindegewebes und z.T. der Muskeln mit Ödem- und Gasbildung, die gelegentlich auch zu Bakteriämie und Toxämie führen.

Ätiologie. Cl. septicum kommt im Erdboden sowie im Darm von Mensch und Tier vor und besitzt serologische Beziehungen zum Cl. chauvoei. Zur Desinfektion sind u.a. 5%ige Formalinlösungen (3stündige Einwirkung) geeignet. In erster Linie erkranken Pferd und Rind, empfänglich sind aber alle Haussäugetiere und auch der Mensch. Cl. novyi kommt gleichfalls im Erdboden sowie im Darm, aber auch in der Leber gesunder Tiere vor. Von ihm sind acht Toxinfraktionen bzw. 4 Typen bekannt. Gasödemkrankheiten werden nur durch Typ A und B verursacht. Im strömenden Wasserdampf werden die Keime nach 5–90 Minuten und länger abgetötet; vom Typ A gibt es auch hitzeresistente Stämme. Typ A ist für alle Tiere und den Menschen, Typ B nur für Mensch und Wiederkäuer pathogen. Cl. perfringens bildet kurze plumpe und unbewegliche Stäbchen von 1,2–4 μm Länge und 0,6 bis 0,8 μm Breite, die in der Regel einzeln liegen und im Tierkörper Kapseln bilden. Die Toxintypen werden mit A bis E bezeichnet und unterscheiden sich sowohl bezüglich Antigenstruktur als auch Pathogenität; sie rufen vorwiegend Enterotoxämien hervor (s. später). Lediglich Typ A ist als Wundinfektionserreger beim Menschen bekannt geworden und verursacht bei Tieren hochgradige, meist akut verlaufende Intoxikationen wobei keine ausgeprägte Ödembildung besteht. Die Hitzeresistenz der Sporen ist von Stamm zu Stamm unterschiedlich; sie können jedoch unter Umständen 100 °C 30 Minuten lang überdauern. Cl. histolyticum wurde in Wunden wiederholt nachgewiesen, seine tatsächliche Pathogenität ist aber umstritten. Infektionen sind bei Rind, Ziege und Schwein festgestellt worden. Cl. sordellii wurde vor allem bei Erkrankungen von Rind, Schaf und Mensch gefunden.

Mischinfektionen mit mehreren Clostridien kommen häufig vor, wobei in der Regel die Symptome der am stürmischsten verlaufenden Erkrankung im Vordergrund stehen; d.s. meist die durch Cl. septicum bzw. Cl. novyi hervorgerufenen. Mit aeroben Keimen wie Sta. pyogenes, Corynebacterium pyogenes, Prot. vulgaris etc. verlaufen Mischinfektionen erheblich leichter als die reinen Gasödeme (gutartige Gasödeme nach *Rosenberger*).

Ansteckung, Epizootiologie und Pathogenese. Die Ansteckung erfolgt meist über Verletzungen der Haut oder der Schleimhaut des Verdauungstraktes und der Geburtswege durch sporenhaltige Erde, Kot, Wasser, damit kontaminierte Hände oder Instrumente (Injektionen, Kastrationen, Schermaschinen), sonstige Verletzungen, z.B. bei Rangkämpfen der Schafböcke usw. Im Darmkanal können Parasiten oder Fremdkörper aber auch Geschwüre Eintrittspforten sein und damit das kryptogenetische Auftreten der Erkrankung erklären. Neben örtlichen anaeroben Verhältnissen wirken allgemeine Stressoreneinwirkungen wie Operationen, Infektionskrankheiten, schlechte Fütterungs- und Haltungsbedingungen, begünstigend auf das Auskeimen der Sporen. Kommt dieses nicht zustande, so sind Sporen allein nicht imstande, eine Erkrankung auszulösen und werden innerhalb kurzer Zeit von den Abwehrkräften des Körpers zerstört.

Dementsprechend sind die Gasödemerkrankungen durch sporadisches Auftreten beim Einzeltier gekennzeichnet. Gehäuftes Vorkommen steht immer im Zusammenhang mit Massenverletzungen, wie Impfungen, Blutentnahme, Schur, Kastration, Kupieren des Schwanzes usw.; anderseits spielt das Vorhandensein der Sporen in den Böden bestimmter Gegenden eine Rolle, so daß auch hier gewisse „Distrikte" entstehen.

Die nach Vermehrung der Erreger an der Infektionsstelle gebildeten Toxine verursachen lokale Kreislauf- und Permeabilitätsstörungen und Ödeme, lokale Nekrose und durch Abbau von Kohlenhydraten die Bildung ranzig riechender organischer Säuren und Gase (Gasödem). Die Allgemeinstörungen werden gleichfalls durch die Toxine, teils durch die beim Gewebezerfall auftretenden Abbaustoffe usw. hervorgerufen; als wesentlicher Mediator fungieren vermutlich Prostaglandine. Die Entzündung breitet sich lokal, vereinzelt auch auf dem Blutwege aus, wobei insbesondere in anderen ischämischen Bezirken (Quetschungen, Durchblutungsstörungen) Sekundärherde auftreten.

Abhängig von Erregerart bzw. Art der Mischflora können außerdem auch einfache lokale Wundinfektionen sowie Zellulitis entstehen, bei denen in der Regel keine Toxämie und vielfach auch keine Gasödembildung auftritt.

Symptome. Die Krankheitserscheinungen treten etwa 15 bis 24 Stunden nach einer Verletzung auf, und zwar findet man in deren Umgebung (bei kryptogenetischen Infektionen in einer Muskelgruppe) ödematöse Anschwellungen, die anfangs gespannt, warm und sehr schmerzhaft sind, später aber kühl, schlaff, teigig und im Zentrum wieder unempfindlich werden. Bei der Palpation stellt man das charakteristische Knistern, bei der Perkussion einen überlauten Schall (Emphysem) fest. Die Veränderungen entwickeln sich besonders dort deutlich, wo viel lockeres Bindegewebe vorhanden ist. Schneidet man in die Anschwellungen ein, so entleert sich eine rötlichgelbe bis braune, seröse, mit Gasblasen durchsetzte, säuerlich oder ranzig riechende Flüssigkeit. Erfolgt die Infektion von den Geburtswegen aus, dann werden die ersten Krankheitserscheinungen vielfach erst nach 2 bis 5 Tagen sichtbar. Die Schamlippen schwellen an, und aus der Scheide entleert sich ein schmutzigrotes, übelriechendes Exsudat. In der Umgebung der Geschlechtsorgane entwickeln sich die typischen knisternden Anschwellungen, die sich auch auf die Perinealgegend und den Unterbauch ausbreiten können.

Die Tiere haben mittel- bis hochgradiges Fieber, erst kurz vor dem Tode werden subnormale Werte ermittelt. Sie sondern sich ab, zeigen hochgradige Dyspnoe, beschleunigten kleinen Puls, weiterhin Zyanose und schmutzige Verfärbung sowie gelegentlich Petechien an den Schleimhäuten. Die Krankheitsdauer beträgt wenige Stunden bis maximal 2 Tage (bei Cl.-perfringens-Infektionen) bzw. 2 bis 5 Tage (bei Cl.-novyi-Infektionen) und endet nach diesem stürmischen Krankheitsverlauf in der Regel tödlich.

Bei den lokalen Wundinfektionen bzw. der anaeroben Zellulitis sind ebenso wie bei den Mischinfektionen mit aeroben Keimen die Symptome im allgemeinen leichter. Das Fieber ist in der Regel nur mittelgradig erhöht, der Appetit nicht völlig gestört. Von Phlegmonen ohne Clostridien-Beteiligung unterscheiden sich diese Verlaufsformen durch die Gasbildung, die aber bei bestimmten Clostridiosen fehlen kann.

Sektion. Das Bindegewebe, insbesondere jenes der Unterhaut aber auch der angrenzenden Muskulatur, ist von einer gelben bis rötlichen, z.T. hämorrhagischen und Gasbläschen enthaltenden, ranzig riechenden Flüssigkeit durchtränkt und die Muskulatur dunkelbraunrot bis schwarzrot verfäbt, trüb und brüchig. Bei Erkrankungen im Anschluß an die Geburt erstreckt sich die Ödemisierung vorwiegend auf das subseröse Bindegewebe des Beckens und die angrenzende Muskulatur im Bereich des Beckens und der Oberschenkel, aber auch auf Uteruswand und -schleimhaut. Im Lumen befinden sich übelriechende, schmutzig-braunrote, breiartige Massen. Bei Infektionen durch Cl. novyi ist das Ödem bernsteingelb und klar und weist nur eine geringe Neigung zur Gasbildung auf. Cl.-histolyticum-Infektionen verändern das Bindegewebe und die Muskulatur zu einem blutigen, dickflüssigen Brei (proteolytische Wirkung der Toxine).

Diagnose. Die Diagnose ist in charakteristischen Fällen ohne weiteres möglich, ansonsten müssen Phlegmonen anderer Ursache in Betracht gezogen werden. Sie könnte durch bakteriologische Untersuchung (anaerobe Kultur!) eines entnommenen Gewebestückes gesichert werden, jedoch ist gerade bei den Clostridien-Mischinfektionen immer die Möglichkeit gegeben, daß nicht unbedingt der für das pathologische Geschehen hauptverantwortliche Keim isoliert wird.

Malignes Ödem

Darunter wird eine anfangs heiße ödematöse, sehr schmerzhafte, knisternde und fluktuierende Schwellung verstanden, die später im Zentrum kühler wird und als Wundinfektion durch Cl. septicum bzw. Cl. novyi, oft gemeinsam mit Cl. perfringens, verursacht wird.

Pferd: Das Krankheitsbild entspricht dem im allgemeinen Teil geschilderten. Differentialdiagnostisch sind andere Wundclostridiosen und Milzbrand zu beachten.

Rind: Bei Wundinfektionen entsteht an der betreffenden Stelle, vorwiegend im Kopf- und Halsbereich, mitunter schon nach 12 bis 24

Stunden eine nicht scharf umschriebene ödematöse Anschwellung, die anfangs gespannt, warm und sehr schmerzhaft, später kühl, schlaff und wenig empfindlich, in der Mitte oft sogar unempfindlich wird. Auf Druck sind dort infolge Gewebeeinsschmelzung bzw. Gasbildung quatschende Geräusche wahrnehmbar. Die Tiere sind apathisch, und meist besteht hochgradiges Fieber. Differentialdiagnostisch kommen neben Rauschbrand die septische Phlegmone und subkutane Emphyseme in Frage.

Schaf: Das sich entwickelnde Ödem entspricht weitgehend dem beim Rind geschilderten. Allgemeinverhalten und -befinden sind jedoch schon vor Ausbildung des Ödems hochgradig gestört, und die Tiere gehen rasch zugrunde. Differentialdiagnostisch sind neben Rauschbrand Septikämien anderer Genese zu berücksichtigen.

Schwein: Das Maligne Ödem tritt fast ausschließlich im Anschluß an die Kastration auf, wenn die Wunden nicht vernäht werden. Typisch ist die bereits nach 36 bis 48 Stunden nachweisbare hochgradige heiße ödematöse Anschwellung der Wundränder, die sich in der Folge auf den gesamten Hodensack und den Unterbauch ausbreiten kann. Das Wundsekret riecht süßlich-ranzig. Die Tiere sind hochgradig apathisch, inappetent, haben gerötete Schleimhäute und mittel- bis hochgradiges Fieber. Häufig liegen sie fest.

Die Prognose ist beim Schwein am günstigsten, gefolgt von Rind, Schaf und Pferd.

Pararauschbrand

Cl. septicum und Cl. novyi können beim Rind auch ein dem Rauschbrand identisches Krankheitsbild verursachen. Eine Unterscheidung ist klinisch nicht möglich und gelingt in der warmen Jahreszeit auch bakteriologisch nicht immer.

Zur Prophylaxe werden Rauschbrand-Pararauschbrand-Vakzinen verwendet.

Geburtspararauschbrand

Bei Rind und Schaf kommt es nach Schwergeburten, insbesondere bei unsachgemäß durchgeführter Entwicklung, oder bei Nachgeburtsverhaltungen zu Einrissen der Scheiden- oder Gebärmutterschleimhaut, wo sich Cl. septicum oder Cl. novyi festsetzen können. Von dort ausgehend breitet sich das Ödem über die Gebärmutterwand, das lockere Beckengewebe bis zu den Labien und der Beckenmuskulatur aus.

Symptome. Die Krankheit beginnt 2 bis 3 Tage nach der Geburt mit Teilnahmslosigkeit und müdem Gesichtsausdruck. Die Tiere fressen nicht, es besteht hochgradiges Fieber. Die Schleimhäute sind hochgradig gerötet, Puls und Atmung frequent, der Puls ist meist klein und schwach. Labien und Damm sind anfangs ödematös geschwollen und gerötet, später zyanotisch bis dunkelviolett verfärbt. Anus und Mastdarmschleimhaut werden insbesondere beim Schaf mit erfaßt und die Schwellung kann sich über Damm und Perineum einerseits bis zu Unterbauch und Schenkelinnenseite, anderseits über die gesamte Beckenmuskulatur ausbreiten. Bei der rektalen Untersuchung fällt beim Rind die hochgradige Schwellung der Scheiden- und Gebärmutterwand auf. Nach weiteren 2 bis 3 Tagen liegen die Tiere fest. Die Prognose ist meist ungünstig.

Sektion. Neben den bereits klinisch feststellbaren Veränderungen fällt die serös-hämorrhagische Durchtränkung der Gewebe auf. Die Wand der Gebärmutter ist ödematös verändert, die Schleimhaut geschwollen und von schmutzigen, breiartigen, vielfach auch fauligen, Nachgeburtsreste enthaltenden übelriechenden Massen bedeckt.

Gasbrand des Hundes
(Clostridien-Myositis)

Im Zusammenhang mit Bißwunden, Injektionen (insbesondere von gefäßverengenden Mitteln), Frakturen usw. können Wundclostridiosen auftreten, die sich ähnlich wie bei anderen Tieren in fieberhaften schmerzhaften ödematösen Schwellungen von Subkutis und Muskulatur äußern und häufig unter allgemeinen Intoxikationserscheinungen nach 2 bis 3 Tagen zum Tode führen. Als Erreger kommen Cl. septicum, Cl. perfringens, Cl. novyi und Cl. chauvoei in Frage.

Therapie der Wundclostridiosen. Eine Behandlung hat meist nur dann Aussicht auf Erfolg, wenn sie frühzeitig durchgeführt wird. Man wendet Penicillin (bei Mischinfektionen mit Streptomycin), Oxytetrazykline und Chloramphenikol in hohen Dosen an. Gleichzeitig muß örtlich therapiert werden: Ist über der Schwellung noch keine Fluktuation feststellbar, so sind Scharfsalben (Ichthyol-, Phlegmaston-,

Phlegmonesalbe usw.) aufzutragen. Bei fortgeschrittener Ödemisierung werden mehrere Einschnitte vorgenommen, und ist bereits Fluktuation aufgetreten, so wird am tiefsten Punkt der fluktuierenden Region eine kräftige Inzision gemacht und das nekrotische Gewebe mit sauberen Handschuhen entfernt. Die Einschnitte bzw. die Wundhöhle werden täglich mit Wasserstoffperoxyd- oder Kaliumpermanganatlösungen gespült. Beim Eber ist die Kastrationswunde zu lüften und ebenfalls mit Kaliumpermanganatlösung zu spülen. Die Allgemeinstörungen werden symptomatisch behandelt, insbesondere mit Novalgin (Hemmung der Prostaglandinsynthese) und Kreislaufmitteln.

Spezifische Hochimmunsera zur Toxinneutralisierung unterstützen die Therapie.

Prophylaxe. Sie besteht vorwiegend in hygienischen und aseptischen Maßnahmen bei der Durchführung von mit Haut- und Schleimhautverletzungen einhergehenden Interventionen und bei der Geburtshilfe bzw. der sorgfältigen antiseptischen Versorgung auch der kleinsten Verletzung. Dabei sind oxydierende bzw. auf Flavin- und Akridinbasis entwickelte Desinfektionsmittel zu verwenden. Bei Ebern über 80 kg sind nach der Kastration die Wundränder zu vernähen. Bei Schwergeburten werden gegebenenfalls Antibiotika und Gasödemsera appliziert bzw. Antibiotikastäbe in die Uterhörner eingelegt. Zu empfehlen ist die Einrichtung von Geburtsständen bzw. -boxen, die vor und nach jeder Geburt zu reinigen und zu desinfizieren sind. In Enzootiegebieten ist insbesondere beim Schaf die aktive Immunisierung mit spezifischen oder Kombinationsvakzinen angezeigt. Trächtige Mutterschafe werden 4 Wochen vor dem Lammen geimpft.

Enterotoxämien durch Clostridium perfingens

Cl. perfringens ist in der Umwelt und im Erdboden weit verbreitet und kommt auch im Magen-Darm-Trakt von Mensch und Tier vor.

Alle Typen (A bis E) können Enteritiden und Enterotoxämien bei vielen Haus- und Wildtieren auslösen, wobei sich typenabhängige Unterschiede ergeben. Die Exotoxine werden in major- und minorletale Fraktionen unterteilt, die ersteren bilden die Grundlage für die Typendifferenzierung. Daneben wird bei vielen

Stämmen ein in den Sporen gebildetes Endotoxin bzw. Enterotoxin festgestellt, das u.a. im Darm die exzessive Flüssigkeitsproduktion, vermehrte Peristaltik und Desquamation des Dünndarmzottenepithels verursacht. Innerhalb der Typen gibt es Varianten, die sich beispielsweise durch die Hitzeresistenz ihrer Sporen, durch regional begrenztes Auftreten bei bestimmten Tierarten, durch das Auslösen bestimmter Krankheiten, biochemische Unterschiede etc. auszeichnen.

Typ A ruft neben Gasbrand, Lebensmittel- und Futterintoxikationen auch Mastitiden beim Rind, Toxämien der Sauglämmer (USA) und neugeborener Alpakas (Südamerika), hämolysierende Krankheiten bei Schafen und Rindern (Australien) und Lämmern (USA), hämorrhagische Enteritiden bei Kälbern und Rindern (Großbritannien) sowie Darmentzündungen beim Pferd hervor. Die Typen B und C verursachen schwere Enteritiden und Enterotoxämien bei jungen Lämmern, Kälbern, Schweinen und Fohlen in verschiedenen Teilen der Welt: Nekrotische Enteritis junger Lämmer (Lamb dysentery), Fohlenruhr, Enterotoxämie bei Schaf und Ziege (Typ B), Struck des Schafes, Enterotoxämie bei Lamm und Kalb, Nekrotische Enteritis des Saugferkels, Nekrotische Enteritis des Menschen (Typ C). Typ D ist eine weitverbreitete Ursache der Toxämie bei Schafen jeden Alters, wurde aber auch bei Enterotoxämien von Lämmern, Ziegen, Rindern und manchmal auch des Menschen festgestellt. Typ E verursacht Enterotoxämien bei Schafen und Rindern, wird aber unterschiedlich beurteilt.

Epizootiologisch und pathogenetisch kann man eine Unterteilung in zwei Gruppen vornehmen:

a) Enterotoxämien bei Neugeborenen mit ansteckendem Charakter, hauptsächlich durch die Typen B und C verursacht (für deren hauptsächlich gebildetes β-Toxin sind vor allem Lämmer, Saugferkel, Kälber, aber auch Fohlen empfindlich).

b) Enzootisch oder sporadisch vorkommende Enterotoxämien ohne ansteckenden Charakter, die nur im Zusammenhang mit spezifischen prädisponierenden Faktoren auftreten.

Als auslösende Faktoren werden protein- und glukosereiche aber zellulosearme Fütterung, Überfütterung, plötzlicher Futterwechsel, Mineralstoffmangel, weiterhin Stressoreneinwirkungen wie Operationen, Transporte, Parasitosen, Haltungsmängel usw. angesehen und bei den sporadisch auftretenden Fällen auch die Einwirkung bestimmter Antibiotika (Tetrazykline, Tylosin usw.). Durch die daraus resultierenden Sekretions- und Verdauungsstörungen, die verminderte Darmmotilität, den geänderten pH-Wert im Darm und eventuell durch die antibiotische Hemmung anderer Darmbakterien entstehen günstige Bedingungen für die Vermehrung von Cl. perfringens und die Toxinproduktion.

Die gebildeten Toxine können unmittelbar auf die Darmschleimhaut einwirken, da sich die Erreger dort ansiedeln und haften. Die Permeabilität der Darmwand wird erhöht und nach Überschreiten einer bestimmten Konzentration brechen die Toxine in die Blutbahn ein, und es kommt zu einer rasch tödlich verlaufenden Toxämie, wobei als Medikatoren für das pathologische Geschehen Prostaglandine wirken.

Die Diagnose kann durch den Toxinnachweis im Darminhalt mit Hilfe des Mäuseversuches gesichert werden. Eine Erregerisolierung gelingt nicht immer, da die Patienten oft mit Antibiotika vorbehandelt sind, jedoch kann man vielfach die Clostridien morphologisch bei der Sektion nachweisen. Zusammen mit dem pathologisch-anatomischen Befund gilt der Toxinnachweis als beweisend. Zu beachten ist, daß die Toxine in der Regel rasch zerstört werden, und insbesondere nach dem Tode ist eine Untersuchung innerhalb von wenigen Stunden unbedingt notwendig (Darminhalt gleich in die Gefäße abfüllen, bei Kühlschranktemperaturen aufbewahren, pH auf 6,0 einstellen, 0,5% Chloroform zusetzen). Nach Möglichkeit sollte auch eine Typendifferenzierung, sofern ein Erreger isoliert werden kann, durchgeführt werden.

Der schnelle Verlauf der Erkrankung macht eine Therpie in der Regel unmöglich bzw. wird fallweise nicht an eine Clostridiose gedacht. Bei der Anwendung von Antibiotika muß bedacht werden, daß gelegentlich dadurch die Clostridiose erst provoziert wird.

Enterotoxämie des Pferdes

Die Krankheit wurde erst in den letzten 10 Jahren und mit verschiedenen Namen beschrieben: Colitis X, Intestinale Clostridiose, Transportkrankheit etc. Sie wird unter den geschilderten Umständen vermutlich durch den Typ A des Cl. perfringens ausgelöst. Klinisch handelt es sich in der Regel um eine therapieresistente Dickdarm- und Blinddarmentzündung mit wäßrigen, umfangreichen, später z.T. blutigen Durchfällen, gelegentlich Darmkrämpfen und Kolikerscheinungen, die oft erst einige Tage nach der Stressoreneinwirkung oder Antibiotikagabe manifest wird. Im weiteren Verlauf kommt es zu zunehmender Intoxikation mit verwaschenen Schleimhäuten, Störungen des Allgemeinbefindens, hämodynamischem und protoplasmatischem Kollaps, Ikterus und Exsikkose. Die innere Körpertemperatur wird subnormal und nach 3 bis 7 Tagen tritt meist der Tod ein.

Bei Fohlen wurde eine nekrotisierende hämorrhagische Entzündung des Dünndarmes beschrieben, die durch Typ B und C hervorgerufen worden war.

Lämmerdysenterie

Darunter wird eine bei Lämmern in den ersten Lebenstagen auftretende akute und meist tödlich verlaufende Darmerkrankung verstanden. Sie wird durch den Typ B des Cl. perfringens hervorgerufen und tritt in allen Ländern mit intensiver Schafhaltung, und zwar immer gegen Ende der Lammzeit auf. Die Erreger finden sich in Einstreu, Futter, auf der Zitzenhaut der Muttertiere und im Darm und werden durch die beschriebenen Störungen der Darmtätigkeit (übermäßige Milchaufnahme) zur Vermehrung und Toxinbildung angeregt. Krankheitsauslösend scheint vor allem das Nekroseerzeugende β-Toxin zu sein.

Symptome. Die Tiere erkranken vorwiegend in den ersten Lebenstagen. Bei der perakuten Form treten plötzliche Todesfälle auf, ohne daß Durchfälle beobachtet werden. Bei der akuten Form sind die Lämmer anfangs mittel- bis hochgradig apathisch und liegen viel. Nach dem Aufstehen verbleibt der Rücken gekrümmt, die Sauglust ist vermindert oder aufgehoben, das Abdomen erscheint vermehrt gefüllt. Anfangs besteht Fieber, später herrschen subnormale Körpertemperaturen vor. Die Lidbindehäute sind mittel- bis hochgradig gerötet. Später setzt wässeriger, schaumiger und übelriechender Durchfall ein. Schließlich verenden die Tiere an der Exsikkose. Die Morbidität in der Herde beträgt 50%, die Mortalität ebenfalls 50%. Die wenigen Lämmer, die die

Krankheit überstehen, kümmern über lange Zeit.

Sektion. Der Tierkörper erscheint ausgetrocknet und anämisch. Die Analgegend ist mit hellgelbem übelriechendem Kot verschmutzt. Die Labmagenschleimhaut ist katarrhalisch entzündet. Der zum Teil mit Gas gefüllte Darm enthält einen stinkenden gelblichen Inhalt. In der Darmschleimhaut finden sich neben Hyperämie und Nekrosen auch Geschwüre, die vornehmlich im Dickdarm anzutreffen sind.

Diagnose. Man kann sie auf Grund des klinischen Verlaufs und der Sektion stellen und mittels des Toxinnachweises (Neutralisationstest an der weißen Maus) sichern. Differentialdiagnostisch sind die Koliruhr, seltener diätetische Durchfälle von Bedeutung.

Therapie und Prophylaxe. Eine Behandlung kann mit Chloramphenikol oder Tetrazyklinen (0,3–0,4 g p. o.), wenn möglich gemeinsam mit einem entsprechenden Hochimmunserum und Finadyne, versucht werden. In verseuchten oder gefährdeten Beständen sind die Lämmer im Anschluß an die Geburt passiv zu immunisieren. Mutterschafe werden zu Beginn der Trächtigkeit und zwei Wochen vor der Geburt und im Anschluß jeweils vor Beginn der Lammzeit aktiv vakziniert.

Struck des Schafes

Diese Enterotoxämie wird durch Typ C des Cl. perfringens verursacht und tritt im Winter und Frühjahr in größeren Schafhaltungen bei Jährlingen und älteren Tieren auf. Die Ansteckung erfolgt peroral, und als prädisponierende Faktoren sind speziell gefrorenes Futter, plötzlicher Futterwechsel, zu junges bzw. einweißreiches Futter, große Kälte usw. von Bedeutung. Krankheitserscheinungen werden nur selten beobachtet; meist werden die Tiere auf der Weide tot aufgefunden. Bei der Sektion fallen die hämorrhagische Enteritis mit Geschwürsbildung im Dünndarm und Verdickung der Dickdarmschleimhaut auf. Eine Sicherung der Diagnose ist nur durch den Toxinnachweis möglich. Differentialdiagnostisch abzugrenzen sind der Nordische Bradsot und die Typ-D-Enterotoxämie. Nach Sicherung der Diagnose ist die prophylaktische Vakzinierung der Herde mit einer polyvalenten Closteridienvakzine angezeigt.

Infektiöse Nekrotisierende Darmentzündung des Saugferkels

Diese vorwiegend in den ersten Lebenstagen bei Saugferkeln auftretende Darmentzündung wird gleichfalls durch den Typ C hervorgerufen. Die Ferkel infizieren sich mit dem im Kot der Sauen und in der Streu enthaltenen Erregern vor allem in jenen Betrieben, in denen schwere hygienische Mängel vor, während und im Anschluß an die Geburt (keine Desinfektion, kein Wechsel der Einstreu usw.) nachzuweisen sind.

Symptome. Inkubationszeit und Krankheitsdauer betragen jeweils 1 bis 2 Tage. Bei der perakuten Verlaufsform sind die Ferkel apathisch und teilnahmslos, haben hochgradiges Fieber und verenden ohne Durchfall innerhalb von 24 Stunden. In protrahierteren Fällen treten nach einem ähnlichen Anfangsstadium am zweiten Tag profuse Durchfälle auf, wobei der Kot dünnflüssig, übelriechend und von graugelber Farbe ist und gelegentlich Gasbläschen enthält. Nahezu alle Tiere verenden.

Sektion. Der Tierkörper ist aufgetrieben, und nach perkutem Verlauf fällt die abschittsweise hochgradige Rötung des uneröffneten Darmes auf. Die Darmschleimhaut ist gerötet und nektrotisch.

Diagnose. Sie wird durch den akuten Krankheitsverlauf, den pathologisch-anatomischen Befund und die bakteriologische Untersuchung bzw. den Toxinnachweis gestellt. Differentialdiagnostisch von Bedeutung ist vor allem die Koliruhr, seltener die Transmissible Gastroenteritis.

Therapie und Prophylaxe. Versuchsweise können Chloramphenikol (0,2–0,3 g) oder Tetrazykline (0,2 g) sowie Hochimmunsera (5 ml) peroral, letzteres gleichzeitig (4 ml) auch parenteral verabreicht werden. Prophylaktisch ist insbesondere auf die Stallhygiene („Rein-Raus-Methode" beim Abferkeln) und eine exakte Desinfektion der Abferkelboxen sowie der Sauen vor Verbringen in den Abferkelstall Wert zu legen. In Problembeständen ist die aktive Immunisierung der Sauen vier Wochen vor der Geburt zweckmäßig.

Infektiöse Enterotoxämie des Schafes
(Breinierenkrankheit, Pulpy kidney)

Erreger ist Typ D, der in allen Ländern, in denen intensive Schafhaltung und Lämmermast betrieben wird, zumindest gebietsweise erhebliche Verluste bei Saug- und Absetzlämmern verursacht während ältere Tiere nur ausnahmsweise erkranken. Die Weideform der Enterotoxämie tritt im Frühjahr auf Weiden mit üppigem jungem Gras sowie im Sommer und Herbst bei plötzlichem Weidewechsel auf Zuckerrüben- und Stoppelfelder auf. Als Stallform kommt die Krankheit bei überfütterten Saug- und Mastlämmern vor.

Symptome. Infolge des perakuten Verlaufes werden Krankheitserscheinungen kaum beobachtet. Gelegentlich bemerkt man Durchfall, und als Folge der Mitbeteiligung des Zentralnervensystems weisen die Tiere schwankenden bis taumelnden Gang, Nystagmus, Festliegen, Opisthotonus und tonisch-klonische Krämpfe auf.

Sektion. In den Körperhöhlen befindet sich vermehrt gelbliche Flüssigkeit. Der Darm ist oft leer, aber häufig mit Gas gefüllt, die Darmschleimhaut kann gerötet sein. Die Leber ist hellbraun verfärbt, saftreich und trocken. In den Nieren finden sich unmittelbar nach dem Tod subkapsulär flächenhafte Blutungen. Nach 6 Stunden kommt es im perirenalen Fettgewebe zur Gasbildung, die Nierenrinde wird schmutziggrau und zerfließt breiig. Die Lunge ist gestaut. Histologisch sind im Gehirn perivaskuläre Ödeme und symmetrische Enzephalomalazien nachweisbar.

Diagnose. Sie wird durch die Sektion gesichert, wobei die rasche Autolyse der Nierenrinde im Gegensatz zum Erregernachweis als beweisend anzusehen ist. Der Toxinnachweis im Darm ist nur bis 24 Stunden nach dem Tod möglich. Differentialdiagnostisch sind neben Listeriose und CCN vor allem Struck sowie Nordischer und Deutscher Bradsot zu berücksichtigen.

Therapie und Prophylaxe. Eine Behandlung mit Hochimmunserum kann gelegentlich erfolgreich sein. Bei Ausbruch der Krankheit sind alle noch gesund erscheinenden Tiere des Bestandes mit einer Typ-D-Vakzine notzuimpfen; die Impfung sollte nach 8 Wochen wiederholt werden. In gefährdeten Herden sind alle über vier Wochen alten Tiere zu vakzinieren, und die Impfung ist gleichfalls nach 8 Wochen zu wiederholen. Lämmer (während der Trächtigkeit) geimpfter Muttertiere sind mindestens 4 Wochen geschützt.

Enterotoxämien des Schweines

Infektionen mit den Typen A, C und D des Cl. perfringens können bei Schweinen aller Altersstufen zu sporadischen Krankheitsfällen führen, wobei als prädisponierende Faktoren plötzliche Futterumstellungen, qualitativ schlechtes Futter oder Parasitenbefall von Bedeutung sind. Eine Ausbreitungstendenz innerhalb eines Bestandes besteht nicht.

Symptome. Im Vordergrund stehen hochgradige Schwäche, Gleichgewichtsstörungen, gelegentlich Krampfanfälle. Die Schleimhäute sind hochgradig gerötet, schmutzig verwaschen und manchmal ikterisch. Der Puls ist frequent und die Herzaktion pochend. Der abgesetzte dünnflüssige Kot ist blutig.

Sektion. Charakteristisch sind katarrhalische, hämorrhagische und nekrotisierende Entzündungen vor allem im Dünndarm, seltener im Magen und Dickdarm. Außerdem gehören Degenerationen der Leber und des Herzmuskels zum Sektionsbild.

Diagnose. Sie wird durch den pathologisch-anatomischen Befund und die bakteriologische Untersuchung, entscheidend aber durch den Toxinnachweis gestellt. Differentialdiagnostisch ist vor allem an Treponemendysenterie und Parasitenbefall zu denken.

Therapie und Prophylaxe. Den erkrankten Tieren sind Breitbandantibiotika, Chloramphenicol oder Streptomycin peroral zu verabreichen. Gleichzeitig erhalten sie ein bis zweimal täglich parenteral Chloromugon, Glukose, Novalgin oder Finadyne und Kreislaufmittel (Novacoc). In Beständen mit häufigem Auftreten dieser Enterotoxämien sind immunprophylaktische Maßnahmen angezeigt, wobei neben dem Typ C auch die Typen A und D berücksichtigt werden müssen. Ferkel sind 14 Tage vor und etwa 2 Wochen nach dem Absetzen zu impfen.

Enterotoxämien des Rindes

Diese durch Typ A, B, C, D und E verursachten Enterotoxämien treten nur sporadisch auf, und zwar vor allem bei Kälbern. Die Krankheit kann dabei sowohl durch einen Typ allein als auch durch mehrere gemeinsam ausgelöst werden. Als prädisponierende Faktoren sind plötzliche Futterumstellungen (Milchaustauscher, leicht verdauliches eiweiß- und kohlenhydratreiches Futter), Überfütterung (zu viel Milch oder Milchaustauscher bzw. plötzliches Überangebot an Äpfeln, Azidose) bei gleichzeitiger schwerer Belastung durch die Umwelt (z.B. Kälte im Herbst) anzuführen.

Symptome. Die Tiere werden meist nur mehr tot aufgefunden. Beim akuten Verlauf sind sie hochgradig apathisch, beim Typ A bestehen zusätzlich Hämoglobinurie und Ikterus. Der Tod tritt in längstens einem Tag ein. Beim Typ C sind die Tiere hochgradig unruhig, schlagen mit den Extremitäten gegen den Bauch und weisen blutigen Durchfall auf, während beim Typ D neben den genannten Symptomen infolge Störungen von seiten des Zentralnervensystems auch Erregungserscheinungen sowie zielloses Umherwandern beobachtet werden.

Sektion. Gemeinsam sind die hochgradigen, zum Teil hämorrhagischen, zum Teil nekrotisierenden Entzündungen der Dünndarmschleimhaut und vermehrte, zum Teil hämorrhagische Flüssigkeit in Brust- und Bauchhöhle sowie Perikard. Beim Typ A werden bei Kälbern zusätzlich Ikterus und Hämolyse festgestellt. Beim Typ D sind die subkutanen Blutgefäße hochgradig gefüllt, die Muskulatur sieht wie gekocht aus, und die Nieren können hochgradige Nephrosen aufweisen.

Diagnose. Sie wird gegebenenfalls auf Grund des klinischen Befundes und nach dem Tode durch den ehestmöglichen Toxinnachweis gestellt. Differentialdiagnostisch sind beim Kalb Koliseptikämie, Pasteurellose, Salmonellose und in überseeischen Gebieten Redwater zu berücksichtigen.

Prophylaxe. Eine Behandlung kommt immer zu spät. In gefährdeten Herden sind die noch gesunden Tiere mit Hochimmunserum passiv und später aktiv mit mono- oder polyvalenten Toxoidvakzinen zu impfen. Prophylaktisch sind plötzliche Futterumstellungen zu vermeiden und alle Tiere, auch die trächtigen (2 Monate vor der Geburt), mit den entsprechenden Toxoidvakzinen zu impfen.

Enterotoxämien des Hundes

Vor allem bei Junghunden dürfte eine Reihe von Darmentzündungen, die oft hämorrhagisch werden, durch Clostridien-Infektionen bedingt sein. Ein Großteil der Tiere stirbt perakut ohne vorher Krankheitserscheinungen zu zeigen. Insbesondere in jenen Fällen, wo sich im Gefolge des Durchfalls neben der

Exsikkose bald eine Autointoxikation mit verwaschenen Schleimhäuten, Kreislaufschwäche usw. entwickelt, und andere Ursachen (Parvovirose, Schneefressen usw.) ausgeschlossen werden können, ist beim Nachweis von Cl. perfringens die Diagnose sehr wahrscheinlich, müßte aber durch den Toxinnachweis gesichert werden. Bei der Sektion imponieren die hochgradige katarrhalische oder hämorrhagische Gastroenteritis und in einem Teil der Fälle die petechialen Blutungen und Hämorrhagien.

Tetanus
(Starrkrampf)

Der Starrkrampf ist eine vor allem bei Pferd und Schaf auftretende, weltweit verbreitete Wundinfektionskrankheit, die sich durch gesteigerte Reflex- und Dauerkrämpfe kennzeichnet.

Ätiologie. Cl. tetani, ein schlankes, $0{,}5 \times 2$ bis $5\ \mu m$ großes Stäbchen, wächst streng anaerob und bildet endständige Sporen (Trommelschlegel). Die vegetativen Formen werden durch Sonnenlicht innerhalb von 12 Tagen, durch zerstreutes Licht nach 1 bis 2 Monaten vernichtet. Die Tenazität der Sporen ist außerordentlich groß. In getrocknetem Zustand und im Dunkeln bleiben sie bei Zimmertemperatur 10 bis 30 Jahre lang lebensfähig, bei 100 °C 1 bis 3 Stunden. Licht tötet sie in ca. einem Monat, kochendes Wasser in 10 bis 15 Minuten, überhitzter Wasserdampf (150 °C) in 5 Minuten ab. 10%ige Chlorkalkmilch und 10%ige alkoholische Jodlösung wirken nach 10, 1%ige Salzsäure nach 30 Minuten, 3%iges Formalin und 1%ige Wasserstoffperoxydlösung erst nach 24 Stunden sporozid. Die Verdauungssäfte haben nur eine schwach abtötende Wirkung. Cl. tetani bildet das krampferregende Tetanusspasmin (Tetanustoxin) sowie ein die Erythrozyten auflösendes Tetanolysin und ein Fibrinolysin, die aber für die Krankheitsentwicklung keine wesentliche Bedeutung haben. Das hitzestabile Tetanustoxin ist eines der stärksten Gifte (0,25 mg können ein Pferd töten), wirkt jedoch nur bei parenteraler Einverleibung und wird im Magen-Darm-Trakt zerstört bzw. nicht resorbiert. Das Toxinbildungsvermögen der einzelnen Stämme ist sehr unterschiedlich.

Epizootiologie und Ansteckung. Die Sporen kommen in oberflächlichen, schweren Bodenschichten, vor allem in gedüngter Acker- und Gartenerde, weniger in Bodenarten mit hohem Sandanteil, im Straßenstaub aber auch in verschiedenen Futtermitteln vor. Dementsprechend finden sie sich auch im Darminhalt der Tiere (Pferd, aber auch Wiederkäuer) und des Menschen, wo sie auskeimen und mit Kot bzw. Dünger wieder in den Erdboden gelangen. Bei besonders starker Kontamination kann auf diese Weise in gewissen Gegenden der Starrkrampf enzootisch auftreten.

Die Übertragung erfolgt gewöhnlich durch Eindringen sporenhaltigen Materials in die verletzte Haut und Schleimhaut. Tetanus tritt daher häufig im Anschluß an Vernagelungen, Nageltritte, Schur, Stiche, Kastrationswunden, Dekubitalstellen, Verletzungen der Schleimhaut des Verdauungstraktes (schadhafte oder spitze Zähne, grobstengeliges und hartes Futter, Würmer, Fremdkörper usw.), Schwergeburten, Nabelwunden, Hundebisse, Schußverletzungen etc. auf; auch Fremdkörper (Holzspäne, Knochensplitter) und tierärztliche Instrumente können die Sporen übertragen. In einer Reihe von Fällen läßt sich trotz sorgfältiger klinischer Untersuchung die Krankheitspforte nicht ermitteln, und man vermutet dann eine Verletzung im Magen-Darm-Trakt: Tetanus cryptogeneticus.

Entsprechend ihrer besonderen Empfindlichkeit gegenüber dem Tetanustoxin erkranken Pferde am häufigsten, aber auch Schafe, die vielfach Verletzungen ausgesetzt sind. Seltener tritt Tetanus bei anderen Wiederkäuern und beim Schwein und nur vereinzelt bei Fleischfressern auf. Jungtiere sind empfänglicher, und insbesondere bei Lämmern und Fohlen werden Nabelinfektionen beobachtet. Neben dem Menschen können auch Maus, Ratte, Kaninchen und Goldhamster erkranken.

Das Überstehen der Krankheit führt zu keiner ausgeprägten Immunität; jedoch wurden natürliche Immunisierungen gelegentlich bei Pferd, Schwein und Hund beobachtet.

Pathogenese. Die Sporen keimen in der Regel an der Infektionspforte aus, und auch die Vermehrung der Erreger und die Toxinproduktion findet dort statt (selten durch hämatogen verbreitete Bazillen in anderen Organen). Voraussetzung sind ausgeprägte anaerobe Verhältnisse: tiefe Wunden, nekrotisches Gewebe, Blutergüsse, Zirkulationsstörungen, Anwesenheit von anderen sauerstoffverbrauchenden Bakterien (E. coli, Staphylokokken usw.).

Das Toxin breitet sich mit Blut und Lymphe aus und gelangt vermutlich vorwiegend entlang der peripheren Nerven in das Zentralnervensystem, wo es in großen Mengen gebunden wird. Dort wirkt es hemmend auf die Motoneuronen, was zu einer übermäßigen motorischen Reaktion schon bei physiologischen Reizen führt; außerdem kommt es zu einer Störung des Azetylcholinmetabolismus. Die einzelnen Nervenkerne scheinen sich bezüglich ihres Toxinbindungsvermögens oder ihrer Empfindlichkeit zu unterscheiden, denn in der Regel treten unabhängig von der Verletzungsstelle zunächst Krämpfe bestimmter Kopfmuskeln (M. retractor bulbi beim Pferd, Ohren- und Lippenheber beim Hund, M. masseter), später solche der Halsmuskeln und erst nach weiterer Toxinzufuhr Krämpfe der Extremitäten- und Rumpfmuskulatur auf: Tetanus descendens. Wird zuerst die Muskulatur in der Umgebung der Infektionsstelle betroffen, so spricht man von lokalem Tetanus (Tetanus partialis) und greift die Erkrankung später auf weitere Rückenmarkssegmente und die davon innervierten Muskelgruppen über, so entsteht ein Tetanus ascendens.

Der Tod tritt bei raschem Verlauf vor allem durch eine toxische Schädigung des Atemzentrums ein, ansonsten beeinflussen die Krämpfe das Krankheitsgeschehen.

Symptome. Die Inkubationszeit ist abgesehen von der Menge der eingedrungenen Keime abhängig von der räumlichen Entfernung der Eintrittspforte zum Zentralnervensystem und von den erwähnten örtlichen Bedingungen, die die Clostridien zur Vermehrung und Toxinbildung vorfinden. Sie kann daher stark variieren und beträgt in der Regel 1 bis 3 Wochen. Die Erkrankung beginnt mit einer Übererregbarkeit der Tiere, wobei als Prodromalsymptom beim Pferd ein Blinzknorpelvorfall und beim Hund ein Rückwärtsziehen der Mundwinkel (Risus sardonicus) oder eine sagittale Hautfalte am Schädel mit Engstellen der Ohren, ansonsten unkontrollierte Muskelkontraktionen auftreten. Im Anschluß folgen tonische Krämpfe der Kaumuskulatur und Maulsperre (Trismus) wodurch zunächst die Futteraufnahme und das Kauen gestört bzw. mit schmatzenden Geräuschen und Speicheln verbunden und später gar nicht mehr möglich sind. Bei der Fortbewegung führen die Tiere die Extremitäten steif vor und haben Schwierigkeiten beim Wenden. Ein bis zwei Tage später sind dann bei ungestörtem Sensorium und

Bewußtsein die charaktristischen Krämpfe voll ausgebildet bzw. verstärken sie sich reflektorisch bei Einwirkung äußerer Reize. Die Tiere nehmen eine sägebockähnliche Körperstellung ein, die Muskulatur an der Körperoberfläche ist hart und tritt plastisch hervor. Das Abdomen ist aufgezogen, der Schwanz steht etwas ab, Kopf und Hals sind gestreckt. Die Tiere bewegen sich ungern, Hals und Kopf können kaum abgebogen werden. Das dritte Augenlid ist vorgefallen, die Augenlider sind weit aufgerissen, die Nasenöffnungen weit geöffnet und verleihen den Tieren einen ängstlichen Gesichtsausdruck. Die Ohren sind bei Pferd und Kleintieren steif aufgerichtet, bei den Wiederkäuern nach hinten gerichtet und beim Schwein stehen sie seitwärts ab. Der Puls ist frequent und klein, die innere Körpertemperatur anfangs nur geringfügig, später hochgradig erhöht, sinkt aber gegen Ende des Krankheitsgeschehens wiederum ab. Durch den anhaltenden und infolge der Schluckstörungen nach außen abfließenden Speichel, beim Pferd außerdem durch starke Schweißabsonderung, entsteht die Exsikkose. In wenigen Tagen kommen die Tiere zum Festliegen, wobei sie völlig steif mit abstehenden Extremitäten und gelegentlich nach hinten gerichtetem Kopf (Opisthotonus) regungslos am Boden liegen.

Die Peristaltik ist meist unterdrückt, der Kotabsatz verzögert, und bei den Wiederkäuern besteht Vormagenstillstand. Die frequente oberflächliche Atmung bedingt eine ungenügende Ventilation der Lunge, die zusammen mit dem erhöhten Sauerstoffbedarf der verkrampften Muskulatur zunächst zu einer Zyanose der Schleimhäute und später zur allgemeinen Azidose führt. Der Kreislauf wird durch die Exsikkose (protoplasmatischer Kollaps) und die Erhöhung des peripheren Widerstandes belastet, bald entwickelt sich auch eine Myokarddegeneration. Durch Fehlschlucken kann es zur Aspirationspneumonie kommen, die dann ebenso wie die anhaltenden Aufstehversuche bald zum Tode führt.

Gelegentlich entwickelt sich ein *Tetanus partialis,* der meist nur auf jene Körperteile beschränkt ist, an denen die Ansteckungsstelle liegt. Vor allem bei Hunden äußert er sich lediglich in einer Mundsperre, wie überhaupt diese Tierart oft nur Streckstellungen und Bewegungsstörungen zeigt.

Ein perakuter Verlauf kommt meist nur beim Pferd vor und führt nach 1 bis 2 Tagen zum Tode. Die Regel ist der akute Verlauf, der innerhalb von 5 bis 10 Tagen tödlich endet. Die Sterblichkeit beträgt auch bei Ausschöpfung aller therapeutischer Möglichkeiten 50–80%, bei Wiederkäuern und Schweinen bis 100%. Ein günstiger Ausgang ist umso eher zu erwarten, je länger die Inkubationszeit dauert und je langsamer sich die Krankheitserscheinungen entwickeln bzw. wenn die Krankheit bereits mehr als zwei Wochen andauert. Die Verkrampfungen lassen nach und verschwinden nach 4 bis 6 Wochen völlig, lediglich beim Pferd bleibt oft noch eine gewisse Steifheit der Bewegung (posttetanische Muskelstarre) für längere Zeit bestehen.

Sektion. Man sieht lediglich die durch die erwähnten Komplikationen bedingten Veränderungen.

Diagnose. Sie ist auf Grund des ausgeprägten klinischen Bildes ohne weiters möglich. Differentialdiagnostisch sind Strychninvergiftungen (Reflexkrämpfe), beim Pferd Prokainvergiftung, beim Rind Weidetetanie, CCN, eventuell akute Bleivergiftung, beim Schaf CCN, Listeriose, beim Schwein Wutkrankheit, Kolienterotoxämie, beim Hund Kieferklemmen anderer Genese sowie die Eklampsie zu berücksichtigen. Vorwiegend aus forensischen Gründen sollte man versuchen, den Erreger an der Infektionsstelle oder dem eingedrungenen Fremdkörper (Vernagelung) nachzuweisen: Färbung (Pseudotetanusbazillen bilden auch endständige Sporen!), Kultur oder Tierversuch (kann als Folge einer antiobiotischen Therapie mißlingen).

Therapie. Der Patient ist in einen ruhigen dunklen Raum und gegebenenfalls in einen Hängegurt zu verbringen. Festliegende Tiere werden auf eine entsprechende Unterlage (Torfmull mit dicker Strohschicht, Matratze) gebettet und mehrmals täglich umgewendet.

Ist die Infektionspforte bekannt, so muß sie nach Möglichkeit saniert werden: Entfernen der Hufeisen und Nägel bzw. des Fremdkörpers und nekrotischen Gewebes, Spülungen mit 3%iger Wasserstoffperoxydlösung, Auftragen von Penicillinpulver. In jedem Falle verabreicht man auch parenteral Penicillin in extrem hohen Dosen: Großtiere 10000 E Prokain-Penicillin/kg KM ein- bis zweimal täglich und zusätzlich 10–20 Mill. E Natrium-Penicillin zweimal täglich i.m.; Kleintiere 20000 E Prokain-Penicillin/kg KM und 1–2 Mill. E Natrium-Penicillin zweimal täglich subkutan. Zur Neutralisation vorwiegend des noch nicht gebundenen Tetanustoxins werden Antiseren empfohlen, und zwar bei Goßtieren täglich 20000 bis 30000 epidural und 15000–20000 E subkutan oder i.m., für den Hund 15000 E. subk. Andere Autoren geben beim Pferd 500000 am ersten, 100000 bis 200000 E an den folgenden Tagen i.v. Die Gaben sind täglich bis zur Besserung zu wiederholen, doch dürfte nur bei frühzeitiger Therapie ein Erfolg zu erwarten sein.

Symptomatisch werden zentralangreifende Muskelrelaxantien wie Gujakolglyzerinäther (Myoscain) als Dauertropf oder zumindest zweimal täglich (vor der Futteraufnahme und weiterer Behandlung) oder ähnlich wirkende Präparate wie Combelen, Diazepam, Dominal usw. angewendet. Sie sind auch vor eventuellen Transporten, therapeutischen Eingriffen anzuwenden. Gegebenenfalls ist auch eine Kurznarkose angezeigt (Wundsanierung).

Ansonsten sind eine Kreislauftherapie mit rasch wirkenden Digitalglykosiden und Glukoseinfusionen sowie eine Flüssigkeits- und Elektrolyttherapie (am besten per os mittels Sonde) durchzuführen und die Azidose zu bekämpfen (0,5–1 l 8%ige Natriumbikarbonatlösung i.v.). Gegebenenfalls müssen die Tiere mittels Sonde künstlich ernährt werden.

Bei Schafen und Schweinen, vielfach auch bei Großtieren, ist eine Behandlung aus wirtschaftlichen Gründen nicht angezeigt.

Prophylaxe. Beachtung von Asepsis und Antisepsis bei allen chirurgischen Eingriffen, Injektionen, Geburtshilfe usw. Besonders empfindliche Tiere wie Pferd und Schaf werden darüberhinaus mit Antiserum i.m. behandelt: 3000–7500 E für Großtiere, 1000 (Kupieren der Schwänze beim Schaf) –3000 E für kleine Wiederkäuer und Schweine. Pferde und in Tetanusgebieten auch Schafe sind mit Toxoid aktiv zu immunisieren. Die Impfung erfolgt zweimal im Abstand von 4 Wochen und wird anschließend jährlich wiederholt. Fohlen und Lämmer immuner Muttertiere müssen im Alter von 4 bis 6 Wochen und dann gleichfalls jährlich vakziniert werden.

Botulismus
(Infektiöse Bulbärparalyse)

Botulismus ist eine seit Jahrhunderten bekannte Lebens- und Futtermittelintoxikation des Menschen und der Tiere, die durch Toxine von Cl. botulinum verursacht wird und zu schlaffen Lähmungen führt. Die Krankheit tritt nur sporadisch auf (Wasenmeisterkrankheit) und hat lediglich in Südafrika und Australien bei Rind und Schaf (Lamziekte) größere Bedeutung.

Ätiologie und Pathogenese. Cl. botulinum ist ein 3–10 μm langes und 0,3–1,2 μm breites, peritrich begeißeltes bewegliches grampositives Stäbchen, das streng anaerob wächst und mittel- bis endständige Sporen bildet. Die Sporen sind ubiquitär verbreitet, ausgesprochen hitzeresistent (Kochen tolerieren sie bis zu 5 Stunden, 100 °C feuchte Hitze 1½ Stunden, 120 °C 10–20 Minuten) und bleiben in Kadavern über 6 Monate lang lebensfähig.

Der Erreger kommt bei gesunden Tieren im Darm und im Gewebe vor. Nach dem Tode, wenn sich anaerobe Verhältnisse entwickeln, vermehrt er sich und bildet Toxine. Auf diese Weise werden aasfressende Tiere vergiftet bzw. die Umgebung kontaminiert, und auch Insekten können sowohl Sporen als auch Toxin aufnehmen. Im (Leguminosen-)Heu kann es dann bei schlechter Lagerung und ungünstiger Witterung ebenso wie in Preßfutter, Silage oder fauligem Trinkwasser zur Toxinbildung kommen. Die Lamziekte entsteht dadurch, daß Rinder, die an Phosphormangel leiden, Kadaverteile und insbesondere Knochen aufnehmen. Man unterscheidet 7 Toxintypen (A–G), die in Kadavern, faulenden Pflanzen, Futter- und Lebensmitteln usw. monatelang haltbar sind. Intensives Sonnenlicht führt ebenso wie 3%ige Sodalösung zu einer raschen Inaktivierung; durch Erhitzen auf 80–100 °C werden sie innerhalb von 30 Minuten zerstört. Sie sind auch im Verdauungstrakt sehr beständig und werden durch proteolytische Enzyme sogar aktiviert.

Die Toxintypen A, B, E und F sind für den Menschen, A, B und C für das Pferd, B, C und D für das Rind, D für Ziege und Schaf und C für das Schwein pathogen. Die Toxine werden im Dünndarm resorbiert und hemmen die Freisetzung des Azetylcholins in den vegetativen Synapsen sowie an den motorischen Endplatten.

Symptome. Die ersten Krankheitserscheinungen werden abhängig von der Giftmenge 8 bis 72 Stunden nach der Toxinaufnahme, gelegentlich auch später, beobachtet. Das Allgemeinverhalten ist anfangs nicht gestört. Bei Pferd und Rind fällt zunächst die schlaffe Lähmung der Zunge auf, die ohne Kraftanstrengung aus dem Mund gezogen werden kann. Die hungrigen und durstigen Tiere schieben das Futter im Barren hin und her, vermögen es anfangs mit den Lippen noch zu erfassen und auch zu kauen, aber nicht mehr abzuschlukken. In der Mundhöhle findet man oft mehrere faustgroße zerkaute Futterbissen. Einen Tag später hat die Lähmung auch die Kaumuskulatur erfaßt (Bulbärparalyse). Der Mundspalt ist offen, und Speichel fließt in reichlichem Maße ab. Am dritten Krankheitstag werden auch die Extremitäten ergriffen. Die Tiere bewegen sich taumelnd fort und liegen nach einigen Tagen schließlich fest. Rinder können dabei mitunter eine für Gebärparese typische Körperstellung einnehmen. Innerhalb von 8 bis 14 Tagen kommt es als Folge der Atemlähmung zum Tode.

Beim Pferd wurde gelegentlich ein perakuter Verlauf beobachtet mit kolikähnlichen Unruheerscheinungen und zunehmender Dyspnoe, bei dem die Tiere innerhalb von wenigen Stunden bis zwei Tagen unter komatösen Erscheinungen zugrunde gehen. Eine milde Verlaufsform kann nach einer 3–4 Wochen lang andauernden Erkrankung in Genesung übergehen.

Beim *Schwein* wird als erstes Symptom eine Muskelschwäche an den Vorderextemitäten beobachtet, wodurch die Tiere wenn sie aufgetrieben werden immer wieder zusammenbrechen. Diese Schwäche breitet sich kaudal aus und erfaßt schließlich auch die Hinterextremitäten. Die Tiere liegen mit gekrümmten Rücken auf der Seite, haben Speichelfluß, setzen kontinuierlich Harn ab und atmen sehr tief. Der Tod tritt nach 20 bis 60 Stunden ein.

Beim *Hund* bemerkt man eine zunehmend schlaffe Lähmung vorwiegend der Hinter-, später aller Extremitäten. Der Blick ist starr, oft besteht Mydriasis und gelegentlich Strabismus. Die Tiere zeigen starken Speichelfluß und sind unfähig, Futter oder Wasser aufzunehmen. Der Tod tritt durch Atemlähmung, seltener als Folge einer Aspirationspneumonie ein.

Sektion. Makroskopisch sind lediglich Anzeichen der Exsikkose feststellbar. Inwieweit die histologisch feststellbaren Ganglienzelldegenerationen, Neuronophagie, Gliawucherung usw. spezifisch für Botulismus sind, ist noch nicht völlig geklärt.

Diagnose. Die schlaffen Lähmungen, die Erkrankung mehrerer Tiere und ein entsprechender Vorbericht gestatten eine begründete Verdachtsdiagnose. Sie wird durch den Toxinnachweis im Magen- oder Darminhalt bzw. dem Futter (Mäuse- oder Meerschweinchenversuch) gesichert. Differentialdiagnostisch kommen Wutkrankheit, Pseudowut, Listeriose, chronische Bleivergiftung sowie Myasthenien, beim Rind Gebärparese und die nervale Form der Azetonämie, beim Schwein Schweinelähmung und Myelomalazie in Frage.

Therapie und Prophylaxe. Ein polyvalentes Serum muß innerhalb der ersten 12 Stunden nach der Giftaufnahme injiziert werden. Durch Carbo adsorbens und salinische Laxantien werden die im Verdauungstrakt befindlichen Toxine gebunden und abgeführt. Prophylaktische Maßnahmen haben sich auf die Fütterungshygiene zu erstrecken. In ständig gefährdeten Beständen ist eine Vakzinierung angezeigt (meist nur in Nerzfarmen gehandhabt).

Mykobakteriosen

Mykobakterien bilden eine Gattung, die nur wenige obligate Krankheitserreger und in der Mehrzahl Saprophyten umfaßt. Zu ersteren gehören neben dem Erreger der Tuberkulose bei Mensch und Tier noch die der Paratuberkulose und der Lepra.

Die Tuberkulose der Haustiere wird von drei Arten verursacht: Mycobacterium tuberculosis ist für die Tuberkulose des Menschen verantwortlich, es können sich aber auch Hunde,

Katzen, Rinder, Ziegen und Schweine infizieren. M. bovis ist Erreger der Rindertuberkulose, Infektionen bei Mensch, Hund, Schwein, Schaf, Ziege sind möglich. M. avium verursacht die Geflügeltuberkulose, kann aber auch Mensch, Rind, Schwein und Pferd anstecken.

Bei den weit verbreiteten saprophytären Mykobakterien unterscheidet man vier Gruppen: die nur bei Lichteinwirkung ein gelbes Pigment bildenden photochromen Mykobakterien; die auch bei Dunkelheit ein gelbrotes Pigment bildenden scotochromogenen Mykobakterien; die aviumähnlichen aber nur für das Schwein gelegentlich pathogenen nichtphotochromogenen Mykobakterien; die sogenannten schnellwachsenden Mykobakterien, die in Tümpeln, im Gras und Heu und im Darmtrakt der Haustiere weit verbreitet sind. Diese saprophytären Mykobakterien haben insofern Bedeutung, als sie nach massiver – meist oraler – Infektion Läsionen, insbesondere aber positive oder fragliche Tuberkulinreaktionen verursachen und mikroskopisch mit den pathogenen Keimen verwechselt werden können.

Alle drei Tuberkulosebakterien sind schlanke, leicht gekrümmte, 1–10μm lange und 0,2–6μm breite unbewegliche Stäbchen, die in kleinen Gruppen oder spitzwinkelig zueinander gerichtet angetroffen werden. Die Bakterienzelle ist mit einer Wachshülle umgeben und gibt Farbstoffe nach einer Säure-Alkohol-Behandlung nicht mehr ab: säurefeste Färbung (*Ziehl-Neelsen* u. a.). Für die Kultur sind Spezialnährböden notwendig; zur Differenzierung wird auch der Tierversuch herangezogen. Meerschweinchen sterben bei subkutaner Infektion mit M. tuberculosis oder M. bovis nach 8–10 Wochen, jedoch nicht durch M. avium. Kaninchen sind nur für M. bovis und M. avium empfänglich.

Gegenüber äußeren Einflüssen sind Tuberkulosebakterien sehr widerstandsfähig. Im Rinderkot bleiben sie auf der Weide bis zu 13 Tagen lebensfähig, im eingetrockneten Auswurf in Stallungen bis zu 150 Tage; direkt der Sonne ausgesetzt gehen sie in 5 bis 6 Stunden zugrunde. In nichtpasteurisierter Milch bleiben sie 15 Tage am Leben, bei Erhitzung der Milch auf 65 °C werden sie in 30 Minuten abgetötet. Daher sind bei Eutertuberkulose nach der molkereimäßigen Pasteurisierung immer noch in geringer Zahl Erreger in der Milch vorhanden. Die wirksamsten Desinfektionsmittel sind 3–4%ige Formalin-, Kresolschwefelsäure- oder chlorhaltige Lösungen. Gegen die üblichen Tuberkulostatika sind M. tuberculosis und M. bovis, nicht jedoch M. avium empfindlich.

Tuberkulose des Pferdes

Pferde erkrankten auch vor der Tilgung der Rindertuberkulose nur selten. Die Infektion erfolgt vorwiegend auf alimentärem Wege (Aufenthalt in Rinderstallungen, Aufnahme von Kuhmilch, von durch Sputum kontaminiertem Futter usw.). Häufigster Erreger war M. bovis, heute kommt fast nur M. tuberculo-

sis in Frage. Die Pathogenese entspricht weitgehend der beim Rind geschilderten.

Symptome. Die Krankheitserscheinungen sind wenig kennzeichnend, und es fallen nur allmähliche Abmagerung trotz guter Freßlust sowie geringgradige Erhöhungen der inneren Körpertemperatur auf. Bei der Darmtuberkulose werden unregelmäßige Kotentleerungen, Durchfall, Kolikanfälle und bei der rektalen Untersuchung vergrößerte, derbe und höckerige Gekröselymphknoten sowie Knoten in der Milz und auf dem Bauchfell festgestellt. Gelegentlich sind auch andere Lymphknoten vergrößert und können lokale Störungen wie erschwertes Abschlucken, Stauungen usw. verursachen. An der Nasenschleimhaut kommt es gelegentlich zu Knötchenbildung und kraterförmigen Geschwüren. Die seltene Lungentuberkulose verläuft unter dem Bilde der chronischen Bronchitis mit Husten, rauhem Atemgeräusch und kleinblasigen Rasselgeräuschen. Der Krankheitsverlauf kann unter Umständen Jahre betragen.

Sektion. Pathologisch-anatomisch dominieren beim Pferd eher die produktiven Formen der Tuberkulose.

Diagnose. Auf Grund des klinischen Bildes ist nur selten eine Verdachtsdiagnose möglich. Differentialdiagnostisch kommen Druse, Rotz, Infektiöse Anämie und andere zehrende Krankheiten in Frage. Die Diagnose wird durch den Nachweis der Erreger im Sputum oder Lymphknotenpunktat sowie durch Tuberkulinproben gesichert, über die aber nicht so umfangreiche Erfahrungen bestehen wie beim Rind. Bei der intrakutanen Probe ist gleichfalls der entzündliche Charakter der Schwellung ausschlaggebend und nach der subkutanen Tuberkulininjektion werden Temperaturanstiege über 1,5 °C nach 12 bis 24 Stunden als positiv angesehen, insbesondere wenn sie von Herdreaktionen oder Allgemeinstörungen begleitet sind.

Therapie. Diese ist im Prinzip mit Tuberkulostatika möglich jedoch besteht darüber keine größere Erfahrung.

Tuberkulose des Rindes

Unter den Haustieren war die Tuberkulose des Rindes bis vor 20 Jahren am weitesten verbreitet. Ihre Bedeutung lag einerseits in einer stark verminderten Leistung der Tiere (geringere Lebensdauer, geringere Fleisch- und Milchleistung und Sterilität) und anderseits in der Ansteckungsgefahr für den Menschen.

Epizootiologie. Die Einschleppung in einen Bestand erfolgt durch tuberkulosekranke Rinder oder Menschen, seltener durch andere Tiere. Die Ausscheidung der Tuberkulosebakterien geschieht beim Menschen vorwiegend über das Sputum, bei erkrankten Rindern ebenfalls über das Sputum, aber auch über Kot, Harn, Lochialfluß und Milch. Gesunde Rinder infizieren sich vor allem aerogen entweder in Form der Tröpfcheninfektion oder durch Einatmung von im Stallstaub eingetrockneten Tuberkulosebakterien. Saugkälber infizieren sich meist oral über die Muttermilch und intrauterin über die Nabelarterie.

Pathogenese. Die Infektion mit Tuberkelbakterien läuft nach bestimmten Gesetzmäßigkeiten ab:

1. Die *Primär-* oder *Erstinfektionsperiode* gliedert sich in den Primärinfekt und in die Frühgeneralisation.

Die in einen bisher noch nicht mit Tuberkulose befallenen Organismus eindringenden Bakterien siedeln sich im Bereich der Eintrittspforte an und verursachen hier eine spezifische, exsudative, herdförmige Entzündung mit Neigung zur Verkäsung und folgender Verkalkung. Nach dem Cornetschen Lokalisationsgesetz ist beim *Primärinfekt* der regionäre Lymphknoten immer miterkrankt, und man spricht dann von einem vollständigen Primärkomplex. Ein unvollständiger Primärkomplex ist hingegen ein solcher, bei dem kein Organherd, wohl aber der erkrankte regionäre Lymphknoten vorhanden ist. Beim erwachsenen Rind hat der Primärkomplex seinen Sitz zu 95% in der Lunge, bei Schafen und Ziegen beinahe zu 100% in der Lunge, bei Kälbern zu 50% in der Leber, zu 40% in der Lunge und zu 100% im Magen-Darm-Trakt, während er bei Pferd und Schwein in der Mehrzahl der Fälle im Verdauungstrakt und bei den Fleischfressern eher in der Lunge anzutreffen ist.

Der Primärkomplex kann völlig ausheilen, er kann inaktiv sein (ruhender Herd besonders stabil beim Menschen, daher ist nur der Mensch und nicht das Rind für die BCG-Impfung geeignet) oder es kann vom Primärkomplex eine Ausbreitung der Bakterien über die Blut- und Lymphgefäße oder auch retrograd lymphogen (ist die häufigste Ursache der Serosentuberkulose) erfolgen. Kommt es zu dieser Ausbreitung, so wird dies als *Frühgeneralisation* bezeichnet. Geschieht sie langsam und nur auf einzelne kleinere metastatische Herde beschränkt, so handelt es sich um eine protrahierte Miliartuberkulose; erfolgt die Ausbreitung hingegen in einem sehr hohen Maße, stürmisch und in viele Organe, so spricht man von akuter Miliartuberkulose. In beiden Fällen erkranken die regionären Lymphknoten mit. Die Frühgeneralisation kann zum Stillstand kommen (insbesondere die protrahierte Miliartuberkulose) oder sie kann zum Tode führen (insbesondere die akute Miliartuberkulose).

2. Als *Reinfektion* wird eine Wiederinfektion eines an Tuberkulose erkrankt gewesenen, aber völlig geheilten Individuums verstanden. Der Ablauf dieser Reinfektion, die besonders häufig beim Menschen, seltener beim Rind vorkommt, erfolgt wie bei der Erstinfektionsperiode.

3. *Phase der postprimären Prozesse beim Rind.* Tiere, die einen Primärkomplex oder eine Miliartuberkulose überstanden haben und klinisch gesund erscheinen, sind gegen neuerliche Infektionen etwas widerstandsfähiger geworden. Kommt es bei diesen Tieren entweder durch eine Superinfektion (Tuberkulosebakterien, die von außen in den Organismus eindringen) oder durch eine Exazerbation (Ausschwemmung der Erreger von einem ruhenden und inaktiven Herd) jedoch zu einer neuerlichen Infektion, so treten vorerst nur kleinere tuberkulöse Prozesse in einzelnen Organen auf, wobei deren weitere, ebenfalls langsame Ausbreitung nicht hämatogen oder lymphogen erfolgt, sondern ausschließlich kanalikulär (Bronchien, Milchgänge). Die dabei entstehenden Veränderungen sind durch besonderen Zellreichtum (Abgrenzung) ausgezeichnet, und die regionären Lymphknoten reagieren nicht mit. Diesen Zustand bezeichnen wir als die *chronischen Organtuberkulosen,* von denen die azinös-nodöse Lungentuberkulose und die lobulär-infiltrierende Eutertuberkulose die häufigsten sind. Wird der Organismus durch Trächtigkeit, Schwergeburt oder ungenügende Ernährung geschwächt, kommt es zur Phase des Niederbruches, bei der die Tuberkulosebakterien wieder in die Blut- und Lymphbahn einbrechen und in alle Organe metastatisch verschleppt werden. Die regionären

Lymphknoten reagieren wieder mit. Dieser Zustand wird als *Spätgeneralisation* bezeichnet. Das typische Bild der Spätgeneralisation endet stets tödlich. Formen der Spätgeneralisation sind die Mastitis caseosa, die Pneumonia caseosa aber auch viele kleine verkäsende Herde in Leber, Lunge oder Niere.

Symptome. Der *Primärkomplex* in Lunge oder Darm verursacht überhaupt keine Symptome. Auch die *Frühgeneralisation* beeinträchtigt die Tiere oft kaum. Eine hochgradige Lymphknotenschwellung kann allerdings in seltenen Fällen, besonders wenn der Prozeß mehrere Lymphknotenpakete des Gekröses erfaßt, bei Jungtieren zu Störungen der Verdauungstätigkeit mit fortschreitender Abmagerung, oder bei Erkrankung der mediastinalen Lymphknoten zu chronischem Aufblähen und Störung des Wiederkauens, ausnahmsweise auch zu einer Stauung der Jugularvenen führen. Die akute Miliartuberkulose verläuft unter den Allgemeinerscheinungen einer hochgradigen Pyämie mit hohem kontinuierlichem Fieber, beschleunigtem, schwachem Puls, großer Hinfälligkeit, rasch zunehmender Schwäche.

Die *chronische Organtuberkulose* ist die weitaus häufigste Tuberkuloseform.

Die chronische *Lungentuberkulose* erscheint klinisch als chronische Bronchitis, die je nach der Ausdehnung und Stärke der Veränderungen verschieden auffällige Symptome zeigt. Am frühesten und oft lange Zeit vor anderen Symptomen ist der Husten bemerkbar, der anfangs kurz und kräftig ist und stoßweise, beim Aufstehen, bei Bewegung, Übertritt in kalte Luft oder Aufnahme kalten Wassers auch anfallsweise auftritt. Differentialdiagnostisch ist infolge des chronischen Verlaufes an einen Lungenwurmbefall zu denken.

Die *Darmtuberkulose* verläuft unter den Erscheinungen eines allen Behandlungsversuchen trotzenden Darmkatarrhs mit mäßigem, im Laufe von Wochen immer stärker werdendem Durchfall. Differentialdiagnostisch ist an Paratuberkulose, Leberegelbefall, Magen-Darmwurmbefall, Kokzidiose, Bovine Virusdiarrhöe und andere virale Darminfektionen zu denken.

Die *Tuberkulose des weiblichen Geschlechtstraktes* äußert sich am Beginn nicht selten in geschlechtlicher Aufregung des erkrankten Tieres (Nymphomanie) und führt später zu völliger Stillbrünstigkeit. Oft zeigt sich ein gelblicher Scheidenausfluß mit Beimengung krümeliger und bröckeliger Masse. Die rektale Untersuchung ergibt in ausgeprägten Fällen eine gleichmäßige Verdickung oder knollige Verhärtung des Eileiters, der stark gewunden erscheint und nicht selten perlenschnurartig aneinandergereihte knotenförmige Auftreibungen aufweist. Dazu können die regionären Lymphknoten vergrößert sein.

Die *Tuberkulose des Nebenhodens* gibt sich als derbe, schmerzlose, höckerige Geschwulst zu erkennen, die im oberen und hinteren Rande des Hodens sitzt und mit diesem zu einer einheitlichen Masse verschmelzen kann.

Die *Eutertuberkulose* äußert sich in ihrer selteneren miliaren Form klinisch oft nur in der Vergrößerung der supramammären Lymphknoten und dem Auftreten derber, verschieden großer Knötchen im Drüsengewebe. Die weitaus häufigste Form, die lobulär infiltrierende chronische Organtuberkulose, bleibt oftmals noch lange Zeit unentdeckt, weil sie vielen wenig aufmerksamen Tierbesitzern keinen Anlaß gibt, einen Tierarzt beizuziehen. Zuerst sind in der Drüse, meist am Hinterrande eines Schenkelviertels oder zwischen Vorder- und Hinterviertel, über der Zitze des letzteren und dann durch kräftiges Eindrücken und Kaudalwärtsstreichen der Finger erkennbar, derbere Läppchen zu fühlen, die sich deutlich von den übrigen Teilen unterscheiden, aber nicht allseitig abgrenzen lassen, sondern in andere Anteile der Drüsenmasse auszulaufen scheinen. Die Milch erscheint dem oberflächlichen Betrachter lange Zeit normal. Bei eingehender Untersuchung läßt sich aber schon frühzeitig die Ausscheidung von Tuberkulosebakterien nachweisen. Bei der Mastitis caseosa fühlt sich die Drüse wie eine ungelappte Geschwulst an, die überdies in großer Ausdehnung mit der Euterhaut durch ein an der Zitzenbasis besonders breites Haut- und Unterhautödem verbunden ist.

Die *Tuberkulose des Zentralnervensystems* verursacht, je nach Art und Sitz der Veränderungen, entweder zerebrale (Schwanken, Zwangsbewegungen, Schielen, Krampfanfälle, Speichelfluß, Schiefhaltung des Kopfes) oder spinale Störungen (spastische und anschließend schlaffe Lähmung der Nachhand und Festliegen).

Sektion. Der tuberkulöse Vorgang gestaltet sich in anatomischer Hinsicht sehr abwechselungsreich, da, je nach Art und Immunitätslage des betroffenen Tieres, bald mehr die Kennzeichen einer produktiven, bald die einer exsudativen Entzündung überwiegen. Näheres möge in der entprechenden Fachliteratur nachgelesen werden.

Diagnose. Aufgrund der klinischen Erscheinungen läßt sich die Tuberkulose vor allem im Anfangsstadium nicht feststellen. In vorgeschrittenen Fällen, z.B. bei der Lungen- oder Eutertuberkulose, kann nur eine Vermutungsdiagnose gestellt werden. Daß eine Organerkrankung Tuberkulose ist, kann einwandfrei nur beim Nachweis der Erreger in den krankhaften Ausscheidungen (Eutersekret, krümeliger Gebärmutterausfluß, schleimig-eiteriger Kot, Lungenschleim, krümelige Harnbeimengungen, krümeliger Eiter aus Knochenfisteln usw.) durch die Ziehl-Neelsen-Färbung, die Kultivierung des Materials nach Behandlung mit Antiformin auf Spezialnährböden oder den Tierversuch mit Meerschweinchen behauptet werden. Serologische Verfahren haben sich nicht bewährt.

Zur Feststellung der Tuberkuloseinfektion werden *allergische Proben* mit *Tuberkulin* herangezogen, und zwar die Augenprobe, die subkutane Fieberprobe und die intrakutane Probe.

International kommt allgemein die *intrakutane Probe* zur Anwendung. Die Probe ist positiv, wenn die Hautdickenzunahme nach 60 bis 70 Stunden 3 mm und mehr beträgt und sich die Hautreaktion als entzündliches Ödem darstellt. Hautdickenzunahmen von 0,5–3 mm gelten als fragliche Reaktionen. In diesen Fällen ist die Probe nach 3 Monaten zu wiederholen. Reaktionen, die unter 0,5 mm Hautdickenzunahme aufweisen, gelten bei jungen Tieren als negativ.

Fehlerhafte Tuberkulinreaktionen sind nach der negativen und positiven Seite hin möglich. Negative Fehlreaktionen sind zu erwarten, wenn die Tiere sich im Inkubationsstadium oder in der Niederbruchsform befinden oder wenn sie vor kurzer Zeit bereits ein- oder mehrere Male mit größeren Tubekulinmengen tuberkulinisiert wurden (= Desensibilisierung; oft in betrügerischer Absicht durchgeführt).

Positive Fehlreaktionen sind zu erwarten, wenn die Tiere mit M. tuberculosis, M. avium, Paratuberkulose oder massiv mit saprophytären Keimen unsichtbar (Frommsche Reaktion, Trächtigkeitsreaktionen) oder sichtbar (Skin lesions, Mooseknoten, Roeckelsches Granulom usw.) infiziert sind. Da die Rinder diese Infek-

tion früher oder später spontan abstoßen, sind solche Tiere nach frühestens 3 bis 4 Monaten nachzuuntersuchen, wobei auch die Simultanprobe (Säugertuberkulin und Geflügeltuberlin werden gleichzeitig an zwei verschiedenen Stellen injiziert) herangezogen werden kann. Bei der Simultanprobe soll bei einer Differenz der Hautdickenzunahmen zwischen Säuger- und Geflügeltuberkulin von mehr als 3 mm zugunsten des Säugertuberkulins Rindertuberkulose vorliegen. Ist das nicht der Fall, so soll es sich um eine sogenannte unspezifische Reaktion handeln. Die eigenen Erfahrungen zeigten jedoch, daß dies nicht sehr oft stimmt.

Bekämpfung. Das Ziel der Tuberkulosebekämpfung beim Haustier ist es, alle infizierten Tiere zu erfassen und zu schlachten. Hierfür kommen nur die allergischen Reaktionen in Frage. Alle Tiere mit einem Alter von über einem Jahr werden periodisch untersucht und die positiven Reagenten der Schlachtung zugeführt. Wichtig ist die sogenannte Bestandsdiagnose, d.h. es ist genau zu berücksichtigen, bei welchen Altersgruppen sogenannte positive Fehlreaktionen auftreten. Bei über 9 bis 10 Jahre alten Kühen gibt es keine positiven Fehlreaktionen. Hier ist bereits die geringste Hautdickenzunahme als fraglich zu beurteilen und die Probe nach 3 Monaten zu wiederholen. Fragliche Tiere dürfen in der Zwischenzeit nicht geschlachtet werden.

Tuberkulose des Schafes und der Ziege

Als Erreger der seltenen Schaftuberkulose kommen M. bovis und M. avium und der etwas häufigeren Ziegentuberkulose auch noch M. tuberculosis in Frage. Bei beiden Tierspezies sind Erkrankungen oder Infektionen mit Tuberkulosebakterien vorwiegend in Beständen zu verzeichnen, wo Schafe und Ziegen mit an Tuberkulose erkrankten Rindern gemeinsam aufgestallt bzw. Ziegen von Menschen betreut werden, die Tuberkulosebakterien mit dem Sputum ausscheiden.

Symptome. Das wichtigste Symptom ist beim Schaf die chronische Abmagerung. Bei der chronischen Lungentuberkulose bestehen Husten, Nasenausfluß und erschwerte Atmung, über der Lunge sind Rasselgeräusche hörbar.

Bei der *Ziege* äußert sich die Lungentuberkulose in Abmagerung, feuchtem oder rauhem und schmerzhaftem Husten. Die Atmung ist frequent und erschwert, über der Lunge sind verschärftes vesikuläres Atmen, Rasselgeräusche und nur ganz selten bronchiales Atmen feststellbar. Gelegentlich haben die Tiere Durchfall. Bei der Eutertuberkulose findet man das Euter zu einer mannskopfgroßen, höckerigen, steinharten, schmerzlosen Geschwulst umgewandelt. Der Krankheitsverlauf ist meist tödlich.

Sektion. Der Tierkörper kann, je nach Infektionsgrad, mittel- bis hochgradig abgemagert sein. Die beim Schaf am häufigsten vorkommende protrahierte Frühgeneralisation ist durch das Vorkommen vereinzelter haselnußgroßer Knoten mit Verkäsung und oft grünlicher Verkalkung in der Leber, Lunge und Milz gekennzeichnet.

Bei den Ziegen sind die Veränderungen in Form verkäsender Knoten, vor allem in der Lunge und im Euter, anzutreffen.

Diagnose. Sie erfolgt mit Hilfe der intrakutanen Tuberkulinprobe und durch die bakteriologische und pathologisch-anatomische Untersuchung.

Bekämpfung. Periodische Untersuchung und die Ausmerzung aller positiven Tiere.

Tuberkulose des Schweines

Das Schwein ist empfänglich gegenüber M. tuberculosis, M. bovis, M. avium und auch gegenüber saprophytären Mykobakterien. Die sogenannte Lymphknotentuberkulose des Schweines, die bei der Schlachtung und anschließenden Fleischbeschau häufig beobachtet wird, ist meist nur eine Infektion mit saprophytären Mykobakterien. Die echte Tuberkulose des Schweines ist in erster Linie eine Fütterungstuberkulose durch Schlachtabfälle, Milch und dgl.

Symptome. Klinische Erscheinungen werden äußerst selten festgestellt. Die isolierte Lymphknotentuberkulose des Magen-Darm-Traktes bleibt unbemerkt.

Diagnose. Eine ätiologische Diagnose ist nur durch die bakteriologische Untersuchung zu stellen. Die Infektion wird mit der intrakutanen Tuberkulinprobe festgestellt, wobei beim Schwein schon von vornherein die Simultanprobe zur Anwendung kommen soll und das Säugertuberkulin dabei am linken Ohrgrund und das Geflügeltuberkulin am rechten Ohrgrund intrakutan injiziert wird. Die positive Reaktion zeichnet sich durch ein entzündliches Ödem und eine Hautdickenzunahme von 2 und mehr Millimetern aus.

Bekämpfung. Infizierte und gefährdete Bestände sind periodisch zu untersuchen und die positiven Tiere der Schlachtung zuzuführen.

Tuberkulose der Fleischfresser

Die Erkrankung kommt auf alimentärem und aerogenem Wege zustande (Einatmen bakterienhaltigen Staubes, Aufnahme von Milch, mit Sputum vom Menschen kontaminierten Futter usw.). Vielfach ist das tuberkulöse Tier Indikator für das Vorhandensein einer unerkannten Tuberkulose eines Mitgliedes der Hausgemeinschaft. Dementsprechend ist der häufigste Erreger M. tuberculosis, nur ganz selten bei Kontakt mit Geflügel M. avium.

Symptome. Die Tiere zeigen zunächst wechselnde Mattigkeit, zunehmende Ermüdung, geringgradige Erhöhung der inneren Körpertemperatur und fortschreitende Abmagerung trotz guter Freßlust, die letzten Endes in Kachexie übergeht. Die *Lungentuberkulose* verläuft als chronische Bronchitis, Pneumonie und Pleuritis. Im Röntgenbild imponieren vielfach die über das ganze Lungenfeld verteilten rundlichen Verschattungen. Bei der *Darmtuberkulose* kann man knotenförmige Verdickungen der Darmwand und vor allem die vergrößerten Gekröselymphknoten palpieren. Vielfach entwickelt sich auch eine exsudative Peritonitis. Gelegentlich kommt es zur Erkrankung anderer Organe einschließlich der Haut (Knoten und anschließende Geschwüre, insbesondere bei der Katze).

Beim Hund trifft man fallweise symmetrische Verdickungen der distalen Abschnitte von Extremitätenknochen an, die sich warm anfühlen, derb und auch schmerzhaft sind und zu Bewegungsstörungen führen können: *Akropachie.* Diese Veränderungen kommen durch eine entzündliche Wucherung des Periosts (ohne Tuberkelbildung) zustande, können später auf andere Knochen übergreifen und treten im Zusammenhang mit Kavernen oder anderen Zerfallsprozessen auf.

Sektion. Charakteristisch sind die vergrößerten sarkomartigen und mit eitrigen, verkästen oder verkalkten Herden durchsetzten Lymphknoten sowie ähnliche Knötchenbildung im Lungengewebe, anderen Organen und den serösen Häuten. Das Exsudat ist serofibrinös bis eitrig. Bei der Katze imponieren die häufigen Hautgeschwüre mit Veränderung der zugehörigen regionalen Lymphknoten.

Diagnose. Ein klinischer Verdacht muß durch den Nachweis der Erreger im Exsudat, Harnsediment usw. gesichert werden. Dies mißlingt in vielen Fällen, da die Bakterien meist an den serösen Häuten usw. haften bleiben und kaum in das Exsudat übergehen. Auch die allergischen Proben liefern vielfach kein sicheres Ergebnis, da in etwa 25-40% der Fälle ein negatives Resultat auftritt und sie anderseits gelegentlich positiv ausfallen, ohne daß ein tuberkulöser Herd nachgewiesen werden kann.

Für die subkutane Probe injiziert man 1 ml einer 5%igen Tuberkulinlösung und mißt stündlich die Temperatur. Als positiv gilt jeder Temperaturanstieg um mindestens 1,5 °C innerhalb von 4 bis 10 Stunden. Die Intrakutanprobe wird mit 50%igem Tuberkulin an der Schenkelinnenfläche durchgeführt (zur Kontrolle spritzt man am anderen Oberschenkel eine 20%ige wässerige Glyzerinlösung ein). Nach 24 bis 48 Stunden entwickelt sich im positiven Falle eine entzündliche Schwellung oder Pustel, die eventuell von einem blauroten Hof umgeben ist.

Therapie. Zur Behandlung können Streptomycin, Isoniazid, Äthambutol usw. herangezogen werden. Diese Medikamente muß man allerdings wochen- und monatelang anwenden, und sie lösen oft Nebenwirkungen aus; abgesehen davon ist eine Sanierung des Patienten nicht mit Sicherheit zu erreichen. Wegen der Gefahr für den Menschen sollten daher die Tiere besser getötet werden.

Paratuberkulose
(Johnesche Krankheit)

Paratuberkulose ist eine ansteckende, chronische Darmentzündung des Rindes und Schafes, die von unstillbarem Durchfall begleitet wird und infolge Abmagerung schließlich zum Tode führt.

Vorkommen und Ätiologie. Die Krankheit tritt in Rinder- und Schafbeständen weltweit auf. M. paratuberculosis ist ein 1-1,5 μm langes, unbewegliches, säurefestes Stäbchen mit drei Typen: Typus bovinus, Typus ovinus und Typus dysgonicus. Die Züchtung ist schwierig, Meerschweinchen lassen sich nicht infizieren. Der Erreger ist in der Außenwelt sehr widerstandsfähig. Verseuchte Weiden bleiben mindestens 1 Jahr lang infektiös. Die Bakterien werden durch 5%iges Formalin oder Kreolin in 2 Stunden sicher abgetötet.

Epizootiologie. Die Erreger werden mit dem Kot ausgeschieden, und zwar etwa 1 Jahr nach der Infektion beginnend. Die Ansteckung erfolgt vor allem durch die Aufnahme von infizierter Milch, Futter und Wasser oder auch durch Belecken der mit Kot verschmutzten Euterhaut und haftet nur in der Darmschleimhaut junger Tiere. Da sowohl beim Schaf als auch beim Rind eine kongenitale Infektion möglich ist, können Jungtiere bereits zur Zeit der Geburt den Keim mit dem Kot ausscheiden.

Pathogenese. Die peroral aufgenommenen Bakterien dringen in die Darmschleimhaut ein und verursachen eine chronische Entzündung. Von dort gelangen sie mit der Darmlymphe in die Gekröselymphknoten, wo sie sich ebenfalls vermehren. Ein Eindringen in die Blutbahn ist selten. Die Vermehrung der Bakterien in der Darmschleimhaut erfolgt langsam, und erste klinische Erscheinungen werden sehr spät nach schwereren körperlichen Belastungen bzw. nach der ersten oder zweiten Geburt sichtbar. Männliche Tiere erkranken aus diesem Grund sehr selten.

Symptome. Die hochgradige Abmagerung und der unstillbare Durchfall sind die Folge der durch Darmschleimhautveränderungen bedingten Sekretions- und Resorptionsstörungen. Beim Rind können die Querfalten der verdickten Darmwand oft rektal getastet werden. Die Freßlust ist anfangs noch erhalten. Infolge Kachexie kommen die Tiere zum Festliegen und gehen nach einem vielwöchigen Krankheitsverlauf zugrunde.

Sektion. Fast alle Kadaver sind hochgradig abgemagert. Bei besonders kachektischen Schafen kommt es zur Ausbildung von Unterhautödemen an Hals und Unterbrust. Die Darmwand ist von den letzten Abschnitten des Jejunums bis zum Kolon unterschiedlich verdickt und brüchig. Die Verdickungen äußern sich in wulstartig hervortretenden Querfalten, die beim Rind typisch hirnwindungenähnlich sind und beim Schaf nur in einem Teil der Fälle auftreten. Die Schleimhaut ist von samtartiger Beschaffenheit und oft mit zähem glasigen Schleim bedeckt. Die Lymphgefäße des Darmes sind verdickt, und die vergrößerten Darmlymphknoten besitzen eine rötliche Schnittfläche. Histologisch findet man Anhäufungen von Epitheloidzellen in denen auch die Mykobakterien angetroffen werden.

Diagnose. Aufgrund des langsamen Krankheitsverlaufs und des Rektalbefundes beim

Rind kann klinisch eine Verdachtsdiagnose gestellt werden. Differentialdiagnostisch kommen in erster Linie ein hochgradiger Endoparasitenbefall in Frage, seltener die Darmtuberkulose.

Der Erregernachweis ist in mit dem Kot ausgeschiedenen Schleimklümpchen durch die Ziehl-Neelson-Färbung sowie die Kultur möglich. Die Diagnose kann auch mit Hilfe der Intrakutanprobe mit Johnin (Paratuberkulin) oder simultan mit Johnin und Geflügeltuberkulin versucht werden. Kreuzreaktionen mit Geflügeltuberkulin sind möglich. Die Probe wird bei Hautdickenzunahmen von mehr als 2 mm als positiv, von 1–2 mm Hautdickenzunahme als fraglich und unter 1 mm als negativ beurteilt. Man kann auch 4 ml Johnin intravenös injizieren und die innere Körpertemperatur hierauf stündlich durch 8 Stunden messen. Bei einer Temperaturerhöhung von 1 °C und mehr ist die Probe als positiv zu beurteilen. Bei der Komplementbindungsreaktion sind ebenfalls Kreuzreaktionen möglich. Zur sicheren Abklärung einer vorliegenden Infektion ist es zweckmäßig, sowohl die intrakutane Probe als auch die Komplementbindungsreaktion gleichzeitig anzustellen. Zwischen 75 und 80% der infizierten Tiere sind auf diese Weise erfaßbar. In letzter Zeit wird auch die Immunofluoreszenz versucht.

Therapie und Bekämpfung. Klinisch kranke Tiere sowie Kälber und Jungtiere von erkrankten Kühen, sind zu schlachten. Bei weiteren Geburten müssen die Kälber von den Kühen getrennt aufgezogen werden, insbesondere dürfen sie nicht saugen. Das erste Kolostrum sollten die Kälber nur einmal erhalten, nachdem das Euter vor der Melkung gereinigt und gewaschen wurde. Alle weiteren Tränkungen sollten entweder mit erhitzter Milch, besser aber mit Milchaustauschern erfolgen.

In den verseuchten Beständen und Weiden muß ferner verhindert werden, daß Tränkwasser und Futter durch Dauerausscheider verunreinigt werden. Mit Erregern verseuchte Tümpel sind abzuzäunen. Außerdem sollten verseuchte Weiden umgeackert werden. Bei Neuzukäufen bieten die negative Komplementbindungsreaktion und der gleichzeitige negative Johnin-Test einen gewissen Schutz vor Einschleppungen. In Großbeständen ist zu überlegen, ob bei Paratuberkulosefällen nicht die Ausmerzung des gesamten Bestandes die zweckmäßigste Lösung ist. Beim Schaf ist die sicherste Bekämpfungsmethode die Abschlachtung des gesamten Bestandes. Weiterhin Desinfektion der Geräte mit 5% Formalin und eine neuerliche Beschickung der Weiden nicht vor Ablauf eines Jahres.

Strahlenpilzkrankheit

(Aktinomykose, Aktinobazillose)

Als Strahlenpilzkrankheit bezeichnet man chronische Infektionskrankheiten bei Mensch und Haustier, die sich anatomisch durch Eiterungsprozesse mit eigenartigen Drusen und Bindegewebswucherung kennzeichnen. Die Drusen sind keine Produkte der Erreger, sondern werden durch die Reaktion des Körpers hervorgerufen. Die Aktinomykosedrusen sind rosettenförmige Kolonien mit einem Kranz von radiär gestellten Kolben oder Keulen, die eine Schleimhülle als Reaktionsprodukt des Körpers zum Schutz gegen den Pilz darstellen sollen. Die Strahlenpilzkrankheit kommt bei Rindern und Schweinen sowie Schafen relativ häufig vor.

Ätiologie. Actinomyces israelii ist der Erreger der Aktinomykose des Menschen. Bei den Tieren gibt es dagegen mehrere Bakterienarten, die die Entwicklung charakteristischer Drusen bewirken können:

a) Actinomyces bovis, Familie Actinomycetaceae, ist der Erreger der Knochenaktinomykose des Rindes. Nach *Lentze* soll die Euteraktinomykose des Schweines und Schafes durch eine eigene Spezies, A. suis, verursacht sein. Der Keim ist fakultativ anaerob, färbt sich grampositiv, ist unbeweglich und bildet Fäden. A. bovis ist empfindlich gegenüber Penicillin, Streptomycin, Tetrazyklinen, Lincomycin.

b) Actinobacillus lignieresii ist ein unbewegliches, gramnegatives Stäbchen und ebenfalls fakultativ anaerob. Er bildet sowohl lange als auch kurze Stäbchen. Obwohl als Bazillus bezeichnet, bildet er keine Sporen. Der Keim tritt bei Rind, Schwein und Schaf (vereinzelt auch bei Pferd und Hund) auf und verursacht vornehmlich die sogenannte Weichteilaktinomykose. A. lignieresii ist Penicillin-unempfindlich, aber empfindlich gegenüber Sulfonamiden, Tetrazyklinen, Chloramphenikol, Streptomycin.

c) Ob ein drittes Erregerpaar, Corynebacterium pyogenes und der hämolysierende Staphylococcus aureus, als primäre Aktinomykoseerreger bei Klauentieren vorkommen, ist noch umstritten.

Epizootiologie. Die Erreger leben als obligate Parasiten im Verdauungskanal, in den oberen Luftwegen und auf der Haut. Von hier gelangen sie durch Verletzungen (Futterbestandteile, Zahnwechsel usw.) in die Schleimhaut. Derartige Infektionspforten entstehen am häufigsten in der Zungenrückengrube (Futterloch), in dem rinnenförmigen Ansatz des Zahnfleisches an den Backenzähnen, weniger oft an anderen Stellen der Mund- und Rachenhöhle.

Pathogenese. Sobald der Erreger in das Gewebe eingedrungen ist, reagiert dieses mit der Bildung eines spezifischen Granuloms, dessen Bau und Form jedoch durch die Virulenz des Erregers einerseits, durch die allgemeine und örtliche Reaktionslage des Wirtsorganismus aber auch durch die Gewebsart anderseits beeinflußt werden. Danach kann man drei wesentliche Formen unterscheiden:

1. Das aktinomykotische Einzelknötchen entspricht einem kleinen Abszeß, der meist nur geringe Neigung zur Einschmelzung zeigt.

2. Die großknotige Form, das aktinomykotische Granulom, bildet sich infolge erhöhter Virulenz der Erreger in Verbindung mit einer besonderen Gewebsdisposition. Dies ist die häufigste Form der Aktinomykose. Zum Unterschied vom Einzelknötchen und von der disseminierten Form wuchert hier das Granulationsgewebe rücksichtslos weiter.

3. Die seltenere sklerosierende Aktinomykose ist durch eine hochgradige, diffuse, das Organ durchsetzende Bindegewebswucherung, in der weit verstreut kleinste Einzelknötchen eingelagert sind, gekennzeichnet.

Symptome. Rind: Bei der Knochenaktinomykose wird die Futteraufnahme durch die Lockerung der Zähne wesentlich behindert. Hat die Gewebswucherung die äußere Knochenschicht des Unterkieferastes durchbrochen, so läßt sich das Aktinomykom durch die Betastung unter der Haut als feste, gelappte Geschwulst erkennen. Bei der Weichteilaktinomykose der Haut oder Unterhaut findet man hauptsächlich hinter dem Kieferwinkel, auf der Backe oder am Hals eine mit der Haut verwachsene derbe Geschwulst, die später aufbricht, worauf aus der Öffnung eine eiterige Masse sich entleert oder ein pilzartig hervorragendes Granulationsgewebe hervorwächst. Der Vorgang kann zum Stillstand gelangen und in Heilung übergehen. Gewöhnlich entstehen aber den abführenden Lymphgefäßen entlang neue Geschwülste, die ebenfalls aufbrechen können. Bei der Aktinomykose der Lippen bilden sich im Unterhautgewebe der einen oder beider Lippen erbsen- bis haselnußgroße, runde oder eiförmige, feste, später fluktuierende Knoten. Die Zungenaktinomykose bleibt häufig unbemerkt. Falls jedoch die Muskulatur etwas schwerer betroffen wird, wird das Kauen und das Formen der Bissen behindert. Aktinomykose in der Rachenhöhle und im Kehlkopf, im weichen Gaumensegel, desgleichen in der Rachen- und Kehlkopfgegend verursachen Schlingbeschwerden, Speichelfluß und Atembeschwerden mit pfeifenden oder röchelnden Stenosengeräuschen während des In- oder Exspiriums. Aktinomykotische Prozesse in Haube oder Psalter können zu chronischen rezidivierenden Tympanien führen.

Schwein: Die primäre Euteraktinomykose ist die häufigste Erkrankungsform. Sie beginnt gewöhnlich mit einer knotigen schmerzhaften Schwellung und Verdickung der Zitzenbasis, die nachher auf die benachbarten Striche und auf die Drüsensubstanz übergreift. Das Euter ist dann teilweise oder im ganzen zu einer derben Geschwulst umgewandelt. Die Hauptmasse wird von einem sehr zähen, speckigen Bindegewebe gebildet, worin verschieden große Abszesse und markig weiche Herde eingebettet sind, die mitunter auch diese bindegewebige Kapsel durchbrechen und dann wie Pilze über die Oberfläche hervorragen. Weiterhin kann beim Schwein eine Kieferaktinomykose sowie eine Hautaktinomykose vorkommen. Auch der Kehlkopf und die Knochen des Rumpfes können erkranken.

Bei *Schafen* und *Ziegen* erkranken die Zunge, die Lippen, der Unterkiefer, die Lungen und das Euter in ähnlicher Weise wie beim Rind.

Sektion. Die Veränderungen entsprechen weitgehend dem klinischen Befund.

Diagnose. Sie wird durch den Nachweis von Drusen im kranken Gewebe oder in Sekreten gestellt. Man legt das verdächtige Material auf eine Glasplatte und sucht nach kleinen, kugelförmigen Gebilden. Die Druse selbst wird nach Gram gefärbt. Die Diagnose stützt sich weiterhin auf den histologischen Nachweis der Drusen.

Therapie. Ist eine operative Behandlung möglich, so sollte unbedingt diese Art der Therapie gewählt werden. Lassen sich nur Teile, wie z.B. bei der Kieferknochenaktinomykose des Rindes, entfernen, so ist eine gleichzeitige 1- bis 2wöchige Behandlung mit Sulfonamiden oder Antibiotika angezeigt. Kann eine chirurgische Behandlung nicht stattfinden, wie es bei einer diffusen Zungenaktinomykose der Fall ist, dann wird nur eine medikamentelle Therapie durchgeführt. Bei der Euteraktinomykose des Schweines kann man zu Beginn versuchen, die Antibiotika auch direkt in den aktinomykotischen Prozeß zu injizieren. Ist die Aktinomykose noch nicht stark ausgebildet, genügt in der Regel eine einzige Applikation. In allen anderen Fällen sind die veränderten Teile operativ zu entfernen.

Bei *Pferd* und *Hund* werden durch einen A.-bovisähnlichen Erreger bzw. durch A. viscosus subkutane eitrige Entzündungen mit Abszeß- und Fistelbildung hervorgerufen, bei letzterem auch granulomatöse Entzündungen von Brust- und Bauchfell mit schweren Allgemeinstörungen und häufig letalem Ausgang.

Beim Pferd kam es früher nach operativen Eingriffen oder im Zusammenhang mit anderen Verletzungen häufig zu eitrigen Entzündungen mit geschwulstartigen Bindegewebswucherungen (Bugbeulen, Widerristschäden, Samenstrangfisteln), die man als **Botryomykose** bezeichnete, da sich im Eiter ähnlich wie bei der Aktinomykose sandkornähnliche Gebilde mit den grampositiven Erregern fanden. Heute weiß man, daß es sich um Staphylococcus aureus handelt, der als häufiger Hautbewohner derartige Veränderungen hervorruft. Von einem Primärherd ausgehend können die regionalen Lymphknoten und auch innere Organe metastatisch erkranken. Beim Nachweis des Erregers muß seine Pathogenität geprüft werden. Die Therapie besteht in einer operativen Entfernung der bindegewebigen Wucherungen und Eiterherde; doch kommt die Krankheit heute kaum mehr vor.

Leptospirosen

Man versteht darunter weltweit verbreitete Infektionskrankheiten der Tiere und des Menschen, deren Erreger in bestimmten Tierpopulationen persistieren können und die in typischen Fällen als Septikämie mit Ikterus, gastrointestinalen und renalen Störungen, bei den Klauentieren auch mit Hämoglobinurie und Abortus einhergehen.

Die Gattung Leptospira (Familie Treponemataceae, Ordnung Spirochaetales) umfaßt eine pathogene Art, L. interrogans, die in 18 serologische Gruppen mit bisher mehr als 130 Subtypen unterteilt wird, und die apathogene L. biflexa. Leptospiren sind 3–15 μm lang und ca. 0,1 μm breite Gebilde mit einem zentralen Achsenfaden, der von einer Protoplasmaspirale umgeben ist. Die meist hakenförmig umgebogenen Endstücke dienen der Fortbewegung.

Die pathogenen Formen weisen eine nur geringe Tenazität auf. Das Wachstumsoptimum liegt bei 28 °C und pH 7,2–7,6. Temperaturen von 56 °C töten sie innerhalb von 30 Minuten, solche von 76 °C ebenso wie direktes Sonnenlicht und Austrocknung sofort ab; dagegen halten sie Kälte (bis −18 °C) gut aus. Gegenüber Säuren und Basen (pH unter 6 bzw. über 9) sowie den meisten Desinfektionsmitteln sind sie sehr empfindlich. In Magensaft, Galle, Milch und saurem Harn sterben die Leptospiren rasch ab, im neutralen bis leicht basischen

Harn überleben sie mehrere Stunden. In Oberflächengewässern und Flüssen mit leicht alkalischem Milieu (pH 7,8) können sie tage- bis wochenlang lebensfähig bleiben.

Nahezu für alle wichtigen Leptospirensubtypen gibt es Wildtier- und insbesondere Nagerarten (vor allem Ratten und Mäuse), die als chronisch verseuchte Erregerreservoire für Haustiere und den Menschen meist über die Kotaminierung des Wassers dienen. Dementsprechend prägen ökologische und klimatische Bedingungen das Seuchengeschehen, so daß sowohl lokale und saisonale Abhängigkeiten (Sommer- und Herbstmonate) bestehen als auch bestimmte Haustierarten bzw. Berufsgruppen immer wieder von einem speziellen Subtyp infiziert werden. Lediglich bei L. tarassovi und L. canicola scheinen Schwein bzw. Hund die Hauptwirte zu sein und als Erregerreservoir zu dienen.

Die Ansteckung erfolgt über die Schleimhäute und Hautverletzungen aber auch durch den Deckakt und die Aufnahme verseuchter Beutetiere. Die Leptospiren dringen aktiv in den Wirt ein, vermehren sich im Blut und siedeln sich anschließend in verschiedenen Organen, vor allem Leber und Niere, an. Sie lösen ein septikämisch-toxisches Krankheitsgeschehen aus, das sich durch Allgemeinstörungen, Milzschwellung, hämolytische Anämie sowie Leber- und Nierenschäden kennzeichnet. Toxische Zerfallsprodukte führen zur Gefäßwandschädigung mit Ödemen, Blutungen und Schleimhautnekrosen. Der Verlauf ist allerdings je nach Tierart, Alter, Subtyp und Haltungsbedingungen unterschiedlich und vielfach bleibt die Ansteckung unbemerkt.

Das Überstehen der Infektion hat eine langdauernde Immunität zur Folge. Die Antikörper bilden sich bereits 5 bis 8 Tage p.i. und erreichen nach 3 bis 4 Wochen ihr Maximum; sie werden mit dem Kolostrum auf die Säuglinge übertragen. Immune Tiere können jedoch Keimträger sein und mit dem Harn monatelang die Erreger ausscheiden.

Der Nachweis der Leptospiren gelingt im frischen Harn(sediment) sowie in Leber- und Nierensuspensionen bzw. Abklatschpräparaten mittels Dunkelfeldmikroskopie oder Immunofluoreszenz. In histologischen Schnitten verwendet man die Silberimprägnation nach *Levaditi*. Die kulturelle Anzüchtung gelingt am besten aus den Nieren und der Harnblase auf Spezialnährböden. Für den Tierversuch werden Meerschweinchen und Goldhamster herangezogen.

Die wichtigste serologische Methode ist die Agglutinations-Lysis-Probe. Titer ab 1:400 gelten als positiv (beim Pferd wesentlich höhere). International werden aber Nutztiere mit Titern ab 1:100 nicht mehr gehandelt. Vielfach bringt eine einmalige Untersuchung ein zweifelhaftes Bild, und es können sogar Titer von früheren Leptospireninfektionen höher sein (anamnestische Reaktionen). Bei mehreren Untersuchungen in kurzen Abständen kann man aus der Titerdynamik (Anstieg gegen den relevanten Subtyp) die ätiologische Diagnose stellen.

Leptospirose des Pferdes

Ätiologie und Pathogenese. Aus erkrankten Pferden wurden vorwiegend L. grippotyphosa und L. pomona, seltener L. icterohaemorrhagiae und L. sejroe isoliert. Bei serologischen Reihenuntersuchungen konnte man bis zu 90% positive Reagenten ermitteln; klinisch nicht manifeste Infektionen scheinen daher öfter vorzukommen.

Die Pferde infizieren sich auf feuchten oder überschwemmten kontaminierten Weiden, durch stehende Gewässer sowie von Schweinen und Rindern, seltener von Artgenossen. Sie können bis zu 210 Tagen p.i. die Erreger mit dem Harn ausscheiden.

Symptome. Die Inkubationszeit beträgt einige Tage bis 3 Wochen, und in der Regel erkranken nur Einzeltiere oder kleinere Gruppen.

Die seltene, vorwiegend in Rußland beschriebene und meist durch L. icterohaemorrhagiae hervorgerufene *akute Form* beginnt mit hochgradigem Fieber, Inappetenz und Leistungsabfall. Mit dessen Sinken nach einigen Tagen verschlechtert sich das Krankheitsbild; Ikterus, petechiale Blutungen und Hämoglobinurie treten auf. Gelegentlich werden Durchfälle bzw. Kolikerscheinungen, z.T. auch Obstipationen, sowie Bewegungsstörungen beobachtet. Die Krankheitsdauer beträgt etwa 1 bis 2 Wochen und die Letalität 40–60%.

Bei den *subakuten Verlaufsformen* ist das Fieber nicht so ausgeprägt und die Allgemeinstörungen sind milder, in der Regel wird Ikterus beobachtet. Gelegentlich können sich Abortus oder eine periodische Augenentzündung anschließen. Der *chronische Verlauf* führt zu Abmagerung und Leistungsschwäche sowie Fieberschübe, die im Abstand von einigen Wochen auftreten und jeweils 2 bis 5 Tage lang andauern. Dabei werden gelegentlich Hämorrhagien sowie subikterische Schleimhäute beobachtet. Im 7. bs 10. Monat der Trächtigkeit kann es zum Abortus kommen.

Sektion. Die pathologisch-anatomischen Veränderungen ähneln jenen des Rindes.

Diagnose. Diese ist in der Regel nur durch wiederholte serologische Untersuchungen möglich, wobei die Neigung der Pferde zu unspezifischen Titeranstiegen (z.B. nach Operationen) zu berücksichtigen ist. Differentialdiagnostisch müssen Petechialfieber, Ansteckende Blutarmut, Piroplasmose und die Afrikanische Pferdepest berücksichtigt werden.

Therapie und Prophylaxe. Diese erfolgen im Prinzip wie bei den anderen Haustieren.

Leptospirose des Rindes
(Ansteckende Gelbsucht der Rinder, Icterus infectiosus bovum, Icterohaemoglobinuria bovum)

Die Seuche wurde in der Sowjetunion, aber auch im übrigen Europa sowie Amerika und Afrika festgestellt. Häufigste Erreger sind L. pomona und L. grippotyphosa. Die Anstekkung erfolgt über kontaminiertes Wasser (Pfützen), aus dem die Rinder trinken, sowie über Hautverletzungen. Erregerreservoir ist das Schwein. Genesene Rinder können die Leptospiren bis zu 8 Monate lang mit dem Harn ausscheiden.

Symptome. Die Inkubationszeit beträgt 3 (Kalb, experimentelle Infektion) bzw. 7 bis 10 Tage.

Die akute, *bösartige Form,* von der besonders Kälber im Alter von 2 Wochen bis 3 Monaten, seltener ältere Rinder, erfaßt werden, beginnt mit Inappetenz, Apathie, hochgradigem Fieber (40 bis 42 °C), frequenter Herztätigkeit und Durchfall mit anschließender Darmatonie. Einen Tag später folgen Hämoglobinurie und Ikterus. In langsamer verlaufenden Fällen kommt es mitunter im Bereich von Flotzmaul, Zahnfleisch sowie der Zungenunterfläche zu umschriebenen Epithelnekrosen.

Die *subakute Form,* die bei Kälbern und erwachsenen Rindern in gleicher Weise vorkommt, beginnt ebenfalls mit einem Temperaturanstieg auf 40 bis 41 °C; Apathie und Inappetenz sind jedoch nicht so ausgeprägt. Erst mit dem Auftreten von Hämoglobinurie und Ikterus verschlechtert sich das Krankheitsgeschehen. Neben ausgeprägter Anämie bemerkt man oberflächliche Nekrosen an Flotzmaul, Lippen und Zahnfleisch, mitunter auch an Ohren und Zitzen. Der Großteil dieser Fälle geht in Genesung über, nur ein kleiner Prozentsatz endet nach 5 bis 9 Tagen tödlich.

Bei erwachsenen Rindern verläuft die Infektion sehr oft symptomlos oder nur mit vorübergehender Inappetenz. Kühe können abortieren wenn sie sich im zweiten Drittel der Trächtigkeit infiziert haben.

Sektion. Neben allgemeinem Ikterus fällt eine rötliche serös-gallertige Flüssigkeit im Bereich von Kehlkopf, Unterbrust, Mittelfell, Gekröse, perinealem Fettgewebe und unter dem Epikard auf. Die Leber kann vergrößert und von dunkler ockergelber Farbe sein. Die Nieren sind rötlich bis graubraun oder dunkelbraun verfärbt, und man sieht bei nicht zu raschem Verlauf in der Rindenschicht zahlreiche rotbraune oder grauweiße Herdchen als Ausdruck einer interstitiellen Nephritis. Die Blase kann mehrere Liter eines trüben, dunkelkirschroten Harnes enthalten.

Diagnose. Sie stützt sich auf den Erregernachweis im Harn und abortierten Fetus und die serologische Untersuchung. Differentialdiagnostisch kommen vor allem Piroplasmose, Brucellose, Listeriose, Bovine Virusdiarrhöe, Vergiftungen (insbesondere chronische Kupfervergiftungen beim Kalb) in Frage.

Therapie und Prophylaxe. Die Behandlung der Wahl ist die mehrtägige Applikation von Dihydrostreptomycin oder Tetrazyklinen. Die Allgemeinstörungen werden entsprechend symptomatisch behandelt: Glukose, Novacoc mit Novalgin und Kreislaufmittel (Effortil).

Wesentlich ist die Erfassung und Absonderung der Leptospirenausscheider. Kälber sind von kontaminierten Gewässern sowie von infizierten Rindern und Schweinen fernzuhalten. Ende des zweiten Lebensmonates sind sie mit dem spezifischen Serotyp zu vakzinieren (bis dahin konnte infolge der durch das Kolostrum vermittelten passiven Immunität noch keine Besiedlung der Niere erfolgen). In infizierte Bestände dürfen nur vakzinierte Tiere eingestellt werden.

Leptospirose des Schafes und der Ziege

Die wichtigsten Erreger sind L. pomona und grippotyphosa. Wirtschaftliche Schäden entstehen vorwiegend durch Aborte sowie Todesfälle unter den Lämmern. Hinsichtlich Pathogenese, Symptome und Diagnose, Therapie und Prophylaxe (Impfung der Lämmer) gilt das beim Rind Gesagte.

Leptospirose des Schweines

Diese Leptospirose wurde erst über den Umweg der beim Menschen vorkommenden sogenannten Schweinehüterkrankheit erkannt und im Jahre 1944 erstmals beschrieben.

Ätiologie. Erreger sind vor allem L. pomona und L. tarassovi (Syn. L. hyos), während andere Typen nur gelegentlich serologisch festgestellt wurden.

Epizootiologie. Je größer die Betriebe, je dichter die Aufstallung und je intensiver der inner- und außerbetriebliche Tierverkehr (Deckverkehr) ist, umso besser können sich die Erreger in den Beständen ausbreiten. Durch laufende Zufuhr empfänglicher Tiere kann ein akutes Krankheitsgeschehen aufrecht erhalten werden. Erfolgt eine solche nicht mehr, so wird der Krankheitsverlauf protrahierter und die klinischen Erscheinungen treten mehr oder weniger zurück. Die infizierten Tiere scheiden aber über Jahre Leptospiren aus, und es kann dadurch immer wieder zu akuten Schüben kommen.

Pathogenese. Die Erreger dringen über kleinste Verletzungen an der Rüsselscheibe und über die Schleimhäute des Magen-Darm-Trakts ein, wobei schon wenige Keime für das Angehen der Infektion ausreichen. Die Leptospiren vermögen auch diaplazentar in die Feten zu gelangen und bringen diese zum Absterben. Der Abortus erfolgt etwa 3 Wochen nach der Infektion.

Symptome. Das Krankheitsgeschehen ist beim trächtigen Schwein durch Abortus, Umrauschen und Sterilität gekennzeichnet. Lebendgeborene Ferkel sind in der Regel lebensschwach und verenden innerhalb von 2 bis 4 Tagen. Bei Läufer- und Mastschweinen können neben geringen Temperaturerhöhungen Nekrosen an Ohren und Schwanzspitzen beobachtet werden. Die Infektion mit L. pomona ist stets von Ikterus begleitet.

Sektion. Die Haut der abortierten Feten ist graurot verfärbt und die Unterhaut blutig-sulzig durchtränkt. Weiterhin finden sich vermehrte seröse Flüssigkeit in den Körperhöhlen, Lebernekrosen sowie Blutungen und Schwellungen der Nieren.

Diagnose. Sie muß durch den Erregernachweis oder einen hohen Antikörpertiter gesichert werden.

Therapie und Prophylaxe. Die Behandlung erfolgt mit Streptomycin oder Tetrazyklinen.

Ein infizierter Großbestand kann innerhalb von 2 bis 3 Jahren saniert werden: Schlachtverkauf aller nicht dringend notwendigen Alt- und Jungtiere (Ausscheider!). Zweimalige Vakzination aller für die Zucht vorgesehenen Ferkel im Alter von 6 und 8 Wochen. Remontierung nur aus dem eigenen vakzinierten Bestand. Nach Abverkauf des letzten Ausscheiders ist die Vakzination noch mindestens ein halbes Jahr weiter durchzuführen. In gesunden Beständen dürfen nur serologisch negative Tiere zugekauft werden. In gefährdeten Gebieten empfiehlt sich die dauernde Durchführung des Vakzinationsprogrammes.

Leptospirose des Hundes

Die beiden klassischen Verlaufsformen der Hundeleptospirose wurden durch L. canicola (urämische Form, Stuttgarter Hundeseuche) und L. icterohaemorrhagiae (ikterische Form, Weilsche Krankheit) verursacht und sind heute kaum mehr anzutreffen. In den letzten Jahrzehnten sind auch L. grippotyphosa, L. sejrö, L. saxkoebing etc. als Erreger aufgetreten, während die Canicola-Infektionen weitgehend verschwunden sind.

Die Ansteckung erfolgt im Prinzip auf die gleiche Weise wie bei den anderen Haustieren. Insbesondere L. canicola wird durch Beschnuppern, Belecken und Benagen von kontaminierten Gegenständen (Markierungen) bzw. der Genitalien anderer Hunde aufgenommen, L. icterohaemorrhagiae von Ratten, L. pomona von Rindern und Schweinen, andere Leptospirentypen werden von Mäusen usw. akquiriert.

Symptome. Die Inkubationszeit beträgt 5 bis 20 Tage.

a) Bei der *Stuttgarter Hundeseuche* konnte man drei Verlaufsformen unterscheiden.

Die *septikämische Form* kennzeichnet sich durch mittel- bis hochgradiges kontinuierliches Fieber, verwaschene Schleimhäute, petechiale Blutungen, zunehmende Herzschwäche; erst im späteren Verlauf kommt es zu Erbrechen, Durchfall, Exsikkose und urämischen Erscheinungen. Gelegentlich werden anfangs vorübergehende Steifheit der Nachhand, vergrößerte und schmerzhafte Nieren sowie Konjunktivitis, Rhinitis bzw. Tonsillitis beobachtet. Ohne Behandlung tritt der Tod innerhalb von 2 bis 7 Tagen ein.

Bei den *organbetonten Formen* sinkt das Fieber nach ein bis zwei Tagen auf noramel bis subnormale Werte. Als Frühsymptom fällt ein höherer Tonus der Lenden- und Oberschenkelmuskulatur mit vorübergehend steifem Gang auf. Bei der *gastrointestinalen Form* entwickelt sich gleich eine Magendarmentzündung mit z.T. blutigen Durchfällen. Im Anfang besteht nur eine geringgradige Proteinurie. Gelegentlich werden gleichfalls katarrhalische Erscheinungen beobachtet (u.a. episklerale Gefäßinjektion). Bei akutem Verlauf wird zunehmend die Niere betroffen, und die Tiere gehen an einer Urämie zugrunde. Ansonsten entwickelt sich eine chronische interstitielle Nephritis mit fallweisen Remissionen (Brechdurchfall, Fieber) sowie langdauernder Leptospirurie.

Bei der *renalen Form* ist neben einer oft frühzeitigen Polydipsie der anfängliche Temperatursturz besonders eindrucksvoll. Sie verläuft mit schweren bis zur Somnolenz sich steigernden Störungen des Allgemeinverhaltens sowie unstillbarem Erbrechen und Durchfällen. Innerhalb weniger Tage entwickeln sich die Erscheinungen einer hochgradigen Urämie: urämischer Mundgeruch, ulzeröse Stomatitis, Zungennekrosen usw. sowie eine zunehmende Exsikkose. Mit dem Harn wird reichlich Protein ausgeschieden; im Sediment finden sich granulierte Zylinder, Nierenzellen, Erythro- und Leukozyten. Diese Form führt ohne Behandlung innerhalb von 6 bis 10 Tagen beim Großteil der Patienten zum Tode.

Chronische Erkrankungen verlaufen als interstitielle Nephritis mit oft ausgeprägter Polyurie und Polydipsie, die u.U. erst nach Jahren zur Schrumpfniere führt. In manchen Fällen läßt nur eine Untersuchung des Harnes die Nephropathie erkennen: *stumme Formen*.

b) Die *Weilsche Krankheit* beginnt gleichfalls mit hochgradigem Fieber, das nach wenigen Tagen sinkt bzw. subnormal wird, sowie heftigem Erbrechen. Anschließend entwickelt sich ein zunehmender Ikterus, und vielfach beobachtet man petechiale Blutungen sowie urämischen Mundgeruch. Weiterhin treten Durchfälle und zunehmende Exsikkose auf, die wie auch das Erbrechen später hämorrhagisch sein

können. Der Harn wird bald dunkelgelb, später rötlichgelb verfärbt und enthält reichlich Bilirubin und Albumin. Im Sediment findet man granulierte Zylinder, Nierenzellen, Leukozyten und gelegentlich Erythrozyten. Der Verlauf ist meist akut, und ohne antibiotische Behandlung kommt es beim Großteil der Patienten nach 5 bis 8, seltener nach 10 bis 14 Tagen zum Tode.

c) Das *Krankheitsbild der derzeit auftretenden Leptospirosen* kennzeichnet sich durch mäßige gastrointestinale und renale Erscheinungen, während die ausgeprägten Autointoxikationen und septikämischen Symptome gänzlich fehlen. Damit hat sich nicht nur die Schwere des Krankheitsgeschehens gemildert, sondern es hat auch an Charakteristik verloren. Das Allgemeinverhalten ist in der Regel gestört, Fieber tritt aber nicht immer auf und ist niemals hochgradig. Ikterus findet sich vorwiegend bei den Ikterohaemorrhagia-Fällen, allerdings nur bei einem Teil der Patienten. Vielfach werden gastrointestinale Erscheinungen wie Inappetenz, Erbrechen und vermehrter Durst, seltener Durchfall beobachtet. Katarrhalische Erscheinungen der Kopfschleimhäute (Konjunktivitis, Tonsillitis) finden sich bei den Grippotyphosa- und Sejroe-Fällen, Bronchopneumonien gelegentlich bei Infektion durch L. saxkoebing. In der Mehrzahl der Fälle ist eine Leberschädigung nachweisbar. Die Niere scheint intensiver bei den Grippotyphosa- und seltener bei den anderen Leptospirose-Formen in das Krankheitsgeschehen einbezogen zu sein.

Bei den meisten Hunden tritt eine Albuminurie auf; ein positiver Sedimentbefund (granulierte Zylinder, Nierenzellen) liegt am ehesten bei Grippotyphosa- und Ikterohaemorrhagia-Fällen vor; dies gilt auch für die Erhöhung des Blutharnstoffes. Nahezu immer findet man eine mittelmäßige bis mittelgradige Leukozytose und eine beschleunigte Senkung der Erythrozyten, vielfach sind die Eosinophilen vermehrt.

Sektion. Außer den schon klinisch erkennbaren Veränderungen findet man vor allem bei den klassischen Verlaufsformen urämische Gastroenteritis, Nephritis oder Nephrose, Blutungen in den Schleimhäuten und unter den serösen Häuten sowie in verschiedenen Organen, entzündliche und degenerative Veränderungen in der Leber und am Herzen, mehr oder weniger deutliche Milzschwellung und vielfach atheromatöse Veränderungen am Endokard, den Gefäßen und am Brustfell.

Diagnose. Neben den nahezu immer vorhandenen Störungen des Allgemeinverhaltens sind es vor allem gastrische Erscheinungen (Inappetenz, Erbrechen) in Kombination mit einer Albuminurie, die den Verdacht auf Leptospirose erwecken. Differentialdiagnostisch sind Staupe, Hepatitis contagiosa canis, Toxoplasmose, Piroplasmose, Streptokokkenseptikämie sowie Gastroenteritiden anderer Genese (Parvovirus-Infektion, Clostridien-Infektionen usw.) ebenso wie Nephropathien auszuschließen bzw. zu berücksichtigen. Bei den derzeitigen Verlaufsformen erfolgt kaum mehr eine Harnausscheidung der Erreger. Die Diagnose wird daher ausschließlich durch serologische Untersuchung gesichert. Ein maximaler Titeranstieg tritt nach 4½ bis 7 Wochen auf.

Therapie. Die klassische Behandlung mit Penicillin und Streptomycin ist bei den derzeit vorkommenden Leptospiren-Typen fast völlig wirkungslos; es sind daher von vornherein Tetrazykline anzuwenden. Ansonsten wird symptomatisch behandelt: Traubenzuckerinjektionen, Digitalis oder Koffein, Vitamin B_1 usw. Wichtig sind diätetische Maßnahmen, wie sie bei Magen-Darm- und Nierenentzündungen üblich sind sowie bei Exsikkosen der Ersatz der Flüssigkeit bzw. die Zufuhr von Elektrolyten.

Prophylaxe. Erkrankte Hunde sowie Leptospirenausscheider sind von anderen Tieren zu isolieren. Käfige und Aufenthaltsräume sind zu reinigen und zu desinfizieren. Ratten, Mäuse usw. müssen von Zwingern, Wasser- und Futterstellen usw. abgehalten werden, und das

Fangen und Fressen von Nagern ist zu verhindern.

Die aktive Immunisierung erfolgt mit Totvakzinen (meist gegen L. canicola und L. icterohaemorrhagiae), die bei der Erstimpfung (ab dem dritten Lebensmonat) nach 14 Tagen und dann in jährlichen Abständen wiederholt wird. Antikörper enthaltende Gammaglobulin-Präparate werden zur passiven Immunisierung bei vorübergehend gefährdeten Tieren (Hundeausstellungen, Welpen usw.) eingesetzt.

Gelegentlich wurden Leptospiren von *Katzen* isoliert (L. bataviae, L. canicola, L. icterohaemorrhagiae) oder in Fällen von chronischer Nephritis positive Titer festgestellt.

Der *Mensch* infiziert sich auf ähnliche Weise wie die Tiere. Besonders gefährdet sind landwirtschaftliche Arbeiter (Reisfeldfieber, Erbsenpflückerkrankheit, Schweinehüterkrankheit usw.), Kanalarbeiter (Weilsche Krankheit), Schlachthofarbeiter, Hundeführer, Tierkrankenpfleger und Personen, die in kontaminierten Gewässern baden (Badeepidemie). Die Inkubationszeit beträgt 2 bis 20 Tage, und das klinische Erscheinungsbild ist äußerst vielfältig. Man unterscheidet 1. septikämische Formen, wobei Allgemeinerscheinungen ohne oder mit geringer Betonung von Organstörungen (mit renalen, hepatischen, meningitischen und hepatorenalen Erscheinungen) vorherrschen, 2. renale Formen, 3. hepatische Formen, 4. meningitische Formen, 5. hepatorenale Formen, 6. bronchopneumonische Formen und 7. chronische Verlaufsformen. Die durch L. icterohaemorrhagiae hervorgerufenen Erkrankungen verlaufen in der Regel bösartig, während solche mit gutartigem Verlauf sich in der Regel grippeähnlich manifestieren (und oft vom Arzt nicht als Leptospirose erkannt werden).

Schweinedysenterie

(Blutiger Durchfall, Schwarzer Durchfall)

Darunter wird eine von Tier zu Tier übertragene Krankheit verstanden, die durch den Abgang eines dunkelbraun bis schwarz verfärbten Kotes (Blut) infolge einer katarrhalischen bis nekrotisierenden Entzündung des Kolons charakterisiert ist.

Vorkommen und Ätiologie. Diese Dysenterie wurde erstmals 1921 in den USA beschrieben

und hat seither in allen Ländern mit intensiver Schweinehaltung zu schweren Bestandsenzootien geführt. Der Erreger ist Treponema hyodysenteriae (Familie Treponemataceae), von dem es neben pathogenen auch apathogene Stämme gibt. T. hyodysenteriae ist ein streng anaerob wachsendes Bakterium, das sich gramnegativ fäbt und schlangenartig fortbewegt. Mit dem Erreger allein gelingt es nicht immer, das Krankheitsgeschehen experimentell auszulösen. Notwendige Begleitkeime sind unter anderem Bacterioides vulgatus, Fusobacterium necrophorum, apathogene Escherichia coli und andere. Gegenüber 3%igem Formalin ist der Keim hochempfindlich.

Epizootiologie. Als Hauptinfektionsquelle sind erkrankte oder latent infizierte Schweine anzusehen, denen auch bei der Einschleppung in einen bisher nicht verseuchten Bestand die größte Bedeutung zukommt. Anfällig sind alle über 3 bis 4 Wochen alte Tiere, besonders häufig erkranken jedoch Absetzferkel und Mastläufer (15–60 kg). Die Krankheit tritt vorwiegend in ganz großen Beständen auf und breitet sich innerhalb eines Bestandes nur sehr langsam aus. Als fördernde Faktoren gelten hohe Besatzdichte in Tieflaufbuchten mit Einstreu, Futterschädlichkeiten und die kalte Jahreszeit.

Symptome. Die kürzeste Inkubationszeit bei experimenteller Infektion wurde mit 24 Stunden festgestellt. Bei natürlicher Infektion beträgt sie allgemein 10 bis 14 Tage, gelegentlich mehrere Monate. Zu Beginn der Krankheit produzieren die fieberfreien Tiee einen breiigen Kot von gelblicher bis hellgrauer Farbe, der später dünnflüssig und im Strahl abgesetzt wird. Er färbt sich zusehends dunkler bis er eine rot- bis schwarzbraune Farbe erreicht. Die Schweine sind durch den Flüssigkeitsverlust apathisch, fressen wenig, haben hochgradigen Durst und stehen mit gekrümmtem Rücken. Die Morbidität kann bis zu 90%, die Mortalität bei jungen Tieren bis zu 30% betragen.

Sektion. Die Veränderungen im Magen und Dünndarm lassen sich kaum von Enteritiden anderer Ursachen unterscheiden. Die Schleimhaut des Kolons ist hingegen gerötet, geringgradig ödematös und ihre Oberfläche von schleierartigen Schleimbelägen bedeckt. Später wird der Koloninhalt blutig, die Ödemisierung der Schleimhaut nimmt zu, die auf ihr befindlichen glasigen bis gelbgrauen schleimigen Beläge können bis zu 1 cm stark werden, und die Mesenteriallymphknoten schwellen an. Die Keime sind in den Schleimmassen, Schleimhautdrüsen sowie Becherzellen nachweisbar. Bei längerem Krankheitsverlauf wird die Schleimhaut des Blinddarms miterfaßt und die Kolonschleimhaut kann nekrotisch werden.

Diagnose. Sie stützt sich insbesondere auf den Abgang eines blutigen dunkelbraunen Kotes (schwarzer Durchfall), auf den histologischen bzw. mikrobiologischen Nachweis der Erreger in der Darmschleimhaut sowie auf die Immunofluoreszenz. Differentialdiagnostisch auszuschließen sind Schweinepest, Salmonellose, Clostridien- und Kolienterotoxämie, Corona- und Rotavirusinfektionen sowie parasitär bedingte Durchfälle.

Therapie und Bekämpfung. Die Seuche läßt sich günstig beeinflussen durch Tylosin, Lincomycin, Tiamutin (30 ppm im Futter über 2 bis 3 Wochen), Bacitracin, Spiramycin sowie Natriumarsanilat (120 g auf 1000 kg Futter oder 500 g auf 4000 l Wasser über 5 Tage). Zusätzlich sind Glukose, Elektrolyte, Bikarbonate und Kreislaufmittel zu verabreichen. Grundsätzlich ist der gesamte Bestand zu behandeln. Die periodische Beifütterung der genannten Antibiotika kann die Erkrankung zwar verhindern, aber der Bestand ist weiterhin als infiziert zu betrchten. Eine sichere Keimfreimachung ist nur durch den Abverkauf aller Tiere und gründliche Reinigung und Desinfektion der Stallungen, Kotrinnen usw. möglich (s. auch unter Salmonellose).

Epizootische Lymphangitis
(Pseudorotz, Afrikanischer Rotz, Equine Histoplasmose)

Man versteht darunter eine durch Sproßpilze hervorgerufene Lymphangitis der Einhufer, die vorwiegend im Mittelmeerraum und in Asien verbreitet ist.

Ätiologie, Ansteckung und Pathogenese. Histoplasma farciminosum bildet 3–4 μm lange und 2,5–3,5 μm breite, ovale Zellen mit zugespitzten Polen, die in Kulturen zu einem Pseudomyzel auswachsen. Die Widerstandskraft gegen Umwelteinflüsse ist relativ groß. Direktes Sonnenlicht vertragen die Histoplasmen mehrere Tage lang, in Stallungen oder im Eiter halten sie sich monatelang ansteckungsfähig, während sie Temperaturen von 80 °C in einigen Minuten abtöten.

Das Erregerreservoir scheint die Erde zu sein. Die Infektion erfolgt über kontaminierte Hautverletzungen und Scheuerstellen insbesondere der Extremitäten, direkten und indirekten Kontakt (Stalleinrichtungen, Putzzeug, Geschirr usw.), Insekten und auch über Schleimhäute. Im Bereich der Infektionsstelle kommt es zur Störung der Wundheilung bzw. Granulom-, Abszeß- und Geschwürsbildung und anschließender Ausbreitung über die Lymphgefäße. Das durch Benagen der veränderten Stellen aufgenommene Exsudat führt zu Erkrankungen der Lippen und des Pharynx, und von dort breitet sich die Infektion im Bereich der Atmungswege aus.

Symptome. Die Inkubationszeit beträgt in der Regel 3 bis 6 Wochen, manchmal bis 6 Monate. An der Infektionsstelle entsteht ein schmerzhafter Knoten, der geschwürig abszediert, und davon gehen Lymphgefäßentzündungen aus bzw. können sich diese auch ohne einen sichtbaren Primärherd entwickeln. Bei größeren Wunden wird plötzlich der Heilungsverlauf unterbrochen; es kommt zu schlaffen, bläulichroten Granulationen und gleichfalls Lymphstrangentzündungen. Die Lymphgefäße sind meist derb geschwollen, mit perlschnurartig angeordneten erbsen- bis walnußgroßen Knoten besetzt und schmerzhaft. Die Knoten abszedieren, entleeren einen rahmartigen, gelben Eiter und verwandeln sich in ein meist trichterförmiges Geschwür mit wallartig erhabenem und zernagtem Rand, das am Grunde granuliert. Hinzu kommt eine anfangs schmerzhafte, derbe Schwellung der regionären Lymphknoten mit Fisteln, aus denen sich Eiter entleert. Atypische Lokalisationsformen sind Knötchen und Geschwüre im Bereich der Nasenöffnungen und der Nasenschleimhaut, wobei gleichzeitig auch die Kehlganglymphknoten erkranken, sowie der tieferen Luftwege mit dem Bild der chronischen Bronchitis und Bronchopneumonie; weiterhin Bindehautkatarrhe sowie Veränderungen im Bereich der Geschlechtsorgane, am Euter und evtl. in den Knochen. Bei stärkerer Ausbreitung, insbesondere im Atmungstrakt und Hinzutritt von Sekundärinfektionen, können sich Fieber und zunehmende Abmagerung einstellen, während die Freßlust noch lange erhalten bleibt.

Der Krankheitsverlauf ist in der Regel chronisch, wobei lokalisierte Fälle bei warmer, trockener Witterung und optimaler Haltung auch spontan ausheilen können. Ansonsten führt die Seuche unter zunehmender Anämie und Kachexie vielfach zum Tode.

Sektion. Neben den Hautveränderungen fallen in der Subkutis und den regionären Lymphknoten Eiterherde bzw. mit Eiter gefüllte Lymphgefäße auf. In den Schleimhäuten des Atmungstraktes und des Rachens, seltener im Lungengewebe sieht man grauweiße Knötchen und flächenförmige Infiltrate, die zu den charakteristischen Geschwüren zerfallen. Außerdem können eitrige Gelenk- und Knochenentzündungen auftreten.

Diagnose. Diese bereitet während eines Seuchenzuges aufgrund des charakteristischen Bildes keine Schwierigkeiten. Differentialdiagnostisch müssen Rotz, Lymphangitis ulcerosa, Sporotrichose und andere Lymphangitiden beachtet werden. Die Diagnose wird gesichert durch den Nachweis der grampositiven Sproßpilze mit doppelt konturierter Kapsel im frischen (durch Spaltung noch nicht durchgebrochener Abszesse gewonnenen) Eiter (auch nativ mit Hilfe des Dunkelfeldmikroskops). Neuerdings werden serologische Methoden beschrieben (Immunofluoreszenz).

Therapie und Prophylaxe. Heilung ist in der Regel nur am Beginn der Krankheit bei sehr energischer, hauptsächlich chirurgischer Behandlung (Exstirpation, Brennen) und nachfolgender wiederholter Applikation von Silbernitrat oder alkoholischer Jodlösung möglich. Auch die parenterale Applikation von Jodlösungen ist in einigen Fällen erfolgreich gewesen. Sekundärerreger werden chemotherapeutisch bekämpft. Über systemisch wirkende Antimykotika besteht noch keine Erfahrung.

Zur Bekämpfung ist die Tötung der im vorgeschrittenen Krankheitsstadium befindlichen bzw. minderwertigen Pferde, die Absonderung der kranken und verdächtigen, die längere Beobachtung (während etwa 10 Wochen) und Kennzeichnung der klinisch geheilten Pferde angezeigt, außerdem die sorgfältige Desinfektion der Stallungen, Geschirre und Ausrüstungsgegenstände. Angeblich konnte mit einer Aluminiumhydroxyd-Formolvakzine eine annehmbare Immunität erzielt werden.

Trypanosomosen

Trypanosomen sind mit einer Geißel und undulierenden Membran versehen, 15–35 μm lange bewegliche Protozoen, die im Blut oder Gewebe parasitieren und durch blutsaugende Insekten übertragen werden. Auf Grund der Entwicklung in den Vektoren unterscheidet man Stercoraria, die mit dem Kot der Insekten übertragen werden, und Salivaria, die mit dem Speichel der Arthropoden (Tsetsefliegen, Tabaniden) in den Wirt gelangen. Die ersteren haben kaum pathogene Bedeutung, die letzteren rufen vor allem in tropischen Gebieten Seuchen bei Mensch und Tier hervor. Bei einigen Arten erfolgt nur eine mechanische Verbreitung durch den Insektenstich (ohne Entwicklungszyklus im Vektor), und T. equiperdum wird vorwiegend durch den Deckakt übertragen.

Nagana

Als Nagana werden die durch Tsetsefliegen (Glossina spp.) übertragenen tropischen Trypanosomosen zusammengefaßt, die vorwiegend in Afrika südlich der Sahara verbreitet sind. Sie rufen bei Pferden (T. vivax, T. uniforme, T. congolense, T. brucei, T. evansi), Wiederkäuern (T. vivax, T. uniforme, T. congolense, T. brucei), Schweinen (T. simiae), aber auch Hunden (T. brucei, T. evansi) seuchenhafte Erkrankungen mit zum Teil großer wirtschaftlicher Bedeutung hervor. Außerhalb der Tsetse-Gebiete werden einige auch nicht zyklisch (z.B. durch Tabaniden) übertragen (T. vivax).

Die Krankheit verläuft bei Pferd und Rind nur selten akut mit hohem Fieber und ausgeprägter Anämie, sondern meist subakut oder chronisch. Sie kennzeichnet sich dann durch intermittierendes Fieber und allmähliche Abmagerung mit mehr oder weniger ausgeprägter Anämie. Bei den Pferden werden auch Ödeme und zentralnervale Störungen mit Ataxien sowie gelegentlich Ikterus festgestellt. T.-brucei-Infektionen verursachen bei Pferd und Hund gelegentlich Hornhauttrübungen. Abgesehen von akuten und perakuten Verlaufsformen, die beim Schwein schon wenige Stunden nach dem ersten Auftreten von Symptomen zum Tode führen können, gehen die Tiere mit zunehmender Abmagerung und Leistungsschwäche zugrunde.

Die Diagnose kann in endemisch verseuchten Gebieten auf Grund der klinischen Erscheinungen vermutet und mit Hilfe des Parasitennachweises im Blutausstrich oder Lymphknotenpunktat zumindest in bezug auf einen Bestand gesichert werden. Dies gelingt in der Regel nur während der ersten Fieberanfälle bzw. nur mit speziellen Anreicherungsmethoden. Einige Arten lassen sich auch durch den Tierversuch bzw. mit serologischen Methoden nachweisen. Differentialdiagnostisch kommen andere hämolytische Anämien in Frage, wie z.B. die Ansteckende Blutarmut oder die Pferdepest.

Die Therapie erfolgt u.a. mit Antrycidsulfat, Diamidin, Ethidiumbromid und Suramin. Die Tiere sind ruhigzustellen und die übrigen Krankheitserscheinungen symptomatisch zu behandeln.

Zur Prophylaxe sind die Insektenreservoire zu bekämpfen. Auch eine Chemoprophylaxe ist möglich, und Vakzinierungen wurden versucht.

Surra

Diese Trypanosomose wird durch Tabaniden und andere Insekten azyklisch (auch durch Injektionsnadeln usw.) verbreitet und findet sich in Nordafrika, im mittleren Osten, Asien sowie in Zentral- und Südafrika, wo sie auch durch Vampire übertragen wird. Man nimmt an, daß der Erreger T. evansi sich aus T. brucei entwickelt hat. Die Seuche befällt Pferde, Wiederkäuer, Hunde und Elefanten und hat große wirtschaftliche Bedeutung. Der Krankheitsverlauf ist protrahierter und charakterisiert sich durch intermittierendes Fieber, Ödeme und zunehmende Anämie, gelegentlich auch Nachhandschwäche und beim Hund auch Hornhauttrübungen. Die Diagnose erfolgt durch Nachweis der Erreger im Blutausstrich bzw. Tierversuch sowie serologisch. Zur Behandlung (und Bekämpfung) werden Suramin und Diamidin verwendet.

Beschälseuche
(Dourine)

Die Beschälseuche ist eine Deckseuche der Pferde und Esel, die meist chronisch mit Entzündungen der äußeren Geschlechtsteile, Hautausschlägen sowie Lähmungen verläuft. Derzeit ist sie in den Tropen und Subtropen sowie in Südosteuropa verbreitet.

Ätiologie und Epizootiologie. T. equiperdum befindet sich vorwiegend in den Schleimhäuten und Sekreten der Geschlechtsorgane, und zwar oft schon vor dem Auftreten offensichtlicher Krankheitserscheinungen. Zeitweilig verschwinden die Trypanosomen, so daß infizierte Hengste nicht regelmäßig die Seuche übertragen. Gelegentlich kann auch durch Putzlappen, Schwämme usw., mit denen die Genitalien gereinigt werden, die Seuche weiter verbreitet werden. Eine Übertragung durch stechende Insekten ist experimentell nachgewiesen worden.

Die Trypanosomen vermehren sich zunächst in der Schleimhaut der äußeren Geschlechtsorgane und rufen dort eine Entzündung hervor. Später dringen sie ins Blut ein, bewirken Ödeme an den Geschlechtsorganen und am Unterbauch und führen zu Entzündungen der Haut, der Lymphknoten und schließlich auch der Nerven. Als Folge der Parasitämie bzw. einer Toxinausschüttung treten rekurrierende Fieberanfälle auf.

Symptome. Die Inkubationszeit beträgt 1 bis 4 Wochen, nicht selten auch mehrere Monate.

Im *Primärstadium* entwickeln sich beim Hengst Schwellungen von Präputium, Penis und Hoden, Entzündungen der Harnröhre mit schleimigem Ausfluß, Harndrang sowie meist schmerzhafte Schwellungen der Schamlymphknoten. Seltener treten Knötchen an der Außenfläche des Penis auf, die geschwürig zerfallen und nach deren Ausheilung kleine weiße Flecken zurückbleiben. Bei der Stute beginnt die Erkrankung mit einem Ödem der Schamlippen und Entzündung der Scheidenschleimhaut, die fallweise Petechien aufweist, schleimigem Ausfluß, Dysurie und rosseartigem Verhalten. Die Schleimhautfollikel wandeln sich in gelblichrote Knötchen um, die gleichfalls zu kleinen Geschwüren zerfallen und bald ausheilen. Das Ödem breitet sich über Euter und Unterbauch aus, und gleichzeitig kommt es zu einer schmerzhaften Vergrößerung der Euterlymphknoten. Namentlich an den Schamlippen und am After sowie in deren unmittelbarer Umgebung, manchmal auch am Euter, entstehen scharf begrenzte pigmentlose Flecke (Krötenflecke), die nach mehreren Monaten verschwinden können.

Das *Sekundärstadium* beginnt häufig mit einem quaddelähnlichen Ausschlag in Form von markstück- bis handflächengroßen Hautverdickungen (Talerflecke), die durch Einsenken des Zentrums ringförmig werden können (Ringflecke). Sie verschwinden in der Regel nach 1 bis 3 Tagen, können aber wieder auftreten. Bei längerer Persistenz werden sie derb,

und es kommt zu einer Depigmentierung der Haare.

Im *Tertiärstadium* entwickeln sich motorische Lähmungen als Folge einer Polyneuritis. Am häufigsten werden Nachhandataxien, Lähmungen des Afterschließmuskels, der Harnblase und des Penis beobachtet, daneben u.a. auch Fazialis- und Rekurrenslähmungen (Rohren). Am Beginn dieses Stadiums kann man oft Hyperästhesie der Haut beobachten, die in eine Hyp- oder Anästhesie übergeht.

Als Folge der zunehmenden Kachexie und der Lähmungen liegen die Tiere schließlich fest und gehen an den Folgen eines Dekubitus oder einer hypostatischen Pneumonie zugrunde. Der Verlauf kann sich in den gemäßigten Zonen unter Umständen über viele Monate und selbst Jahre hinziehen.

Diagnose. Sie wird durch den Erregernachweis in Abstrichen aus der Scheiden- oder Harnröhrenschleimhaut bzw. in deren Sekreten sowie im Lymphknotenpunktat (Dunkelfeld, Tuscheverfahren, Giemsafärbung) gesichert. Die Komplementbindungsreaktion wird 3 Wochen nach der Ansteckung positiv; weiterhin wendet man die indirekte Immunofluoreszenz an. Differentialdiagnostisch sind das Koitale Exanthem und die Deckdruse bzw. andere Erkrankungen des Zentralnervensystems zu berücksichtigen.

Therapie und Bekämpfung. Eine Behandlung ist mit organischen Arsenpräparaten oder Quinapyramin (Antrycidsulfat) möglich. In der Regel wird die Seuche durch veterinärpolizeiliche Maßnahmen bekämpft. Der Deckbetrieb wird eingestellt, und auch nach überstandener Krankheit dürfen die Hengste und Stuten nicht weiter zur Zucht verwendet werden. Importierte Pferde müssen in Quarantäne gehalten und zweimal serologisch untersucht werden.

Leishmaniose der Fleischfresser

Leishmania donovani wird durch Mücken (Phlebotomidae) übertragen. Die Seuche verläuft chronisch mit Lymphknotenschwellung, Hepato- und Nephropathien, Anämien und Abmagerung. An der Haut treten wechselnd Haarausfall, Schuppen- und Krustenbildung sowie Geschwüre auf, die narbig abheilen. Die Diagnose erfolgt durch den Erregernachweis (Lymphknotenpunktat) bzw. serologisch (ELISA, IFAT). Eine Behandlung kann mit fünfwertigen Antimonverbindungen (Lomidin, Pentostam) versucht werden.

Trichomonadenseuche

Die Trichomonadenseuche ist eine Deckseuche des Rindes, die sich durch Umrindern, Frühabortus und Pyometra kennzeichnet.

Ätiologie. Trichomonas fetus (Familie Trichomonadidae), ein 12–17 μm großer forellen- bis birnförmiger Flagellat, besitzt drei Geißeln und eine undulierende Membran, die bei den schlanken, rasch beweglichen und rotierenden Exemplaren abwechselnd rechts und links sichtbar wird. Trichomonaden sind außerhalb des Tierkörpers gegen alle gebräuchlichen Desinfektionsmittel im höchsten Grade empfindlich.

Epizootiologie. Die Ansteckung gesunder Kalbinnen, Kühe und Stiere erfolgt beim natürlichen Geschlechtsakt durch den infizierten Geschlechtspartner, der beim nächsten Deckakt mit einem anderen gesunden Partner die Infektion auch auf diesen überträgt. Dadurch kann es zur Infektion ganzer Deckringe kommen. Besonders hoch wird der Verseuchungsgrad im Winter und im Frühjahr zur Decksaison sein, wenn im vorangegangenen Sommer auf sogenannte Stieralmen infizierte und immer nachrindernde Kühe gebracht wurden.

Pathogenese. Beim männlichen Tier setzen sich die Trichomonaden vorwiegend oder ausschließlich in den Krypten der Schleimhaut des Penis oder des ihm aufliegenden Teils des Präputiums (Fornix) fest. Sie verursachen hier in der Regel keinerlei entzündliche Erscheinungen und dringen auch nicht tiefer in die Schleimhaut ein. Daher kommt es auch nicht zur Ausbildung einer lokalen Immunität, so daß Stiere zeitlebens infiziert bleiben können. Die Infektion der akzessorischen Geschlechtsdrüsen ist selten.

Beim gesunden weiblichen Tier dringen die Trichomonaden nach dem Deckakt in das Diverticulum urethrae ein, leben vorübergehend in der Scheidenschleimhaut, gelangen schließlich in die Gebärmutter und setzen sich in den Uterindrüsen fest. Sie erzeugen Entzündungen, die zum Absterben entweder des befruchteten Eies oder Embryos bis zum 4. Monat führen können. Tiere, bei denen das Ei zugrunde ging, werden beim nächsten Zyklus wieder brünstig. Da sich 2 bis 3 Tage vor der Brunst der äußere Gebärmuttermund öffnet und eine vermehrte Sekretion aus dem Uterus erfolgt, gelangen die Trichomonaden wieder in die Scheide und infizieren beim folgenden Deckakt den Stier. Durch das Eindringen in die Uterindrüsen kommt es 10 bis 12 Wochen nach der Infektion zur Ausbildung einer lokalen Immunität, so daß Kühe und Kalbinnen etwa 3 Monate nach der Infektion die Trichomonaden spontan abstoßen. Nach dieser Zeit sind die weiblichen Tiere wieder konzeptionsbereit, tragen die Früchte voll aus, sind aber nach der Geburt beim nächsten Deckakt infolge Verlustes der lokalen Immunität wieder infektionsbereit.

Symptome. Von einer Inkubationszeit kann beim Stier nicht gesprochen werden, da dieser kaum klinische Erscheinungen erkennen läßt. Er ist nach einem ordentlich ausgeführten Deckakt mit einem angesteckten Geschlechtspartner eben als infiziert zu betrachten, beherbergt lange Zeit, meist lebenslänglich, die Protozoen und stellt die nie versiegende Anstekkungsquelle dar.

Beim weiblichen Tier führt die Erstbelegung mit einem infizierten Stier meist nicht zur Konzeption, sondern es rindert nach 3 Wochen nach bzw. wird trotz Belegung in regelmäßigen zyklischen Abständen wieder brünstig. Nur ganz selten kommt es bei der Erstinfektion zur Befruchtung, doch geht der Embryo alsbald zugrunde. Er wird entweder 6 bis 12 Wochen oder noch später nach der Belegung ausgetrieben, wobei das Tier meist gleichzeitig rindert (Nachrindern nach 6 bis 12 Wochen), oder es erfolgt keine Brunst, das Corpus luteum besteht weiter, der Uterus bleibt geschlossen, die vom Endometrium erzeugte Embryotrophe wird nicht verbraucht und sammelt sich, von Leukozyten durchsetzt, im ständig größer werdenden Uterus an (Pyometra). Die Pyometra kann viele Monate, ja sogar weit über ein Jahr bestehen bleiben. Die nachrindernden Tiere stoßen die Trichomonaden unter dem Einfluß des Sexualzyklus und einer sich entwickelnden, zeitlich begrenzten erhöhten örtlichen Abwehrbereitschaft der Schleimhaut und ihrer Sekrete nach einer oder mehreren Brunstperioden von selbst ab, so daß sie in 1 bis 5, durchschnittlich 3,5 Monaten wieder trichomonadenfrei werden (Immunität). Werden solche selbst geheilte Tiere abermals vom Trichomonadenstier belegt (Reinfektion), kommt es infolge der erhöhten Widerstandsfähigkeit bei durchschnittlich etwa der Hälfte dieser Tiere zur Konzeption, in den übrigen Fällen wiederum zum Nachrindern, wobei aber die Infektion in kürzerer Zeit als das erstemal überwunden wird. Von den nicht nachrindernden Tieren, die also konzipiert bzw. das befruchtete Ei nicht gleich in den ersten Tagen abgestoßen haben, trägt etwa die Hälfte sogar normal aus, während die übrigen Tiere zum Teil nachrindern, zum Teil Pyometren bekommen. Wird der beim Nachrindern nach 2 bis 4 Monaten oft schon ansehnliche Fetus aufgefunden, so ist ein Frühabortus erwiesen. Ein Spätabortus kommt beim Trichomonadenbefall nur ganz ausnahmsweise vor. Hat ein infiziertes weibliches Tier ausgetragen, so beherbergt es in der Regel keine Trichomonaden mehr. Diese sind im Gegenteil meist schon in den ersten Tagen nach dem Koitus verschwunden. Nur in ganz wenigen Fällen konnten bei infizierten Kühen nach der Geburt noch Trichomonaden nachgewiesen werden.

Beim weiblichen Einzeltier, das jahrelang einem verseuchten Bestand angehörte, werden also nach der Erstinfektion meist eine verschieden lange Zeit regelmäßiges Nachrindern, dann aber Konzeption mit Austragen oder mit Nachrindern bzw. Frühabort nach 6 bis 12 Wochen, seltener Pyometra beobachtet. Im dauernd verseuchten Bestande (Deckring, Deckbereich) ist in erster Linie Nachrindern nach 3 bis 12 Wochen zu beobachten, vorwiegend bei Kalbinnen, während bei Kühen Nachrindern, seltener Pyometren oder Fälle von Frühabort festzustellen sind. Ein Teil der Tiere wird aber normal trächtig.

Sektion. Die an den Geschlechtsorganen des Stieres feststellbaren entzündlichen Veränderungen sind nicht spezifisch für Trichomonaden. Beim weiblichen Tier kann die Vagina wenige Tage nach dem Deckakt erhöht gerötet sein, und die Lymphfollikel können verstärkt hervortreten (Reibeisenvagina). In der Scheide befindet sich in der Regel etwa um den 18. bis 19. Tag ein eitrig-schleimiger Gebärmutterausfluß bei halb geöffnetem äußerem Gebärmuttermund. In der Gebärmutter kann um die 6. bis 12. Trächtigkeitswoche bei geschlossenem äußerem Gebärmuttermund ein abgestorbener, in den Eihäuten sich befindlicher Embryo angetroffen werden.

Diagnose. Sie kann schon aus dem Vorhandensein und dem gegenseitigen Zahlenverhältnis der angeführten Fruchtbarkeitsstörungen mit großer Wahrscheinlichkeit gestellt werden. Besonders verdächtig sind gehäuftes Nachrindern und Frühabortusfälle, während eine typische Pyometra fast beweisend ist. Voll beweisend ist der Nachweis der Trichomonaden.

Dieser gelingt im aseptisch entnommenen Pyometrainhalt fast ausnahmslos, im abortierten Fetus nur, wenn dieser reinlich aufgefangen und sehr bald schon untersucht werden kann. Im dicken, wenn auch eitrig getrübten Zervikalschleim sind die Trichomonaden relativ leicht nachzuweisen. Der Zervikalschleim wird am zweckmäßigsten 2 bis 4 Tage vor der nächsten Brunst, also etwa am 17. bis 19. Tage nach der letzten Brunst, entnommen. Beim Stier spritzt man 30–40 ml Kochsalzlösung oder einer Elektivlösung mit einer Spritze in den Vorhautsack, schleudert sie durch Massage bei zugehaltener Vorhautöffnung möglichst oft und gründlich hodensackwärts gegen die zurückgezogene Penisspitze und den Fornix der Vorhaut und fängt sie dann in einem Porzellanschälchen auf.

Ein Stier gilt dann sicher als trichomonadenfrei bzw. geheilt, wenn 6 derartige Spülungen im Abstand von je einer Woche ein negatives Ergebnis erbrachten. Auch beim weiblichen Tier ist ein einmaliges negatives Ergebnis nicht aussagekräftig.

Differentialdiagnostisch kommen Infektionen mit Campylobacter fetus und Mycoplasma bovigenitalis, die Infektiöse Pustulöse Vulvovaginitis (IPV) sowie die Infektiöse Vaginitis in Frage.

Therapie. Eine Behandlung wird in der Regel nur beim weiblichen Tier vorgenommen, wobei am zweckmäßigsten intrauterin und intravaginal eine Spülung mit Lugolscher Lösung oder einer Rohchloraminlösung erfolgt. Hierauf wird über die weiblichen Tiere eine dreimonatige Decksperre verhängt. In dieser Zeit dürfen sie auch nicht besamt werden. Beim männlichen Tier sollte eine Behandlung mit Praevaginalsalbe nur an einer Klinik und nur bei äußerst wertvollen Stieren durchgeführt werden.

Toxoplasmose

Die Toxoplasmose ist eine weltweit verbreitete Zoonose, die bei zahlreichen Säuger- und Vogelarten auftritt.

Der Erreger, Toxoplasma gondii, zählt zu den Protozoen und verfügt über zwei Fortpflanzungszyklen. Der geschlechtliche Zyklus läuft ähnlich wie ein Kokzidienbefall im Darm katzenartiger Tiere ab und führt zur Ausscheidung von Oozysten, die im Freien nach 3 bis 4 Tagen sporulieren und bis zu 1½ Jahren infektiös bleiben können. Die ungeschlechtliche Vermehrung findet in verschiedenen Organen statt und kommt auch bei anderen Tierarten vor. Sie führt zur Bildung von Zysten, die gleichfalls infektiös sind.

Bei der Infektion der Katze mit Oozysten vermehren sich die in die Darmwand eindringenden Sporozoiten zunächst extraintestinal in verschiedenen Organen. Anschließend kehren einige Parasiten in die Darmwand zurück und bilden Schizonten, Gamonten und schließlich Oozysten, die mit dem Kot ausgeschieden werden. Dementsprechend beträgt die Präpatenz 20 bis 36 Tage. Nach der Ansteckung mit Zysten kommt es gleichfalls zu einer über mehrere Schizontengenerationen erfolgenden ungeschlechtlichen Vermehrung im Darmepithel, die wieder zur Entwicklung von Gamonten und Oozysten führt. Die Präpatenz beträgt nur 3 bis 9 Tage. Ein Teil der Erreger macht eine extraintestinale Entwicklung durch, und zwar gelangen die Zystozoiten in Leber, Lunge, Herzmuskel, quergestreifte Muskulatur, Zentralnervensystem, Milchdrüse, Auge, Lymphknoten, den trächtigen Uterus usw., wo es zur Bildung von halbmondförmigen Trophozoiten kommt, die sich intra- und extrazellulär rasch vermehren und über den ganzen Organismus ausbreiten (Parasitämie). Schließlich werden auch wiederum Zysten gebildet, die für die Antikörperbildung verantwortlich sind. Die Oozystenausscheidung der Katze dauert bei Erstinfektion etwa 1 bis 3 Wochen, bei Reinfektionen ist sie wesentlich kürzer oder findet gar nicht statt.

Bei allen anderen Tierarten sowie dem Menschen kommt es nur zur extraintestinalen Entwicklung, und zwar sowohl nach der Aufnahme von Oozysten als auch von Zysten.

Die Oozysten können durch belebte oder unbelebte Zwischenträger übertragen werden und sind empfindlich gegen alkoholische Jodlösungen, 10%iges Formalin, trockene Hitze (70 °C) und kochendes Wasser. Die üblichen Desinfektionsmittel töten sie nicht ab. Die im Fleisch enthaltenen Zysten verlieren ihre Infektiösität bei Erwärmen auf 66 °C bzw. bei mehrtägigem Tieffrieren auf −20 °C. Die vegetativen Trophozoiten gehen innerhalb kürzester Zeit zugrunde. Die Hauptinfektionsquelle dürften dementsprechend bei Pflanzenfressern Oozysten, bei Fleischfressern und dem Menschen zystenhaltiges Fleisch sein. Nur gelegentlich erfolgt eine diaplazentare Übertragung (z.B. Mensch).

Die klinischen Erscheinungen sind abhängig vom Toxoplasmatyp und vom Alter des Wirtstieres; sehr junge Tiere sind wesentlich empfindlicher als ältere.

Die Diagnose stützt sich auf den serologischen Nachweis von Antikörpern (Sabin-Feldman-Test, Immunofluoreszenz, ELISA-Test, Komplementbindungsreaktion, direkte Agglutination) und post mortem auf den histologischen Nachweis der Zysten. Zur Feststellung einer akuten Erkrankung ist meist die Untersuchung gepaarter Serumproben notwendig, falls nicht sogleich ein besonders hoher Titer nachgewiesen werden kann. Für den Tierversuch ist der Mäusetest geeignet, der auch in der Regel zur Identifizierung der Oozysten im Felidenkot herangezogen werden muß.

Toxoplasmose des Pferdes

Bei Pferden kommt es (nach künstlicher Infektion) innerhalb von 20 bis 25 Stunden zu einem etwa 3 bis 4 Tage lang anhaltenden Anstieg der inneren Körpertemperatur bis auf 40,7 °C mit Tachykardie und Tachypnoe. Auch Ataxien, insbesondere der Nachhand, Retinopathien sowie Erscheinungen einer Enzephalomyelitis wurden beschrieben. Viele Pferde scheinen aber stumm zu durchseuchen.

Toxoplasmose des Rindes

Auf Grund serologischer Untersuchungen ist die Toxoplasma-Infektion des Rindes weit verbreitet, obwohl klinische Erscheinungen äußerst selten beobachtet werden. Bei Kälbern wurden mittel- bis hochgradiges Fieber, Apathie, Zittern, Atembeschwerden, Husten, Pneumonien sowie Ataxien und zum Teil Verdrehen des Kopfes festgestellt, wobei die Tiere nach 2 bis 6tägiger Krankheitsdauer zugrunde gingen. Bei der Sektion fällt die Vergrößerung von Milz und Lymphknoten auf. Bei trächtigen Kühen kommt es zum Abortus oder zur Geburt lebensschwacher Kälber, die in wenigen Tagen gleichfalls sterben. Eine Infektion der Kälber über die Muttermilch scheint nicht zu erfolgen. Die Diagnose wird serologisch gesichert, wobei nur sehr hohe Titer (1:16000 und höher) beweisend sind. Berichte über eine erfolgversprechende Behandlung liegen bisher nicht vor.

Toxoplasmose des Schafes und der Ziege

Epizootiologie. Weibliche Schafe scheiden Toxoplasma-Zysten mit der Milch, Nachgeburt, dem abortierten Fetus und mit totgeborenen Lämmern aus. Die Ausscheidung von Toxoplasmen mit dem Sperma ist bewiesen, und damit erscheint die Übertragung durch den Deckakt möglich. Infektionen um die Mitte der Trächtigkeit führen zum Abortus, während solche gegen Ende der Trächtigkeit wohl die Infektion des Fetus zur Folge haben, aber keinen Abortus bewirken. Bei der Geburt bereits infizierte Lämmer sind lebenslänglich immun und stellen keine Ansteckungsquelle für gesunde Herden dar. In verseuchten Herden abortieren nur noch nicht infizierte zugekaufte trächtige Tiere.

Symptome. Bei Lämmern werden häufig zentralnervale Störungen wie Ataxien und Paralysen festgestellt. Daneben sind die Tiere apathisch, haben Fieber und weisen eine Dyspnoe auf. Bei der Auskultation der Lunge sind verschärftes vesikuläres Atmen und Rasselgeräusche hörbar. Bei erstmals infizierten trächtigen Tieren kann es zu Umbocken, Fruchtresorption, Abortus und Retentio kommen.

Sektion. Die Kotyledonen weisen viele graugelbliche nekrotische Herde auf, in denen histologisch Toxoplasma-Zysten nachweisbar sind. In Gehirn und Lunge sind histologisch entzündliche Herde mit oder ohne zentraler Nekrose, gelegentlich auch Toxoplasmazysten feststellbar.

Diagnose. Bei Tieren, die abortiert haben, können in frischen Kotyledonen die Toxoplasmazysten nachgewiesen werden, ebenso im Gehirn verendeter Lämmer. Ansonsten wird die Diagnose serologisch gestellt.

Prophylaxe. Eine erfolgversprechende Behandlung ist nicht bekannt. Wichtig ist die Hintanhaltung der Verschmutzung des Futters mit Katzenkot. In chronisch verseuchten Herden sind Neuzukäufe nur bis 3 Monate vor der Deckperiode angezeigt.

Die bisherigen Untersuchungen lassen vermuten, daß die Toxoplasmose der Ziege wie die der Schafe verläuft.

Toxoplasmose des Schweines

Die Toxoplasmose des Schweines ist sehr weit verbreitet (aus 10% der Schlachtproben konnten Erreger soliert werden, und über 90% der Schlachtschweine wiesen mit dem Sabin-Feldman-Test positive Titer auf), so daß der Verzehr von rohem Schweinefleisch zu einer Gefahr für den Menschen werden kann.

Ansteckung. Die Infektion des Schweines erfolgt durch die perorale Aufnahme von Zysten (tote Nager) oder von mit Oozysten verunreinigtem Futter. Bei infizierten Muttertieren ist sowohl die intrauterine als auch die galaktogene Infektion der Ferkel möglich. Beim Schwein gelten Herz, Gehirn, Zwerchfell und die gesamte Skelettmuskulatur als Prädilektionssitz für Toxoplasmen, wo sie sich bis 7 Monate aufhalten können. In Milz, Nieren, Uterus, Ovarien, Lungen, Dünndarmwand und Rückenmark beträgt die Verweildauer nur 2 Monate. Ferkel sind empfindlicher als ältere Tiere.

Symptome. Bei jungen Ferkeln ist der Krankheitsverlauf meist akut und tödlich. Dabei werden Apathie, Inappetenz, Zyanose der Ohren, Fieber, Husten, Nasenausfluß, frequente Atmung, Dyspnoe, Bronchopneumonie, Durchfall und später Ataxien sowie Paralyse der Nachhand beobachtet. Ältere Tiere weisen gelegentlich eine höhere Körpertemperatur auf. Infizierte trächtige Sauen bringen lebensschwache oder tote Ferkel zur Welt oder abortieren.

Sektion. Bei jungen Tieren fallen Hydrothorax, Hydroperikard, Aszites, örtliche Nekrose der Leber, Katarrhalpneumonie und Enteritis auf. Die Milz ist geschwollen. Histologisch ist oft eine interstitielle Pneumonie nachweisbar.

Diagnose. Sie stützt sich auf den histologischen Erregernachweis in veränderten Organteilen, den Mäusetest und die serologische Untersuchung.

Prophylaxe. Eine erfolgversprechende Behandlung ist nicht bekannt. Wesentlich ist wieder die Bekämpfung der Nager (Ratten, Mäuse) in den Schweinestallungen und das Fernhalten der Katzen von Schweinestallungen und Ferkeln.

Toxoplasmose der Fleischfresser

Zu klinisch wahrnehmbaren Verlaufsformen kommt es vor allem bei immunosuppressiven Einflüssen (Stressoren, Infektionen). Beim Hund hat man immer wieder das gleichzeitige Auftreten von Staupe und Toxoplasmose festgestellt, so daß sowohl die Staupe als Wegbereiterin einer klinisch manifesten Toxoplasmose als auch umgekehrt diskutiert worden sind.

Symptome. Die viszerale (extraneurale) Form beginnt beim *Hund* mit mittel- bis höhergradigem Fieber, Inappetenz und Konjunktivitis, Tonsillitis, Husten; gelegentlich wurden auch Durchfälle beobachtet. Im weiteren Verlauf treten pneumonische Symptome wie Dyspnoe, anfallsartiger Husten, Schmerzhaftigkeit der Brustwand, unterdrückte Atmung, verschärft vesikuläres bis bronchiales Atemgeräusch auf; im Röntgenbefund sind Verschattungen nachweisbar. Auch Ikterus und andere Symptome der Hepatitis wurden beobachtet.

Bei der nervalen Verlaufsform bemerkt man Verhaltensänderungen wie Reizbarkeit, Bösartigkeit, Angst, Apathie, Verlieren der Zimmerreinheit, alienierten Appetit usw. Im Anschluß können sich Lähmungen der Nachhand oder aller Extremitäten, Harnabsatzstörungen, Ataxien, Benommenheit und allgemeine Schwäche entwickeln. Muskelzittern sowie Myoklonien besonders am Kopf, Kaukrämpfe, epileptiforme Krämpfe, Manegebewegungen, Reflexstörungen, Hyperästhesie und Hyperalgesie sowie Änderungen des Pupillarreflexes sind weitere charakteristische Symptome.

Bei der *Katze* verläuft die intestinale Form gewöhnlich symptomlos bzw. mit einem mäßigen Darmkatarrh. Die extraintestinale Form ist in ihrem klinischen Bild altersabhängig und führt meist nur bei Katzenwelpen zu ausgeprägter Enteritis, Hepatitis, Myokarditis, Pneumo-nien und Enzephalitiden. Da natürliche Infektionen erst mit Beginn der Fleischnahrung erfolgen, kommt es aber nur selten zu derartigen schweren Krankheitsbildern. In der Regel beobachtet man gelegentlich Durchfall, kurzfristige Erhöhung der inneren Körpertemperatur und Vergrößerung von Lymphknoten. Unter immunosuppressiven Einflüssen können mehr oder weniger ausgeprägte Pneumonien mit erhöhter Körpertemperatur, Dyspnoe, Inappetenz und Mattigkeit auftreten. Die protrahierteren Verlaufsformen kennzeichnen sich durch zentralnervale Störungen, aber auch Inappetenz, Abortus, Konzeptionsstörungen und gelegentlich Fieber. Häufiger als bei anderen Tieren tritt eine Chorioretinitis auf.

Sowohl beim Hund als auch bei der Katze verläuft die Erkrankung nur ausnahmsweise tödlich, und insbesondere ältere Tiere seuchen vielfach stumm durch.

Diagnose. Sie erfolgt serologisch, wobei auf Grund unserer Erfahrungen der Sabin-Feldman-Test vorzuziehen ist, dem bei der Katze die Immunofluoreszenz gleichgestellt wird.

Therapie. Eine ätiotrope Therapie ist mit bestimmten Sulfonamiden (Sulfadiazin, Sulfamerazin, Sulfamethazin, Sulfalen; 60 mg/kg KM p.o.) und Sulfonen (Pyrimethamin, 0,05–0,1 mg/kg KM p.o.) möglich, die man in geteilten Dosen durch ein bis zwei Wochen lang verabreicht (Blutbildkontrolle!).

Prophylaxe. Fleisch sollte nach Möglichkeit nicht roh, sondern nur gekocht (oder erhitzt auf mindestens 66 °C), nach mehrtägigem Tieffrieren oder als Konserve verfüttert werden. Die Kotkisten der Katzen sind täglich zu reinigen (bevor die Oozysten sporuliert und damit infektiös geworden sind), und gefährdete Personen sollten dabei Handschuhe tragen.

Der *Mensch* infiziert sich vermutlich vorwiegend durch zystenhaltiges rohes Fleisch, seltener wohl durch die Oozysten aus dem Katzenkot. Ebenso wie bei den Tieren verläuft die Toxoplasmose jedoch weitgehend klinisch inapparent, und in Reihenuntersuchungen kann man feststellen, daß mit zunehmendem Alter die Anzahl der positiven Reagenten sowohl beim Menschen als auch in Tierpopulationen zunimmt. Diese Individuen sind immun gegenüber weiteren Infektionen. Am meisten gefährdet sind nichtimmune Frauen im ersten Drittel der Schwangerschaft, obwohl die Infektion gleichfalls meist inapparent verläuft. Der Erreger gelangt aber via Plazenta in den Embryo und verursacht Embryopathien (Gehirn, Gehirnhäute, Chorioretinitis usw.) und Abortus.

Piroplasmosen

Als Piroplasmosen werden meist akut verlaufende Infektionskrankheiten zusammengefaßt, die durch Angehörige der Ordnung Piroplasmida hervorgerufen und von Zecken übertragen werden. Das Krankheitsgeschehen besteht in der Zerstörung der Erythrozyten, der hohes Fieber, Hämoglobinurie und Ikterus folgen. Die Piroplasmida unterteilt man in die Familien Babesiidae und Theileriidae. Die Babesien vermehren sich ausschließlich in den roten Blutkörperchen, während bei den Theilerien erst eine Vermehrungsphase in den Lymphozyten und anschließend der Befall der Erythrozyten erfolgt.

Babesiose des Pferdes

Ätiologie. Die Erreger sind Babesia caballi, die bis zu 6 μm groß ist und meist paarweise in den Erythrozyten liegt, und B. equi, die kleiner ist und in der Regel nur einzeln in den Erythrozyten (manchmal zu viert in Form eines Malteserkreuzes) anzutreffen ist. Der Nachweis gelingt im giemsagefärbten Blutausstrich, und zwar können bei B. caballi bis zu 5%, bei B. equi bis zu 80% der Erythrozyten befallen sein. Die Übertragung erfolgt durch verschiedene Zeckenarten, vor allem Hyalomma dromedarii, aber auch Dermacentor-, Rhipicephalus- und Boophilus-Arten, in denen auch eine Entwicklung der Parasiten stattfindet.

Epizootiologie, Ansteckung und Pathogenese. Die Infektion erfolgt durch den Zeckenstich. Die Babesien dringen in die Erythrozyten ein, vermehren sich dort und zerstören sie. Pferde scheinen empfindlicher als Esel zu sein, letztere erkranken in der Regel weniger schwer. Durch wiederholte Reinfektionen wird eine gewisse Immunität erreicht, die so lange anhält, als die Gegenwart von Babesienantigenen die humoralen und zellulären Abwehrmechanismen stimuliert. In Enzootiegebieten erkranken nur neu hinzukommende Pferde akut. Latent infizierte Tiere können bis zu vier Jahre Babesienträger sein.

Symptome. Die Inkubationszeit wird mit 6 bis 21 Tagen angegeben. Die akute Form beginnt bei anfangs noch erhaltener Freßlust mit hohem Fieber, das bei B. caballi meist als Continua, bei B. equi remittierend verläuft. Ansonsten entwickeln sich die Erscheinungen einer hämolytischen Anämie, wobei aber oft nur beim Befall mit B. equi auch eine Hämoglobinurie auftritt. Abhängig vom Ausmaß dieser Anämie kommt es zum Ikterus, zur Pulsbeschleunigung, Herzschwäche und Atemnot. Gelegentlich treten Erytheme und Nekrosen oder ein Nesselausschlag sowie in vielen Fällen Polyurie auf. Bei der sich meist an den akuten Anfall entwickelnden chronischen Form magern die Tiere bei guter Freßlust und zeitweiligen mäßigen Temperaturerhöhungen sowie zunehmender Blutarmut und Ikterus ab. In beiden Formen werden auch Petechien, vor allem bei den akuten Formen Ödeme festgestellt. Beim abortiven Verlauf besteht nur eine geringgradige Gelbfärbung der Schleimhäute und Fieber, die nach einigen Tagen wieder verschwindet. Der Tod kann innerhalb von 2 bis 5 Tagen eintreten. Bei den chronischen Verlaufsformen kann sich die Krankheitsdauer auf 2 bis 4 Wochen und sogar Monate erstrecken. Gelegentlich werden auch zentralnervale Störungen (B. equi) beobachtet.

Diagnose. In Enzootiegebieten dürfte die Diagnose bei charakteristischem Verlauf keine Schwierigkeiten bieten. Sie kann gesichert werden durch den Nachweis der Erreger in Blutausstrichen zwischen dem 2. bis 7. Krankheitstag (im Fieberstadium), der vor allem bei B. equi meist ohne Schwierigkeiten gelingt. Außerdem kann mit Hilfe der Komplementbindungsreaktion ein Titeranstieg festgestellt werden. Differentialdiagnostisch müssen hämolytische Anämien anderer Ursache, bei Ödembildung auch Infektiöse Anämie und Pferdepest in Betracht gezogen werden.

Prognose. Im allgemeinen verläuft die Infektion mit B. equi schwerer als diejenige mit B. caballi, die Mortalität kann im ersteren Falle bis 80% (im Durchschnitt 50%) betragen.

Therapie und Prophylaxe. Die Pferde sind sofort ruhigzustellen. Die meisten modernen Chemotherapeutika wirken unsicher und weisen außerdem Nebenerscheinungen auf. Empfohlen werden Euflavin, Diminazen (Berenil®, nur gegen B. caballi wirksam) und Inidocard (B. equi). Oxytetrazyklin hat vor allem gegen

B. equi eine relativ gute Wirkung. Die Anämie wird symptomatisch behandelt.

Zur Vorbeuge wären Zeckenbekämpfungsmaßnahmen in Betracht zu ziehen (Insektizidanwendung im Freiland, Sanierung der Weiden). Ansonsten hält man die Tiere in der warmen Jahreszeit von den verseuchten Weiden fern oder behandelt sie alle 3 bis 4 Wochen mit einem Chemotherapeutikum. Importierte Pferde müssen serologisch negativ sein oder werden einer 6 bis 12monatigen Quarantäne (USA) unterworfen.

Babesiose des Rindes

Ätiologie und Übertragung. Babesia bigemina verursacht das Texasfieber in den tropischen und subtropischen Gebieten Afrikas, Australiens, Mittel- und Südamerikas sowie vereinzelt in Südeuropa. Die Parasiten sind rund, oval und birnförmig. Die Übertragung erfolgt durch die einwirtigen Zecken der Gattung Boophilus und in Südrußland durch die zweiwirtige Zecke Rhipicephalus bursa. B. bovis ist der Erreger der seuchenhaften Hämoglobinurie des Rindes. Die Parasiten sind häufig siegelringförmig oder oval und $2,4 \times 1,5$ μm groß. Die Teilungsformen liegen im Zentrum der Erythrozyten und bilden einen stumpfen Winkel zueinander. Überträger sind Boophilus annulatus sowie Rhipicephalus bursa und Ixodes ricinus. B. major ist eine nur wenig pathogene Art von birnenförmiger oder ovaler Gestalt. Die Teilungsstadien bilden einen spitzen Winkel. Überträger ist vermutlich Ixodes ricinus. B. divergens verursacht das Weiderot des Rindes. In Österreich wurden Babesien auch bei Rot-, Reh- und Damwild festgestellt. Die Übertragung erfolgt durch Ixodes ricinus und Dermacentor reticulatus.

Texasfieber
(Rindermalaria, Texas fever, Black water, Red water)

Als Texasfieber bezeichnet man eine in tropischen und subtropischen Gebieten heimische Rinderpiroplasmose, die durch B. bigemina verursacht wird. Die Ansteckung erfolgt durch Larven der genannten Zeckenarten. Die Krankheit tritt im Frühjahr und während des Sommers auf.

Symptome. In den akuten Fällen beginnt die Krankheit nach einer Inkubation von 7 bis 10 Tagen mit Fieber, auffallender Mattigkeit und beschleunigter Herztätigkeit. Die Temperatur hält sich mehrere Tage lang auf 40–42 °C, worauf sie in leichten Fällen allmählich zur Norm zurückkehrt. Die Kotentleerung ist anfangs verzögert, später folgen schleimiger oder auch blutiger Durchfall. Die Milchleistung nimmt stark ab, trächtige Kühe können abortieren. Die Schleimhäute sind anfangs gerötet, später blaß und ikterisch verfärbt. Das Blut ist mehr oder weniger hellrot und wäßrig, und auch das Blutserum erscheint nach der Gerinnung rötlich verfärbt. Die Zahl der roten Blutkörperchen kann bis auf 1,5 Mio./mm^3 absinken. Der Harn enthält schon frühzeitig viel Eiweiß. Später, mitunter schon vom zweiten Krankheitstag an, nimmt er zufolge Auftretens von Methämoglobin, zuweilen auch von Gallenfarbstoff, eine rötliche, grünliche bis schwarzrote Färbung an. Der Hämoglobingehalt im Blut kann bis auf 3–4 g% absinken. Die akute Form endet in der Mehrzahl der Fälle mit dem Tode. Besonders in Beständen veredelter Rinderrassen und in den heißen Sommermonaten können die Verluste bis zu 90% betragen, dagegen pflegen sie im Herbst 50% nicht zu überschreiten.

Sektion. Die Gewebe sind blaß und häufig gelblich verfärbt, das Blut ist hellrot und dünnflüssig. Die Leber ist vergrößert, schlaff, und von gelblichen Streifen und Flecken durchsetzt. Die Milz kann bis auf das Vierfache vergrößert sein. Die Milzpulpa ist braunrot oder gelblichrot, dabei oft erweicht, und auf der Schnittfläche ist die Zeichnung verschwommen. Die Nieren sind in sehr schweren Fällen von gelöstem Blutfarbstoff rot verfärbt, sonst graubraun. Die Harnblase enthält gewöhnlich hell- oder dunkelrot gefärbten Harn, und in ihrer Schleimhaut sitzen manchmal Blutungen.

Diagnose. Neben dem direkten Parasitennachweis hat sich ein Objektträger-Agglutinationstest der Komplementbindungsreaktion als überlegen erwiesen. Ein an sich sehr empfindlicher Kapillarröhrchentest bewährt sich nicht, da er noch lange Zeit, nachdem die Tiere ihre Prämunität verloren hatten, positiv verläuft.

Therapie und Bekämpfung. Durch frühzeitige Chemotherapie kann die Erkrankung in 1 bis 2 Tagen zum Stillstand gebracht werden, wobei die Tiere Parasitenträger bleiben und prämun werden können. Gut wirksame Präparate sind Acaprin, von dem man 1 ml/50 kg KM subkutan am Triel injiziert, und das besser verträgliche Berenil, das in einer Dosierung von 3,5 mg/kg KM intramuskulär angewendet wird. Beide Mittel können bei Bedarf nach 24 Stunden erneut gegeben werden. In schweren Fällen ist zusätzlich eine Bluttransfusion und eine Leberschutztherapie angezeigt. Die Vakzination mit parasitenhaltigen Erythrozyten, die röntgenbestrahlt worden sind, verhindert eine Vermehrung der Parasiten und unterbindet schwere klinische Erkrankungen.

Seuchenhafte Hämoglobinurie des Rindes

Das Verbreitungsgebiet dieser von B. bovis verursachten Seuche reicht von Rußland über Südeuropa bis nach Frankreich. Weiters kommt die Krankheit in Asien, Nord-, West-, Zentral- und Südafrika, Australien sowie Mittel- und Südamerika vor.

Weiderot des Rindes

Das Weiderot des Rindes wird durch B. divergens verursacht. Die Krankheit kommt vornehmlich in Großbritannien, Frankreich entlang der Westküste, den Niederlanden, Österreich und Deutschland vor. Neben der transovariellen ist eine Stadium-zu-Stadium-Übertragung ebenso möglich wie eine Übertragung mit der Injektionsnadel. Die Infektion ging experimentell nach Entmilzung bei Muffel-, Dam-, Rot- und Rehwild, beim Ren auch ohne Splenektomie an, jedoch nicht bei Schaf und Ziege. Die Seuche tritt in Mitteleuropa vorwiegend in den Monaten Mai bis September auf.

Symptome. Etwa 2 Wochen nach Weideauftrieb treten die ersten Erkrankungsfälle bei Kälbern und Jungrindern auf. Die Symptome sind Hämoglobinurie, Anämie, Ikterus, Durchfall, hochgradige Mattigkeit, Fieber, Vergrößerung der Leberdämpfung. Am anfälligsten sind Tiere mittleren Alters. Eine Infektion in der Jugend verläuft milder, hinterläßt aber schon eine Immunität.

Sektion. Die anatomischen Veränderungen stimmen mit jenen beim Texasfieber überein, und auch hinsichtlich der Differentialdiagnose sind dieselben Gesichtspunkte zu beachten.

Diagnose. Bei Weiderindern stützt sich die Diagnose auf die klinischen Symptome, das jahreszeitlich eng begrenzte Auftreten der Hämoglobinurie sowie den Nachweis der typisch

gelegenen Parasiten im Blut. Differentialdiagnostisch sind Leptospirose, Bingelkrautvergiftung, Kohlanämie, Puerperale Hämoglobinurie, paroxysmale Hämoglobinurien und Myoglobinurien auszuschließen.

Therapie und Bekämpfung. Die Chemotherapie erfolgt fast ausschließlich mit Acaprin oder Berenil. Neben der spezifischen Behandlung sind in schweren Fällen ebenso wie beim Texasfieber eine symptomatische Therapie und Bluttransfusionen notwendig. Zur Vermeidung von Erkrankungen bieten sich entweder die Vakzination von Jungtieren mit abgetöteten Babesien oder die Prämunisierung mit virulenten Erregern und rechtzeitiger Applikation von Chemotherapeutika ebenso an wie die Chemoprophylaxe mit einem lange anhaltenden Babesizid. In Gebieten mit hoher Zeckendichte scheint die Prämunisierung die effektivste Methode zu sein.

Babesiose des Schafes und der Ziege

Bei kleinen Hauswiederkäuern kommen in Europa sowie in den subtropischen Gebieten eine große (B. motasi) und eine kleine B. ovis) Babesienart vor. B. motasi ist dabei die pathogenere Babesienart des Schafes. Sie ist meist birnförmig, $2,5-4 \times 2$ µm groß, zeigt nur wenige Teilungsformen, die einen spitzen Winkel bilden. Als Überträger gelten Rhipicephalus bursa (zweiwirtig) sowie Ixodes ricinus (dreiwirtig). Die transovarielle Übertragung ist die Regel, Stadium-zu-Stadium-Übertragungen sind möglich. B. ovis ist vielfach rundlich mit Durchmessern von $1,5-2,5$ µm, liegt gewöhnlich im Erythrozyten marginal und teilt sich im stumpfen Winkel. Hauptüberträger ist Rhipicephalus bursa.

Symptome. Die Krankheit beginnt in den akuten Fällen nach einer 8- bis 10tägigen Inkubation mit Erhöhung der Körpertemperatur auf 40–42 °C. Weiter folgen Mattigkeit, Freßunlust und Muskelzittern. Atem- und Pulsfrequenz sind erhöht. Später kommen Anzeichen von Anämie, Gelbsucht und Kreuzschwäche sowie die Entleerung eines blutigen Kotes hinzu. In einem Teil der Fälle erscheint der Harn rot gefärbt, häufig wird auch Hämaturie beobachtet. Das Blut erhält eine kirschrote, das abgeschiedene Serum eine rosarote Farbe.

Sektion. Die pathologisch-anatomischen Veränderungen bestehen beim akuten Verlauf in Gelbsucht des Tierkörpers, hämorrhagischer Entzündung und zum Teil oberflächlicher Nekrose der Schleimhaut des Magen-Darm-Traktes. Daneben treten Milz- und Lymphknotenschwellung, parenchymatöse Entartung der Leber und Nieren sowie eine sulzige oder sulzig-hämorrhagische Durchfeuchtung des subkutanen und mediastinalen Bindegewebes auf. Bei weniger akutem Verlauf findet man hochgradige Blutarmut und Kachexie mit kleinen Blutungen in den serösen Häuten und Schleimhäuten sowie serösen Ergüssen in der Unterhaut und in den Körperhöhlen.

Diagnose. Die Diagnose wird mit Hilfe eines Blutausstriches und Giemsafärbung gestellt. Differentialdiagnostisch ist in erster Linie an Milzbrand aber auch an Pasteurellose zu denken.

Therapie. Für die Bekämpfung und Prophylaxe gilt dasselbe wie für die Babesiosen des Rindes.

Babesiose des Schweines

Die Babesiose des Schweines ist eine durch B. trautmanni hervorgerufene intraerythrozytäre, meist akut verlaufende Blutparasitose, die durch Fieber und Hämoglobinurie gekennzeichnet ist. Die Krankheit tritt in Süd- und Ostafrika, im Kongo, aber auch in Italien, Rußland und Bulgarien auf. Als Überträger dienen Zecken der Gattung Boophilus und Rhipicephalus. Die Diagnose am lebenden Tier erfolgt durch den direkten Erregernachweis im gefärbten Blutausstrich. Zur Therapie werden Acaprin und Berenil verwendet. Vorbeugend ist in den gefährdeten Beständen eine Ausschaltung der Zecken durch den Einsatz von Insektiziden zu versuchen.

Babesiose des Hundes

Die Babesiose der Hunde findet sich enzootisch u. a. in West- und Südeuropa sowie Ungarn und verläuft bei dorthin importierten Hunden besonders bösartig. In gemäßigten Zonen ist sie seltener und hat mehr chronischen Charakter. Erreger sind B. canis und B. gibsonii, die durch Rhipicephalus sanguineus, Haemophysalis- und Dermacentorarten übertragen werden. Nach einer Inkubationszeit von 10 bis 21 Tagen kommt es zu hohem Fieber mit Mattigkeit und Inappetenz, Gewichtsverlust, zunehmender Anämie und Ikterus; die Milz ist meist stark vergrößert. Bei chronischem Verlauf sind Temperaturanstieg und Ikterus meist weniger ausgeprägt. Gelegentlich werden Ödeme, Blutungen, Muskel- und Augenentzündungen sowie zentralnervale Störungen beobachtet. Eine Hämoglobinurie tritt nur selten auf. Es gibt auch anscheinend gesunde Rekonvaleszente, die bis zu 2½ Jahre lang die Babesien beherbergen können (Infektionsimmunität). Durch Resistenzminderung kann es bei derartigen Hunden wieder zu akuten Rezidiven kommen. Zu Therapie werden Berenil und Phenamidin empfohlen.

Theileriosen des Rindes

Ätiologie und Epizootiologie. Theilerien vermehren sich im Wirtstier asexuell in Lymphozyten und finden sich später als runde, ovale oder kommaförmige Trophozoiten von 1 bis $2 \times 0,5$ μm Größe in den Erythrozyten. Sie verursachen vor allem in Afrika, aber auch in Südosteuropa und Asien, teilweise schwere Erkrankungen und große Verluste. Ihre Übertragung erfolgt durch verschiedene Ixodiden, in denen sie eine Entwicklung durchmachen, ausschließlich von Stadium zu Stadium, niemals transovariell (aus dem Zeckenei schlüpfende Larven sind theilerienfrei).

Th. parva ist der Erreger des Ostküstenfiebers bei Rind, Zebu und Büffel in Ost- und Zentralafrika. Als Überträger fungieren Rhipicephalus- und Hyalommaarten. Th. lawrencei ist der Erreger der Corridor Krankheit bei Büffel und Rindern in Afrika südlich der Sahara. Entgegen früherer Meinungen wird Th. lawrencei bei Rindern auch dort gefunden, wo Büffel nicht vorkommen. Morphologisch ist sie nicht mit Sicherheit von Th. parva zu differenzieren. Th. annulata ist der Erreger des Mittelmeerfiebers, der tropischen Rindertheileriose in Nordafrika, Mittelmeerländern, im Nahen und Mittleren Osten sowie in Zentralasien. Th. mutans ist der Erreger der milden Theileriose bei Rind und Zebu in England, Südeuropa, Asien, Australien, Afrika und Nordamerika; sie gilt vielfach als apathogen.

Pathogenese. Im Gegensatz zu Babesien besteht gegenüber Theilerien keine ausgesprochene Jugendresistenz, obwohl mit zunehmendem Alter die Anfälligkeit deutlich wächst. In enzootischen Gebieten sterben vielfach auch Kälber und Lämmer im Alter von 3 bis 9 Monaten. Die überlebenden Tiere bilden gegen Neuinfektionen mit derselben Theilerienart eine teilweise sogar sterile Immunität aus. In Gebieten, in die die Seuche aus einem enzootischen Bezirk eingeschleppt wird, gehen Kälber und erwachsene Tiere zugrunde.

Symptome. Die Inkubationszeit beträgt 6 bis 26 Tage, im Durchschnitt 13 Tage. Nach dem Betreten gefährlicher Weiden stellen sich aber gewöhnlich erst etwa 20 Tage später auffällige Krankheitserscheinungen ein. Diese bestehen in hohem, kontinuierlichem Fieber, erschwertem Atmen, das zuweilen von Husten begleitet sein kann. Des weiteren werden beobachtet Speichelfluß, Bindehautentzündungen und Nasenkatarrhe, die Entleerung eines sehr trockenen oder blutigen teerartigen Kotes, starke Schwellung der äußeren Lymphknoten, Abmagerung und Schwäche der Hinterhand. Die Freßlust beibt lange erhalten. Blutarmut und Gelbsucht werden selten, Hämoglobinurie jedoch niemals beobachtet. Der Harn enthält nur kurz vor dem Tod wenig Eiweiß und Spuren von Gallenfarbstoff. Auf der Höhe des Fiebers enthalten bis 99 % der Blutkörperchen Theilerien. Die roten Blutkörperchen sind jedoch, abgesehen von einer geringen Anisozytose, nicht verändert. Dagegen entwickelt sich eine deutliche Leukopenie mit Ausnahme der Lymphozyten und Monozyten. Das Küstenfieber verläuft immer akut. Der Tod tritt binnen 2 Wochen ein, bisweilen unvermittelt, gewöhnlich aber nach tagelangem Todeskampf. Die Letalität ist in frisch verseuchten Gebieten sehr groß.

Sektion. Als hauptsächlichsten Befund findet man markige oder hämorrhagische Schwellung sämtlicher Lymphknoten. Die Leber ist brüchig, von gelblicher oder mahagonibrauner Farbe und von kleinen grauweißen, knotigen oder strahlenförmigen lymphomartigen Herden durchsetzt. Die Milz ist nicht geschwollen. Das Unterhautgewebe und das Bindegewebe im Mittelfeld und Gekröse sind sulzig. Häufig ist das Gekröse auch sulzig-hämorrhagisch durchtränkt.

Diagnose. Bei bestehender Infektion sind zunächst im Lymphknotenpunktat Kochsche Kugeln, später im Blutausstrich die intraerythrozytären Formen zu erkennen. Zum serologischen Nachweis sowie zur Differenzierung der Theilerienarten ist der Kapillarröhrchen-Agglutinationstest besonders geeignet.

Therapie und Bekämpfung. Eine vollwirksame Chemotherapie ist bisher nicht bekannt. Gewisse Erfolge wurden mit Tetrazyklinen (20 mg/kg KM peroral) täglich durch 4 Wochen erzielt. Die Immunisierung der Rinder ist nur mit Sporozoiten aus der Überträgerzecke möglich. Bei niedrigen Erregergaben und gleichzeitiger Verabreichung von Tetrazyklinen wurden nur schwache Infektionen erreicht. Die Rinder hatten in derartigen Versuchen nach ihrer Genesung zwar einen guten Schutz gegen den selben Th.-parva-Stamm, nicht jedoch gegen Feldinfektionen.

Theileriose des Schafes und der Ziege

Bei den kleinen Hauswiederkäuern kommen zwei in ihrer Pathogenität unterschiedliche Theilerienarten vor. Th. hirci ist der Erreger der bösartigen Theileriose in Afrika, Südosteuropa, Kleinasien und Südrußland, Th. ovis der Erreger der gutartigen, milden Theileriose der kleinen Wiederkäuer in Europa, im Mittleren Osten, in Asien und Afrika. In Deutschland wurde sie im Saale- und Mittelelbegebiet, in der Lüneburger Heide und in Ostfriesland nachgewiesen. Als Überträger fungieren Rhipicephalus bursa und bei Th. ovis wahrscheinlich Ixodes ricinus.

Symptome. Die klinischen Erscheinungen bei einer Infektion mit Th. hirci bestehen in Fieber, Nasenausfluß, Pansenstillstand, Anämie, Ikterus und Hämoglobinurie. Ältere Schafe erkranken stärker als Lämmer. Die Infektion mit Th. ovis verläuft abgesehen von einer Erhöhung der inneren Körpertemperatur weitgehend symptomlos.

Sektion. Pathologische Veränderungen werden nur bei einer Infektion mit Th. hirci angetroffen. Sie bestehen in Lymphknoten- und Milzschwellung, Lungenödemen, Niereninfarkten sowie Petechien im Labmagen, im Zäkum und Kolon sowie im Vorhandensein eines braun gefärbten Harnes in der Harnblase.

Diagnose. Sie wird durch Nachweis der Theilerien im nach Giemsa gefärbten Blutausstrich (auch post mortal) gestellt. Differentialdiagnostisch ist die Babesiose zu berücksichtigen.

Therapie. Für die Chemotherapie wird Berenil verwendet, das jedoch nur gegen erythrozytäre Stadien, gegebenenfalls bei Infektionsbeginn in Kombination mit Tetrazyklinen wirksam ist.

Sachregister